스위스 볼 운동이론의 임상적 적용

The Swiss Ball Theory, Basic Exercises and Clinical Application

스위스 볼

-운동이론의 임상적 적용-

역자 이 인 학 외

Beate Carrière

The Swiss Ball

Theory, Basic Exercises and Clinical Application

영 문 출 판 사

■ 옮긴이(가나다 순)

고태성 대원과학대학 물리치료과 교수
권춘숙 대전보훈병원 물리치료과 실장
김인섭 대전보건대학 물리치료과 교수
김정선 충남대학교 대학원 박사과정
남택길 대전보건대학 물리치료과 교수
안창식 을지대학교 물리치료학과 교수
이동엽 건양대학교병원 물리치료실
이동진 청주성모병원 물리치료실
이상호 건양대학교병원 물리치료실
이인학 대전보건대학 물리치료과 교수
이정우 광주여자대학교 물리치료학과 교수
이지현 청양대학 작업치료과 교수
정형국 안산1대학 물리치료과 교수
조남정 한려대학교 물리치료학과 교수
조미숙 영동대학교 물리치료학과 교수
조유미 신성대학 물리치료과 교수
채윤원 광주보건대학 물리치료과 교수
채정병 마산대학 물리치료과 교수
황현숙 제주한라대학 물리치료과 교수

The Swiss Ball Theory, Basic Exercises and Clinical Application
by Beate Carrière

스위스 볼 운동이론의 임상적 적용

2008년 10월 10일 초판인쇄
2008년 10월 17일 초판발행

지은이 : Beate Carrière
옮긴이 : 이 인 학 외
발행인 : 박 병 조
발행처 : 도서출판 영문출판사
등 록 : 1987년 12월 21일 제2-419호
주 소 : 서울시 강남구 삼성동 69-1
전 화 : (02)514-5590, 776-5590
팩 스 : (02)756-8943
E-mail : yeongmunsa@empal.com
정 가 : 35,000원
ISBN 978-89-7224-186-7 93510

• 파본은 교환해 드립니다.

글을 쓰는 것을 전수하여 주신 아버지에게

모험을 가르쳐주신 어머니에게

운동을 관찰하고 분석하는 것을 가르쳐주신
Susanne Klein-Vogelbach에게

이해와 격려로 나를 마음으로부터 지지하여준 모든 벗에게

역자 서문

1991년 겨울 노르웨이 오슬로대학 물리치료과에 방문했을 때, 물리치료실습실에 많이 있었던 공을 보면서 우리나라 물리치료에는 공을 이용한 치료가 별로 사용되지 않아서 안타까운 마음이 들었습니다.

노르웨이에서는 그때 Sling(현수)과 공을 이용하여 환자의 치료 및 건강 증진을 위하여 물리치료사들이 간편하게 사용하였습니다.

그 후 2002년 저는 월드컵 의료자원봉사에 참여를 하였고, 히딩크 감독 및 물리치료사들에 의하여 새로운 물리치료법 등으로 소개 되었습니다.

일본에서 활약 중인 이승엽 선수도 볼을 이용하여 허리 강화 운동 및 치료를 받았습니다.

2005년 여름 노르웨이 오슬로대학, 2007년 여름 독일 뮌헨 재활병원 방문 시 역시 공을 이용한 치료법이 성황리에 사용되고 있었습니다.

앞으로 볼을 이용한 여러 가지 치료방법 등을 편저자들과 연구 개발하고 더욱 더 수정하여 좋은 물리치료 지침서로 발전하여 나갈 것입니다.

본 역서의 출간을 위해 애써주신 공동역자 교수님께 진심으로 경의를 표합니다. 끝으로 출판되도록 힘써주신 도서출판 영문출판사 박병조 사장님을 비롯하여 직원분께 감사드립니다.

2007년 11월

늦은, 가을 연구실에서

역자 대표 보건학박사 이인학

머리말

Beate Carrière와는 수년전에 알게 되었습니다마는, 그녀의 물리치료 전체 영역에 걸친 깊은 이해에 대해서 언제나 감명을 받고 있습니다. 우리들 두 사람 사이의 논의에서도 그녀의 질문과 논평에는 언제나 감동을 받아왔습니다. 그것은 또한 그녀의 지식이 단순히 서적에서 얻어진 것만이 아니라, 오랜 세월에 걸친 임상실천과 경험에서 얻어진 것이라는 것을 보여주고 있었습니다. 그녀의 이 책이 훌륭하다는 것에는 의심의 여지가 없습니다. 여기에는 생리학, 병태생리학, 그리고 추천되는 운동에 대한 기술적 설명과 임상적용에 대해서 서술되어 있습니다. 게다가, 이들은 일반적 제언이 아니라, 명확한 구체 사례로서 나태내고 있습니다.

3개 분야 어느 것도 명료하고 알기 쉬운 말로 서술되어 있습니다.

저자는 스위스 볼을 사용하는 방법에 대해서 논하고 있습니다. 그러나 이것은 기술적 설명에 그치고 있지 않습니다. 이 책 안에서 저자는 기초가 되는 생리학적 기전을 발견하려고 시도하고, 물리치료사가 그 전공을 잘 이해하고 있으면 과학으로서의 물리치료의 발전에 어떻게 공헌할 수 있는지를 보여주는 것에 성공하고 있습니다.

이 책은 S. Klein-Vogelbach의 개념에 기초하여 서술되어 있으며 추가로 Beate Carrière는 자기 자신이 고안한 운동, 그 개요나 상세에 대해서 많은 것을 부가하고 있는데, 이것은 스위스 볼의 사용에 관한 Beate Carrière의 개념이라 해도 될 것입니다. 특히 내가 높이 평가하고 있는 점은 이 책에서 보여주는 비판적 관점과 환자와 그녀가 갖고 있는 문제를 가능한 한 온갖 면에서 파악하려 하고 있는 점입니다. 따라서, 그녀는 스위스 볼을 사용한 운동 프로그램이 유일한 치료수단이라고 생각하고 있는 것은 아니며, 볼은 다른 치료기법과 조합하여 사용되는 것이라 생각하고 있습니다. 그녀의 다양한 기술에 대한 지식은 사람들의 존경을 모았고 동시에, 또한 미국, 유럽(주로, 독일) 쌍방의 전통을 숙지하고 있으므로, 이 책은 세계 속의 독자를 매료시킬 것입니다.

Beate의 책을 읽고 나도 마음으로부터 즐길 수 있었으므로, 여러분도 마찬가지 기쁨을 느낄 수 있다고 확신합니다.

1997년 9월 프라하에서

Vladimir Janda
Charls대학병원(프라하)
교수, 재활부장

서문

스위스 볼은 환자를 치료할 때 사용하는 나의 매일 매일의 동반자인데, 학생이나 물리치료 관련 동료들로부터 스위스 볼에 대한 책을 저술할 것을 오랜 동안 요청을 받아왔습니다. 스위스 볼은 나에게는 환자에게 동기부여를 하는, 또한 환자와 물리치료사를 위해서 운동을 용이하게 하는, 나아가서는 일이 힘든 나날의 자기 자신의 등(back)에 걸리는 부담을 경감시키는 도구로 되어있습니다.

스위스 볼에 대해서 가르치고, 그것을 강의하면 할수록, 이 도구를 매우 중증의 질환에서 차츰 회복되고 있는 환자에게만 사용할 수 있는 것이 아니라, 건전한 사람에게도 어떠한 근거에 기초하여 어떻게 사용할 수 있는가를 더욱 알고 싶어졌습니다. 그 내용을 정성들여 세밀히 조사하기 시작해보면, 볼이 어떻게 환자에게 동기부여하고, 어려움에 도전하는 것을 돕고 있는가, 아마도 그것은 뇌의 변연계 등의 활동성을 높일 수 있기 때문일 것이지만, 이러한 것에 대해서 이해가 심화되었습니다.

이제까지의 수많은 치료방법을 보아왔습니다만, 이들은 매우 지루한 것이거나, 환자에게 피드백이나 동기부여를 전혀 할 수 없는 또는 하여도 근소한 것이었습니다. 스위스 볼을 적절히 사용하면, 이러한 문제해결에 도움이 됩니다. 환자의 대부분은 집에서 스위스 볼을 사용하고, 운동을 즐기며, 도전의욕을 느끼고, 즉각 피드백을 받을 수 있습니다. 개선을 위해 환자와 가족의 협력, 치료의 효율, 자율적 동기부여가 필요한 시대에, 이것은 매우 중요한 일입니다. 장기입원은 어려워지고, 이것 때문에 물리치료에 대해서 지불되는 돈은 단기간만 한정되는 일이 많아졌습니다. 환자가 집에서 운동을 해준다면, 치료사는 환자의 빠른 회복을 촉진하는 다른 치료를 시행할 귀중한 시간을 얻을 수 있습니다.

스위스 볼은 중병을 앓은 후의 회복기 환자치료의 어떤 장면에만 사용되는 즉, 부분적인 사용방법을 하는 일이 때때로 있습니다. 그러나 이러한 사용방법 이외에도, 건전한 사람이 하루의 일로 앉아 있던 후의 신체를 뻗히고, 가동성을 높이거나 몸 전체를 움직이고 싶을 때, 게다가 바람직하다고는 할 수 없는 자세로 선 자세를 취하거나 신체를 움직이고 있는 사람의 경우에 도움이 되는 도구가 됩니다.

이 책은 2개 부분으로 나뉘어 있습니다. 최초의 부분은 "왜" "어떻게" 스위스볼을 사용하는가? 이러한 것에 대한 배경을 설명하고 있습니다. 다음의 부분에는 임상적응과 환자 증상사례를 보여주고 있습니다. 또한 권두에 있는 용어에서는 이 책 전체를 통해서 사용되는 주요 용어의 대부분을 정의하고 있습니다.

이 책이 치료사나 교사, 학생에게 사고방법을 제공하고, 환자가 안전하고 동시에 도전의식을 끌어내는 것 같은 운동을 발명하려고 하는 기분으로 만드는 것만이 아니라, 환자나 가족에게 기쁨을 주고, 치료사가 그들과 보다 효율적으로 일할 수 있는 도움이 되는 것이 나의 희망입니다.

Susanne Klein-Vogelbach박사에게는 특히 감사하고 있습니다. 그녀는 오랜 세월에 걸쳐 나의 교사이고 신뢰하는 상담역이었습니다. 이 책은 유럽에서 받은 그녀의 기능적 운동역학의 가르침이 기초로 되어있습니다.

뮌헨 출신의 물리치료사, Renate Tanzberger에게도 감사하고 있습니다. 그녀는 골반바닥 운동(pelvic floor exercise)에 관한 단원을 기고해주었습니다. 이 주제에 대해서는 나는 그녀만큼 박식하고 동시에 깊은 이해를 가진 사람을 모릅니다. 골반바닥운동에 대한 그녀의 개념은 독일에서는 널리 가르치고 있습니다. 미국에서는 알려져 있지 않은 이 운동을 소개함으로써 요실금의 환자가 수많이 도움을 받을 것입니다.

영어는 나의 모국어가 아니지만, 그래도 이 책의 집필(이것은 거듭나는 도전이었습니다)을 격려하고 지지해준 많은 분들에게 감사드립니다. 나를 지지해준 친구나 동료들의 모든 이름을 거론하는 것은 불가능하지만, 아래의 분들에게는 특히 감사를 드립니다. Mary Sheh, 그녀는 나의 강의부터 12년 전에 최초의 초고를 만들어냈습니다. 또한 이 책의 대부분의 삽화를 제공해주었습니다. Susanne Greengard, 그녀는 모델로서, 또한 친구로서 일해 주었습니다. 환자나 그 가족들은 내가 "실제의 환자"로 사진촬영을 하려고 하는 것에 양해하고 협력해 주셨습니다. Darey Umphred교수, 이 교수와는 여러 번 논의를 하였습니다. 이 교수는 많은 질문에 대해서도 쾌히 답하여 주셨습니다. 이 책을 보다 좋은 것으로 만들기 위해 조력해주신 데에 감사드립니다. Dee Lilly Masuda교수, 이 교수는 제1장을 검토하여 조언해 주셨습니다. Ault와 Margret Goetz, 이 두 분은 내가 쓴 것을 교정해 주셨습니다. Naomi Shwarzer, 그녀는 카이저 퍼마넨트 병원(Kaiser Permanente Hospital) 물리치료부의 부장입니다. 내가 집필하거나 작업을 하거나 교육을 하기 위한 시간조정을 양해하고 격려해 주셨습니다. 카이저 퍼마넨트 도서관 직원 여러분은 문헌 찾기에 도움을 주셨습니다. 하이델베르크의 Springer-Verlag의 Marg Botcsh와 T. Barton박사는 대서양을 넘나드는 상호연락을 용이하게 해주셨습니다. Karin Hofheinz는 나의 친구이고 동료입니다. 현재 이 책을 독일어로 번역해주고 있습니다. (주의 : 이 책에서는 특별히 단서가 없는 경우는, 치료사를 "그녀(she)", 환자를 "그이(he)"라 하고 있습니다.)

1997년 10월 파사데나에서

Beate Carrière

목차

용어

최초로 시행하는 의도적 운동 Actio	최초로 시행하는 의도적 운동 Actio : 목표를 향해서 운동을 유도하는 최초 또는 초기단계의 추진력.
수동적인 운동의 지원활동 Activated passive buttressing	근육활동에 의해서 길이를 바꿔 조정함으로써, (팔이나 다리 등 신체 일부의 무게를 사용한) countermovement 즉, 대항운동에 의해서 전파하는 운동을 제한하는 것.
능동적인 운동의 지원활동 Active buttressing	(대항) 근육에 의한 counteractivity 즉, 대항작용으로 전파하는 운동을 제한하는 것.
운동축 Axes of movement	2개의 운동면이 만나는 교차선. 기능적 운동역학에서는 이마면(frontal plane)과 시상면(sagittal plane), 이마면과 가로면(transverse plane), 시상면과 가로면이 열거되고 있다.
지지 바닥면 Base of support	신체가 볼과 바닥, 또는 볼이나 바닥과 접하여 있는 점.
2분면 Bisecting plane	(Klein-Vogelbach가 언급하고 있는 것처럼) 가공의 평면(imaginary plane), 신체 각 부위의 무게의 배분이나 운동을 가속 또는 감속하

	기 위해 사용될 가능성이 있는 신체 각 부위의 무게의 배분을 관찰자가 평가하는 데에도 움이 된다. 그 평면은 수직이며 운동방향에 직각으로 교차하여 중력중심을 지난다.
신체 각 부위간의 거리 Body distance	운동 중에 관찰할 수 있는 신체상의 다양한 점 사이의 거리. 치료사가 운동의 흐름의 오류를 특정하여 수정하는 데에 이들의 점을 관찰하는 것이 도움이 된다.
신체분절 Body segment	기능적 운동역학에서 사용되는 용어이며, 신체를 5개의 기능적 단위, 즉 머리, 목, 팔이음뼈 · 양 팔 부분, 가슴부위, 허리뼈 · 골반 부분, 양 다리부분으로 나누고, 그 각 부분을 가리킨다.
브리지활동 Bridging activity	기능적 운동역학에서 사용되는 용어이며, 중력에 저항하여 신체를 다리(bridge)형태의 자세로 가져가는 근육활동(예로, 배 부위의 근육을 사용하는 네발로 기기 자세)
꼬리쪽 방향 Caudal direction	발을 향한 방향
중심하중 Centric weight bearing	볼의 정점 즉, 중심의 위에 앉는 것.
이동을 수반하는 운동 Changing-location exercise	운동 시작위치가 종료위치와 다른 것(비정지운동이라고도 일컬어진다)

닫힌사슬운동 Closed kinetic chain	먼쪽에서 몸쪽로 진행하는 근육활동이며 길항근의 동시수축을 수반한다.
조건지시 Conditio	바람직한 응답을 유도하면서 운동 목표에 도달하는 것을 돕기 위해 환자에게 주는 지시.
정위치운동 Constant-location exercise	운동시작과 종료에서 지지 바닥면이 전혀 바뀌지 않거나, 바뀌어도 극히 근소한 것(정지상태라고도 일컬어진다).
운동의 확산 Continuing movement	신체 중에 전파하는 운동충동. 운동이나 힘에 제한이 없으면, 예측 가능한 방법으로 전달되므로 관찰할 수 있다. 잘못된 운동패턴에서는 예상된 운동방향으로부터 벗어나 비경제적으로 된다.
머리쪽 방향 Cranial direction	머리를 향한 방향
표식이 되는 관찰점 Critical point of observation	관찰 가능한 주위의 환경 또는 체내와의 접촉점. 운동의 흐름의 잘못을 특정하여 수정하기 위해 사용한다.
원위 관찰점 Distal point of observation	경첩관절(hinge joint)에서 운동을 관찰하기 위한 점이고, 지레의 팔위에 있으며, 지지점에서 가장 떨어진 위치에 있다. 보통 이 점이 가장 보기 쉽다.
등쪽 방향 Dorsal direction	등쪽을 향한 방향

동적 균형
Dynamic balance
외부로부터의 외란(external challenge)에 관계없이 균형을 유지하는 것.

동적 안정화
Dynamic stabilization
균형을 유지하거나 공간을 움직이면서 수 개의 관절이나 신체분절을 근육활동에 의해서 안정시키는 것.

대상운동
Evasive movement
어떤 운동 또는 전파하는 운동의 대상(보상)에서 바람직하지 않은 비경제적인 것. 근력이나 가동성 또는 기능의 결여에 의해서 보통은 야기되는 대상(보상)적 기전.

공간 고정점
Fixed spatial point
운동을 관찰할 때에 보는 공간에서 바뀌는 일이 없는 신체상의 점. *절대적* : 일부의 점이 "고정되어" 전혀 움직이지 않는 상태.
상대적 : 공간에서 공간점이 약간 움직이는 상태.

자유활동
Free play
기능적 운동역학에서 사용되는 용어이고, 사지의 하나가 신체로부터 매달려 공간에서 자유로이 움직일 수 있는 상태. 이때는 열린운동사슬(open kinetic chain)의 상태에서 근육활동은 몸쪽에서 먼쪽으로 향한다.

이마면
Frontal plane
중간위치에서 선 자세를 취하였을 때, 그 평면은 좌우와 두미측 방향으로 확산되고 신체를 앞부분과 뒷부분으로 나눈다.

지지점
Fulcrum
경첩관절을 관찰할 때의 요점. 운동의 회전축이 된다.

매달리기 활동 Hanging activity	신체분절이나 그 일부가 다른 부분이나 신체 밖에 있는 현수기구로터 매달려 있는 상태에서의 활동.
운동감각 면에서의 알아차림 Kinesthetic awareness	신체 각 부분이 서로 어떠한 관계로 되어있는지를 알아차리는 것. *정적/위치각(Static)* : 신체의 일부가 그것을 보지 않아도 어디에 있는지를 알 수 있다. *동적/운동각(Dynamic)* : 신체의 2개 부분의 위치가 서로 어떻게 변화하였는지를 알아차린다.
달성내용 Limitatio	(몇 개의) 조건지시를 줌으로써 실천한 것의 요약. 예컨대, 근육활동이나 균형반응 등.
정중 이마면 Midfrontal plane	선 자세에서는 이 면은 공간에 수직이고, 그 이마면은 머리 마루와 신체중심을 지난다.
운동허용범위 Movement tolerance	운동 가능정도. 운동이나 자세를 실현하는 데에 필요한 일이 있는 운동범위.
비정지운동 Nonstationary exercise	시작과 종료의 위치가 변화하는 것(이동을 수반하는 운동).
중심외 체중부하 Off-center weight bearing	볼의 중심에서 이루어지지 않고, 오히려 그 앞면이나 측면의 중심을 벗어나서 이루어지는 체중부하.
열린운동사슬 Open kinetic chain	"자유활동" 기능과 같이 근육활동이 몸쪽에서 먼쪽으로 확산되는 것. 열린사슬의 "상측

에 있는" 근육은 중력에 저항하여 작동한다.

Parking function	기능적 운동역학에서 사용되는 용어이고, 안정자세(resting position) 또는 운동의 시작 자세에서 그 자세를 유지하기 위해 필요한 근육 활동이 매우 적어 경제적인 상태.
피지오롤 PhysioRoll	볼이 2개 연결된 땅콩과 같은 형태를 한 것(제작은 Ledraplastic사, 미국에서의 판매는 콜로라도주 덴버의 Ball Dynamics International).
운동면 Planes of movement	*시상면(Sagittal)* : 중간위치에서의 선 자세에서 그 평면은 전후와 두미측으로 확산되어 신체를 양측(좌우)으로 나눈다. *이마면(Frontal)* : 중간위치에서의 선 자세에서 그 평면은 좌우와 두미측으로 확산되어 전후로 나눈다. *가로면(Transverse)* : 중간위치에서의 선 자세에서 그 평면은 전후와 좌우로 확산되어 신체를 좌우로 나눈다.
대칭면 Plane of symmetry	선 자세에서 머리마루와 신체중심을 지나는 시상면에서 신체를 2등분한다.
잠재적 가동성 Potential mobility	기능적 운동역학에서 사용되는 용어이고, 운동의 변화에 반응하여 조정하는 정상적인(constant) 근육의 준비상태.
엎침 Pronation	손과 아래팔이 회전하여 손바닥이 아래를 향한다.

엎드린 자세 Prone position	배부위와 얼굴이 아래를 향한 누운 자세.
반응 Reactio	최초의 운동추진에 대한 반응. 최초에 시행하는 의도적 운동에 대한 자동적 균형반응. 운동 목표는 이 반응에 있다.
문측 Rostral direction	코를 향한 방향.
싯트 짐 Sit' n' Gym	굴러가버리는 것을 방지하기 위한 고무돌기가 부착된 스위스 볼(미국에서의 판매는 콜로라도주 덴버의 Ball Dynamic International)
스플린팅 Splinting	운동으로부터 근육을 지키기 위해 움직이지 않도록 하는 것. 공포나 손상에 의해서 운동이 야기되는 경우에 사용한다.
안정기 Stabilizer	환자가 볼에서 떨어졌을 때, 그것이 굴러가는 것을 방지하기 위해 밑에 두는 플라스틱으로 만든 접시모양의 것(미국에서의 판매는 캘리포니아주 Temecula의 Sissel Orthopedic Products).
정적 균형 Static balance	외란이 없는 상태에서 평형을 유지하는 능력.
정지운동 Stationary exercise	운동의 위치가 전혀 바뀌지 않는, 또는 극히 약간 지지 바닥면으로부터 일탈하는 것(정위치 운동이라고도 한다).

뒤침 Supination	손이나 아래팔이 회전하여 손바닥이 위를 향한다.
바로 누운 자세 Supine position	등을 아래로, 얼굴을 위로 하여 눕는다.
지지기능 Supporting funciton	기능적 운동역학에서 사용되는 용어이고, 고도의 경제적 근육활동을 수반하는 닫힌사슬(closed kinetic chain)에서의 활동. 신체의 일부가 체중 이상의 무게를 지지하고, 압력의 증가는 그 신체의 일부의 하부에서 감지한다.
텐타클 Tentacle	신체의 어느 부분에서도 상관없으나, ("자유 활동" 기능에서) 그것이 신장된 상태.
가로면 Transverse plane	중간위치에서 선 자세를 취하였을 때, 그 평면은 좌우와 전후방향으로 확산되어 신체를 상부와 하부로 나눈다.
배쪽 방향 Ventral direction	배부를 향한 방향
체중부하 Weight bearing	*전체하중(Full)* : 전체하중을 지지한다. *부분하중(Partial)* : 체중의 일부만을 지지한다. *Reduced* : 신체분절의 무게의 일부 또는 다시 일부를 지지하고, 그것을 들어 올릴 필요가 없다.

1. 스위스 볼의 역사
History of the Swiss Ball

1.1 서론 (Introduction)

볼이 신경발달학적 치료를 위해 물리치료분야에서 사용하게 된지 약 40년이 된다(Oetterly and Larsen 1996). 내가 이 볼을 사용한 치료를 처음으로 알게 된 것은 1967년 런던의 Bobath부부에게서 지도를 받았을 때였다. 그 후, 1968년에서 1970년까지 스위스에서 일하였고, 다시 독일의 뮌헨에서 1976년에서 1984년까지 물리치료 진료소에서 일하면서 볼 치료에 대한 경험을 심화시킬 수 있었다. 뮌헨의 진료소에서는 비교적 작은 페지 볼(Pezzi ball)을 사용하게 되었다. 최초에, 운동을 촉진할 목적으로 소아의 치료에 이 볼을 사용하였다. 어린이를 테이블 위에 올려놓거나, 매트를 깐 마루 위에 무릎을 꿇거나 앉혀서 이것을 사용하였다. 그 후, 페지 볼을 성인 환자의 치료에도 사용하게 되었다. 정형외과 질환이나 신경질환에 의한 기능장애를 가진 환자였다. 그리고, 물리치료사를 대상으로 볼을 사용한 운동을 강습회에서 가르치게 되었다.

1982년에서 1983년에 걸쳐서 Klein-Vogelbach박사에게서 연수를 받고, 페지 볼의 적용에 대해서 더욱 많은 것을 배웠다. Klein-Vogelbach 자신은 임상에 종사하는 물리치료사이지만, 1955년에서 은퇴하는 1974년까지 스위스의 바젤에 있는 물리치료사 양성학교의 교장이기도 하였다. 그녀는 바젤대학으로부터 물리치료분야에서의 분석적 연구에 대해서, 명예 의학사의 학위를 받았다. "기능적 운동역학"(Klein-Vogelbach 1990a)에 보여준 Klein-Vogelbach의 사고방법은, 인간의 운동을 관찰하고, 분석하고, 환자를 지도하는 것이 그 밑바탕에 있다. 그 기능적 운동역학의 수업 중에 볼의 사용방법을 요약하고, 다시 자신이 분석한 볼을 사용한 운동을 발전시켰으며 그 내용을 출판하였다(Klein-Vogelbach 1990b). 미국에서는, 페지 볼은 "스위스 볼" 로서 알려져 있었다(볼은 이탈리아 제품이었지만). 아마도 이와 같이 이름을 붙인 최초의 미국 물리치료사는, 볼을 사용한 운동을 유럽에서 배웠을 것이다. 유럽에서는 Klein-Vogelbach의 이름과 그녀의 볼을 사용한 운동은 이전부터 알려져 있었으니까.

1983년에 나는 스위스에서 기능적 운동역학의 지도자가 되어, 1984년에 미국으로 되돌아왔다. 그 때 볼은 나에게는 없어서는 안되는 도구로 되어있었다. 특히 재활이나 정형외과나 신경과 질환의 외래환자 치료에 사용하였다. 그러나, 미국에서는 뇌성마비아의 치료에 종사하는 치료사를 제외하고 볼은 사용되지 않았다. 볼은 치료실의 어딘가의 구석에 잘 치워져 있었다. 나는 재활에서 스위스 볼을 사용하도록 하였으나, 그것에 저항이 없었던 것은 아니다. 어떤 뇌졸중 환자는, 내가 볼에 앉도록 하였더니, "나는 스탠포드대학을 졸업했다. 이러한 사람을 바보 취급하는 것 같은 볼에는 앉을 수 없다" 라고 반박하였었다. 이 환자에게는, 이 볼의 운동이 균형이나 보행의 개선에 도움이 된다는 것을 설명하고 가까스로 운동의 동의를 받았다.

다음으로 내가 스위스 볼을 사용한 것은 소아 집중치료의 장면에서였다. 이 볼을 사용한 운동이 그 장면에서 많은 이점을 갖는다는 것을 의사는 바로 이해하였다. 갓난아기가 영아 보툴리누스(botulinus)중독과 같은 다면에 걸친 문제를 가지고 있는 경우에도 이점이 있었다(Carrière 1989 ; Carrière and Broski 1989). 어떤 한 사람의 영아를 의사가 회진하는 동안에, 이완성 마비의 상태로부터 근 긴장을 높여 볼에 앉을 수 있게 한 일이 있다. 그 때 그 영아는 삽관(intubation)하고, 경관영양을 하고 있었으며 많은 모니터가 부착되어 있는 채로의 상태였다. 두부의 조정과 평형반응을 끌어내고 있는 동안에도 그 영아의 산소포화도와 심박수는 양호하고, 그 어린이는 볼을 사용한 치료를 싫어하지 않았다.

동료가 스위스 볼을 사용한 접근에 매우 흥미를 나타내게 되었다. 그 중의 한 사람, Mary Sheh는 스위스 볼의 사용방법에 대한 나의 최초의 강의를 기록하고, 그것을 고쳐 썼다. 그 이래, Klein-Vogelbach가 이룩한 일(work)을 기초로 한 스위스 볼의 사용방법에 관한 강습회용의 상세한 레쥐메(résumé)를 그녀와 협력하여 저술하게 되었다.

Mary Sheh와 함께 만든 이 강의용 교재를 사용해서, 스위스 볼에 대해서 미국의 물리치료사를 대상으로 대학과 주말의 강습회에서 가르치기 시작하였다. 특히 척주의 안정성 개선에 이것을 사용하고 있다.

1993년에 보건의료제도가 개정되어, 결과로서 치료기간이 단축되었고, 작업에 더욱더 효율성을 요구받게 되었다. 회복과정에서 환자나 가족의 참여를 이제까지 이상으로 요청받게 되었다. 다음의 치료일까지 가정에서 운동을 규칙적으로 하게 하는 것은 환자에게 동기부여를 하여 과제로 향하게 하고 운동이 즐거운 것이 되어 비용 대비 효과 있다는 것이 중요하다. 현재는 스위스 볼은 간단히 입수할 수 있게 되어, 가정에서 여러 가지 운동을 하는 데에 이상적인 도구로 되어있다.

1.2 스위스 볼에 관하여 이제까지 발표된 문헌

(History of Literature on the Swiss Ball)

1990년 이전에는 스위스 볼에 대해서 저술한 문헌은 거의 없었다. 1981년 독일에서 출판된 Klein-Vogelbach의 책이 최초이다. 그 이래 이 책은 매우 인기가 있었다. 이 책의 영어번역판은 현재까지 출판되어 있지 않지만, Klein-Vogelbach의 스위스 볼을 사용한 운동의 비디오(Klein-Vogelbach 1990c)는 미국에서 입수 가능하다.

Davies(1990)는 스위스 볼을 사용한 반마비환자의 치료에 대해서 저술하였다. Day(1991)는 웅크리고 앉는 동작(squatting)의 연습에 이것을 채용하고 있다. Hypes(1991)는 소아에게 볼을 사용하는 경우의 안내서를 출판하였다. 1993년에는 몇 가지의 논문이 물리치료 관련 출판물에 발표되었다. Carrière와 Felix(1993)는 운동에 영향을 미치는 인자 안에서 신체 부분(proportion)이 수행하는 역할에 대해서 언급하고, 스위스 볼을 사용한 운동을 예시하였다. Carrière(1993)의 병원에서의 스위스 볼 사용에 대해서, Marcks(1993)는 운동기능을 끌어내기 위한 피지오롤(PhysioRoll)의 사용방법에 대해서 서술하였다. Posner-Mayer(1995)는 최근 스위스 볼을 사용한 가정운동 프로그램을 위한 안내서를 출판하였다. 거기에는 볼을 사용한 운동의 상세한 역사도 언급되어 있다. 스위스 볼의 사용에 대해서 Umphred(1995)와 Carrière(1996)는 더욱더 파고든 제안을 하였다.

스위스 볼은 물리치료분야만이 아니라, personal trainer 사이에서도 치료도구로서 받아들이게 되었다. 이제는 신기한 것이 아니고 누구라도 그 사람 나름의 사용방법을 모색하는 사람은 간단히 입수 가능하게 되었다.

참고문헌 (References)

Carrière B (1989) Frühkindicher Botulismus, eine seltene Krankheit? Krankengymnastik 41:647-651

Carrière B (1993) Swiss ball exercises. PT Magazine Phys Ther 9:92-100

Carrière B (1996) Therapeutic exercises and self correction program. In: Flynn TW (ed) The thoracic spine and rib cage. Butterworth, Boston, pp 289-310

Carrière B, Broski (1989) Infant Botulism. Clin Manage Phys Ther 9(1):20-23

Carrière B, Felix L (1993) In consideration of proportions. PT Magazine Phys Ther 4:56-61

Davies PM (1990) Right in the middle. Springer, Berlin Heidelberg New York

Day L (1991) Facilitating development and sensorimotor function: treatment with the ball. PDP, Hugo

Klein-Vogelbach S (1990a) Functional kinetics. Springer, Berlin Heidelberg New York

Klein-Vogelbach S (1990b) Ballgymnastik zur funktionellen Bewegungslehre, 3rd edn. Springer, Berlin Heidelberg New York

Klein-Vogelbach S (1990c) Functional kinetics: Siss ball videotape. Springr, Berlin Heidelberg New York

Marcks LK (1993) Using the PhysioRoll for the facilitation of motor skills. Pediatr Phys Ther (Fall):154-155

Oetterly S, Larsen C (1996) Physiotherapy. Z Schweiz Physiotherapeutenverbands 6:23-35

Posner-Mayer J (1995) Swiss ball applications for orthopedic and sports medicine. Ball Dynamics International, Denver

Umphred DA (ed) (1995) Neurological rehabilitation, 3rd edn. Mosby, St. Louis

2. 신경해부학, 신경생리학 및 생리학적 근거

Neuroanatomical, Neurophysiological, and Physiological Bases: a Hypothesis

이 단원의 목표	
	• 중추신경계의 다양한 부분의 상호연락을 이해한다. • 운동에 스위스 볼을 사용하였을 때, 뇌의 각 시스템이 어떻게 활성화되는지를 이해한다. • 운동조절을 개선하기 위해서 스위스 볼을 사용한다. • 볼을 사용해서 감각운동계를 자극한다. • 미로계의 기능장애를 이해한다. • 환자에게 동기부여를 함으로써 운동을 촉진한다. • 중증환자의 치료에 스위스 볼을 사용하는 이점을 이해한다.

중추신경계가 손상되면 신체와 인지면에 다양한 장애가 발생한다고 생각된다.

> 운동출력을 조절하는 겉질, 겉질아래, 척수에 손상을 입은 후 해부학적 및 생리학적 재조직화가 일어나, 어느 정도 회복할 가능성이 있다 (Dobkin 1993). 아래에 언급하는 계통은 복잡한 신경계 안에서 큰 역할을 담당하고 있다.

2.1 뇌줄기(뇌간)와 뇌줄기 그물체(뇌간 망상체)
(Brain Stem and Reticular Formation)

뇌줄기는 척수와 사이뇌 사이에 위치하는 비교적 작은 영역이고, 숨뇌와 다리뇌 그리고 중간뇌로 구성된다(Role and Kelly a991; Zimmermann 1995). 그 차지하는 영역이 좁음에도 불구하고 중요한 기능을 담당하고 있어, 운동과 감각 쌍방의 처리과정을 조정한다. 의식에 있어 이곳은 반드시 필요한 부분이다. 따라서 극히 약간의 손상으로도 혼수상태가 일어날 가능성이 있다. 뇌신경의 대부분은 이 뇌줄기에 있고, 또한 이곳을 체성과 내장의 운동 및 감각신경섬유가 지나간다. 이들 구심성과 원심성의 신경로는 뇌와 척수 및 대뇌겉질과 소뇌를 연결하고 있다(그림 2.1). 2차 감각신경섬유(예컨대, 시각신경이나 속귀신경)는 여기에 있는 뇌줄기 그물체에 연결되고 있다. 안뜰핵과 소뇌로부터의 신경섬유도 이 뇌줄기 그물체에 도달한다. 이러한 연결 때문에 뇌의 신경회로망은 한층 복잡한 것으로 되어있다.

뇌줄기에 있는 청색반점핵은 통증을 중추신경계 내에서 조정하고, 운동발생기(motor generators)에 영향을 주는 중추신경계의 작용에 관여하며, 다시 대뇌겉질에 도달하는 신경경로를 갖고 있다. 청색반점핵은 해마체와 편도체와의 연결을 통해서 변연계와도 연계되어 있다. 이 청색반점핵 곁가지(Collaterals of the locus ceruleus)는 시상 중계핵(thalamic relay nuclei)에까지 뻗어있다(Brodal 1981).

주요 신경로와 뇌줄기의 신경핵 주위를 뇌줄기 그물체의 신경세포가 가득 에워싸고 있다. 그물체는 숨뇌, 다리뇌, 중간뇌의 전체 영역에 분포하여 있다(Role and Kelly 1991). 이것은 뇌줄기의 주요 신경핵군과는 별도의 신경원(neuron)으로 구성되어 있다.

이 잘 통합된 계(system)에 있는 신경원은 축삭을 널리 분포시키고 있는데, 개중에서도 뇌줄기에서 두꼬리쪽 양 방향으로 뻗어있는 것이 많이 있다. Liebman(1991)에 따르면, 뇌줄기 그물체의 하행하는 축삭은 추체외로계로부터 수의근에 전달되는 불수의운동의 임펄스를 중계하는 계통으로 되어있다. 뇌줄기 그물체를 상하행하는 축삭은 서로 연결하는 곁가지를 내고 서로 영향을 주

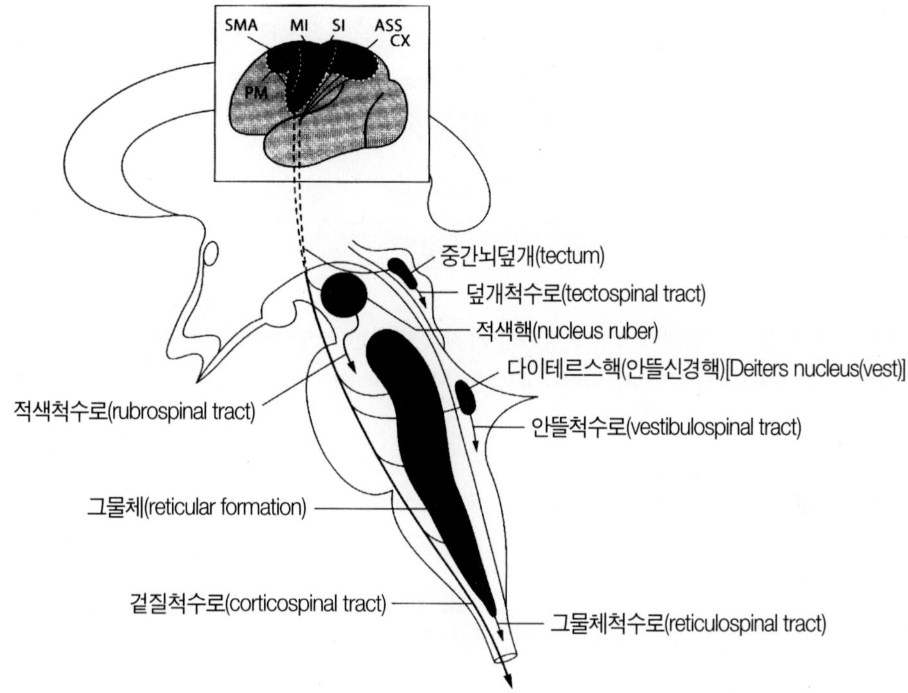

그림 2.1 운동신경로의 신경모양 회로망은 대뇌겉질에서 하강하여(겉질척수로) 뇌사이에 도달하고 겉질아래로부터의 신경경로와 서로 연결된다. (PM : 운동앞겉질, SMA : 보충운용영역, MI : 제1차 운동겉질, SI : 체성감각겉질, ASSCX : 머리마루연합겉질) (출처 : Schmidt-Thews(1995), Physiologie des Menschen).

고 있다.

> 뇌줄기 그물체에 부수되는 기능으로서 적어도 아래의 4 가지가 있다(그림 2.2)
>
> 1. 뇌줄기 그물체 상행부활계(ascending activating system)는 의식수준을 유지하기 위한 생리학적 토대가 된다.
> 2. 뇌줄기 그물체는 척수분절 신장반사와 근 긴장을 조절한다.
> 3. 뇌줄기 그물체는 호흡과 심기능(cardiac function)의 제어에 관계한다.
> 4. 그물체척수경로는 통증의 감각을 조정한다.

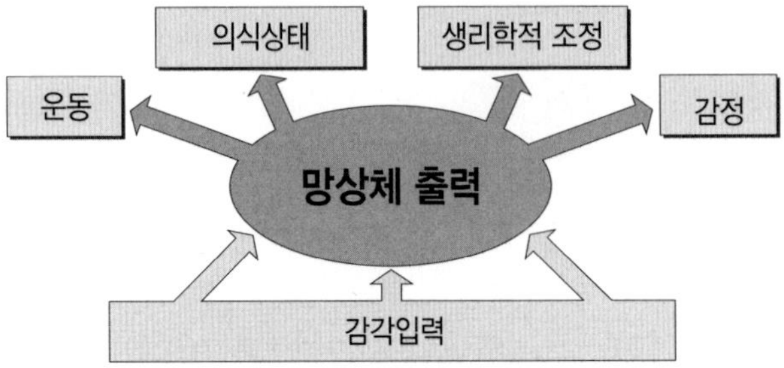

그림 2.2 뇌줄기 그물체가 중추신경계가 가지는 다양한 기능에 대해서 수행하는 역할의 개관 (출처 : Schmidt-Thews(1995), Physiologie des Menschen).

1. 뇌줄기 그물체 상행부활계는 의식수준을 유지하기 위한 생리학적 토대로 되어있다.

> 뇌줄기 그물체 상행부활계는 뇌겉질 아래의 전체 영역, 특히 대뇌겉질에 영향을 주는 부활계인 시상(시상그물체핵)에 우선 틀림없이 연결하고 있다.

뇌줄기 그물체의 원심성 신경연락은 척수운동신경에 도달하고, 의식이 있는 상태에서는 이들 운동신경원(motor neuron)의 지속적인 활동성을 유지한다 (Birbaumer and Schmidt 1995).

> 뇌줄기 그물체는 다리뇌와 숨뇌에 있는 그물체척수로에 의해서 척수분절 신장반사와 근 긴장이 적절하게 되도록 조절되어 있다.

2. 다리뇌의 그물체척수로가 활성화되면, 폄근의 긴장이 강화된다. 이 신경로는 척수 앞뿔(ventral horn)의 운동핵 근방에서 끝난다. 숨뇌의 그물체척수로는 활성화되면 폄근의 긴장을 억제한다. 이 길항하는 작용은 운동기능을 제어하는 데에 중요하다.

3. 뇌줄기 그물체는 호흡과 심기능의 제어에 관계한다. 그물체의 호흡조정 신경원의 축삭이 척수에 뻗어, 호흡근을 지배하는 신경원의 활동을 제어한다. 자극이 적절히 가해졌을 때, 그것에 반응하여 심박수를 증감시키는 조절이 이

루어지지만, 이 경우, 그물체의 신경원은 다양한 말초의 수용기로부터의 영향을 받는다. 또한 시상하부와 앞이마겉질(prefrontal cortex)로부터의 입력도 받는다.

> 따라서 그물체는 체성운동계와 자율운동계의 쌍방을 조정하는 작용을 담당하고 있다.

이 통합된 기능이 있음으로써 신경계가 상호보완적인 작용이 요구되었을 때 적절한 조절이 이루어진다. 예컨대, 운동을 할 때에 근육에서는 영양보급이 필요하게 되어 이에 맞춰서 보통보다 신속한 대사가 이루어진다. 이에 맞춰 횡문근조직이 작동하도록 심박수와 호흡수를 증가시켜야 한다.

4. 그물체 척수경로는 통증의 감각이 적절하게 되도록 조정한다. 척수 후각(dorsal horn)을 경유해서 오는 정보의 흐름에 영향을 줌으로써 이 조정이 이루어진다(Role and Kelly 1991).

> 치료사가 이 그물체(reticular formation)의 복잡한 상호작용을 알아차림으로써 환자치료에 그것이 도움이 되게 할 수 있는 경우가 있다. 예로, 스위스 볼에 앉아서 조용히 전후로 흔드는 것 같은 움직임(locking chair의 움직임과 유사하다)은 사람을 이완시켜 준다. 한편, 볼을 격렬하게 튀어 오르게 하거나 흔들거나 하는 움직임은 주의를 환기시켜 준다(안뜰기능이 그물체와 흥분의 상태를 결부시키고 있다고 생각된다). 밝은 색깔의 스위스 볼을 사용하여 운동의 속도를 증가시키면 그물체와 변연계(limbic system)는 한층 자극을 받아 각성수준이 상승하는 경우가 있다.

> **예**
>
> 치료를 시작할 당시에는 강한 경면(lethargy)을 나타내고, 각성상태를 유지하는 것이 곤란한 여성에게 물리치료를 시행하였다. 그녀의 양손 안에 스위스 볼을 놓았더니 볼을 치료사에게 던지기 시작하였고, 주의가 지속되고 협력적으로 된다는 반응이 일어났다. 마찬가지로 밝은 색

> 깔의 스위스 볼을 집중치료실에 있는 경면을 나타내는 환자의 발밑에 놓았더니, 그 환자는 볼을 걷어차기 시작하여 "각성상태가 되었다". 높은 근 긴장을 조정하고 양 하지의 관절가동범위를 개선할 목적으로 45 ㎝ 크기의 스위스 볼을 11세의 소년에게 사용하였다(그림 2.3). 이 소년은 혼수상태에 있었다(Glasgow Coma Scale 4-5 : Jennett and Teasdale 1981). 이 혼수상태의 어린이를 침대 끝에 앉혔을 때 스위스 볼로 한쪽 팔을 지지하고, 자극을 가하여 몸통과 머리부분을 똑바로 신장시킨 직립자세로 하였다.

Chusid(1985)는 잠에서 깨는, 각성상태의 지속, 주의를 집중하거나 기민하게 작용하게 하는, 몇 가지의 지각을 결부시키는, 자기의 감각을 자기가 확인하는[내관하는(introspection)] 등의 작용에서 그물체부활계(activation system)(그물체)는 매우 중요한 역할을 수행한다고 언급하였다. 이 예는 그 기술(description)과 일치한다. 제시한 과제에 대한 친밀성, 절차적 프로그래밍, 그리고 각성은 모두 서로 연관성이 있다.

2.2 소뇌 (Cerebellum)

그물체와 밀접한 관계에 때문에, 운동을 교정하거나 협동시키는 소뇌의 작용을 아는 것은 중요하다. 소뇌는 척수로부터의 자극이나 속귀(inner ear)로부터의 미로성 임펄스 그리고 미로핵에 의해서 중계된 임펄스를 받는다. 고유수용감각이나 촉각은 삭상체(retiform body)를 경유하여 소뇌에 들어간다. 대뇌겉질로부터의 임펄스는 다리뇌소뇌경로(pontocerebellar pathways)를 경유하여 다리뇌소뇌(cerebrocerebellum)에 도달한다. 소뇌로부터의 출력은 치아핵(dentate nucleus)에 의해서 운동겉질과 앞운동겉질(premotor cortex)에 전달된다. 따라서, 다리뇌소뇌는 운동의 계획과 시작에 중요한 역할을 수행한다.

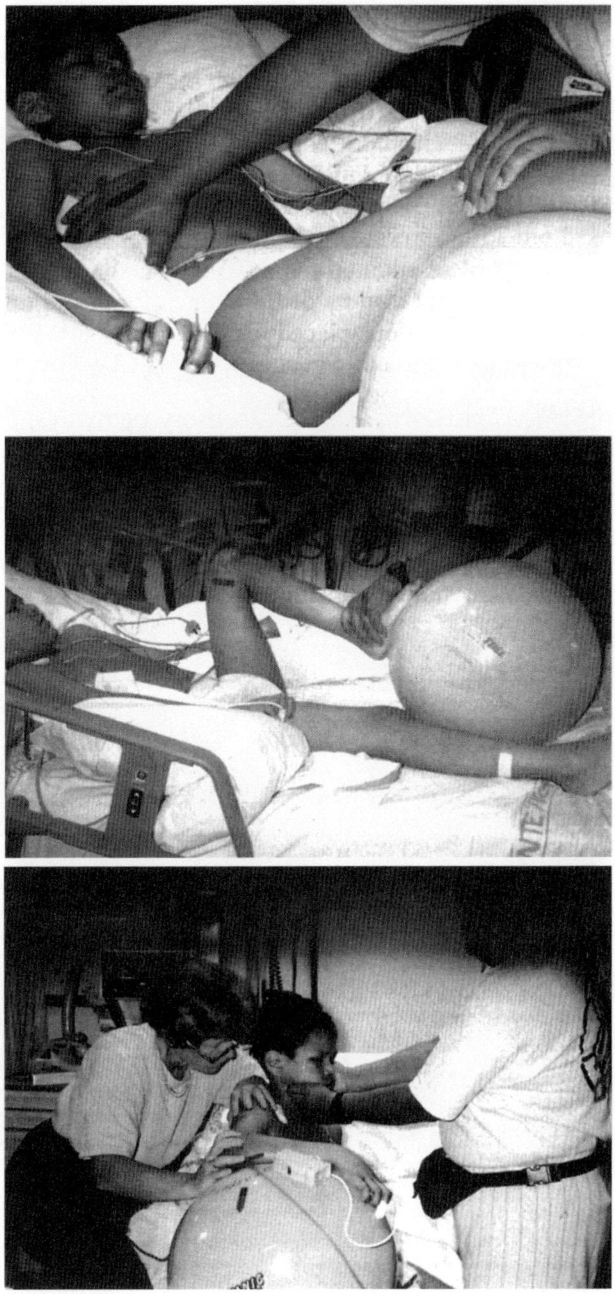

a

b

c

그림 2.3 **a-c** 11세의 혼수상태의 환자. **a.** 양 하지를 좌우로 움직임으로써 근 긴장이 저하한다. **b.** 신근의 긴장을 낮추기 위해 좌측 엉덩관절 · 무릎관절의 고유수용감각을 자극하면서 굽힘펌운동. **c.** 혼수상태의 환자에게 직립한 앉은 자세를 취하게 함으로써 호흡과 심박수(heart rate) 그리고 각성(alertness)에 영향을 줄 수 있는 경우가 있다.

> 소뇌는 그 비교기(comparator)로서의 기능을 사용하여, 대뇌가 원하고 있는 것과 척수에 있는 운동발생기(spinal generators)가 보내온 것, 그리고 말초신경계가 경험한 것을 조정하여, 자세와 동적 조절을 돕습니다. (Umphred의 개인 편지)

소뇌손상에 의해서 같은 측의 사지나 몸통이 영향을 받는다(Ghez 1991).

Silbernagl과 Despopoulos(1983)는 테니스선수의 예를 인용하여 중추신경계, 바닥핵, 그리고 감각계 전도로(sensory pathways)를 통합하여 협동시키는 소뇌의 기능을 설명하였다. 서브를 넣을 때, 선수는 공쪽으로 몸을 돌린다. 이것에는 운동조절과 학습된 운동 프로그램 그리고 체성감각의 되먹임이 필요하다. 이 때 그 협동된 움직임은 예측적 피드포워드(feedforward)의 프로그램에 기초

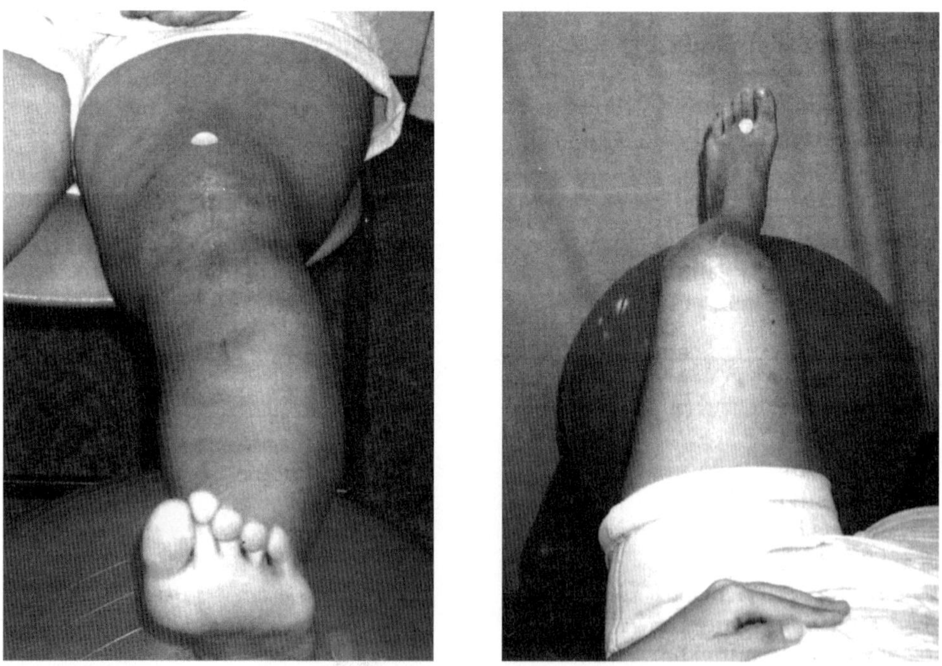

그림 2.4 a, b 무릎 수술 후의 환자. **a.** 작은 표식을 붙인 무릎과 발의 정렬(alignment)을 보고 알도록 한다. **b.** 표식이 무릎과 발에 있음으로써 적절한 정렬을 유지하면서 무릎을 용이하게 굽힐 수 있다.

하여 이루어진다. 이 피드포워드는 중추신경계가 가지는 복수의 핵과 결부되어 있고, 프로그램의 변경이 필요하다는 되먹임이 있으면 그것을 변경한다. 평형과 가속에 관한 정보는 안뜰신경핵을 경유하여 소뇌의 가장 오래된 부분인 원소뇌(archicerebellum)(안뜰소뇌)에 도달한다. 테니스선수가 한쪽 다리로 균형을 잡을 때, 안뜰소뇌에 의해서 공간에서의 오리엔테이션을 유지할 수 있다. 추시(visual tracking)는 공의 움직임을 분석하여 공을 치기 위한 운동반응을 프로그래밍 하는 것을 도와준다. 인간의 안뜰소뇌는 안구운동과 신체의 평형의 쌍방을 선 자세 때와 보행 시에 통제한다(Ghez 1991). 계통발생학적으로 새로운 새소뇌(neocerebellum)(다리뇌소뇌)는 다리뇌를 경유하여 겉질로부터 들어오는 운동패턴을 처리한다. 이것은 자기가 하고 싶은 운동인 의지운동(volitional movements)에 브레이크를 걸어 계획적인 운동인 의도적 운동(intentional movements)을 능란하게 협동시킨다.

> 수의운동을 조절할 수 없게 되는 것은 신경질환의 환자만이 아니라, 정형외과 질환환자나 치료에 훈련이 되지 않은 사람에게도 관찰된다. 시각의 단서(cue)(예로, 움직이는 신체 위에 놓인 작은 표식)나 청각의 단서(예로, 손을 두드리는 소리)는 기능적인 의지운동의 학습이나 재학습 과정을 추진하는 데에 도움이 된다(그림 2.4). 소뇌손상에 의해서 자동적인 운동이나 학습된 운동이 영향을 받으므로, 환자에 따라서는 운동을 정확히 시행할 수 없고, 운동의 협동성이 상실되어, 평형기능이 손상되는 일이 있다.

스위스 볼은 이들의 상실된 운동기능이나 평형을 회복시키는 이상적인 도구의 하나이다.

2.3 안뜰신경계(전정신경계) (Vestibular System)

자세와 균형은 뇌와 속귀(inner ear)에 있는 안뜰신경계와 밀접한 관계가 있다. 속귀에 있는 2개의 주요 평형각기관, (a) 반고리관(semicircular canals)과

(b) 이석기(otolith organs)로부터 안뜰소뇌에 주된 구심성 입력이 투사된다(Kelly 1991). 반고리관은 머리부분의 위치변화에 관한 신호를 보낸다(Ghez 1991). 반고리관은 각 3차원 공간에 대응하는 배열을 갖고, 그것에 의해서 머리부분이 3차원 공간의 어느 방향으로 움직여도 그 각가속도를 검출할 수 있다(Kelly 1991). 이석기는 직선 가속도를 감지하여 중력에 대한 머리부분의 위치에 관한 신호를 보낸다.

> 귀의 안뜰기관에 있는 털세포(hair cell)는 반고리관과 이석기를 채우고 있는 액체의 움직임에 의해서 기계적으로 전위(displacement)가 되어 반응한다. 이 세포는 기계적 자극을 신경신호로 변환한다(Kelly 1991)

제8 뇌신경(속귀신경)의 하나인 안뜰신경은 반고리관과 이석기로부터의 정보를 뇌줄기(brain stem)에 있는 안뜰신경핵에 전달한다.

2.3.1 **안뜰신경핵** (Vestibular Nuclei)

정정신경 외측핵[다이테르스(Daiters) 핵)은 그 배쪽부분에서 귀로부터의 입력을 받고, 그 등쪽부분에서 소뇌와 척수로부터의 입력을 받는다(Kelly 1991). 다이테르스 핵의 배측의 신경세포는 그 축삭 및 안뜰척수로로 신장시킨다. 이들 신경세포는 사지를 신경지배하고 있는 및 운동신경원에 대해서 촉진작용(facilitatory effect)을 한다(하지의 폄과 상지의 굽힘).

> 따라서 다이테르스핵의 손상에 의해서 폄근의 근 긴장이 저하한다.

안뜰신경 내측핵과 상핵(superior nuclei)도 속귀로부터의 입력을 받는다. 그 안뜰척수로는 목의 움직임에 영향을 주고, 목반사에 의한 제어에 관여한다.

목과 머리의 운동은 안구운동과 서로 연관시켜야 하므로, 내측핵과 상핵도 역시 안뜰안구운동반사에 관계한다. 반고리관의 유모세포가 손상되면, 이 안뜰안구운동반사에 영향을 준다. 이러한 환자에서는 머리부분을 움직이고 있는 동안은 망막에 시상(visual image)을 고정시킬 수 없다(Goldberg and Eggers 1991).

안뜰신경 하핵(inferior nuclei)도 마찬가지로 속귀와 소뇌로부터의 신경섬유를 받고 있다. 자세와 균형을 유지하는 연결에 안뜰척수 경로와 안뜰그물체 경로도 참여하고 있다.

> 속귀의 안뜰기관은 공간에서의 신체의 자세와 운동에 관한 필요정보를 안뜰소뇌핵과 안뜰핵에 제공한다(Dewald 1987). 시각입력은 공간에서의 상호관계에 대한 정보의 대체가 되므로, 안뜰핵의 손상에 의해서 일어나는 장애를 대상(보상)할 수 있다.

균형이나 자세에 문제가 있는 환자에서는 이들 안뜰계의 어느 것인가 침해되어 있을 가능성이 있다. 스위스 볼을 사용해서 균형 또는 평형기능, 근 긴장 그리고 시각에 의한 공간에서의 협동에 작용함으로써, 이들 상실된 기능의 일부를 재교육할 수 있다. 균형에 관해서 안뜰계가 침해되었다 해도 그다지 중요한 것은 아니다. 이러한 것을 잊지 말기 바란다. 즉, 환경을 자극에 조화시키는 역할을 담당하는 체성감각계가 결정적으로 중요하다.

2.3.2 **시각로와 청각로** (Visual and Auditory Tracts)

> 운동을 어떤 방향으로 유도하고, 또한 미조정할 때는 시각정보가 반드시 사용된다.

감각계가 어떤 것이라도 사용할 수 있는 경우의 인지단계의 결정에서는, 시각정보가 가장 신빙성이 있고, 그것에 의존하는 경향이 있다. 이에 반해서 피드포워드를 진행시키는 활동에서는, 우선 체성감각으로부터의 입력을 사용한다. 시각정보는 운동의 미조정과 과제의 완료를 돕는다(Magill 1989). 눈의 감각수용기가 그 얻은 정보를 중추신경계(CNS)에 전달한다.

> 대상(object)을 시각적으로 실제로 봄으로써 운동 프로그램이 기동한다. 즉, 시각은 예기행동(anticipatory behavior)에 깊이 관여한다(Keele 1968).

어떤 방향으로 움직이고 있는 동작을 추시한다는 것은 들어오는 시각자극이 운동명령으로 끊임없이 변환되어 있다는 것을 의미한다. 목표는 정보를 제공할 뿐만 아니라, 목표에 대한 정보가 결여되면 오차의 발생에 영향을 미친다(Jeannerod 1986).

> 머리부분(head)과 눈과 손을 함께 움직일 수 있으면 상승작용을 하는 이점을 제공하고, 머리부분의 운동이 수반하지 않으면 그 이점이 상실된다. 대상이 안구운동범위를 넘어선 위치에 있는 경우에는 오류가 증가한다(Jeannerod 1986).

청각입력이 매우 중요하다는 것이 밝혀져 있다. 특히 우뇌반구의 손상에 기인하여 흔히 일어나는 시공간장애가 있는 환자에서는 이것이 중요하다. 우뇌반구 손상환자는 자기의 신체 밖의 공간에 있는 대상(object)의 위치결정이 곤란해지고, 그 결과 운동의 잠시(latency)가 연장된다. 즉, 시각자극으로 운동을 시작하는 제어를 사용하고 있는 환자보다 이러한 환자에서는 동작이 약간 완만해진다(Goodale 1988: Goodale et al. 1990). 무언가를 일치시키는 경우, 전체 감각정보가 총동원된다. 그러므로 부전 편마비환자의 보행에서는 청각 단서가 도움이 된다(Brown et al. 1993).

이제까지 언급한 어느 정보도 물리치료사가 환자와 운동을 시행함에 있어서 중요하다. 머리부분을 움직이게 함으로써 운동의 질이 개선되는 일이 있다. 환자가 머리부분을 자유로이 움직일 수 없다면, 대상(object)을 환자가 보이는 위치에 가져가는 것이 중요하다. 환자가 자기의 다리가 잘 보이도록 하기 위해 스위스 볼에 발을 올려놓는 것도 좋을 것이다.

> 환자의 무릎과 발에 작은 표식을 붙여 시각자극을 강화하여 "표적"을 알아차리게 하는 것도 좋을 것이다. 그리고 운동을 촉진하기 위해 청각 단서(auditory cues)를 부가하면 좋을 것이다. 후에 시각과 청각 단서가 없어도 운동을 정확히 시행할 수 있도록 해야 한다.

중추신경 손상환자의 경우, 수의운동의 질을 확인하는 것이 중요하다. 이것에 의해서 손상의 범위를 확정할 수 있다. 예로, 반마비환자의 경우 같은 측의 운동장애가 흔히 관찰된다. 우뇌반구 손상 후보다 좌뇌반구 손상 후에 같은 측의 장애가 아주 많이 목격된다(Haaland et al. 1987).

환자를 바로 누운 자세(supine position)로 하여 비마비측의 장딴지 아래에 스위스 볼을 둔다. 환자에게는 보행과 같은 속도로 하지를 직선상에서 폄굽힘을 시킨다. 이것에 의해서 환자의 협동성과 운동계획에 관한 문제, 그리고 겉보기에 알 수 없었던 근 긴장의 변화를 발견할 수 있다.

> 무언가 하려는 의도가 있어 활동이 일어나므로, 기능적 활동으로 결부되지 않는 활동이 있으면 반드시 그 활동을 별개의 운동으로 잘 넘길 필요는 없다.

2.4 시상하부 (Hypothalamus)

시상하부는 자율신경계의 주된 제어장치이다((ANS; Loewy 1991;Goldberg 1988). 시상하부의 손상에 의해서 운동행동으로서 과식, 도피로서의 공포와 격노의 반응, 공격반응이라는 이상행동이 출현한다.

> 시상하부는 또한 내분비기능을 조절하는 주요 장치이고, 항상성 기전(homeostatic mechanisms)을 제어하여 그 평형을 유지하는 작용을 한다.

시상하부는 대뇌겉질의 대부분의 중추, 편도, 해마, 뇌하수체, 뇌줄기 그리고 척수와 서로 작용을 미치는 관계에 있다. 겉질아래의 변연계 구성체는 시상하부를 에워싸고, 각 변연계 서로가 연락하며, 그리고 시상하부와도 연결되어 있다(Umphred 1995). 자율신경반응과 의식의 유지에도 시상하부는 관여한다.

2.5 시상 (Thalamus)

시상하부와 시상은 모두 사이뇌(diencephalon)라 불린다. 즉, 중간뇌와 대뇌 반구의 사이에 위치하여 뇌의 일부를 구성하고 있다. 뇌의 복잡한 회로망 안에서 시상은 감각입력의 중계로서, 또한 대뇌겉질, 대뇌바닥핵, 시상하부 그리고 뇌줄기를 비롯한 많은 부분을 통합하는 중추로서 작용한다.

> 사이뇌는 감각과 운동제어의 면에서 중심적 역할을 수행한다(Kelly et al. 1991).

체성감각과 청각 그리고 시각의 입력을 받는 신경핵은 정해져 있다. 소뇌와 대뇌바닥핵으로부터의 운동기능에 관한 정보는 시상에서 중개되어 겉질운동영역으로 전달된다.

2.6 대뇌바닥핵 (Basal Ganglia)

대뇌바닥핵은 대뇌겉질의 바닥부에 있고 꼬리핵과 조가비핵(양방을 합쳐서 선조체라 한다), 창백핵, 흑색질 그리고 시상밑핵으로 구성된다(그림 2.5). 바닥핵은 무수한 작은 폐쇄회로를 통해서 운동회로에 영향을 미치고, 운동의 조합, 순서, 그리고 구체화하는 역할을 담당한다(Chevalier and Deniau 1990).

> 선조체는 이 겉질밑 제어계의 입력부로서 주요한 역할을 담당하고, 겉질, 시상핵, 그리고 변연계로부터의 정보를 창백핵와 흑색질에 보낸다. 선조체는 운동계의 각성을 촉진하고 운동전영역의 신경회로망을 준비상태로 한다(Chevalier and Deniau 1990).

바닥핵은 소뇌보다 넓은 기능영역을 담당한다(Brooks 1986).

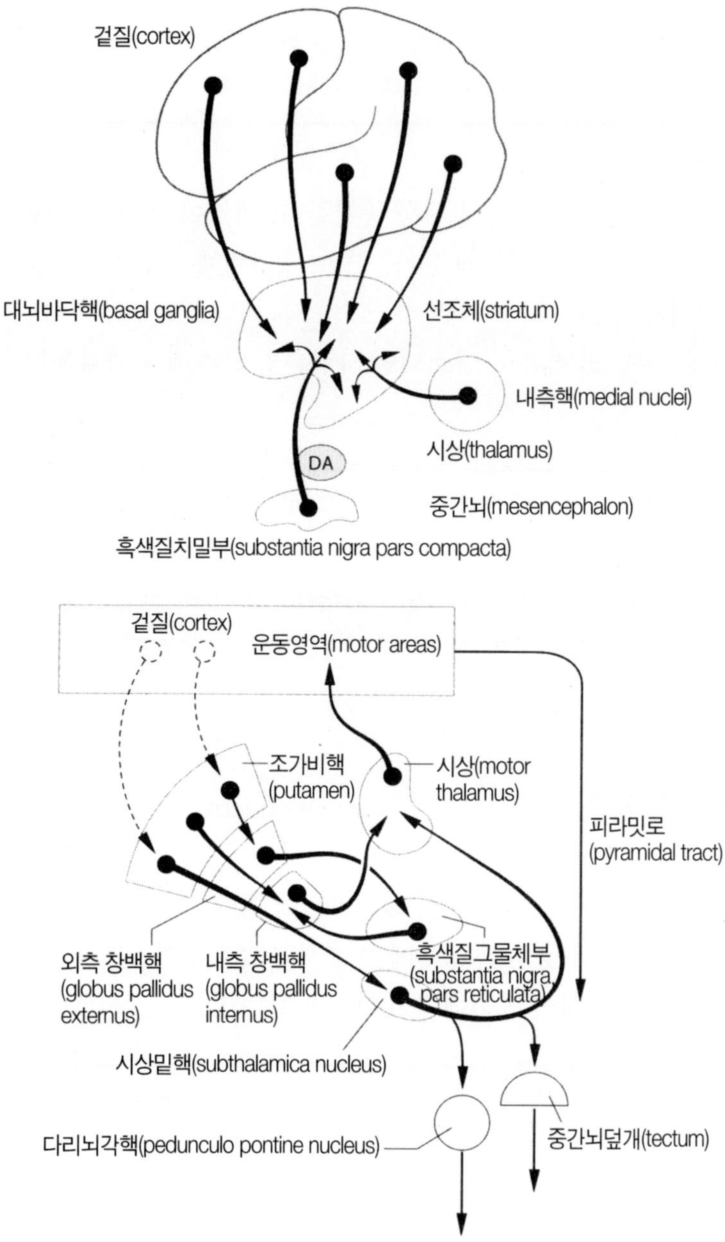

그림 2.5 a,b 대뇌바닥핵의 입력과 출력의 신경경로. 대뇌바닥핵에의 입력은 오로지 대뇌겉질로부터 이루어지지만, 이에 더해서 흑색질, 치밀부(SNc), 그리고 시상하부가 선조체에 영향을 미친다. 바닥핵으로부터의 출력은 주로 시상의 운동핵을 경유하여 겉질운동영역에 투사된다. 극히 한줌의 신경원만이 다리뇌각핵과 중간뇌덮개에 있는 신경핵을 경유하여 척수로 향한다. (출처 : Schmidt-Thews(1995) Physiologie de Menschen)

> 목적을 가진 운동은 대뇌바닥핵에서 "계획" 되고, 거기서는 또한 복잡, 단순, 그리고 반자동적 기능을 조절한다.

예컨대, 꼬리핵은 운동계획 전체를 통합한다. 이것이 파괴되면 동시 또는 축차 운동행위를 협동시킬 수 없게 된다. 한편, 조가비핵은 겉질의 감각과 운동영역을 결부시키는 작용을 하고, 척도화, 조정, 그리고 이미 계획된 행위의 갱신을 한다. 흑색질로부터의 작용이 상실되면 파킨슨병 환자에서 관찰되는 문제가 발생한다.

> 신경회로망을 연결하는 경로나 폐쇄회로 · 신경회로가 수많이 있고, 변연계와 비변연계에 접속하거나 재접속하거나 한다. 어느 계통도 각각 복수의 기능을 갖고 있다는 것을 기억해두는 것이 중요하다.

2.7 자율신경계 (Autonomic Nervous system)

자율계에 대한 제어는 시상하부, 대뇌바닥핵, 앞뇌, 대뇌겉질의 세포군 사이의 상반회로망(reciprocal network)에 의해서 이루어진다. 그러나, 운동겉질은 예외적으로 자율신경계의 제어에 관여하지 않는다(Loewy 1991).

> 이들의 중추는 신경 내분비세포와 자율기능을 제어하고, 미주신경과 교감신경의 절전 신경원(preganglionic neurons)을 지배한다.

내장계이고 수의성이 거의 없는 이 계통은 3개의 부분으로 나뉜다(Dodd and Role 1991).

- 교감신경[등허리(thoracolumbar)]부분
- 부교감신경(두천(craniosacral)]부분
- 내장부분

내장부분은 위장관, 이자, 쓸개를 신경지배 한다. 이것은 체액수송, 위장혈관의 긴장이나 운동 그리고 위액분비를 제어하므로 항상성 유지에 큰 역할을 수행한다.

> 부교감신경부분은 주로 내적 환경을 조정한다. 즉, 정상적 상태에서의 기본적 심박수, 호흡 그리고 대사를 유지한다. 교감신경계는 심박출량을 증가시켜 체온, 혈당치를 변화시키거나 동공을 확장시킴으로써 외적 상태의 변화에 반응한다.

부교감신경계와 교감신경계는 모두 내장부분을 신경지배하고 있다.

절전신경원은 뇌줄기의 신경핵과 척수 내에 있으며, 중추신경계 밖에 있는 절후운동신경원을 활성화한다. 부교감신경 절전신경원은 뇌줄기(뇌신경 Ⅲ, Ⅶ, Ⅸ, Ⅹ)과 엉치뼈부위(S2-S4)에 있다.

교감시경부분의 절전신경원의 축삭은 제1흉수에서 하위요수에 걸친 척수에 있고, 척추방간신경절(paravertebral chain ganglia)에 접속한다. 각각의 절전신경섬유는 수많은 절후신경섬유와 시냅스를 만들고, 이것에 의해서 동시에 복수의 교감신경 신경원이 활동하여 협동하는 것이 가능해져 있다.

> 척추방간신경절이 척추에 근접하여 존재한다는 것이 물리치료사에게 중요해지는 일이 있다. "교감신경 슬럼프(slump)"라 불리는 기술로 교감신경간(sympathetic trunk)에 부하를 걸 수 있다(Slater et. al. 1993, 1994). 이 교감신경간에 부하를 거는 테스트에서는, 피검자는 다리를 길게 뻗고 앉은 자세에서 슬럼프 자세를 취하고 가슴뼈를 측굽힘 회전시키며, 거듭 경추와 같은 측으로 회전시킨다.
>
> 연구의 결과, 교감신경 슬럼프는 교감신경계의 기능을 높인다는 가설이 지지를 받고 있다(Slater et. al. 1993, 1994). 이 테스트를 시행함으로써 교감신경에 기인하는 지속되는 통증을 치료사가 이해하는 데에 도움이 되는 경우도 있다.
>
> 만일 이 가설이 옳다고 하면, 교감신경 슬럼프와 마찬가지 방법으로 스위스 볼을 사용해서 환자의 척주를 움직였을 때, 그 환자가 기분이 좋다고 말하거나 통증이 경감된다고 말할 수 있을지도 모른다.

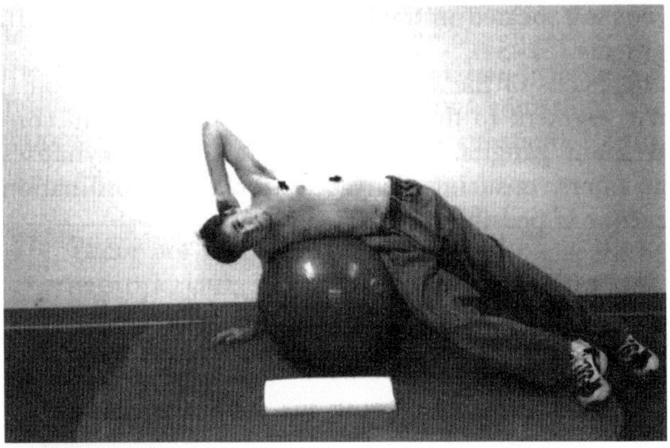

a

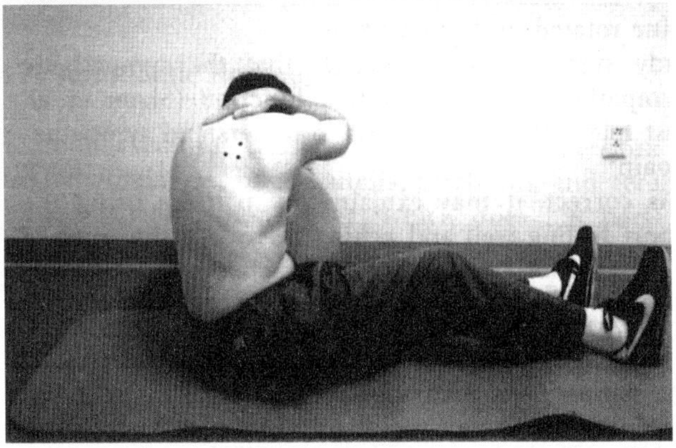

b

그림 2.6 a, b 교통사고에서 내부손상을 받은 환자. **a.** 척추와 연부조직을 움직이고 있다. **b.** 교감신경 슬럼프를 일부 수정한 것.

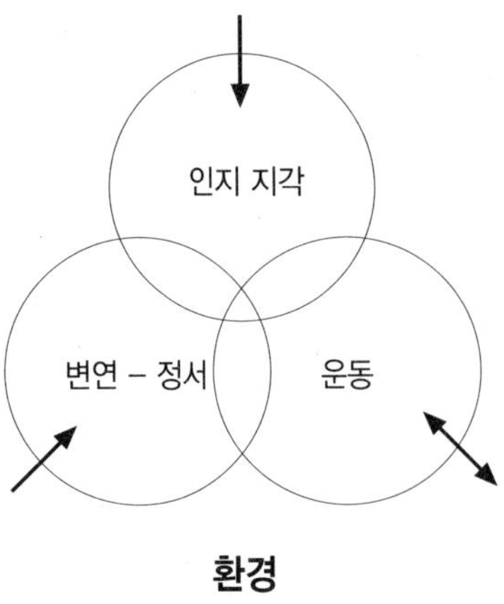

그림 2. 7 주요 중추신경계의 환경과의 상호연동과 공의존(codependency). (출처 : Umphred (1995) Neurological Rehabilitation)

그림 2.6b에 이 테스트를 일부 변경하여 스위스 볼을 사용하여 몸통을 지지하는 방법을 나타냈다. 교통사고로 다발성의 내부손상을 입은 환자인데, 이 그림에서는 척주와 연부조직 구성체를 움직이고 있다.

2.8 변연계 (Limbic System)

변연계 복합체는 운동제어와 운동학습의 면에서 중요한 역할을 수행한다(Umphred 1995). 물리치료사가 복잡한 변연계를 잘 이해할 수 있게 되면, 그만큼 환자가 요구하는 것에 입각한 치료기법을 전개할 수 있다.

> 모든 주요 중추신경계는 환경과 연동하여 서로 의존하고 있다(Umphred 1995; 그림 2.7).

변연계는 뇌줄기를 에워싸는 계통발생학적으로는 비교적 오래된 부분과 새로운 겉질 연결에까지 뻗는 부분으로 구성되고, 중간뇌와 긴밀히 연계를 취하고 있다. 변연계는 섭식이나 마시기 그리고 생식(reproduction)이라는 생물학적 동인(biological drives)에 관여한다. 모성이나 사회적 행동(maternal and social behavior)(싸움이나 도피라는 결정도 포함)도 역시 변연계가 관여한다.

> 변연계는 종(species) 고유의 행동이나 그 결과 일어나는 정서적 욕구(needs)에 관여한다(Brooks 1986). 내적 환경, 즉, 생명이나 종(species)의 보존이라는 활동을 조정하여 항상성의 유지를 관장하는 데에 중요한 역할을 수행한다.

동기부여는 생명유지의 활동에도 큰 영향을 미친다. 일단 그러한 동기부여가 되면, 사람은 과식이나 기아상태에 조차 기쁨을 느끼게 된다.

> 변연계 복합체의 작용에 의해서, 인간은 과거의 경험으로부터 어느 쪽을 생각해내야 할지, 학습상 어느 쪽이 중요한가 라는 가치판단을 할 수 있다(Umphred 1995).

Umphred(1955)는 변연계가 가지는 동기부여와 기억의 기능을 기억하기 쉽도록 M^2OVE(Moore 1955에서 변경)로 나타내고 있다.

- M^2는 기억과 동기부여를 가리킨다. 이것은 학습하고 싶다, 또는 주의를 돌린다는 동인(drive)이다. 예컨대, 어떤 멋있는 행사(event)에 참가하는 것이 허용된다면, 사람은 확실히 동기부여가 되어, 그 일시를 기억하고 그것에 출석하기 위한 온갖 노력을 아끼지 않는다.
- O는 후각. 냄새의 감각이다. 독일어에 "나는 그이의 냄새를 맡을 수 없다"(나는 그를 참을 수 없다는 것을 의미한다)라는 구어표현이 있다. 이러한 것은 변연계에 직접적으로 작용하는 후각의 관여를 명백히 나타내고 있다. 잘 알려진 일이지만, 사람은 향기로운 냄새에 마음이 끌려 동기부여가 된다. 이것을 많은 산업에서 이용하고 있다.
- V는 목마름, 배고픔, 그리고 내분비작용이라는 내장으로부터의 동인(drives)을 나타낸다. 치료를 두려워하고 있는 환자에게는 땀을 흠뻑 흘리거나 정신을 잃는 것처럼 느끼거나, 식사를 할 수 없게 되는 등의 일이 일어난다.
- E는 정서이다. 자존심이나 태도 그리고 사회적 행동에 관계한다. 환자에 따라서는 극히 약간의 상처에 엉엉 울거나, 처음으로 걸으라고 하였을 때에 울거나 한다. 이것은 외상을 정서면에서 수용하기 어렵기 때문이다.

환자가 동기부여 되었을 때에 치료가 가장 성공하기 때문에, 하고 싶다고 생각하게 하는 것 같은 과제를 찾아내는 것이 언제나 중요하다. 이러한 점에서 스위스 볼은 도움이 되는 도구라 생각한다. 사람에 따라서는 어른이 되어도 공으로 놀이를 한다. 스위스 볼이 도움이 되는 것은 이 기억이 스위스 볼의 밝은 색깔, 촉감 그리고 형상과 서로 어울려서 반응 또는 운동을 일으키기 때문이다.

스위스 볼이 체중의 일부를 지지하고 운동을 끌어낸다는 것으로부터, 환자가 동기부여 되는 경우도 있다. 환자가 볼을 사용해보려고 할 때는 볼이 자기 동기부여의 도구가 된다. 그림 2.8 a에서는 전십자인대 재건술 후 7일이 경과한 환

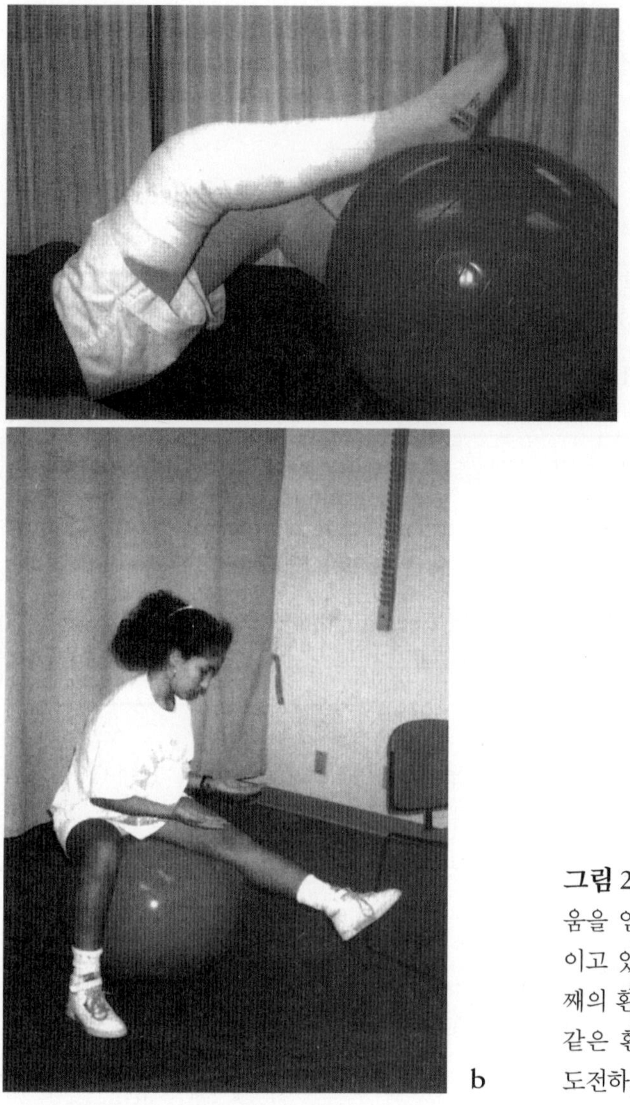

a

b

그림 2.8 a, b **a.** 좌측 다리와 볼의 도움을 얻어 우측 다리(수술 측)를 움직이고 있다. 전십자인대 재건술 후 7일째의 환자이다. **b.** 수술 후 6주 경과한 같은 환자가 "칵테일파티" 의 운동에 도전하고 있다.

자가 볼의 도움을 얻어 수술 측의 우측 다리를 움직이고 있다. 그림 2.8 b에는 수술 후 6주 경과한 같은 환자가 '칵테일파티" 의 운동에 도전하고 있다.

변연계의 일부인 편도체(amygdala)의 정서회로(emotional circuitry)에 대해서 Umphred (1995)가 상세하게 언급하였다. 거기서는 다양한 환경이나 조건에 대해서 일어나는 반응을

F^2ARV의 약어로 기술하고 있다.

- F²는 *두려움*과 *욕구불만*을 가리킨다.
- A는 노여움이다.
- R은 *갈망/격한* 노여움이다.
- V는 폭력을 가리킨다.

치료사는 환자의 정서를 적절하게 다루는 것이 얼마나 중요한지를 잘 알고 있다. 안심할 수 있다고 느끼면, 강한 정서반응을 일으키지 않고 환자는 학습에 참여할 수 있다(Umphred 1995).

> 환자가 치료사를 신용하고 안심할 수 있다고 느꼈을 때, 자진해서 학습을 진행시켜, 과제를 수행하고, 그리고 기억한다. 이와 반대로, 치료사가 너무나도 강제적이거나 엄격하거나 하면, 환자의 욕구불만 상태가 매우 심해진다. 반대로 환자가 비탄에 빠져 있거나, 억울상태이거나 자신감이 없는 경우, 동기부여가 매우 어려운 일이 있다.

환자가 긴장하고 있는지 안심하고 있는지는 환자 자신의 정서 상태와 치료사와의 교류에 의해서 크게 변화한다. 그러나 이것 이외에도 스위스 볼을 사용한 운동에서 환자는 재미가 있음을 느끼므로, 대개의 경우 볼이 환자의 동기부여를 주는 인자가 된다.

> 편도체와 해마는 변연계의 구성체이고, 학습상의 기억에 관계하고 있다(Kelly and Dodd 1991).

편도체는 정서면(이것은 운동기억과 다르다)을 다루고, 해마는 기억의 유지에 작용한다. 편도체와 해마는 상반성으로 결부되고, 게다가 또한 생명유지에 관한 여러 가지 뇌의 중추와 다양하게 연결되어 있다. 알츠하이머병 환자에서는 해마에 퇴행성 변성이 일어나 근시기억(recent memory)이 장애를 받는다. 편도체와 변연계의 다른 영역도 알츠하이머에 의한 병리학적 이상에 의해서 장애를 받아, 식욕의 제어를 할 수 없게 되거나 폭력을 휘두르는 등의 장애가 야기된다(Goldman and Côté 1991).

> 부주의, 속도가 느리다, 보속(perseveration), 충동성, 억제의 상실, 동기부여의 결여는 변연계에 장애가 있는 환자에게 특징적인 신경학적 증상이다.

환자를 치료할 때에 치료사는 이들의 증상을 충분히 고려할 필요가 있다.

> 변연계의 신경화학적 조절은 생리학적 중추인 시상하부에서 이루어진다. 시상하부는 체온, 심박수, 혈압, 그리고 식사와 수분섭취를 조절한다. 시상하부 내측부의 손상이 비만이나 적의(hostility)를 야기하는 것에 반하여, 시상하부 가쪽부의 손상은 실어나 각성 저하, 감각적 인지의 저하 그리고 우울상태(depression)를 야기한다(Umphred 1995).

복잡한 중추신경계에는 명령의 계층이 존재한다. 변연계와 감각운동계를 경유하는 정보의 흐름은 시행되는 과제의 성질이나 피험자의 정서 그리고 이전의 경험이 영향을 준다(Brooks 1986). 이들 2개의 계(system)는 서로 영향을 미치는데, 정서에 관련되는 요인은 신경분비물이나 자율기능을 제어함으로써 감각운동계보다 우위에 설 수 있다(그림 2.9).

2.9 감각운동계 (Sensorimotor System)

연합겉질은 감각운동지령의 계층에서 최상위의 것이다(Brooks 1986). 오늘날에는 운동계는 다양한 것이 일치하여 기능을 한다고 생각되고 있지만, 개중에서도 운동조정 면에서의 연합겉질이 가지는 역할은 틀림없이 중요하다. 연합겉질은 운동행위에서의 지각과 인지에 관계한다. 여기서 운동행위의 방책이 만들어지고, 감각운동겉질의 앞이마영역(prefrontal area)과 마루영역(parietal area)에 전달된다. 한쪽의 연합겉질은 양측의 말초신경에 영향을 준다(Zilles and Rehkämper 1994). 앞운동영역의 도움으로 구체적인 운동이 유도되어 척수를 통해서 모든 근골격계에 전달된다. 이 과정에는 바닥핵, 소뇌, 그리고 모든

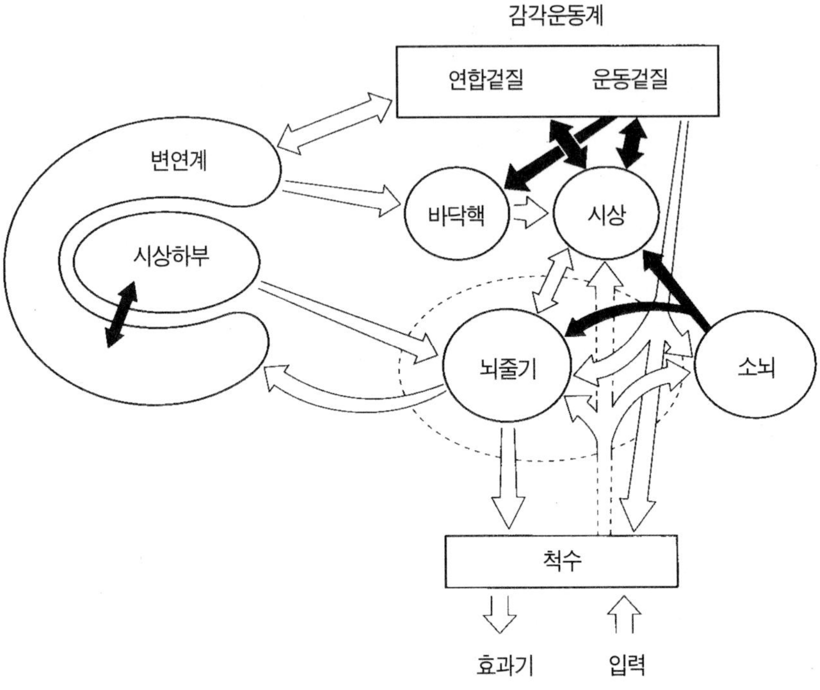

그림 2.9 변연계와 감각운동계의 관계. (출처 : Umphred(1995), neurological rehabilitation)

대뇌 신겉질(이것은 정보를 바닥핵에 투사한다. Brooks 1986)이 개재한다. 마루겉질(5영역과 7역역)은 3차원 공간 파악과 신체 이미지를 통합하여 운동의 협동성을 돕는다.

> 이들의 어느 영역도 서로 촉진과 억제의 상반되는 결합을 갖고, 1차 운동겉질(4영역)에 투사된다. 이 4영역으로부터 겉질척수로를 하행하는 신경섬유의 태반과 척수, 다리뇌, 그리고 뇌줄기의 일부나 시상, 바닥핵에 투사되는 신경섬유가 나온다(Zilles and Rehkämper 1994).

의도한 운동을 수행하고 이를 위한 자세를 취할 때, 운동겉질은 척수를 조절하는 도움을 준다. 운동계획에 포함되는 전반적 목적에 대한 "지식"을 그 운동을 수행하기 위해 작동하는 뇌의 전체영역이 공유하고 있는 것은 아니다(Books 1986).

> 준비를 위한 정보(2영역과 5영역 그리고 4영역의 일부의 신경원으로부터 나오지만)는 운동시작 0.1초 전에 척수에 도달한다(Brooks 1986). 따라서, 경우에 따라서는 시행하고 싶은 운동에 집중하기 위한 시간을 환자에게 주는 것이 치료사에게는 긴요하다.

구심성과 원심성 신경원(몸통과 사지의 근육에 분포하는 와 운동신경원) 그리고 몇 개의 개재신경원(interneurons)은 각 수절수준에서 기본적 회로를 구성한다(Jewell 1995). 시냅스로부터의 입력의 총합에 의해서 그 신경원이 발화하는지 아닌지가 결정된다.

> 안뜰계, 고유수용계 그리고 시각계가 동적 자세를 결정하는 데에 중요한 역할을 수행한다.

이들의 계통이 "직립"감각이나 그것이 결여되어 있다는 정보를 제공한다. '카우보이"(9.1절)와 "저울(scale)"(9.2절)과 같은 스위스 볼의 운동은 이 감각계를 자극하고, 당초는 이 운동 활동 자체에 관계된 균형의 개선에 그치지만, 마침내 균형 전반을 개선할 수 있는 경우가 있다.

> 자세를 만들어내는 것에 관여하는 개재신경원이 손상되면, 고축이 일어난다(Jewell 1995).

대략 75%에서 95%의 겉질척수로의 신경섬유는 숨뇌의 높이에서 반대 측으로 교차하고, 백색질(white matter)의 후외측을 하행한다(Hummelshein 1994). 나머지의 신경섬유는 척수의 높이에서 교차하고, 또한 같은 측으로 곁가지(collaterals)를 보내는 일이 있다. 이것이 있기 때문에 신경섬유의 손상이 있어도 대상(compensation)이 가능해지고, 기능의 개선이 있을지도 모른다.

> 겉질척수로가 손상된 성인에서는 손의 미세한 운동제어가 일반적으로 상실된다.

척수 프로그램은 이용 가능한 시냅스 접촉부분을 증가시키도록 작용한다(Brooks 1986). 시냅스 말단에서 방출되는 전달물질의 양은 사용빈도와 아울러서 증가한다.

> "상용하지 않으면 상실되다" 법칙은 이러한 척수 프로그램에 적용되고 아마도 이것은 어떠한 신경계에도 적용될 것이다. 인간의 극히 단순한 운동에서조차 연습에 의해서 향상된다(Gottlieb et al. 1988).

중추신경계에 장애가 있는 환자에게 이러한 이유로 규칙적인 치료가 중요하게 된다(Hummelsheim and Neumann 1991).

중추신경계의 손상에 관해서 말하면, 중추신경계가 가지는 신경 가소성의 기전의 하나로 사용되고 있지 않은 휴지한 시냅스를 활성화하는 또는 차폐를 제거하고 있을 가능성이 있다(Mauritz 1994). 손상(예로, 뇌졸중) 후, 축삭 곁가지가 발아하여 쌍방향으로의 전도로의 활성화가 관찰된다.

> 운동학습에 의해서 겉질의 시냅스의 수가 증가하여 겉질에서의 시냅스 결합에 변화가 일어난다. 따라서 환자의 재활에서 학습이 중요해지는 경우가 있다(Asanuma and Keller, 1991).

근육이나 건 그리고 피부를 가볍게 두드리거나, 만지거나, 쓰다듬거나, 이들에게 온냉 자극을 가하는 것에 의한 감각정보는 구심성 신경원을 통하여 말초신경계에서 척수와 뇌로 전달된다(그림 2.10). 통증과 압력은 피부수용기에서 감지되고, 마찬가지로 구심성 신경원에 의해서 전달된다. 근방추, 골지건기관 그리고 피부수용기는 주동근이 얼마만큼 수축하고 길항근이 얼마만큼 신장하여야 하는가를 평가하고 계산하는 것에 관여하여 척수의 작용을 돕는다(Brooks 1986). 그리고 과제와 그 때의 내부 환경이 많은 관제 안에서 그 때 해야 할 과제를 결정한다.

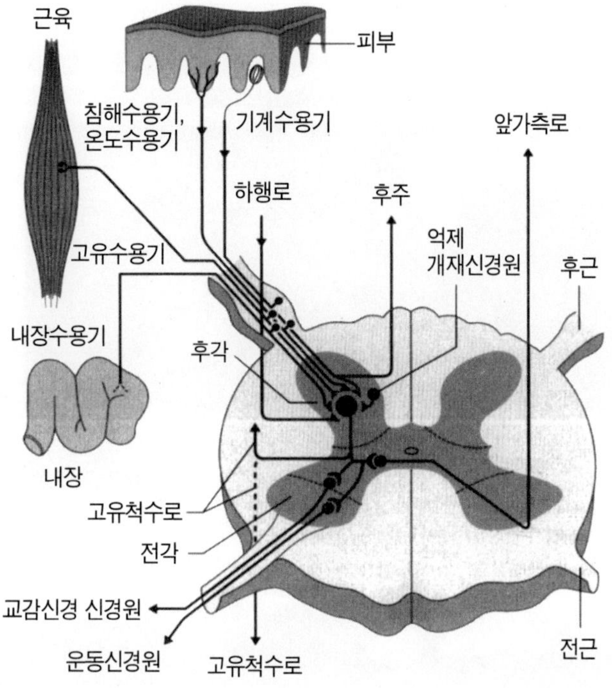

그림 2.10 척수에서의 체성 · 내장 구심성 입력의 상호연결의 예. 상이한 종류의 구심성 입력은 후근에 들어가 후각에 있는 신경원을 자극한다. 거기서부터 고유척수로의 원심성 신경섬유, 구심로(전외측 경로) 그리고 원심성의 교감신경과 운동신경원이 활성화된다. 그룹 I 과 II의 구심성 입력은 직접 백질의 뒤기둥을 상행하여 숨뇌에 도달한다. 후각의 신경원은 뇌로부터의 하행로와 개재신경원에 의해서 억제된다. (출처 : Schmidt-Thews (1995) Physiologie des Menschen)

단순화하면, 구심성 경로는 척수 백질에 있어 감각정보를 중계하고, 척수 백질의 하행경로는 뇌로부터의 운동지시를 중계한다(Goldberg 1988). 척수 회백질(gray matter)에는 수많은 신경세포체와 시냅스가 존재한다. 그러나, 척수는 근육에서 뇌로 정보를 전달하는 전화선과 같은 것이라는 초기의 사고방법은 현재는 부정되어 있다(Magill 1989).

> 척수는 매우 복잡한 계통의 일부이고 다양성을 가진 다른 계통과 서로 작용하고 있으며, 운동처리과정에서 척수 자신이 크게 관여하고 있을 가능성이 있다.

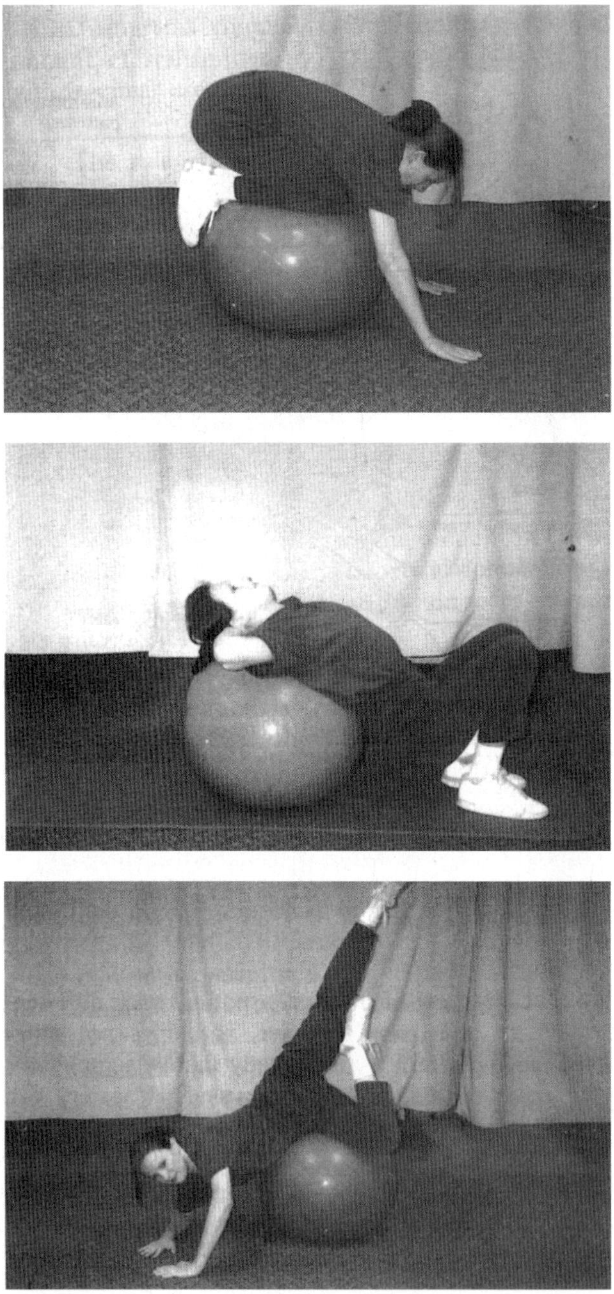

a

b

c

그림 2.11 **a-c** 스위스 볼을 사용해서 척주를 굽힘, 폄, 돌림 시키고 있다. 이 사람의 척주는 건강하다.

척주의 운동성과 유연성을 유지하는 것은 매우 중요한 일이다(그림 2.11). 문제가 있는 운동패턴을 이해하는 데에 "유연성과 뻣뻣함(stiffness)은 상대적인 것이다"라는 사고방법은 중요하다(Sahrman 1993). 운동이 가장 저항이 적은 코스를 지나 이루어지는 것은 물리학의 법칙에 따르고 있다. 척수의 분절의 일부에 뻣뻣해짐이 있는 환자의 동작에서는 운동은 움직이기 쉬운 부분에서 일어나고, 일어나기 어려운 부분에서는 일어나지 않는다. 따라서, 움직여버린 분절에는 변형(strain)이 발생한다.

신경, 근육, 골격계의 병리학적 문제는 다양한 징후와 증상을 수반하는 운동기능장애를 일으킨다.

> 병리학적 문제가 운동 상의 문제를 야기하는 것만이 아니라, 문제가 있는 운동이 병리학적 문제를 만들어낸다(Sahrman 1993).

> 관절통은 그 부분만의 문제라고 좁게 생각할 것이 아니라, 전신의 운동계가 관여하는 장애라고 생각해야 한다(Janda 1986, 1991). 특히 근육에 주의를 돌려야 한다.

근육은 중추신경으로부터의 자극에 반응하는 효과기(effector)이지만, 또한 말초관절의 자세의 변화에도 반응한다.

> 중추신경계가 장애를 받으면 운동계획의 장애가 근육에 영향을 미치고, 만성 통증증후군(pain syndrome)을 일으키는 중요한 요인이 된다(Janda 1986, 1991).

마찬가지로 뇌줄기로부터의 원심로는 상행하여 오는 말초로부터의 구심성 입력을 조절하고, 그 결과 환자의 통증을 지각하는 방법이나 운동발생기에 미치는 통증의 영향을 조절한다(Umphred의 개인 편지).

척주관은 척추 각 분절의 운동중심보다 후방에 위치한다(Inman et al. 1942). 이 때문에, 척주의 굽힘은 척주관을 신장시키고, 폄에서는 척주관의 길이가 단축한다. 척주관을 완전굽힘위치에서 완전폄 시켰을 때, 그 길이는 대략 7㎝ 변화한다.

> 척수를 에워싸고 있는 경막(dural sac)은 척추의 양 끝에 확고하게 부착하여 있으므로 같은 정도 신장된다. 경막의 이 움직임은 척수신경에 직접 전달된다(Inman et al. 1942).

척추와 신경근 그리고 척추와 척수의 동역학적 연구로부터, 과폄위치에서 과굽힘위치까지의 움직임으로 9㎝ 신장하고, 가장 움직이는 부분은 C6와 L4이라는 것이 밝혀져 있다(Louis 1981). 과굴곡위치에서는 경막낭은 신장되고, 과신전위치에서는 수평으로 주름이 져 있어, 척추사이원판 사이에서 그것을 명백히 보고 알 수 있다. 척수의 최대 전위는 척주관의 벽면에 대해서 C1부근에서 꼬리쪽으로 7㎜, T1에서 머리쪽으로 7㎜ 그리고 L1에서 꼬리쪽으로 10㎜가 된다.

신경과 그것을 에워싸는 조직의 mobilization은 오스트레일리아의 치료사들이 상당히 주목하고 있었다. Maitland(1986)는 척주 평가법의 하나로서 슬럼프 테스트(slump test)를 설명하였다. Butler와 Gifford(1989)는 신경계의 기계적 신장이라는 사고방법을 설명하였다. 그리고 Butler(1991)는 신경계 mobilization 전반에 걸친 책의 집필에 열중하고 있었다.

> 신경계는 신체 중에 다층에 걸쳐 그물코와 같이 둘러쳐 있어, 어디서 무엇이 일어났는지를 조사할 수 있다. 따라서 신체의 어느 부분일지라도, 신경계가 손상된 것으로 무언가의 증상이 야기된다(Butler 1991). 치료사는 정형(pattern)에 맞지 않는 것 같은 증상이 있어도 그것에 주의를 기울일 필요가 있다.

> **예**
>
> 허리부위의 수술 후 6개월의 환자가 수술 후도 계속되는 등부위(back)와 하지의 통증을 호소하였다. 스위스 볼을 사용해서 척주를 온화하게 "움직이고", 연부조직을 굽힘, 폄, 옆굽힘 그리고 돌림방향으로 움직였더니 호소가 경감된 증상사례이다(그림 2.12).

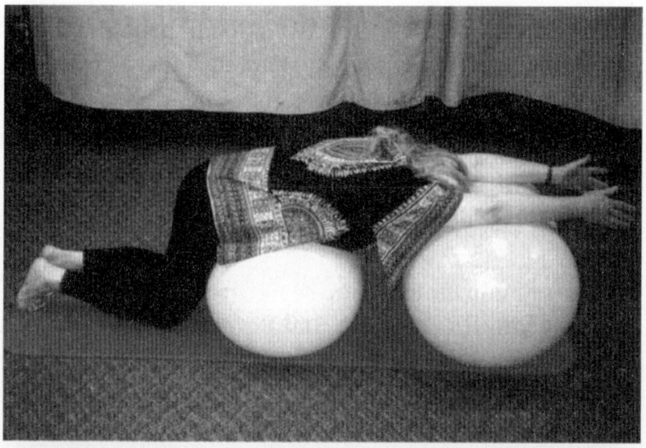

a

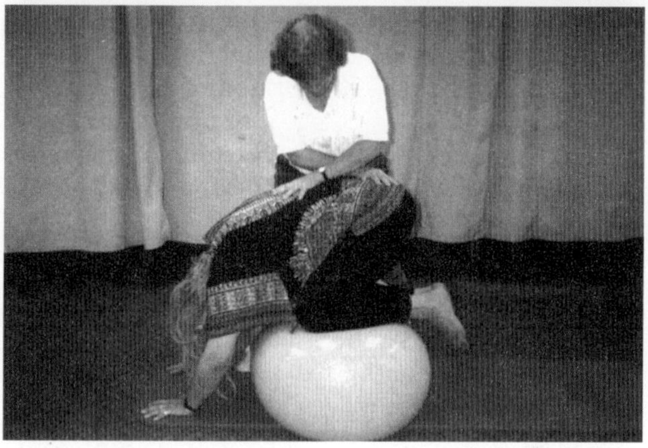

b

그림 2.12 a, b 허리등부위 수술 후 6개월의 환자. **a.** 2개의 피지오롤(PhysioRoll) 위에서 척주를 펴고 있다. **b.** 피지오롤을 사용해서 척주를 굽히고 있다.

감각운동계를 자극하는 물리치료 기술이나 기법은 수많이 있다. Rood(1954)가 제창한 방법에는 브러싱(brushing), 한냉 적용, 압력 · 접촉 · 진동자극 그리고 스트레칭이 있다. Klein-Vogelbach(1991)는 복잡한 운동패턴을 사용해서 관절, 근육, 힘줄의 수용기를 자극하는 방법을 사용하고 있다. 스위스 볼을 튀어 오르게 함으로써 중추신경계의 고유수용감각 경로를 자극한다. 볼은 또한 스트레칭을 하거나 운동을 끌어내거나 관절 가동술에도 사용할 수 있다(제8장 참조). Bobath(1978)는 태핑(tapping)이나 스트로킹(stroking) 그리고 반사억제를 즐겨 사용하였다. Vojta(1981)는 반사성 보행 시의 원심성 반응을 얻기 위해 구심성

자극을 사용하고 있다. Brunkow가 제창하는 방법(Bold and Grossmann 1983)은 정상운동의 자동화와 사지의 근육을 동시 수축시켜 몸통근의 안정성을 끌어내는 것이다. 때로는 피부의 기계수용기를 자극하기도 한다. 고유수용성 신경근 촉진법(PNF)(Adler et al. 1993)은 근육의 신장, 관절압축, 그리고 사슬을 이루는 근육의 활성화를 그 수기의 기본에 두고 있다. Feldenkrais (1972)는 자기 자신의 운동을 알아차리게 함으로써 잘못된 운동패턴을 바꾸려고 시도하였다.

어느 기법도 중추신경계에 입력을 제공함으로써 활동이 감소하거나 잘 사용할 수 없게 되어있는 척수 프로그램을 자극할 수 있다. 운동신경원과 이것에 근접하여 있는 감각신경원은 말초로부터의 입력에 반응하기 쉽고, 치료 중은 뚜렷하게 그것에 적응하므로 기능의 자연회복이나 치료에 의한 회복의 도움이 된다(Dobkin 1993).

2.10 생리학적 반응 (Physiological Responses)

스위스 볼은 중증환자에게도 매우 도움이 된다. 집중치료실에 있는 환자는 인공호흡기에 연결되어 있거나, 복부의 수술 후이거나, 길랑-바레 증후군(Guillain-Barré syndrome)이다. 또한 뇌졸중 후이거나 만성폐색성호흡부전(COPD)이거나, 장기 이식 후인 경우도 있다. 어떠한 상태이더라도 전신적인 체력저하가 일어나 있다.

에너지 전환이 어떻게 이루어져 있는가를 이해함으로써 치료사는 이러한 환자를 보다 효과적으로 치료하여 신체의 생명유지계통을 자극할 수 있다.

어떠한 형태로부터 별개의 형태로 에너지가 전환되는 기전과 그것이 일을 하는 데에 어떻게 관여하는가에 대해서 McArdle 등(1986)이나 Wasserman과 Whipp(1975)가 상세하게 논술하였다. 인간에서는 세포호흡으로 만들어지는 자유에너지는 근 수축(기계적)이나 세포분자의 생합성(화학적), 그리고 세포 내 외액의 화학물질 농축(수송)에 이용된다. 아데노신3인산은 자유에너지를 특수한 방법으로 운반한다.

복잡한 반응기전(mechanism), 예컨대, 크레브스 회로(Krebs cycle)는 영양을 에너지로 전환하여 화학적 생물학적 일 즉, 선분비(secretion), 소화, 근 수축, 신경전달, 순환 그리고 새로운 조직의 합성에 이것을 이용한다.

운동 중에 방출되는 유산소에너지는 이용 가능한 산소에 의해서 결정되기 때문에, 에너지 대사의 화학적 과정에서 이 산소의 가용성이 중요하다. 격렬한 운동 중에 산소공급이 불충분하면, 젖산이 일시적으로 생산되어 대사와 젖산을 완충함으로써 발생하는 이산화탄소를 충분히 제거할 수 없게 된다.

> 근육과 혈중의 젖산치가 계속 상승하면, 환자는 피로를 호소하고 경우에 따라서는 운동을 멈추거나 천천히 하지 않을 수 없게 된다. 이것은 산소공급이 수요에 부응할 수 있을 때까지 계속된다.

젖산은 그 후 다시 재이용되어 피루빈산(pyruvic acid)이 되고 그것이 다시 에너지원으로서 사용된다. 경중등도의 운동에서 산소소비량은 증가하는 경우가 있으나, 건강한 사람의 혈중 젖산치는 우선 안정하여 있다. 또한 정기적으로 운동을 하고 있지 않은 사람은 정상 산소 이용률[산소섭취량의 정상률(steady rate)]에 도달할 때까지 보다 시간이 걸린다.

> 격렬한 운동 후의 회복기에는 산소수요가 보다 커진다. 이것은 화학과정에서 사용될 뿐만 아니라, 아래의 것을 위해서 사용된다.
>
> - 운동에서 사용된 근육으로부터 되돌아온 혈액에 다시 산소를 공급한다.
> - 호흡근을 보다 격렬하게 사용하므로 산소가 보다 필요하게 된다.
> - 심장을 보다 더 사용하므로 산소가 더 필요하다.
>
> 격렬한 운동 후의 회복기에 중등도의 운동을 넣음으로써 젖산의 제거가 진행되는 경우가 있다.

심혈관계의 적응능력을 단련하는 것은 스포츠선수에게 중요한 일이지만(Latin 1990), 집중치료실에 있는 환자에게도 심혈관계를 겨냥한 어떤 종류의 운동은 유익하다.

> 중증환자에게 운동을 시키는 경우, 건강한 사람에게는 극히 가벼운 또는 중등도라 생각되는 운동이라도 환자에게는 혹독한 것이 될 가능성이 있다는 것을 잊지 않는 것이 중요하다.

호흡수, 심박수 그리고 동맥혈 산소포화도를 정시적으로 확인하고, 심전도를 감시할 필요가 있다. 내가 담당하는 집중치료실에 있는 환자의 대부분은 심혈관계와 호흡기계의 문제를 갖고 있어, 직접 또는 간접적으로 대사 장애나 신경근 장애 또는 수술이라는 문제가 얽혀있다.

근육에 부하를 걸지 않는, 즉 보다 온화한 운동 환경을 제공하는 볼을 사용한 운동은, 과도한 화학적 불균형을 만들어내지 않고 근력과 근 내구성을 회복시키는 특성을 갖고 있다.

> 환자가 운동을 시행하고 있는 동안 치료사는 자주 모니터를 확인하고, 더욱이 시행하고 있는 운동에 대해서 환자가 보이는 헐떡임, 피로감, 피부 색깔의 악화, 호흡수 증가와 같은 피로나 내구성 저하 등의 징후를 간과하지 않도록 해야 한다. 심혈관계가 적절히 반응할 수 없는 경우, 원질환(underlying disease)과 유사한 증상을 나타내는 일이 있다.

Nery 등(1983)의 보고에 따르면, 호흡곤란(dyspnea)은 운동 중의 만성폐색성 호흡부전 환자에게 흔히 관찰되는 증상이고, 호흡능력의 저하에 기인한다. 승모판 질환의 환자에서는 운동이 환자의 한계에 도달하면, 전신의 피로와 하지 근육의 통증을 호소한다. 심혈관의 작동이 충분하지 않다는 것 때문에 내용능은 저하한다. 물리치료사는 또한 상지의 운동은 산소소비량이 많아지므로 보다 큰 생리학적 부담이 일어나는 것도 염두에 두어야 한다.

만성폐색성호흡부전 환자나 천식 환자에게 운동은 유익하다(Casaburi et al. 1991; Cochrane and Clark : Cooper 1995). Casaburi 등(1991)은 운동이 호흡반

응에 미치는 영향에 대해서 연구하고, 운동에 의한 혈중 젖산의 감소와 호흡에 강한 관계가 있다는 것을 발견하였다.

> Cochrane과 Clark(1990)는 천식환자에게 강도를 조절한 최대하(submaximal) 운동을 시행함으로써 건강 체력(fitness)과 심폐기능이 의미 있게 개선되었다고 보고하고 있다.

그들의 연구는 운동 후에 최대 작업능력 면에서의 생리학적 개선이 관찰되었다는 것을 보여주었다. 최대하 운동(submaximal exercise)을 통해서 산소 운반 능력은 개선되고, 이것에 의해서 혈중 젖산치(blood lactate)와 이산화탄소의 생성이 감소하였다. 이 연구는 또한 헐떡임의 감소를 포함하는 심폐능력의 개선을 보고하였다.

만성폐색성호흡부전 환자에게 운동으로 몸을 단련하는 것은 매우 중요하고 다음과 같은 이점이 있다(Cooper 1995).

- 유산소운동능력의 개선
- 근력의 향상
- 호흡근의 근력 개선
- 신경근의 협동성의 개선
- 호흡곤란(dyspnea)에 대한 탈감작(desensitization)

Cooper(1955)는 보다 강도가 높은 운동을 시행함으로써 생리학적 치료효과는 더욱 얻어지지만, 낮은 강도의 운동일지라도 뚜렷한 생리학적 변화와 임상증상의 개선이 있다고 언급하고 있다.

> 유산소운동에 의해서 운동능력을 개선하여 숨이 찬 느낌을 경감시킬 수 있는 경우가 있다. Cooper는 동맥혈 산소포화도가 90%를 밑돌면, 산소호흡을 하도록 권고하고 있다.

와상이 계속되고 전신상태가 나쁜 집중치료실의 환자에게는 각각의 신체 상태에 맞춘 능동운동이 일반적으로 효과적이다. 예컨대, 다리 아래에 스위스 볼

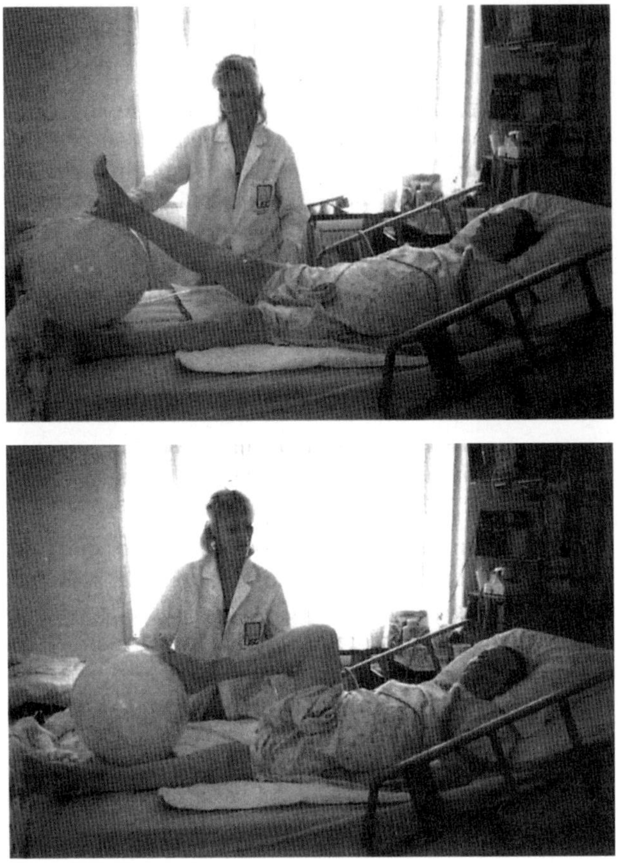

a

b

그림 2.13 a, b 심근경색과 뇌혈관장애로 집중치료실에 있는 환자. 마비가 없는 우측 다리로 엉덩관절을 벌림과 굽힘방향으로 자기가 움직이고 있다.

을 놓고, 다리를 들어 올릴 필요가 없도록 하여 환자 자신에게 볼을 움직이게 한다(그림 2.13)

> 이렇게 함으로써 다리의 무게를 스위스 볼이 지지하므로, 움직이는 신체의 질량이 감소하여 에너지 소비를 상당히 줄일 수 있다.

환자는 한쪽 또는 양쪽의 다리를 다양한 방향으로 상이한 속도로 움직일 수 있다. 운동 강도를 바꿀 수 있다. 그리고 환자가 능숙하게 할 수 있게 되면, 저항을 가할 수 있다.

2.10.1 발살바법 (Valsalva Maneuver)

발살바법(성문을 닫고, 숨을 참고 유지한다)에 의해서 가슴안 내압이 상승하여 가슴부위 정맥의 압박이 일어난다. 이것에 의해서 심장에의 정맥관류(venous return)가 감소한다(McArdle et al. 1986). 어떤 종류의 등척성 운동을 시행하였을 때에 혈압의 급상승이 있고 그 후 갑작스런 저하를 수반하는 일이 있다. 이것은 운동에 수반해서 일어나는 긴장에 의해서 야기된다고 생각된다. 발살바법을 시행하면 환자는 현기증이나 "눈앞에 점이 보이다"라고 호소하거나, 나아가서는 의식을 잃는 환자도 있다. 심혈관계에 문제가 있는 환자나 임신에 수반하는 위험성이 크기 때문에 입원하고 있는 환자에서는 이것은 피해야 한다. 반복하지만, 볼을 사용하면 환자는 힘을 들이지 않아도 운동을 시행할 수 있다. 스위스볼을 능동적으로 움직일 때, 호흡의 연습도 함께 하면 좋은 경우가 있다.

참고문헌 (References)

Adler SS, Beckers D, Buck M (1993) PNF in practice. Springer, Berlin Heidelberg New York

Asanuma H, Keller A (1991) Neurobiological basis of motor learning and memory. Concepts Neurosci 2:1-30

Birbaumer N, Schmidt RF (1995) Wachen, Aufmerksamkeit und Schlafen. In: Schmidt RF, Thews G (eds) Physiologie des Menschen, 26th edn. Springer, Berlin Heidelberg New York, pp 141-153

Bobath B (1978) Evaluation and treatment, 2nd edn. Heinemann, London

Bold RM, Grossmann A (1983) Stemmfuhrung nach R. Brunkow. Enke, Stuttgart

Brodal A (1981) Neurological anatomy. Oxford University Press, New York

Brooks VB (1986) The neural basis of motor control. Oxford University Press, New York

Brown SH, Thaut MH, Benjamin J, Cooke JD (1993) Effects of rhythmic auditory cueing on temporal sequencing of complex arm movements. Abstr Soc Neurosci 19:546

Butler DS (1991) Mobilisation of the nervous system. Churchill Livingston, New York

Butler DS, Gifford LS (1989) The concept of adverse mechanical tension in the nervous system. I. Testing for 'dural tension.' Physiotherapy 75:622-629

Casaburi R, Patessio A, Ioli F, Zanaboni C, Donner CF, Wasserman K (1991) Reductions in exercise lactic acidosis and ventilation as result of exercise training in patients with obstructive lung disease. Am Rev Respir Dis 143:9-18

Chevalier G, Deniau JM (1990) Disinhibition as a basic process in the expression of striatal functions. Trends Neurosci 13:277-280

Chusid JG (1985) Corelative neuroanatomy and functional neurology. Lange Medical, Los Altos

Cochrane LM Clark CJ (1990) Benefits and problems of a physical training programme for asthmatic patients. Thorax 45:345-351

Cooper CB (1995) Determining the role of exercise in patients with chronic pulmonary disese. Medicine and science in sports and exercise. Am Coll Sports Med, June:147-157

Dewald JPA (1987) Sensorimotor neurophysiology and the basis of neurofacilitation therapeutic techniques. In: Brandstater ME, Basmajinan JV (eds) Stroke rehabilitation. William and Wilkins, pp 109-182

Dobkin BH (1993) Neuroplasticity – key to recovery after central nervous system injury. West J Med 159:56-60

Dodd J, Role LW (1991) The autonomic nervous system. In: Kandel ER, Schwartz JH, Jessell TM (eds) Principles of neural science, 3rd edn. Elsevier Science, Amsterdam, pp 761-775

Feldenkrais M (1972) Awareness through movement. Harper & Row, New York

Ghez C (1991) The cerebellum. In: Kandel ER, Schwartz JH, Jessell TM (eds) Principles of neural science, 3rd den. Elsevier Science, Amsterdam, New York, pp 626-646

Goldberg Me, Eggers HM, Gouras P (1991) The ocular motor system. In: Kandel ER, Scwartz JH, Jessell TM (eds) Principles of neural science, 3rd edn. Elsevier Science, Amsterdam, New York, pp 660-678

Goldberg S (1988) Clinical neuroanatomy. MedMaster, Miami

Goldman J, Cote L (1991) Aging of the brain: dementia of the Alzheimer' s type. In: Kandel ER, Schwartz JH, Jessell TM (eds) Principles of neural science, 3rd edn. Elsevier Science, Amsterdam, New York, pp 974-983

Goodale (1988) Hemispheric differences in motor control. Behav Brain Res 30:203-214

Goodale, Milner AD, Jakobson LS, Carey DP (1990) Kinematic analysis of limb movements in neuropsychological research. Can J Psychol 44(2):180-195

Gottlieb GL, Corcos DM, Jaric S, Agarwal GC (1988) Practice improves even the simplest movements. Exp Brain Res 73:436-440

Haaland KY, Harrington DL, Yeo R (1987) The effect of task complexity on motor performance in left and right CVA patients. Neuropsychologia 25(5):783-794

Hummelsheim H (1994) Mechanismen der gestörten Motorik. In: Mauritz KH (ed) Rehabilitation nach Schlaganfall. Kohlhammer, Stuttgart, pp 64-86

Hummelsheim H, Neumann S (1991) Regelmässiges Training ist das A und O. Psycho 17(6):385/19-338/22
Inman VT, John B de CM, Saunders MB (1942) The clinico-anatomical aspects of the lumbosacral region, Radiology 38:669-678
Janda V (1986) Muscle weakness and inhibition (pseudoparesis) in back pain syndromes. In: Grieve GP (ed) Modern manual therapy of the vertebral column. Churchill Livingstone, New York, pp 197-201
Janda V (1991) Muscle spasm – a proposed procedure for differential diagnosis. J Manual Med 6:136-139
Jeannerod M (1986) Mechanisms of visuomotor coordination: a study in normal and brain-damaged subjects. Neuropsychologia 24(1):41-48
Jennett B, Teasdale G (1981) Management of head injuries. Davis, Philadelphia
Jewell MJ (1995) Overview of the structure and function of the central nervous system. In: Umphred DA (ed) Neurological rehabilitation, 3rd edn. Mosby, St. Louis, pp 66-80
Keele SW (1968) Movement control in skilled motor performance. Psychol Bull 70(6):387-403
Kelly JP (1991) The sense of balance. In: Kandel ER, Schwartz JH, Jessell TM (eds) Principles of neural science, 3rd edn. Elsevier Science, Amsterdam, New York, pp 500-511
Kelly JP, Dod J (1991) Anatomical organization of the nervous system. In, Kandel ER, Schwartz JH, Jessell TM (eds) Principles of neural science, 3rd edn. Elsevier Science, Amsterdam, New York, pp 273-295
Klein-Vogelbach S (1991) Therapeutic exercises in functional kinetics. Springer, Berlin Heidelberg New York
Latin RW (1990) Preseasonal conditioning. In: Melhon MB, Walsh WM, Shelton GL (eds) The team physician' s handbook, chap 6. Hanley and Belfus. Philadelphia, pp 27-33
Liebman M (1991) Neuroanatomy made easy and understandable. Aspen, Gaithersburg
Loewy AD (1991) forebrain nuclei involved in automatic control. In: Holstege G (ed) Role of the forebrain in sensation and behavior. Elsevier, Amsterdam, pp 253-268
Louis R (1981) Vertebroradicular and vertebromedullar dynamics. Anat Clin 3:1-11
Magill RA (1989) Motor learning: concepts and applications, 3rd edn. Brown, Dubuque
Maitland GD (1986) Vertebral manipulation, 5th edn. Butterworths, London
Mauritz KH (1994) Plastizitat als Grundlage der Funktionswiederherstellung. In: Rehabilitation nch Schlaganfall. Kohlhammer, Stuttgart, pp 56-63
McArdle WD, Katch FI, Katch VL (1986) Exercise physiology. Lea & Febiger, Philadelphia
Moore JC (1995) Limbic complex. In: Umphred DA (ed) Neurological rehabilitation, 3rd edn. Mosby, St. Louis, pp 92-117
Nery LE, Wasserman K, French W, Oren A, Davis JA (1983) Contrasting cardiovascular

and respiratory sesponses to exercises. Chest 3:446-445

Role LW, Kelly JP (1991) The brain stem: cranial nerve nuclei and the monoaminergic system. In: Kandel ER, Schwartz JH, Jessell TM (eds) Principles of neural science, 3rd edn. Elsevier Science, Amsterdam, pp 683-699

Rood MS (1954) Neurophysiological reactions as a basis for physical therapy. Phys Ther Rev 34(9):444-449

Sahrman SA (1993) Movement as a cause of musculoskeletal pain. In: Singer KP (ed) Integrating approaches. Proceedings of the Eighth Biennial Conference of the Manipulative Physical Therapists Association of Australia. 24-27 November, Perth, pp 69-74

Silbernagl S, Despopoulos A (1983) Taschenbuch der Physiologie. Thieme, Stuttgart

Slater H, Wright A, Vicenzino B (1993) Physiological effects of the 'Sympathetic slump' on peripheral sympathetic nervous system function. In: Singer KP (ed) Integrating approaches. Proceedings of the Eighth Biennial Conference of the Manipulative Physical Therapists Association of Australia. 24-27 November, Perth, pp 94-97

Slater H, Vicenzino B, Wright A (1994) 'Sympathetic slump': the effects of a novel manual therapy technique on peripheral sympathetic nervous system function. J Manual Manipulative Ther 2(4):156-162

Umphred DA (1995) Limbic complex. In: Neurological rehabilitation, 3rd edn. Mosby, St. Louis, pp 92-117

Vojta V (1981) Die zerebrale Bewegungsstörungen im Säuglingsalter, 3rd edn. Enke, Stuttgart

Wasserman K, Whipp BJ (1975) Exercise physiology in health and disease. Am Rev Res Dis 112:219-249

Zilles K, Rehkamper G (1994) Funktionelle Neuroanatomie, 2nd edn. Springer, Berlin Heidelberg New York

Zimmermann M (1995) Das somatoviszerale sensorische System. In: Schmidt RF, Thews G (eds) Physiologie des Menschen, 26th edn. Springer, Berlin Heidelberg New York, pp 216-235

3. 운동학습
Motor Learning

이 단원의 목표	• 진술적 학습(declarative learning)과 절차적 학습(procedural learning)의 차이를 이해한다. • 학습의 인지단계, 상기단계 그리고 자동화단계를 구별한다. • 스위스 볼을 사용할 때에 운동학습의 개념을 사용한다.

가장 좋은 학습방법을 치료사가 이해하고 있는 것이 우선 무엇보다도 중요하다. 운동학습과 운동기억에 관해서 많은 연구가 현재 진행되고 있다. 변연계의 작용으로부터 학습과정에서의 동기부여와 기억의 중요성이 주목되지만, 그 이외에도 뇌의 다른 부분이 학습에 관여하고 있다. 예컨대, "이유를 알려고 하는" 것은 이마엽(frontal lobe)이 관여한다. 소뇌는 조건부로 일역을 담당하고 있다. 진술적 학습은 사실이나 사건을 다루는 즉, "그것이 무엇인가를 아는 것" 이며, 절차적 학습은 "어떻게 시행하는지 그 방법을 아는 것" 에 관계한다(Winstein 1997). 예컨대 지진이 발생하였을 때는 테이블 밑에 숨으면 좋다고 아는 것은 진술적 학습이다. 이에 반해서 어떻게 테이블 밑에 숨는지를 기억하는 것은 절차적 학습이 된다. 그 학습한 기능(skill)을 반복함으로써 신속하게 테이블 밑에 기어들어갈 수 있게 되는 일도 있다. 강한 정서나 판단의 요소가 진술적 사고에는 있다. 절차적 학습에서는 이것에 비해서 기능이나 습관 그리고 정형적 행동(오전 중 어떤 장소에서 다른 장소로 이동한다고 하였다. Umphred 1995)이 보다 다루어진다.

- 진술적 학습("그것이 무엇인지를 아는 것") : 즉, 사실이나 사건을 아는 것.
- 절차적 학습("어떻게 시행하는지 방법을 아는 것") : 즉, 기능이나 습관을 몸에 익히는 것

문제해결에는 진술적 학습과 절차적 학습의 양쪽이 관여한다. 예컨대, 욕실에서 걸을 수 있게 되는 것이 중요하다고 환자가 이해하여야 비로소 보행기능을 획득하려면 어떻게 하면 되는지 환자 스스로가 자진해서 생각하려고 한다.

운동을 가르치는 치료사는 인간이 어떻게 새로운 운동기능을 획득해 가는지 이해하고 있어야 한다. 그 기능이란 목표달성을 위해 과제가 필요로 하고 있는 수의적인 운동이다. 새로운 과제를 학습하는 과정에는 몇 가지의 단계가 있다.

3.1 학습단계 (Stages of Learning)

학습의 3단계인 인지, 연합, 자동단계에 대해서 Fitts와 Posner(1967)는 아래와 같이 설명하고 있다.

- *인지단계*에서는 오류가 많고, 이에 더해서 잘못된 활동을 수정하는 데에 학습자는 자주 *외부로부터의 도움*을 필요로 하고 있다. 예컨대, 컴퓨터를 조작하여 페이지 번호를 매긴다는 간단한 과제를 습득하는 활동단계이다.
- *연합단계*에서는 과제는 다양하게 수행된다. 오류는 감소하고, 그리고 틀린 것을 알아차린 본인에 의해서 그 몇 가지는 *자기수정이 가능*해진다. 컴퓨터로 페이지 번호를 매겨갈 때, 사람에 따라서는 그 편집을 자기가 시작할 수 있게 되어가는 단계이다.
- *자동단계*에 도달하면 페이지 번호를 매기는 것은 틀에 박힌 것처럼 이루어진다. 어떻게 하면 좋은가를 생각조차 하지 않고, *자동적으로 오류를 수정*해 간다. 환자가 새로이 운동을 학습하는 경우, 학습의 이 단계에 도달하는 것이 기대된다.

또한 *운동기능 학습*에는 많은 측면이 있으며, 그 각 측면에서 과제수행과 관련하여 변화가 일어난다(Magill 1989). 그것에는 아래의 것이 있다.

- 기능목표를 달성하는 가운데에 볼 수 있는 변화
- 오류를 발견하여 수정하는 능력 면에서의 변화
- 운동효율 면에서의 변화
- 협동성에 관한 변화
- 근전도 패턴에서의 변화

치료사는 이들 변화의 어느 측면도 숙지하고 있고, 그리고 환자를 관찰할 수 있다. 정상 성인의 경우에는 복잡한 구성요소로 구성되는 운동의 어느 영역에서도 운동학습은 일어난다(Gottlieb et al. 1988).

> 환자가 새로운 기능을 획득하고, 다시 이미 수득하였을 기능을 재학습할 때에 어떠한 지원을 하면 좋은지 이해하고 있는 것이 치료사에게는 무엇보다 중요하다. 예컨대, 환자에게 충분한 되먹임을 주어야 할 것인지 그렇지 않으면 극히 약간으로 그칠 것인가? 시행한 운동에 대한 결과를 아는 것이 그 환자에게 중요한지 아닌지. 이러한 것이 문제가 된다.

3.2 결과의 지식, 행위수행의 지식
(Knowledge of Result, Knowledge of Performance)

이제까지 수많은 연구자가 결과에 대한 지식에 대해서 연구하여 왔다. Schmidt 등(1989, 1990)과 Salmoni 등(1984)은, 결과에 대한 지식에 의해서 초기단계에서는 학습이 진행되지만, 주어지는 정보에 의존하게 되기 때문에 학습자 자신이 오류를 발견하는 능력은 저하하는 것을 규명하였다.

> 외부로부터의 결과에 대한 지식을 얻는 것이 적으면 자기 자신이 오류를 수정하기 위해 운동기능 학습이 강화된다(Winstein and Schmidt 1990, Winstein 1991). 연습의 초기단계에서는 행위자는 목표반응을 향해서 연습에 힘쓴다. 후기단계가 되면 되먹임이 적을수록 학습이 강화된다.

Winstein 등(1994)은 또한 *자주 신체유도*를 함으로써 과제수행은 상당히 목표한대로 시행할 수 있게 되었으나 그 학습유지는 좋지 않다는 것을 발견하였다. 과제학습 동안에 결과에 대한 지식을 자주 받지 못하였던 학습자는 자기의 오류로부터 학습하지 않을 수 없었고, 결과의 지식을 받은 사람보다 학습의 유지가 좋아졌다. Kernodle과 Carlton(1992)은 학습자에게 *행위수행에 대한 지식*과 관련되는 측면에 주의를 돌리도록 단서를 제공하여, 학습자가 무엇을 해야 하는가와 어떻게 해야 하는가를 구별하는 일에 도움을 주었다.

3.3 되먹임 (Feedback)

학습의 바로 뒤에 되먹임을 주는 즉시적 되먹임에 대한 연구에서, 되먹임을 주기 전에 학습자에게 자기가 오류를 판단하게 하는 것이 이따금 좋은 결과를 가져온다는 것을 알게 되었다(Swinnenet et al. 1990). 소뇌는 이러한 되먹임으로 자기수정을 하고 있고, 학습하여 운동 프로그램을 보다 세련된 것으로 하고 있다. 되먹임은 지식이나 동기부여를 주어 학습을 강화한다(Fitts and Posner 1967). 이것은 내재적 되먹임과 외재적 되먹임으로 나뉜다. *내재적 되먹임*은 운동의 속도와 위치에 대해서 신체(촉감과 시각에 의해서)로부터 되돌아오는 원래 신체에 갖춰진 되먹임이다. *외재적 되먹임*은 *부가적 되먹임*이라고도 불린다. 행위수행에 대한 지식은 부가적 되먹임의 하나의 예이고, 신체 밖의 정보원으로부터 그 사람의 감각계에 들어온다. 부가적 감각 되먹임은 그 사람의 신체 이외의 도구를 사용하여 이미 이용 가능한 상태로 되어있는 감각 되먹임을 강화시킨다(Magill 1993).

학습의 전이(transfer)란 어느 과제장면에서 이루어진 학습을 별개의 과제장면에서도 그것을 응용할 수 있는 것을 가리킨다(Schmidt 1991). 즉, 학습을 용이하게 하고, 그리고 학습을 보다 복잡한 운동으로 전이시키기 위해서는 우선 과제를 몇 가지의 요소로 나누게 된다.

3.4 임상응용 : 증상사례 (Clinical application : examples)

운동학습에 관계하는 학습과정에 대한 지식이 스위스 볼을 사용할 때에 도움이 된다.

> 과제를 통해서 시행할 수 없는 환자에서는 예컨대, 보행과 같은 복잡한 기능에서는 학습의 전이를 응용하여, 처음에는 보다 간단한 몇 가지의 과제로 분해한다.

> **예**
>
> 최초로 환자는 바로 누운 자세에서 양 다리를 번갈아 움직이는 것을 학습한다(예컨대, 9.22절 "영구운동"의 연습 참조). 이 경우 체간의 조절과 운동의 속도를 걱정할 필요는 없다. 다음 단계로 진행하면, 환자는 걷는 속도에서 양 다리를 번갈아 움직이도록 요구된다.
>
> 성인의 평균적인 보행속도는 대략 분속 82m이다. 이 속도는 평지에서는 성인여성에서 117보/분, 성인남성에서 111보/분의 보행율에 대응한다(Perry 1992). 성인의 평균 보행율은 113보/분이다. 바로 누운 자세에서 대응하는 보행속도로 번갈아 양 다리를 움직이는 기능은 후에 스위스 볼에 걸터앉아 보행속도로 번갈아 다리를 움직이는 기능으로 전이 가능하게 된다. 다음 단계에서는 환자는 둔부로 볼을 튀어 오르게 하여 같은 장소에서 스텝을 보행속도로 밟고, 볼기뼈와 체간 그리고 두부를 적절한 직립자세로 유지하여 양팔을 흔드는 방법을 학습한다. 최종적으로는, 이들의 기능을 직립자세에서 실내를 보행속도로 걷는 것으로 전이시킨다.

충분한 근력과 균형 그리고 협동성이 상기의 과제습득에 필요하지만, 볼을 사용함으로써 환자와 치료사에게 과제수행과 결과에 대한 지식이 되먹임 된다. 치료사는 환자에게 무엇을 할 수 없었는지를 알릴 필요는 없다. 볼을 사용하면 치료사는 환자 자신이 자기가 무엇을 할 수 있었고 무엇을 할 수 없었는가를 알도록 돕고 있게 된다. 또한 단서를 주거나 어떻게 과제를 시행하면 되는지를 실연할 수도 있다. 다음 단계에서는 환자는 가정에서 연습을 시행하여 이 기능을 학습한다.

예	환자는 바로 누운 자세가 되어 스위스 볼에 올려놓은 한쪽 다리를 똑바로 직선상을 움직인다. 시각으로부터의 단서가 주어지면 자기가 능숙하게 움직이고 있는 모양을 보다 보기 쉬워진다. 움직이고 있는 다리가 볼에서 "떨어지지 않도록" 환자는 주의하여 보아야 하므로, 또 하나의 별개의 학습측면을 추가하게 된다. 즉, 보다 주의를 기울이게 된다. 치료사는 이 연습을 실연해도 좋을 것이다. 또한 부가적인 되먹임을 주어도 좋을 것이다. 예컨대, "볼은 아직 똑바로 구르고 있지 않아요"라든가 "무릎에 붙인 표식을 주의해서 보시요"라 지시한다. 볼에 앉아서 시행하는 단계가 되고 환자에게 시각에 의해서 신체를 공간에서 조정하는 능력이 있으면, 정면에 거울을 놓는 것도 좋을 것이다. 연습이 더욱 진행된 시점에서는, 시각으로부터의 되먹임 없이 과제를 시행할 수 있게 해야 한다. 볼은 탄력성이 있고 움직이므로, 의식 하에 또는 의식적으로 환자는 끊임없이 경계를 게을리 하지 말아야 한다. 또한 그것에 의해서 환자의 주의력과 집중력을 높일 수 있다. 끊임없이 변화하여가는 볼의 요구에 맞춰서 근육을 자동적으로 재조정하게 된다.

3.5 뇌의 가소성 (plasticity of the brain)

뇌의 가소성이 뇌졸중 후의 기능회복의 근거가 되고(Mauritz 1994), 그것에 의해서 뇌졸중 후의 회복이 몇 개월 또는 몇 년 동안 계속될 수 있다(Bach-Y-Rita 1987). 뇌의 가소성이야말로 활발한 재조직화나 새로운 환경에의 적응을 가능케 하고, 장기간 계속되는 기능적 변화를 가능케 하고 있다. 운동기능의 가소성이나 회복에 영향을 주는 행동적 요인에는 아래의 것이 있다(Winstein 1995).

- 능동적 참여
- 의미 있는 목표

- 연습[기능(skill)의 획득]

환자가 할 수 있다면 자발적 문제해결을 치료에 도입하는 것이 중요하다. 사용되지 않는 시냅스를 사용할 수 있게 되는 것은 신경 가소성의 기전의 하나일 수 있다(Mauritz 1994 ; Jacobs and Donoghue 1991). 제1차 운동겉질에서 발하는 교차하지 않는 같은 측의 추체로를 포함하여 좌우 양측성의 추체로가 기능회복에 중요하다(Mauritz 1994).

축삭(axons)으로부터의 발아(sprouting)는 새로운 시냅스결합을 형성함으로써 회복에 기여할 가능성이 있다(Mauritz 1994).

추체로의 일부와 특히 뇌줄기로부터 나오는 비추체로 신경섬유는 운동제어를 위한 용장성(redundancy)에 기여하고 있다고 생각된다. 아마도 이것에 의해서 반마비환자는 상지기능을 어느 정도 재획득한다. 또한 보행에서 다리를 앞으로 낼 수 있고, 특히 마비 측의 항중력근을 충분히 사용할 수 있게 된다(Dobkin 1993).

회복에 있어서는 교차하지 않는 겉질척수로계가 중요하다고 Miller Fisher (1991)는 강조하고 있다. 순수한 운동성 반마비환자가 장애 측 상하지의 근력을 재획득하고, 그 후 반대 측의 운동성 뇌졸중을 당한 2개 증상사례를 보고하였다. 두 번째의 발작에서 양측이 마비되고 최초의 발작 후 획득한 것이 상실되었다. 학습하는 동안에 특효성이 있는 시행방법을 사용하면 손상된 뇌의 가소성을 끌어낼 수 있다고 현재는 생각하고 있다(Winstein 1995).

연습에 의해서 상이한 과정을 필요로 하는 행동에 비교적 영속하는 변화를 가져올 수 있다(Winstein 1995).

학습에는 수많은 측면이 있으므로, 중추신경계의 다양한 영역이 학습과정에 관여한다. 그 범위를 이해하려면 더욱더 연구가 필요하다. 운동학습의 개념을 환자에게 응용할 때, 환자의 정서 상태와 정보를 처리하고 그것을 유지하는 능력에 주의를 기울이는 것이 중요하다. 치료사는 다종다양한 계통이 서로 영향

을 미치는 기전을 끊임없이 고려할 필요가 있다.

> 수많이 반복하는 것을 학습에 편입시킴으로써, 특히 같은 과제에 변화를 주어 시행하는 경우, 치료사는 *절차적 학습* 학습을 강화할 수 있고, 이것에 의해서 기능(skill)을 획득할 수 있다. 환자가 능동적으로 문제해결 장면에 관여하였을 때, *진술적 학습*이 달성된다.

> 스위스 볼은 동기부여를 연습에 결부시키고, 문제해결에 환자와 치료사의 쌍방이 이용할 수 있으므로 편리한 도구이다. 볼을 사용하면 치료사는 과제를 몇 가지로 나눌 수 있다. 기능적 목표를 달성하기 위해서는 환자와 치료사가 어떠한 연습을 해야 한다고 이해할 수 있다면 목표 달성을 향해서 환자가 지금 가능한 동작부터 연습을 시작할 수 있다.

참고문헌 (References)

Bach-Y-Rita P (1987) Process of recovery from stroke. In: Brandstater ME, Basmajian JV (eds) Stroke rehabilitation. Williams @ Wilkins, Baltimore, pp 80-108

Dobkin BH (1993) Neuroplasticity – Key to recovery after central nervous system injury. West J Med 159:56-60

Fitts PM, Posner MI (1967) Human performance. Brooks/Cole, Belmont

Gottlieb GL, Corcos DM, Jaric S, Agarwal GC (1988) Practice improves even the simplest movements. Exp Brain Res 73:436-440

Jacobs KM, Donoghue JP (1991) Reshaping the cortical motor map by unmasking latent intracortical connections. Sci 251:944-947

Kernodel MW, Carlton LG (1992) Information feedback and the learning of multiple degree-of-freedom activities. J Motor Behav 24(2):187-196

Magill RA (1989) Motor learning: concepts and applications, 3rd edn. Brown, Dubuque

Magill R (1993) Augmented feedback in skill acquisition. In: Singer RN, Murphey M, Tennant LK (eds) Handbook of research on sport psychology. Macmillan, New York, pp 193-212

Mauritz KH (1994) Rehabilitation nach Schlaganfall. Kohlhammer, Stuttgart

Miller Fisher C (1991) Concerning the mechanism of recovery in stroke hemiplegia. J Can

Sci Neuro 19(1):57-63

Perry J (1992) Gait analysis. Slack, Thorofare

Salmoni AW, Schmidt RA, Walter CB (1984) Knowledge of results and motor learning: a review and critical reappraisal. Psychol Bull 95(3):355-386

Schmidt RA (1991) Motor learning and performance. Human Kinetics, Rawdon

Schmidt RA, Young DE, Swinnen S (1989) Summary knowledge of results for skill acquisition. J Exp Psychol 15(2):325-348

Swinnen SP, Nicholson DE, Schmidt RA, Shapiro DC (1990) Information feedback for skill acquisition: instantaneous knowledge of result degrades learning. J Exp Psy 16(4):706-716

Umphred DA (1995) Limbic complex. In: Neurological rehabilitation, 3rd edn. Mosby, St. Louis, pp 92-178

Winstein C (1991) Knowledge of results and motor learning-implications for physical therapy. Phys Ther 71(2):140-149

Winstein CJ (1995) Theoretical perspective and assumptions on motor learning and control. Presentation at the 12th International Meeting of the World Confederation for Physical Therapy, Washington, 25-30 June

Winstein CJ, Schmidt RA (1990) Reduced frequency of knowledge of results enhances motor skill learning. J Exp Psy 16(4):677-691

Winstein CJ, Pohl PS, Lewthwaite R (1994) Effects of physical guidance and knowledge of result. Res Q Exercise Sport 65(4):316-23

4. 연습에서 고려해야 할 일
Practical Consideration

이 단원의 목표	
	• 치료에 안전한 환경을 마련한다. • 운동을 결정하면 그 환자에게 맞는 크기의 볼을 선정한다. • 운동을 계획할 때의 주의할 점과 금기를 이해한다.

4.1 볼의 조건 (Ball Conditions)

4.1.1 운동을 시행하는 바닥 면 (Exercise Surface)

> 미끄러지지 않는, 견고한 매트 위에서 스위스 볼을 사용하는 것이 가장 안전하다.

환자가 미끄러지는 것을 걱정하면 변연계가 운동제어에 영향을 미쳐 원래 사용하지 않을 근군에 근육활동이 일어난다. 즉, 의도한 운동이 올바르지 않은 운동 프로그래밍으로 이루어지고, 그 결과 전체 속에서 각 부분이 잘 조화하여 기능을 하지 않는 상태가 된다(그림 4.1). 미끄러지지 않도록 하려면 테니스 신발과 같은 고무바닥의 신발을 신든지 맨발로 하는 것이 좋을 것이다. 또한 털이 짧은 부드러운 카펫 위에서 스위스 볼을 사용한 운동을 시행하면 환자도 볼도 미끄러지지 않는다.

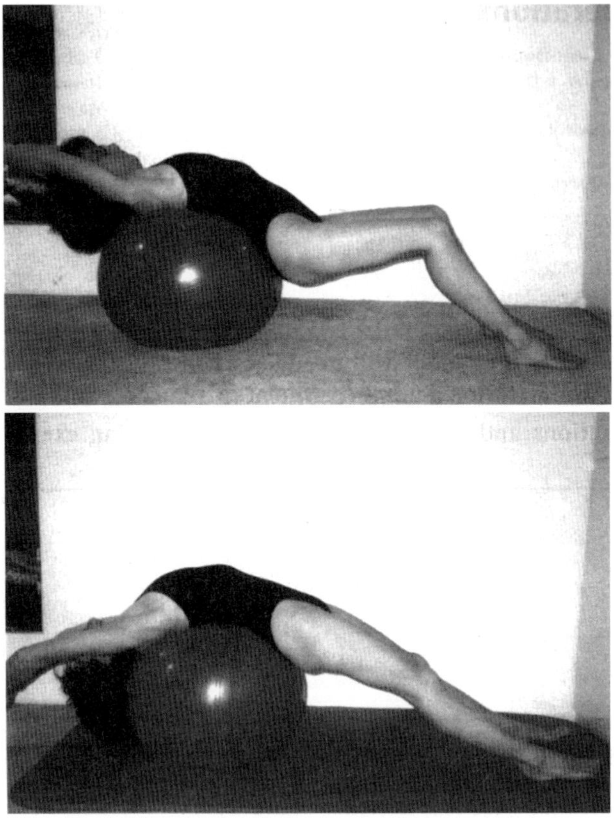

a

b

그림 4.1 a, b **a.** 발이 미끄러지므로 운동을 적절히 시행할 수 없다. **b.** 억제를 하였으므로 운동이 적절하게 이루어지고 조화롭게 보인다.

표면이 거친 카펫이나 바닥 면에서는 피부에 화상을 입거나 상처가 난다. 콘크리트 바닥 면은 환자가 볼에서 떨어졌을 때 위험하다. 부드러운 매트는 표면이 힘에 따라서 움푹 들어가므로 볼이 구르기 어렵고 적절한 균형과 평형반응을 끌어낼 수 없다.

4.1.2 **볼을 세척한다** (Cleaning the Ball)

작은 스위스 볼(직경 45㎝ 정도의 것)은 흐르는 물로 간단히 세척할 수 있다.

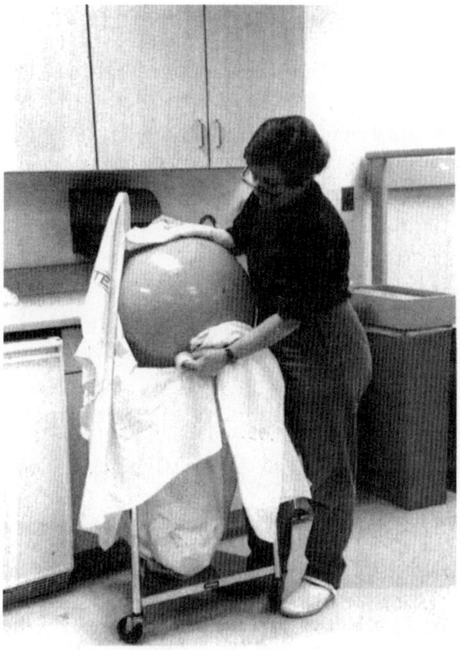

그림 4.2 세탁바구니 위에서 스위스 볼을 세척한다.

항균성 비누와 타월을 사용하여 물 세척하고 헹궈서 건조시킨다. 병원에서 사용하는 경우는 운동하는 틈새에 볼을 바닥에 놓지 않도록 한다. *교차감염*(cross-contamination)을 방지하기 위해 같은 환자에게는 같은 볼을 사용하고, 사용 전에 다시 세척한다.

스위스 볼이 큰 경우는 세탁바구니(hamper) 위에 볼을 올려놓고 물과 비누로 깨끗이 씻는 것이 편리하다(그림 4.2).

4.1.3 볼의 공기압 (Pressure in the Ball)

어떤 균형운동에서도 볼은 반드시 확실하게 부풀린다. 주유소에서 사용하고 있는 압축기나 소형의 시중 판매되는 타이어용 공기압축기를 사용하는 것이 가장 좋다. 배기와 송기의 양쪽 기능을 가진 소형 진공청소기를 사용해도 간단히 신속하게 볼을 부풀리거나 공기를 빼거나 할 수 있다. 자전거용 공기펌프는 대개의 경우 필요로 하는 용량이 부족하여 충분이 공기를 밀어 넣을 수 없다. 용량이 충분하면 수동이나 발로 밟는 기계펌프로도 부풀릴 수 있다. 환자에게 볼 위에서 엎드린 자세가 되게 하면 간단히 볼에서 공기를 뺄 수 있다. 체중이 무거운 환자에게는 가벼운 환자보다 공기압을 높게 한 볼을 사용한다. 대개의 물리치료실에는 다양한 크기와 공기압의 볼을 준비하고 있으므로, 치료사는 목적으로 하는 운동에 가장 적합한 볼을 선택할 수 있다.

4.1.4 **볼의 크기** (Size of the Ball)

사용하는 스위스 볼의 크기는 환자의 신체의 크기로부터는 결정할 수 없다. 다만 앉기 위한 볼이라면 대개 그 사람의 신체의 크기로부터 볼의 크기를 대략 짐작할 수 있다.

신체비율과 체격. 치료하는 환자의 신체비율과 체격을 잘 보는 것이 중요하다(Klein - Vogelbach 1990 a, b, c). 체간이 길고 다리가 짧은 사람과 짧은 체간이고 다리가 긴 사람에서는, 그것에 따라서 사용하는 볼의 크기가 달라진다(Carrière and Felix 1993; Carrière 1993, 1996). 스위스 볼에 앉았을 때 다리가 긴 사람에게는 약간 큰 볼(직경 65㎝ 또는 그 이상)을, 짧은 사람에게는 약간 작은 것을 선택할 필요가 있다(직경 55㎝ 또는 그 이하로 충분한 경우가 있다 ; 그림 4.3).

가동성. 치료사는 환자가 양 엉덩관절 · 무릎관절을 대략 90°로 하여 스위스 볼에 앉았을 때, 척주를 중간위치로 용이하게 유지할 수 있는 가동성이 있는가를 관찰할 필요가 있다. 척주 중간위치에서는, 볼기뼈 위에 가슴우리 그리고 그 위에 머리라는 것처럼 입방체 3개가 정렬하여 겹쳐 쌓여 있다. 이러한 상태일 때만 무리 없이 또는 여분의 근육의 긴장도 없이 척주의 자연스런 만곡이 유지된다. 체간근을 과도하게 사용함이 없이 쾌적하게 신체를 직립하여 앉으려면 환자의 양 엉덩관절에 90° 이상의 가동성이 필요하다.

> 한쪽 또는 양쪽의 엉덩관절의 관절가동범위 저하가 있을 때는 반드시 약간 큰 스위스 볼을 사용한다.

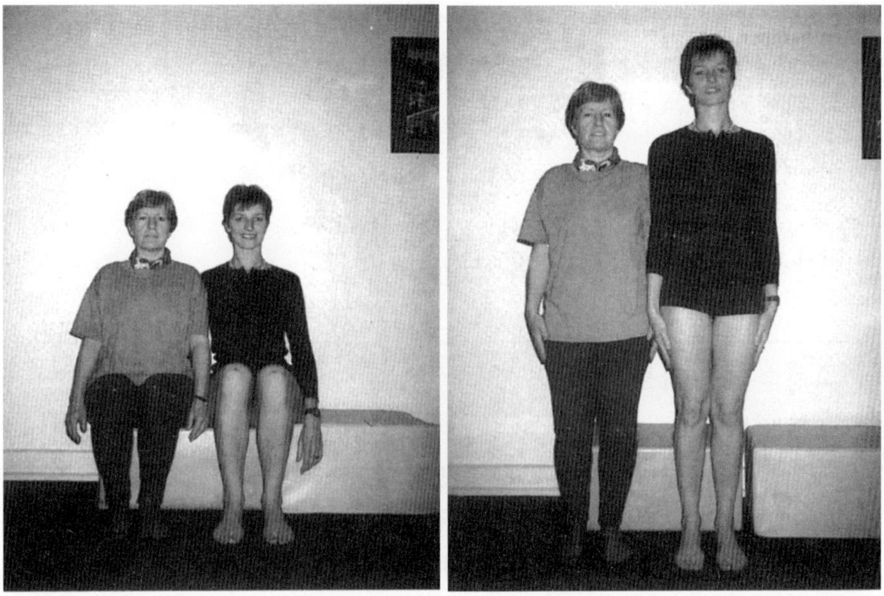

a b

그림 4.3 a, b 앉아 있으면 두 사람은 거의 같은 크기이지만, 서면 신체비율의 차이가 명백해진다.

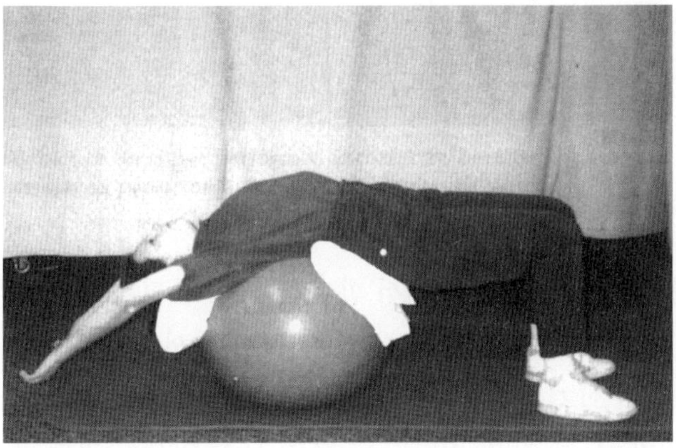

그림 4.4 머리와 허리의 아래에 베개를 놓고 볼의 직경을 크게 하여 스위스 볼을 적합 시킨다.

가동성의 저하. 척주가 딱딱한, 또는 척주의 어느 분절의 가동성이 저하하여 있는 경우에는 조정이 필요하다. 환자에 맞는 약간 큰 볼을 입수할 수 없을 때는 베개를 사용해서 가동성의 저하를 보완하여, 볼의 직경을 필요로 하는 만큼 크게 할 수 있다(그림 4.4).

바로 누운 자세(배와위) 또는 엎드린 자세에서(복와위)의 하지의 운동. 하지의 운동에서 환자가 등을 아래로 하여 볼에 눕는(바로 누운 자세), 또는 배를 아래로 하여 눕는(엎드린 자세) 경우, 보통은 약간 작은 볼(45나 55㎝)로 충분하다.

4.2 안전의 확보 (Safety Conditions)

> 스위스 볼을 사용하는 경우 치료사는 먼저 환자의 안전에 주의를 기울여야 한다.

치료사는 담당하는 환자의 건강상태와 판단능력의 장애를 이해하여야 한다. 즉, 충동적으로 무언가를 해버리는 경향이 조금이라도 있는가? 환자가 주의 깊은 사람인가? 무모한 사람인가? 겁쟁이인가? 새로운 것에 도전하는 타입인가? 환자 자신은 자기의 균형감각에 대해서 알고 있는가? 신체에 대한 알아차림은 좋은가 등이다. 그리고 초회 평가를 할 때, 어떠한 조건이면 치료사가 볼을 사용하는 것이 방해를 받는가? 또는 어쩔 수 없이 운동을 변경하게 되는가 등이다. 환자가 부상을 입지 않게 하기 위해 중요한 것은 물리치료 초회 평가 시에 의사의 진단과 환자의 병력을 알고 있는 일이다.

균형. 스위스 볼 위에서 균형을 잡도록 환자에게 도전시키기 전에 안정된 지지 바닥면을 가진 앉은 자세와 선 자세의 양쪽에서 환자의 정적 균형과 동적 균형능력을 조사하면 좋을 것이다. 딱딱한 면과 부드러운 면 위에서의 균형에는 차이가 있다. 딱딱한 면(예컨대, 의자에 앉아서)에서의 균형에서는 체성감각으로부터의 피드백이 필요하지만, 볼과 같은 저항감이 적은 것의 위에 올라탄 경우의 균형에서는 우선은 안뜰계로부터의 정보가 필요하다. 따라서 이들 면의 차이를 구별해야 한다. 환자가 한쪽으로 기운다면, 최초의 단계에서는 운동을 매트가 부착된 플랫폼(mat table)의 근처나 평행봉 안에서 시행하는 것이 좋을 것이다. 자기가 "떨어지는" 일이 없다고 알고 있으면 환자의 자신감이 깊어진다. 균형에 문제가 있는 경우에는 환자의 곁이나 뒤에 보조를 위한 또 한사람의 사람이 필요한 경우가 있다.

신체의 알아차림. 신체의 한쪽 또는 양쪽에 감각저하가 있어 신체의 알아차림이 나빠져 있는 환자는 근위 감시의 필요가 있다. 거울이나 작은 표식을 사용해서 알아차림을 강화하면 좋을 것이다. 시각에 의해서 신체를 공간에서 조정하는 능력에 장애가 없으면, 이들을 이용해서 안전하게 운동을 시행할 수 있다.

벨트의 이용. 환자의 허리둘레에 벨트를 감아두면 치료사는 필요이상의 힘을 사용하지 않고 환자를 확보할 수 있다. 이것은 환자가 자신의 중력중심점을 발견할 때까지 도움이 된다. 볼에 앉아서 지지 바닥면을 증가시키는 단계에서는, 처음에 볼의 움직임을 제한하기 위해 양손을 볼 위에 놓고, 양발을 조금 떼어서 바닥에 놓는다.

모래주머니, 쐐기, 안정기. 볼이 굴러가버리는 것을 방지하기 위해 모래주머니나 쐐기를 볼의 곁에 배열해두는 것도 좋은 방법이다(그림 2.6a 참조). 볼 아래에 놓는 지지기판(support base)을 만들고 있는 회사가 있다(예컨대, Sissel Orthopedic Products사의 안정기, Temecula, 캘리포니아주). Ledraplastic사는 볼이 굴러가버리지 않도록 4개의 스파이크를 부착한 볼, 싯트짐(Sit' nGym)을 만들고 있다(Ball Dynamics International, 덴버, 콜로라도주).

피지오롤. 이것도 Ledraplastic사(Ball Dynamics International, 덴버, 콜로라도주)가 만들고 있는 것으로, 2방향으로만 구르도록 볼을 연결한 땅콩형태를 하고 있다. 환자가 스위스 볼의 사용방법을 학습할 때 피지오롤부터 연습을 시작하면 안전하게 시행할 수 있는 경우가 있다. 넓은 지지 바닥면을 갖고 자전거를 젓는 것과 유사한 기능이 있으므로, 안전성이 증가하여 자기의 능력에 자신감을 가질 수 있게 된다(그림 4.5).

복장과 신발. 적절한 의복이 중요하다. "매끈매끈한" 바지나 웃옷은 적당하지 않다. 환자가 볼에서 미끄러져 떨어지는 원인이 된다. 헐렁헐렁한 옷도 위험성이 있다. 옷이 걸리거나 옷에 당겨져 환자의 몸이 볼과 함께 회전하여버리거나, 비틀거리거나 넘어지거나 하는 일이 있다.

묶지 않고 긴 머리카락. 머리카락을 꽉 묶지 않으면 머리카락으로 환자가 볼에 걸리거나 감겨져버리는 일이 있다.

볼의 흠집. 표면의 흠집 등 볼이 손상을 받은 흔적이 있으면 볼이 찢어질 위험성이 언제나 있다. 흠집이 난 볼은 절대 사용해서는 안된다.

> **!** 중요 : 망가진 볼을 수리하여 사용하는 등의 생각을 해서는 안된다. 반드시 버려야 한다.

열(heat). 스위스 볼을 양달에 방치하거나 더운 날 뜨거운 차 안에 방치하면 팽창하여 파열한다. 이러한 환경에 볼을 두지 않으면 안될 때는 가열된 공기로 볼이 팽창해도 괜찮도록 공기를 가득 넣지 않도록 한다.

볼에 공기를 지나치게 넣지 않는다. 볼을 부풀릴 때는, 주의사항에 따라서 적절한 볼의 직경이 되도록 할 것. 그렇지 않으면 파열할 가능성이 있다.

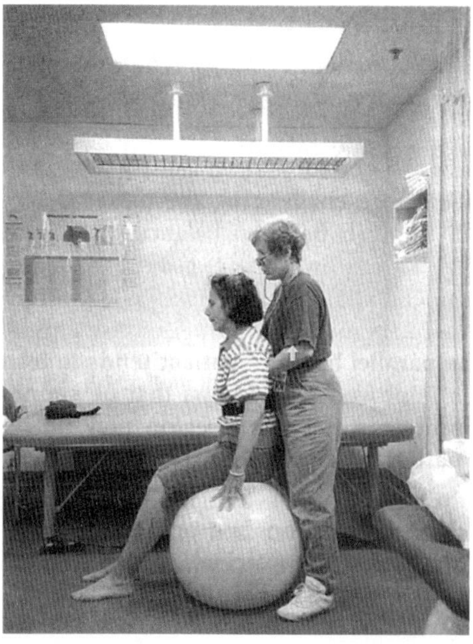

그림 4.5 횐단성 척수염의 환자. 허리에 벨트를 감고 정면에 거울을 놓아 앉은 자세에서의 균형유지를 학습하기 위해 피지오롤에 앉아있다.

마개. 안전성을 고려하여 스위스 볼에는 어린이로서는 간단하게 부풀이거나 공기를 빼거나 할 수 없도록 긴 마개를 사용하고 있다.

무게. 대개의 스위스 볼은 최저 200kg의 무게에 견디도록 되어있다. 체중이 무거운 사람에게 사용하는 경우에는, 어느 정도의 무게가 걸리는지 확인하기 바란다.

장소. 공간을 확보하여 볼을 사용하였을 때 일어날지도 모를 문제를 미리 예측하기 바란다. 필요에 따라서 의자나 책상을 치우면 환자가 안전하게 볼을 다룰 수 있다.

> **!** 안전상의 주의에서 가장 중요한 것은 시행하는 운동과 환자를 치료사가 숙지하여 무리가 없는 정확한 판단을 내리는 일이다.

4.3 주의와 금기사항 (Precautions, Contraindications)

최선의 주의를 기울인다는 것은 무리가 없는 정확한 판단을 내려 대처한다는 것이다.

통증. 운동이 통증의 원인이 되는 경우 그것은 금기가 된다. 치료사는 통증의 원인으로서 다음의 두 가지 점을 반드시 검토한다.

- 운동은 바르게 시행되고 있는가.
- 운동은 *바르게 시행되고 있으나, 현시점에서는 환자에게 부적합하다.*

주의 깊게 관찰하고 원인을 추궁할 수 있다면, 바르게 운동을 하도록 환자에게 지도할 수 있다 그것이 적절하다면 통증은 없어질 것이다. 운동이 바르게 시행되고 있음에도 불구하고 통증이 생긴다면, 그 운동을 중지하여 통증 없이 시행할 수 있는 별개의 운동으로 전환한다. 공포감으로부터 통증이 유발되거나 강화될 가능성이 있다면, 치료사가 지도하여 그러한 운동은 시키지 않도록 한다.

> "운동 중의 통증은, 무언가 그 이상 악화되지 않도록 하기 위한 의미 있는 경고이다". 이것은 Klein-Vogelbach가 스위스 볼의 강습회에서 가르치고 있는 것이다. 도움이 되는 단서로 되기 때문에 운동 중의 통증을 무시하지 말아야 한다.

치료사는 통증을 이해하여 바르게 해석해야 한다. 무언가의 손상이 원인으로 그 통증이 발생하고 있는가, 그것은 근골격계에 유래하는 것인가, 즉 딱딱하고 긴장된 근육 또는 힘줄을 신장시켰기 때문에 일어난 것인가, 그렇지 않으면 공포감으로부터 발생한 것으로 몸이 봉(bar)과 같이 근육이 뻣뻣해져(경직되어) 있기 때문인가, 각각에 따라서 조정이 필요하다. 환자가 운동을 최후까지 계속 하려고 생각하고 있다면, 그 운동으로 환자가 손상되는 일은 없다.

> 아파지는 것 같은 운동을 하고 싶어 하는 사람은 없으므로 환자의 의욕을 끌어내는 데에 통증은 좋은 것이 아니다.

비하중 또는 부분하중. 환자의 균형능력이 상실되어 있는 경우, 앉은 자세에서는 양 다리에 하중을 가할 필요가 있으므로, 한쪽 또는 양쪽 하지에 하중제한이 있으면 그 자세에서의 치료는 제한된다. 그러나 바로 누운 자세라면 볼을 다리 아래에 놓고 운동할 수 있다(그것이 정형외과적 또는 수술 상의 금기가 아니라면). 이 상태라면 체간이나 하지의 무게를 지지하지 않고 움직일 수 있다. 볼이 다리의 무게를 지지하고 있으므로 부분하중의 상태에서 운동을 시행할 수 있다. 즉, 다리를 들어 올리지 않아도 움직일 수 있다.

절단(amputation). 한쪽 또는 양쪽 하지 절단환자의 경우 그 균형능력은 상당히 장애를 받는다. 따라서, 이러한 환자를 스위스 볼에 앉히는 것은 안전하다고는 할 수 없는 경우가 있다. 그러나 하지 절단환자에 따라서는 의족을 부착하여 볼에 앉음으로써 신체 균형능력을 높일 수 있다. 이러한 환자가 운동을 시행하는 경우, 치료사는 벨트를 사용하여 안전을 위한 주의를 기울인다. 상지 절단환자에서도 절단지(amputated leg)의 무게가 상실되어 있으므로 균형능력이 영향을 받는다. 이 점을 고려해야 한다.

수술. 운동을 어떻게 시행하는 가에도 따르지만, 수술에 따라서는 볼 운동은 금기가 된다. *치료사는 의사에게 그 점을 확인할 필요가 있다.*

단락술(shunts). 뇌실 복강단락술(ventricular-peritoneal shunt, V-P shunt)이 있으면 금기가 되는 경우가 있으므로 외과의사에게 확인해야 한다. 새로이 션트를 매설한 경우, 환자에 따라서는 침대 위 누운 자세를 유지할 필요가 있다. 이 경우, 대개 머리를 적어도 30° 높여두게 된다.

튜브, 모니터, 라인. 특히 병원에서는 치료사는 튜브(tube)나 라인(lines)이 어디에서 와 있는가를 이해하고 있어야 한다. 또한, 주의할 점을 반드시 의사에게 확인한다. 운동의 종류나 환자가 취하는 자세에 따라서는 금기가 되는 것이 있다. 예컨대, 서혜부(groin)에 대퇴 라인이 들어가 있는 경우의 엉덩관절 굽힘은 다리의 각도가 우선 제한된다. 위루 조설관(gastrotomy tube)이 들어가 있는 환자에서는, 경우에 따라서는 볼의 위에서 엎드린 자세를 취하는 것이 제한된다.

인공호흡기. 일반적으로는 인공호흡기를 붙인 채로의 환자에게 스위스 볼을 사용해서 운동을 시킨다. 그러나, 당연한 것이지만 튜브에 주의를 기울여 운동에 의해서 환자가 초조해하지 않도록 해야 한다. 운동의 종류를 주의 깊게 선정해야 한다. 인공호흡기의 환자는 중증인 경우가 있으므로 스위스 볼의 운동은 금기가 되는 경우도 있다. 주의사항에 대해서 의사에게 확인하기 바란다.

발작. 발작이 있는 환자라도 발작을 일으키지 않고 걸어 다닐 수 있고, 그리고 볼의 색깔에 자극되지 않는 경우는, 우선 틀림없이 운동에 스위스 볼을 사용할 수 있다. 문제를 일으키는 운동이나 운동의 속도를 알고 있으면 환자의 능력에 맞춘 개별적 운동 메뉴를 반드시 준비한다.

균형과 신체에 대한 알아차림의 저하. 환자의 균형능력이 저하하여 신체의 알아차림이 나쁜 경우, 안전상 그러한 것을 고려해야 하지만, 일반적으로는 이들 요소는 운동을 금기로 하는 이유가 되지 않는다.

고령 환자. 뼈엉성증이 명백한 고령 환자에서는 *넘어지지 않도록 하는 것이 첫째*이다. 볼에 앉는 것이 아니라 침대 위의 운동에 사용하는 것이라면, 환자가 그것을 사용할 마음이 내키도록 하는 데에 약간 작은 볼이 좋은 경우가 있다. 뼈엉성증이 진행된 환자에 따라서는 스위스 볼의 사용이 금기가 된다.

소아 환자. 어린이는 항상 감시하기 바란다. 어린이에게 지나치게 큰 볼을 사용하는 경우에는 결코 혼자 놔두어서는 안된다. 큰 볼에 기어오르려고 하여 떨어지는 경우가 있다.

참고문헌 (References)

Carrière B (1993) Swiss ball exercised. PT Magazine Phys Ther 9:92-100
Carrière B (1996) Therapeutic exercises and self-correction programs. In: Flynn T (ed) The thoracic spine and rib cage. Butterworth-Heinemann, Boston, pp 289-310
Carrère B, Felix L (1993) In consideration of proportions. PT Magazine Phys Ther 4:56-61
Klein-Vogelbach S (1990a) Functional kinetics: Springer, Berlin Heidelberg New York
Klein-Vogelbach S (1990b) Ballgymnastik zur Funktionellen Bewegungslehre, 3rd edn. Springer, Berlin Heidelberg New York
Klein-Vogelbach S (1990c) Functional kinetics: Swiss ball videotape. Springer, Berlin Heidelberg New York

5. 관찰의 요점

Points of Observation

이 단원의 목표	• 환자의 신체가 그 주위와 접촉하고 있는 점을 관찰한다. • 운동에 영향을 주고 있을 것인 체중의 분포를 판단한다. • 지지 바닥면을 바꿈으로써 운동을 수정한다. • 신체 각 부위간의 거리를 바꿈으로써 운동의 수정을 지도한다. • 표식이 되는 관찰점의 움직임을 보고 대상운동(evasive movements)을 발견한다. • 신체비율의 차이에 따라 운동이 어떻게 영향을 받는지를 이해한다. • 접번(경첩)관절에서 운동내용을 바꾼다. • 대상운동을 수정한다.

운동을 수정하고, 다시 환자의 필요에 맞춰 사용기기를 조정하려면, 치료사는 예리한 관찰기능(keen observational skill)을 개발해야 한다. Klein-Vogelbach(1990 a,b,c)는 환자의 신체가 주위환경과, 또한 사용기기가 주위환경과 접촉하는 쌍방의 점을 관찰하도록 치료사에게 가르치고 있다. 아래에 열거하는 예에서는 바닥면이 주위환경이 된다. 물론, 이 접점이 매트가 부착된 플랫폼(mat table)이거나 운동에 따라서는 벽면이거나 하지만, 그 경우에도 같은 원칙을 적용할 수 있다.

5.1 볼과 바닥면 (ball - floor)

볼과 바닥면의 접점(contact point)을 보면, 치료사는 볼의 팽창이 환자의 신체의 크기나 체중에 적절하게 맞는가? 또한 의도하고 있는 운동에 적합한가를 확인할 수 있다.

> 볼과 바닥면의 접촉 면적이 작으면 볼은 쉽게 구른다.

볼을 부풀리면 부풀린 만큼 그 지지 바닥면은 감소한다. 그 결과 바닥면과 접하는 면적이 큰 부드러운 볼과 비교하여 높은 평형기능이 요구된다.

> 부드럽고 힘에 따라서 푹 기어들어가기 쉬운 볼에서는, 환자는 균형을 잡기 위해 시각과 전정으로부터의 입력(vestibular input)만을 사용하고 있는 일이 있다. 그러나, 볼이 딱딱하면 체성감각으로부터의 입력도 사용되고 있다는 것을 생각할 수 있다.

치료사는 또한 볼이 생각한 방향으로 똑바로 구르고 있는가를 관찰한다. 어려운 운동이라면 환자는 볼이 구르는 방향을 바꾸거나, 정지하고 있을 것인 볼을 굴려서 " 속임수를 쓸지도" 모른다.

> **예**
>
> 그림 5.1 a. 환자는 스위스 볼에 올라타서 엎드린 자세를 취하고 양 발이 공중에 뜰 때까지 양손으로 앞으로 걸어가고, 마지막에는 볼기뼈가 볼의 정점(top)에 실리도록 한다. 치료사는 환자에게 양손으로 팔굽혀펴기(push-up)를 하도록 지시한다. 이것을 바르게 할 수 있으면, 양 어깨는 바닥에 짚은 양손 쪽으로 내려가 볼은 정지한 채로이다.
> b. 환자에게 무언가 어려운 일이 있으면 볼과 바닥의 접점은 환자의 양손으로부터 떨어지는 방향으로 이동하여 그 운동이 용이해진다. 이 경우, 양 어깨는 양 발의 방향으로 이동하여 양손의 위에 어깨가 오는 일은 없다.

c. 이 팔굽혀펴기를 더 어렵게 하고 싶은 경우, 팔굽혀펴기를 할 때에 볼을 양손 쪽으로 움직여서 바닥에 짚은 손은 움직이지 않도록 지시한다. 양 어깨는 양손의 앞쪽으로 움직인다.

5.2 볼과 신체 (Ball - Body)

볼과 신체의 접점을 관찰하면, 이 경우도 앞에서와 마찬가지로 그 운동이 의도한 대로 시행되고 있는가를 평가할 수 있다. 그림 5.1에서 나타낸 볼에 올라타서 엎드린 자세에서 시행하는 팔굽혀펴기운동을 다시 예로 들면, 환자가 운동을 편안하게 하려고 하여 "속임수를 쓰고 있는 " 것이 관찰된다. 이 경우, 볼기뼈와 볼의 접점은 변화하여 두측 즉, 배 쪽으로 움직이고 있다. 치료사가 같은 운동을 더 어렵게 하고 싶을 경우는 볼과 신체의 접점을 더 미측으로 이동할 필요가 있다. 이렇게 하면 환자는 양 대퇴로 볼에 올라타게 된다.

스위스 볼에 앉아 상하로 볼을 튀게 하는 경우, 신체가 항상 볼에 접하여 있도록 한다. 그렇지 않으면 볼이 굴러서, 환자가 볼에서 떨어져버리는 일이 있다(볼이 안정기로 고정되어 있지 않은 경우)

볼의 중심의 바로 위, 즉 정점에 앉히는 것도 역시 중요하다. 중심에서 벗어나 앉으면 그 접점이 45° 이상 중심에서 벗어난 경우, 볼이 구르기 시작하여 그 움직임이 바뀐다.

5.3 신체와 바닥면 (Body - Floor)

운동에 따라서는 접점을(일정한 위치에) 정지 상태로 둘 수 있다. 위 · 아래로 튀어 오르게 하는 운동에서는 볼과 환자의 양발의 지점은 바뀌지 않는다. 다른 운동, 예컨대 볼을 튀어 오르게 하면서 번갈아 양 다리를 들어 올리는 것 같은

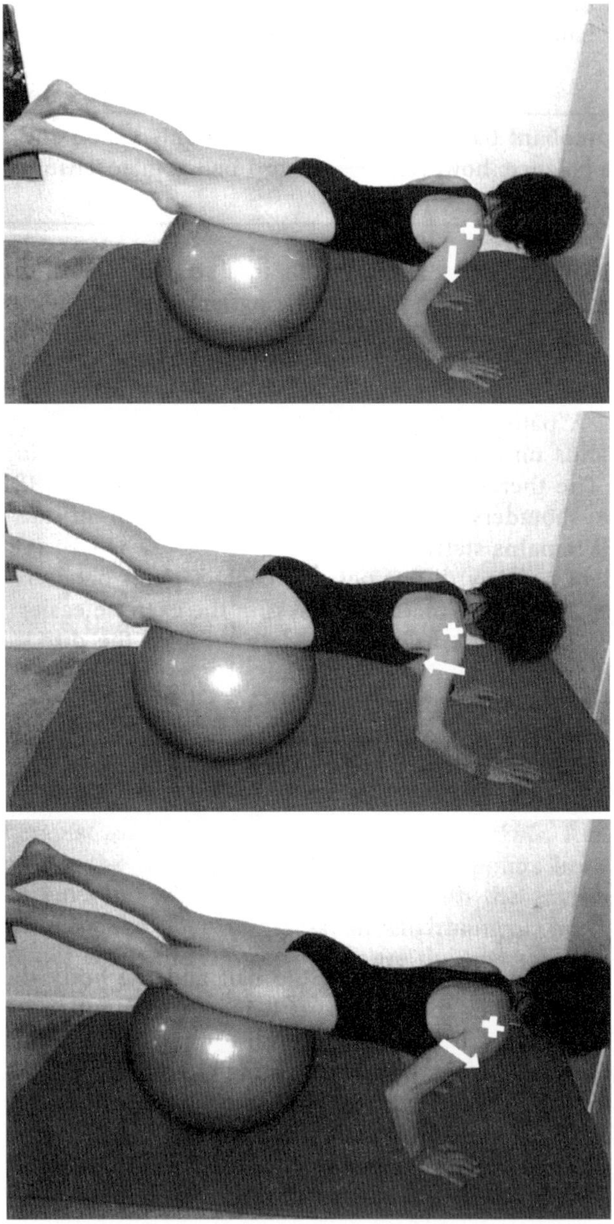

a

b

c

그림 5.1 a, b, c **a.** 스위스 볼에 볼기뼈를 얹고 손의 상방에 어깨를 위치시켜서 팔굽혀펴기를 한다. **b.** 같은 운동이지만, 볼이 두측으로 움직이고 있으므로 환자는 용이하게 이 운동을 시행할 수 있다. 어깨는 손의 상방에 위치하지 않고 오히려 뒤쪽으로 움직여버려 있다. **c.** 같은 운동이지만, 볼은 오히려 미측 방향으로 움직이고 있다. 환자에게는 보다 견디어내는 보람이 있는 운동으로 되어 있다. 이 경우, 어깨는 앞쪽으로 움직여 상완삼두근의 부하는 커져 있다.

운동에서는, 신체와 바닥면의 접점은 약간 바뀐다. 정지 상태를 만들지 않는 (즉, 위치를 바꾸는) 운동에서는, 신체와 바닥면의 접점은 완전히 바뀐다(예컨대, "섬게" 9.14절). 운동을 적절히 지시하려면, 치료사가 이 접점이 바뀌어야 하는지 아닌지 알고 있어야 한다. 매트나 바닥면의 정지마찰이 불충분하여 환자가 미끄러지면, 그 접점은 변화한다.

발이 작은 사람은 바닥과의 접촉면적과 지지 바닥면이 감소하고 튀어 오르는 운동에서는 볼이 굴러가는 거리도 짧아진다.

5.4 지지 바닥면 (Base of Support)

지지 바닥면(BOS)은 볼과 바닥면의 접점, 그리고 신체와 바닥면의 접점에 의해서 결정된다. 단단한 볼에서는 지지 바닥면이 감소하고, 부드러운 볼보다 더 삼각형에 가까워진다.

지지 바닥면은 모든 접점으로 에워싸인 영역이다.

지지 바닥면에는 볼에 앉았을 때의 양발이 포함된다. 양발을 가지런히 한 경우는 떼어 놓았을 때보다도 지지 바닥면은 좁아진다. 환자는 안심할 수 있고, 동시에 운동할 수 있도록 자기에게 맞는 지지 바닥면을 이용한다. 환자가 막 운동을 시작한 무렵은 비교적 넓게 지지 바닥면을 잡지만, 이것에 익숙해져 대담하게 그 운동을 할 수 있게 되면 지지 바닥면의 면적은 감소한다.

볼에 앉아서 양발을 떼거나 접근시키거나 하는, 앞뒤로 발을 놓고 앞발은 발끝서기를 하는 등, 다양한 앉는 방법으로 어려움이 어떻게 바뀌는지 치료사 자신도 시험해보는 것이 좋을 것이다. 피지오롤이나 볼 위에서 엎드린 자세가 되어 양손으로 앞으로 걸을 경우, 양발을 붙였을 때와 떼었을 때에서는, 또는 부드러운 볼과 단단한 볼에서는 어떻게 다른가? 즉, 지지 바닥면의 변화에 따른 영향을 경험할 수 있다. 지지 바닥면으로부터 튀어나갈 것 같이 되었을 때 "속임수"가 생긴다.

> 실제는 어려운 운동임에도 불구하고 환자가 편안히 그것을 시행하고 있는 것처럼 보이는 경우, 치료사는 지지 기저면을 잘 확인해볼 필요가 있다.

지지 바닥면이 변화하면, 역시 지지 바닥면에 관여하지 않는 그 이외의 접점도 변화한다. 즉, 이러한 다른 접점에 대상운동(evasive movements)을 관찰할 수 있다.

5.5 2분면 (Bisecting Plane)

2분면은 가상의 평면이다. 이것은 Klein-Vogelbach가 생각해냈다(1999a,b 1991 ; Carrière 1993). 운동을 계획하거나 그것을 변경할 때, 관찰을 위해 사용한다. 신체의 중력중심을 지나는 우동방향으로 직각으로 교차한 연직면(vertical plane)을 상상해보기 바란다. 이 면은 지지 바닥면의 안을 지난다. 이 2분면은 신체를 2분하므로, 이것에 의해서 체중의 배분을 치료사가 평가할 수 있다. 나뉜 양측의 체중을 측정하는 저울과 같은 것이다(그림 5.2). 운동방향 쪽에 있는 체중은 운동을 가속하도록 작용하고, 그 반대 측은 브레이크와 같이 감속에 작용한다. 저울의 한쪽의 지레의 팔이 지나치게 길거나, counterweight(균형추)에 비해서 지나치게 무거우면, 환자는 그 지레의 팔을 짧게 하거나, 그 작업에 필요가 없는 근육을 대상(substitution)으로 하여 사용하지만(약한 근육의 대상을 도모한다), 굴러 떨어지는 일도 있다. "저울"의 연습은 하나의 좋은 예이다(9.2절).

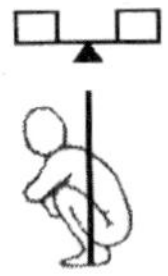

용이하다
긴 종아리
짧은 넙다리
긴 체간

2분면의 앞쪽에 충분한 체중이 있다.

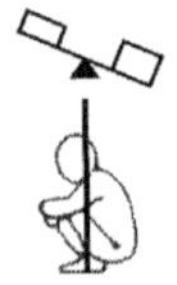

곤란하다
짧은 종아리
긴 넙다리
짧은 체간

2분면의 뒤쪽에 체중이 지나쳐 와있다.

그림 5.2 2분면은 저울과 같은 것으로 체중의 배분을 관찰에 의해서 추정할 수 있다[Carrière and Felix(1993)에서. 출처 : Mary Sheh

체간이 길고 다리가 짧으며 배의 근육에 근력저하가 있는 환자가 볼의 중심의 바로 위에 앉으면, 체중의 평형을 유지하고 볼에서 떨어지는 것을 방지하기 위해 아래와 같은 대상(substitution)이나 운동의 변경을 한다.

예

그림 5.3. a. 볼기뼈, 체간, 머리부위를 이와 같은 좋은 정렬로 유지하려면, 배 근육의 활동이 필요하다.
b. 볼기뼈가 전경(anterior tilt)하고 허리부위가 과신전하여 있다. 이 때문에, 요배부의 근육이 극도로 작동하여 통증의 원인이 된다.
c. 볼기뼈가 전경하고 허리부위가 과신전하여 두가 앞에 있다. 요배부와 경부의 근육이 극도로 작동하고 있다.
그림 11.4a와 11.27a 볼기뼈가 후경하고 체간이 굽혀 머리부위가 앞에 있다. 이것은 긴 지레의 팔을 짧게 하여 배의 근육에 과도한 긴장을 강요하는 것을 방지하기 위함이다.

양팔을 머리 위에 올리면 지레의 팔이 길어지므로 대상운동이 더욱 분명히 나타난다. 이것은 운동을 가속하는 무게를 가한 것이 되므로 운동이 어려워지고, 환자에 따라서는 시행할 수 없다.

수정방법 : 볼의 중심에서 조금 벗어난 위치에서 운동을 시작한다. 좌골결절 위에 체중을 싣는 대신에 천골부에 체중을 실어, 체중의 배분이 앞뒤가 같아지도록 한다. 치료사는 환자에게는 양팔을 신체의 앞에 유지하거나, 넙다리 위에 놓도록 지시하는 것이 좋을 것이다.

5.6 신체 각 부위간의 거리 (Body Distances)

신체 각 부위간의 거리 및 그 변화를 관찰하는 것은 기능적 운동역학적인 관

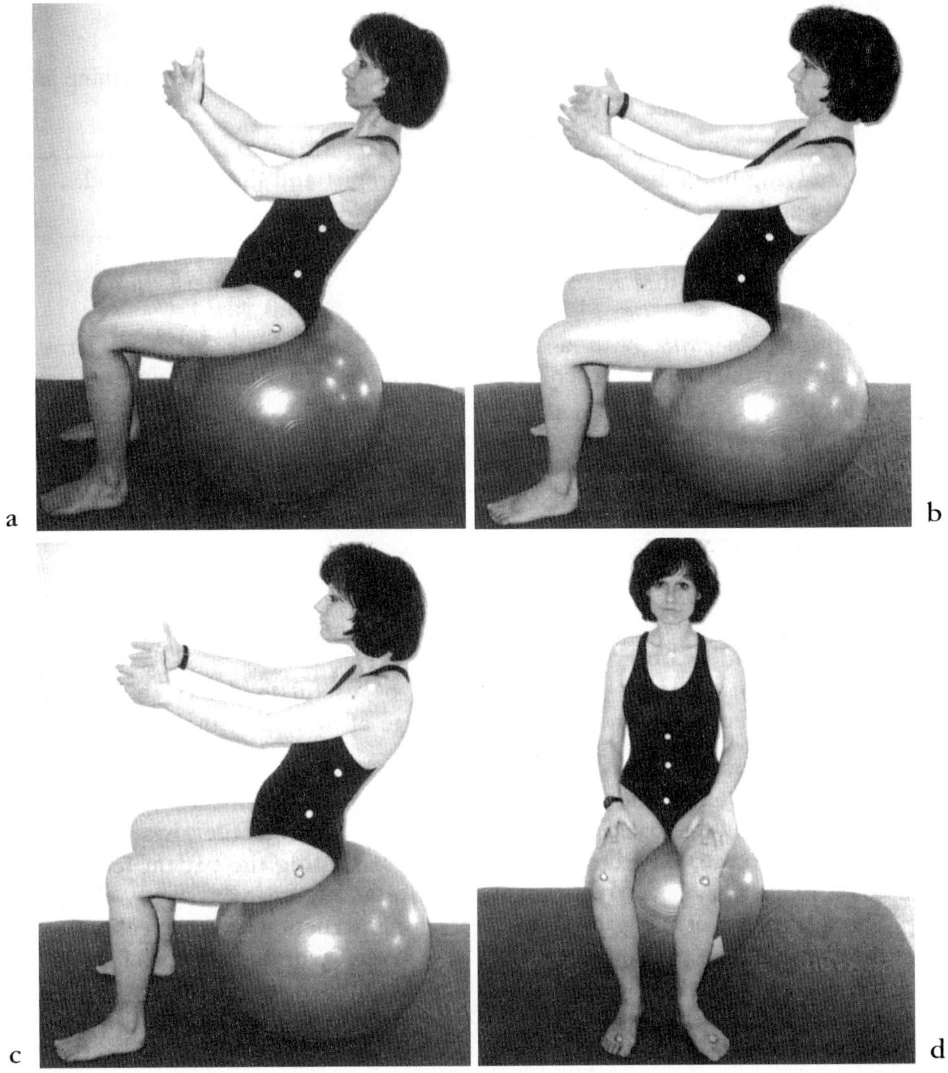

그림 5.3 a-d **a.** 볼기뼈, 체간, 머리부위는 좋은 정렬(alignment)에 있다. 배의 근육이 강하게 작용하고 있다. **b.** 배근의 대상(compensation)을 하기 위해 볼기뼈가 전경하여 있다. 이것이 허리부위의 긴장을 극도로 증대시키는 원인이 된다. **c.** 배근의 대상을 하기 위해 볼기뼈가 전경하고, 머리부위가 앞쪽으로 와있다. 이 때문에 허리부위와 목부위의 근육의 긴장이 극도로 높아진다. **d.** 자세와 정렬을 바르게 하기 위해 신체 각 부위간의 거리를 지표로 사용하면 좋다. 신체에 작은 표식을 붙여서 눈으로 보고 알기 쉽게 하여 있다.

찰방법이 가능하도록 하기 위한 기본적인 연습의 하나이다(그림 5.3 Klein-Vogelbach 1990a 참조).

> 신체 각 부위간의 거리를 주의 깊게 관찰함으로써, 치료사나 환자는 그 운동의 내용을 확인하여 그것을 수정하거나 변경할 수 있다.

운동을 수행할 때에 잘 관찰해야 할 신체 각 부위간의 거리에는 아래와 같은 것이 있다.

- *복장빗장절흔과 턱*(sternal notch-chin)과의 거리. 머리부위를 앞쪽으로 내민 자세에서는, 척주 중간위치의 자세(볼기뼈, 체간, 머리부위가 일직선으로 배열한)에 비하여 복장빗장절흔과 턱의 첨단의 거리가 보다 길어진다.
- *두덩결합과 배꼽*(symphysis pubis-navel), *배꼽과 칼돌기*(navel-xiphoid process)의 거리. 볼기뼈를 후경(posterior tilt)시키고 "머리를 내려서 앞으로 구부정한 자세로 앉은" 경우, 척주가 굽히므로 이들의 거리는 짧아진다. 등부위를 젖히면 이들의 거리는 길어진다. 작은 표식을 두덩결합, 배꼽, 칼돌기, 복장빗장절흔, 그리고 턱에 부착하면 관찰이 한층 더 용이해진다(Klein-Volgebach 1990a ; Carrière 1996).
- *발목부위와 무릎*. 양 다리의 정렬에 문제가 있는 환자의 경우, 정렬이 적절하지 않다는 것을 알아차려 관찰을 하면서 그 수정을 함으로써, 발목부위나 무릎의 자세를 바로잡을 수 있는 경우가 있다(그림 5.3d).
- *봉우리빗장관절과 귓불*(acromiclavicular joint and ear lobe). 어깨의 올림이나 봉우리관절의 가동범위 저하의 대상(보상)을 간파하는 데에 이 지표가 도움이 되는 경우가 있다.

관찰에 도움이 되는 운동의 수정에도 사용할 수 있는 신체 각 부위간의 거리는 아직도 많이 있다. 시각으로부터의 피드백을 주는 목적 이외에, 이들의 지표가 되는 점을 사용해서 치료사는 촉각에 의한 단서를 줄 수 있다. 예컨대, 불량자세나 정렬의 이상을 어떻게 수정하면 좋은가? 환자에게 자기의 손으로 이들 점을 만져서 느끼게 함으로써 단서로 한다.

신체 각 부위간의 거리를 사용해서 지시하거나 수정하는 것의 이점은 환자에게 중증의 신경학적 손상이 없는 한, 그러한 거리감은 태어나면서 갖고 있는 운동감각의 일부이므로, 환자 자신이 그 거리를 잠재적으로 알고 있다는 사실에 있다. 이것에 의해서 환자는 운동을 바르게 시행하려면 무엇을 어떻게 바꾸면 되는가? 또는 자세나 정렬을 개선하려면 어떻게 하면 되는가를 보거나 느끼거나 하는 것이 가능해진다.

5.7 접번(경첩)관절 (Hinged Joint)

하나의 경첩관절에서도 다양한 움직이는 방법을 생각할 수 있지만, 이러한 것을 알아차리고 있는 치료사는 별로 없다. 앉은 자세에서 무릎을 굽히는 경우, 먼쪽의 지레의 팔에 해당하는 종아리를 움직여 그것을 볼기부위 쪽으로 밀어 넣는다. 이것은 치료사가 흔히 하는 방법이다. 그러나 환자를 스위스 볼에 앉히고 바닥에 양발을 붙인 채로 볼을 양발 쪽으로 굴리는 방법도 있다. 아래에 보여주는 것 같은 임상장면에서는 무릎을 굽히는 데에 몸쪽의 지레의 팔에 해당하는 넙다리나 회전축을 움직이는 방법이 도움이 되는 경우가 있다.

- 환자가 관절을 움직이는 데에 공포감을 느끼고 있는 경우
- *구축*(contracture)이 있는 경우
- *대상운동*(evasive movements)을 사용하고 있는 경우
- *오류를 발견하고, 바른 지시*를 주는 경우

Klein-Vogelbach (1990a)는 경첩관절을 움직이는 방법이 10가지가 있다고 언급하고 있다. 이들 중 적어도 5 가지나 6가지는 운동을 할 때에 환자에게 사용할 수 있다. 나머지 4가지는 볼을 던지거나 차거나, 튀어 오르는(jump) 것 같은 연속되는 운동 안에서 보통 사용한다. 관절구축이나 파행(limp)이 있는 경우, 치료사는 지지점(fulcrum)과 그 양측의 지레의 팔(lever)에 착안하여 운동을 면밀하게 관찰할 필요가 있다. 이것에 의해서 운동을 바르게 시행할 수 없는 원인을 찾아낼 수 있다.

경첩관절에는 거기서 운동이 일어나는 지지점과 2개의 지레의 팔이 있다.

	시행되고 있는 운동의 양을 관찰하려면, 각각의 지레의 팔의 먼쪽 끝을 보는 것이 가장 용이하다.

무릎관절을 지지점으로 하여 생각한 경우, 몸쪽의 지레의 팔 P는 넙다리가 되고 먼쪽의 지레의 팔 D는 종아리가 된다. 가장 떨어진 시각적으로 파악하기 쉬운 점은 몸쪽의 지레의 팔에서는 큰돌기(greater trochanter) 부근이 되고, 먼쪽의 지레의 팔은 바깥쪽복사(lateral malleolus) 또는 안쪽복사(medial malleolus)가 된다.

예컨대, 무릎을 굽히는 경우, *지지점을 이동시키지 않고 굽히는* 방법은 5가지 있고, 지지점을 이동하여 하는 방법도 5가지를 생각할 수 있다.

1. 몸쪽의 지레의 팔 P를 먼쪽의 지레의 팔 D쪽으로 움직인다. 즉, 무릎관절과 안쪽바깥쪽복사 위치를 바꾸지 않고, 넙다리가 움직임으로써 무릎관절이 굽힌다(그림 5.4a, b).
2. 먼쪽의 지레의 팔 D를 몸쪽의 지레의 팔 P쪽으로 움직인다. 큰돌기와 지지점인 무릎은 공간에서 이동시키지 않고, 종아리가 움직여서 무릎관절을 굽힘시킨다.

예	엎드린 자세에서 발목부위와 종아리를 들어 올려 무릎을 굽힌다.

3. 몸쪽의 지레의 팔 P와 먼쪽의 지레의 팔 D를 서로 접근하도록 움직이고, 지지점인 무릎은 움직이지 않는다.

예	양손과 양 무릎을 짚고 네발로 기기가 되어 양 발꿈치를 들어 올려 양 엉덩관절 쪽으로 가져간다. 이 때, 양 엉덩관절도 양 발꿈치 쪽으로 움직이면서 뒤쪽으로 신체를 흔들어 움직인다.

4, 5 양쪽의 지레의 팔을 같은 방향으로 움직이지만, 한쪽은 다른 한쪽보다 크게 움직인다.

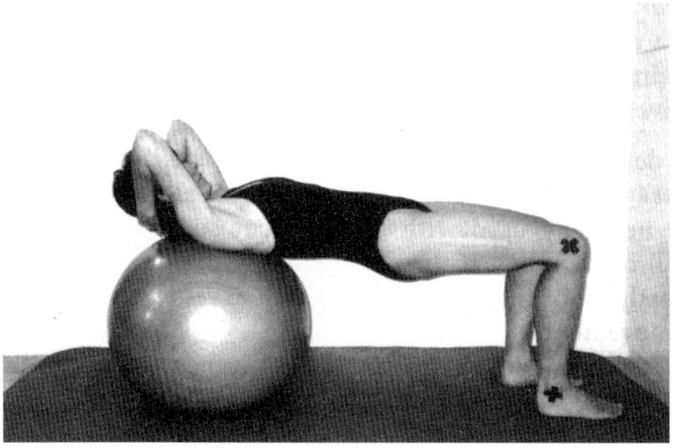

a

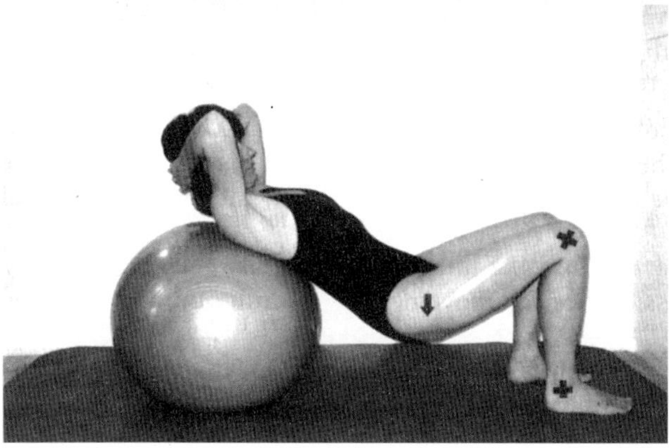

b

그림 5.4 a, b 몸쪽의 지레의 팔 P의 시작위치와 이것이 먼쪽의 지레의 팔 D쪽으로 움직여간 종료위치. 지레의 지지점은 같은 공간에 머무르고 위치를 바꾸지 않는다.

예	양손 양 무릎에 의한 네발로 기기를 생각해보기 바란다. 양 엉덩관절을 아래쪽으로 움직여서 바닥에 접근시키면서 양 무릎관절을 굽힐 수 있다. 넙다리와 종아리는 같은 방향으로 원운동을 한다. 종아리가 넙다리보다 공간에서 크게 움직이면 무릎관절이 더 한층 굽힌다.

구축이 있는 환자에 흔히 관찰되는 것이지만, 대상운동(evasive movements)이 일어나면, 경첩관절의 2개의 지레의 팔은 같은 양만큼 움직인다(그림 5.5)

지레의 지지점을 이동시키는 5가지 방법에는,

6. 몸쪽의 지레의 팔 P와 지지점인 무릎을 움직이고, 지레의 팔 D의 가장 먼

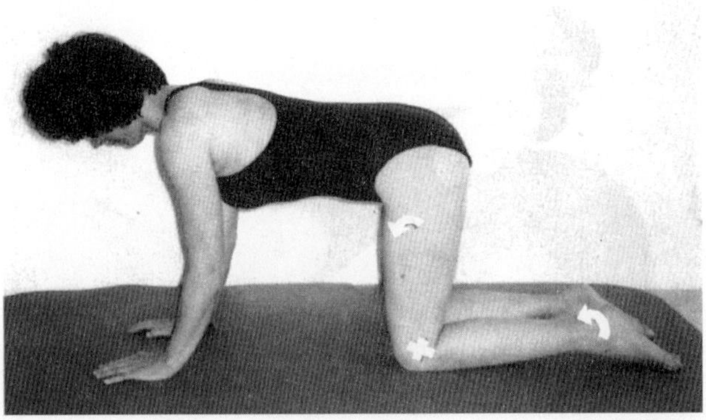

a

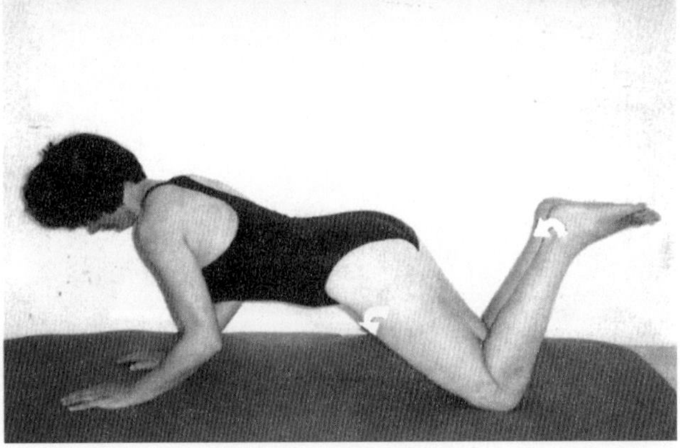

b

그림 5.5 a, b 양손 양 무릎에 의한 네발로 기기 자세에서서의 운동시작 자세와 종료자세. 2개의 지레의 팔 P와 D는 같은 방향으로 움직이며, 지레의 지지점은 바닥 위에 있고 위치를 바꾸지 않는다.

쪽 끝은 거의 공간적으로 이동시키지 않는다(그림 5.6 a).

7. 먼쪽의 지레의 팔 D와 지지점이 움직이고, 지레의 팔 P의 관절에서 가장 떨어진 점(큰돌기 부근)은 거의 움직이지 않는다(그림 5.6 b, c).
8. 양쪽의 지레의 팔 P와 D는 서로 접근하는 것처럼 움직이고, 지지점도 움직인다(그림 5.7).

9, 10. 운동의 흐름 속에서 관찰되는 것으로, 예컨대, 앞뒤에 공중제비가 있다. 2개의 지레의 팔이 같은 방향으로 원을 그리며 운동을 하고, 지지점도 움직인다. 한쪽의 지레의 팔이 다른 쪽보다도 크게 움직이므로 무릎의 굽힘이 증대한다.

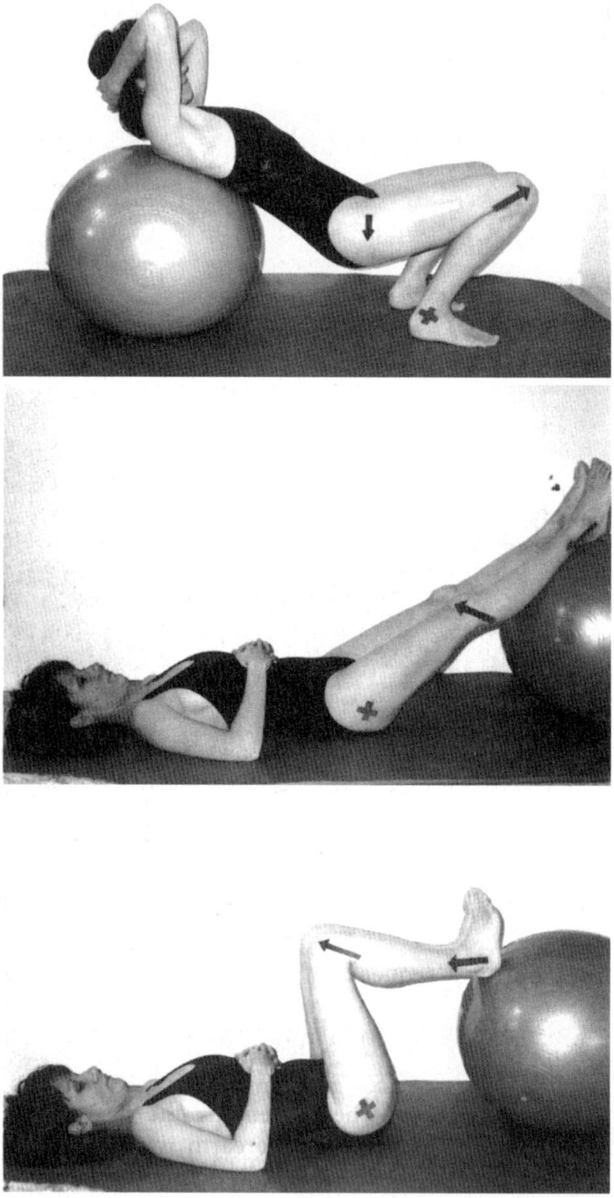

a

b

c

그림 5.6 a. 몸쪽의 지레의 팔 P와 지지점은 움직이고, 지레의 팔 D의 가장 끝의 점은 움직이지 않는다. **b, c.** 먼쪽의 지레의 팔 D와 지지점은 움직이고, 지레의 팔 P의 가장 먼쪽 끝은 거의 같은 위치를 유지한다.

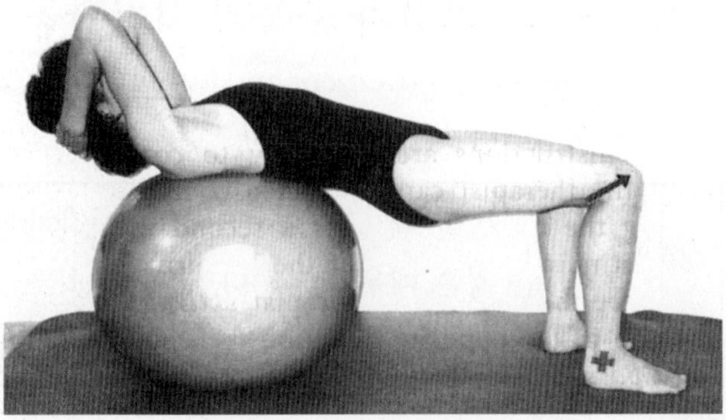

a

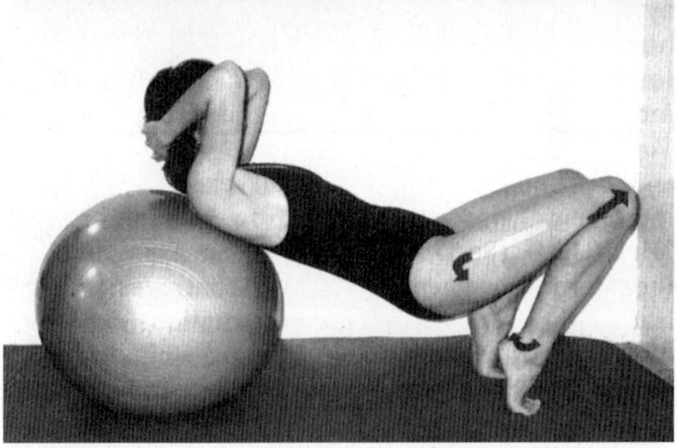

b

그림 5.7 a, b 시작위치와 종료위치. 양쪽의 지레의 팔 P와 D 그리고 지지점이 움직인다.

예컨대, 굽힌 팔을 뻗혀갔을 때, 팔꿈치의 폄에 수반하여 아래팔만이 움직여 지지점은 위치를 바꾸지 않고 정지한 채로 있는 것이 관찰되는 경우가 있다. 아래팔의 운동의 방향은 반원을 그린다. 운동패턴이 직선을 그리는 것이라면, 지레의 지지점도 움직여야 한다.

5.8 운동의 확산과 운동의 지원활동 (continuing movement and buttressing)

운동을 관찰할 때, 그것이 어디에서 시작하여 어디에서 끝나 있는가를 특정하는 것은 매우 중요하다. 운동의 최초의 기세가 어떻게 다음으로 이어져가고, 어떻게 종료하고 있는가? 어느 관절이 운동에 관여하고, 운동이 어느 방향으로 향하고 있는가? 운동시작에서 종료까지의 사이, 관절과 지레의 팔 모두가 운동에 관여하였는가? 운동이 동일 평면에 그치고 있는가? 운동으로 이동한 거리는 어느 정도인가? 등을 관찰한다.

치료사는 운동을 잘 관찰해야 한다. 예컨대, 구축이나 통증에 의해서 일어난 대상운동에서는 운동의 확산 안에서 하나 또는 복수의 관절이 결과적으로 운동에 관여하지 않는 일이 있다.

예 왼쪽 봉우리관절에 통증이 있는 환자. 환자는 척주를 오른쪽으로 곁굽힘시켜 왼쪽 봉우리관절 벌림운동의 부족을 대상(보상)한다.

이 잘못된 운동의 환산을 바로잡으려면 적절한 지시가 필요하다. 치료사는 이 환자에게 오른팔로 countermovement를 하도록 지시하면 좋을 것이다. 오른쪽 팔의 벌림에 의해서 체간에 2차적인 운동이 일어난다. 이 운동량과 속도가 왼쪽 팔의 벌림운동에 의해서 체간에 일어나는 운동의 환산과 같다면 체간에 일어나는 2개의 운동을 상쇄한다. 체간에 확산되는 2개의 운동이 상쇄된 결과로서 왼쪽 팔과 반대방향으로 오른쪽 팔을 움직인 것이 되어, 왼쪽 팔의 counter weight를 활성화시킨 것이 된다(기능적 운동역학에서는 이것을 수동적인 운동의 지원활동이라 하고 있다).

치료사는 환자에게 자기의 왼쪽 어깨를 만지게 하거나 그 움직임을 느끼게 하거나 하여 운동패턴의 잘못에 대해서 알아차리게 할 수도 있다. 그렇게 한 다음 환자에게 어깨를 귀에 접근시키지 않고, 팔을 올려 벌림으로 가져가도록 지시한다. 만일, 이것에 의해서 체간에 일어나는 운동의 확산을 방지하는 근 활동이 일어난 경우는 기능적 운동역학에서는 이것을 능동적인 운동의 지원활동이라 하고 있다(Klein-Vogelbach 1990a. b, c).

스위스 볼을 사용한 운동을 시행할 때, 운동의 확산(continuing movements)을 관찰함으로써 치료사는 오류를 방지하거나 바로잡는 도움이 될 수 있다. "훌라춤(Hula-Hula)" (9.8절)의 운동으로부터 이것을 설명할 수 있다. 지시가 적절하지 않으면, 엉덩관절의 바깥쪽의 움직임은 체간에까지 확산되어 체간을 한쪽으로 기울게 해버린다. 적절하게 지시(예컨대, 볼기뼈를 오른쪽 왼쪽으로 움직일 때, 가슴우리의 가로축을 기울이지 않도록 할 것)가 주어지면, 환자는 엉덩관절의 이동의 양을 제한하고, 허리부위의 곁굽힘이 지나치게 커지지 않도록 할 수 있다.

참고문헌 (References)

Carrière B (1996) Therapeutic exercises and self-correction programs. In: Flynn T (ed) The thoracic spine and rib cage. Butterworth-Heinemann, Boston, pp 289-310

Carrière B, Felix L (1993) In consideration of proportions. PT Magazine Phys Ther 4:56-61

Klein-Vogelbach S (1990a) Functional kinetics: Springer, Berlin Heidelberg New York

Klein-Vogelbach S (1990b) Ballgymnastik zur Funktionellen Bewegungslehre, 3rd edn. Springer, Berlin Heidelberg New York

Klein-Vogelbach S (1990c) Functional kinetics: Swiss ball videotape. Springer, Berlin Heidelberg New York

Klein-Vogelbach S (1991) Therapeutic exercises in functional kinetics. Springer, Berlin Heidelberg New York

6. 운동에 사용하는 전문용어와 근 활동

Exercise Terminology and Muscle Activity

이 단원의 목표

- 기능적 운동역학에서 사용되는 전문용어를 이해한다.
- 근 활동의 다양한 상태가 무엇을 의미하는지를 이해한다.
- 요구되는 근 활동에 맞춰서 운동을 수정한다.
- 능동적 또는 반응으로서의 근 수축의 원리를 적용한다.
- 최초로 시행하는 의도적 운동과 반응, 그리고 조건지시와 달성내용을 결정한다.

운동을 계획하고 또한 그것을 분석할 때 근 활동에 주의를 기울이는 것이 중요하다. 치료사는 치료 중에 사용할 운동을 선택한다. 운동을 용이하게 하는가? 어렵게 하는지, 의식해서 시키는지 또는 의식 하에 시키는지, 중력 제거자세에서 시행하는지 항중력으로 시행하는지, 체중을 이용하는지, 체중이 걸리지 않도록 하는지를 결정해야 한다. Klein-Vogelbach (1990a. b, c, 1991)는 운동을 관찰하고 환자의 필요에 따라서 시행하는 운동을 수정할 수 있는 달인이다. 학생들이 그녀의 새로운 개념이나 기술을 학습할 수 있도록 운동에 사용하는 전문용어를 많이 생각해내었다. 이들의 용어는 기능적 운동역학의 지도자라면 누구나 또한 현재는 학생들도 모두 잘 알고 있다.

6.1 운동용어 (Exercise Terminology)

6.1.1 신체분절 (Body Segments)

Klein-Vogelbach(1990a)는 아래의 5개의 신체분절을 기능적 단위로서 열거하였다.

- 머리부위와 목부위
- 팔과 견갑대
- 등부위
- 허리부위와 볼기뼈
- 다리

신체를 똑바로 한 중립 자세에서는, 머리부위와 목부위, 허리부위와 볼기뼈에는 어떻게든 움직일 수 있는 잠재적 가동성이 요구되는 것에 반해서, 등부위에는 움직임에 따르는 가운데에서의 안정성 즉, 동적 안정화(dynamic stabilization)를 필요로 한다. 이들 각 분절의 활동의 상태는 서로 밀접하게 의존하고 있다. 팔과 견갑대는 동적 안정화가 있어서 비로소 열린운동사슬(open kinetic chain) 안에서 자유로이 움직일 수 있다.

> 머리부위와 목부위도 안정된 기반이 필요하다. 보행할 때, 하중 측의 다리는 닫힌운동사슬(closed kinetic chain)의 상태에 있고 dynamic stabilization이 필요하다. 이에 반해서, 반대 측의 다리는 열린운동사슬(open kinetic chain)의 상태에 있고 잠재적으로 가동성이 요구된다.

6.1.2 잠재적 가동성 (Potential Mobility)

	볼기뼈, 체간 그리고 머리부위가 일직선으로 배열한 선 자세인 중립 자세에서는 평형을 유지하고 있는 가운데 일어나는 약간의 변화에 반응하여 관절의 위치가 끊임없이 변화하고 있다. 잠재적 가동성이란 이러한 *변화에 대응하여 근육이 언제나 그것에 따라서 작동할 수 있는 상태에 있는 것이다*(Klein-Vogelbach 1990a). 이 근육의 준비상태는 지지 바닥면(BOS)이 좁아지면 좁아질수록 커야 한다. 이 잠재적 가동성은 양호한 관절의 가동성, 정상적인 근력 그리고 안정된 지지면이 있어서 비로소 보증된다. 잠재적 가동성이 상실되면, 잘못된 운동패턴이 이루어지게 되어 운동능력은 저하한다.

6.1.3 동적 안정화 (Dynamic Stabilization)

동적 안정화란 *신체분절 또는 신체 일부의 하나 또는 복수의 관절을 근 활동에 의해서 동적으로 안정시키는 것이다*. 관절을 공간에서 움직이거나 하중이 걸려 있을 때(자체중량이나 추를 조작할 때)는 동적 안정화가 유지되어 있다. 체간을 어떤 상태에 안정시킨 채로 공간에서 움직일 수 없는 경우는 보통 근육이나 인대에 극도의 긴장이 강요된다.

예	체간을 앞경시킨 경우, 척주의 동적 안정화가 불충분하면 허리등부위나 목부위에 극도의 긴장을 야기하는 일이 흔히 관찰된다. 허리부위와 볼기뼈의 잠재적 가동성이 상실되어 있으면, 동적으로 안정하기 위한 움직임이나 변화에 대응하는 능력이 저하한다. 어깨가 처지고 고개를 숙으려 앉아보기 바란다. 자세가 변화하고 척주의 운동성이 저하한 것을 느껴보기 바란다. 목부위와 허리부위는 잠재적 가동성을 상실하였다. 다음으로 신체를 똑바로 하여 앉으면 동적 안정화가 회복하여 머리부위나 체간을 자유로이 움직일 수 있다.

6.2 근육의 다양한 활동상태 (Variations of Muscle Activity)

6.2.1 parking function

parking function은 *근육의 활동성이 낮고 동시에 경제적인 활동 상태*이다. 여분의 근 긴장을 전혀 일으키지 않고 신체의 자세를 유지하는 데에 알맞은 만큼의 근육활동이 일어나고 있다. 이것은 신체의 1분절 또는 신체의 일부의 중량이 다른 신체분절에 근육활동으로 결합하여 지지됨이 없이, 독립하여 지지 바닥면으로부터 지지되어 있다는 것이다. 예컨대 스위스 볼이나 의자에 앉아, 바닥에 발목을 대고, 엉덩관절이나 종아리근육의 동시수축을 일으키지 않고 닫힌 사슬(closed chain)자세를 취한 상태가 종아리의 parking function이다. parking function은 운동의 시작자세로서 사용된다. 예컨대, 양 엉덩관절, 무릎관절, 발목관절을 90° 로 굽혀 척주 중립위치에서 볼에 앉은 상태이다. 넙다리네갈래근의 근육활동이 적어져 있다(그림 6.1).

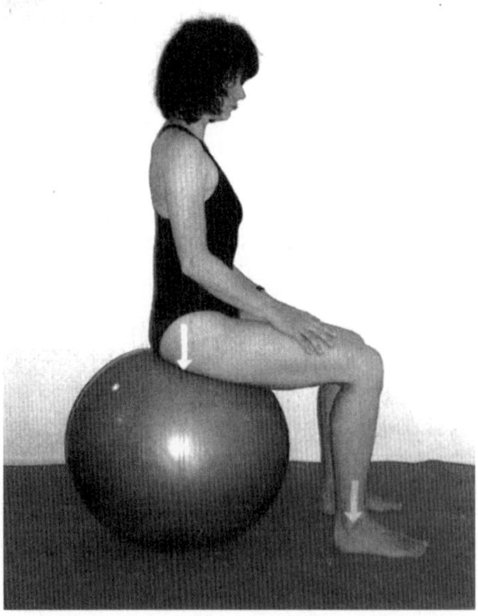

그림 6.1 parking function. 양 다리는 그 자체중량만이 바닥에서 지지되어 있다.

6.2.2 지지기능 (Supporting Function)

*근육활동이 크고 동시에 경제적인 활동 상태*이다. 엉덩관절을 포함한 종아리 근육의 동시수축을 수반한 닫힌사슬(closed chain)의 활동 상태에 있고, 그 활동에 의해서 지지 바닥면에 압력이 걸려 있다. 볼에 앉아서 몸을 앞경시킨 경우, 양 발의 압력과 양 넙다리네갈래근의 근육활동이 증가한다. 볼에 실린 볼기의 압력이 감소할 때까지 양 발목에 걸리는 압력을 증대시켰을 때, 지지 바닥면과 2분면(bisecting plane)이 변화하므로 넙다리네갈래근의 근육활동은 더욱 증가한다. 즉, 넙다리의 일부, 볼기뼈, 그리고 체간의 대부분의 중량을 양 다리의 근육이 유지해야 한다(그림 6.2). 근육활동은 먼쪽에서 시작된다. 우선 종아리가 발목의 위에서 안정화되고, 다시 넙다리가 종아리의 위에서 안정화되는 것처럼 계속된다.

동적 안정성의 상태에서 무언가를 시행할 때 지지기능은 매우 도움이 된다. 즉, 신체의 1분절 또는 신체부분을 움직이거나 하중이 걸려 있을 때(자기중량이

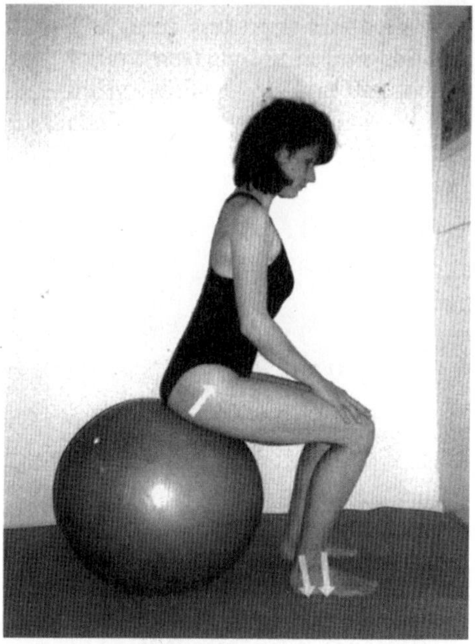

그림 6.2 지지기능. 양 다리는 자체중량만이 아니라 체간, 머리부위 그리고 양팔의 무게를 지지해야 한다.

나 추의 조작 시), 근육활동에 의해서 안정화되어 있다.

	신체를 똑바로 한 직립 앉은 자세에서 선 자세로 바뀔 때, 종아리의 근육활동은 parking function으로부터 지지기능으로 바뀐다.

6.2.3 자유 활동기능 (Free-Play Function)

열린운동사슬(open kinetic chain)의 상태에서 근육을 활동시켜 중력에 저항하여 신체로부터 사지의 하나를 공중에 매달리게 하였을 때의 상태를 기계적 운동역학에서는 자유 활동이라 부른다. 낙하를 방지하기 위해 근육활동은 주로 그 지체(extremity)의 상측에 일어난다. 그 지체가 수평에 가까운 면 위에서 신장된 경우, 중력에 저항하여 보다 무거운 것을 지지해야 하므로 근육활동이 커진다. *근육활동은 몸쪽에서 먼쪽으로 확산된다.*

예	자유 활동기능의 상태에 있는 팔 : 위팔이 견갑대의 근육에 의해서 유지되고, 아래팔이 위팔의 근육에 의해서, 그리고 손이 아래팔의 근육에 의해서 지지되어 있다. 자세를 바꿈으로써 미묘하게 근육활동을 변화시킬 수 있다. 이 근육활동은 그 지체(extremity)의 상면에서 일어나고 있다. 어깨 가쪽돌림, 아래팔 뒤침위치이고 손바닥을 위로 향한 상태에서 한쪽 상지를 폄시킨다. 위팔두갈래근의 근육활동을 촉진(palpation)하여 보기 바란다. 근육활동은 위팔세갈래근보다 커져 있다. 이 편 팔을 어깨 안쪽돌림, 아래팔 앞침로 바꿨을 때, 위팔세갈래근의 근육활동은 위팔두갈래근보다 커지는 것을 촉진(palpation)할 수 있다.

공중에 매달린 지체가 지나치게 무거우면 보통은 대상기전(compensatory mechanism)이 작용한다. 예컨대, 추를 갖고 편 팔을 앞쪽으로 올렸을 때 체간은 뒤쪽으로 기운다(Carrière 1996). '이것에 의해서 제5장에서 언급한 것처럼 2분면(bisecting plane)의 양측의 무게의 배분을 조절하고 있다. 보행에서는 닫힌 운동사슬(closed kinetic chain)와 지지기능 발휘의 상태로부터 열린운동사슬

(open kinetic chain)와 자유 활동기능 발휘의 상태로 끊임없이 변화한다. 운동의 하나인 "칵테일파티" 에서는 한쪽의 다리는 지지기능의 상태에 있고, 반대측의 다리는 자유 활동기능의 상태에 있다(그림 6.3).

> 어떤 면에서 밀어냈을(push off) 때 그것은 또한 지지기능으로부터 자유 활동기능으로 변화한 것이 된다.

6.2.4 브리지 활동 (Bridging Activity)

양측에 교각(pillars)을 가진 다리(bridge)를 마음속에 그려보기 바란다. 양손과 양 무릎으로 네발기기가 되었을 때 이와 유사한 구조체가 된다. 양팔과 양 다리(leg)는 교각의 역할을 수행하고 체간은 다리(bridge)가 된다. 배부위가 아래

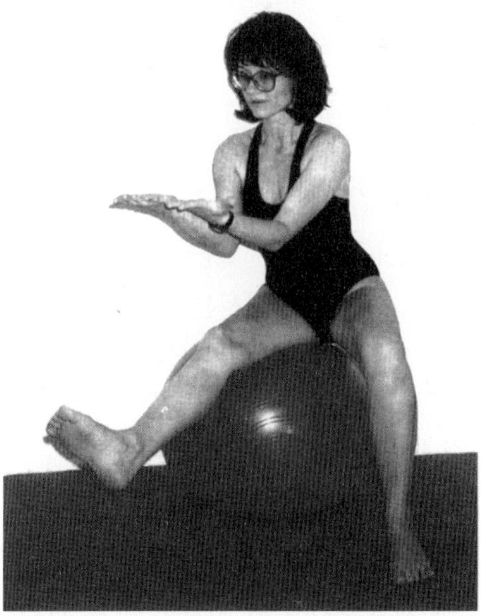

그림 6.3 자유 활동기능. 대부분의 근육활동은 지체(extremity)의 상측에서 일어난다.

로 처지면, 허리부위는 볼기뼈에, 등부위의 상중부는 견갑대에 매달린다. 다리(bridge)의 아래쪽이 되는 배의 근육을 중력에 저항하여 작동시켜서 아래로 처지지 않도록 하는 것을 브리지 활동이라 부른다. 볼에 다리(leg)를 올려놓고 엎드린 자세가 되면 양팔이 각각 교각(pillars)이 되고, 스위스 볼이 반대측의 교각(pillars)이 된다. 볼은 불안정하고 근육활동은 보다 어려운 것이 요구되므로 체간근, 특히 배의 근육활동이 증대한다.

	브리지의 길이와 바닥에 접하는 교각의 면적에 따라서 이 운동의 난이도가 결정된다. 어려운 정도는 또한 관여하는 근육의 근력과 그 사용방법에 따라서도 좌우된다(그림 6.4).

넙다리네갈래근은 열린운동사슬(open kinetic chain) 안에서는 구심성으로 수축하여 여러 가지 추(weight)를 들어 올릴 수 있지만, 브리지 활동 안에서는 구심성으로 수축하는 것이 어려운 경우가 있다.

예	바닥에 엎드린 자세가 되고 무릎을 굽혀 발목을 "직경" 45㎝의 스위스 볼에 얹어보기 바란다. 무릎을 폄방향으로 움직이고, 다음으로 또 아래로 내려 굽힘위치로 되돌린다. 이때의 무릎의 궤적이 직선을 그리도록 하기 바란다. 그렇게 하는 데에 필요한 움직이는 방법을 느껴보기 바란다. 무릎의 수술에 의해서 고유수용기에 영향을 받은 환자나 열린운동사슬(open kinetic chain) 안에서는 굽힌 무릎을 펼 수 있는 정도의 가벼운 경련이 있는 환자를 상상해보기 바란다. 이러한 환자에서는 브리지 활동 안에서는 넙다리네갈래근을 사용할 수 없는, 또는 그것이 매우 어려운 일이 있다(그림 11.5 참조).

6.2.5 **매달리기 활동** (Hanging Activity)

신체분절이나 그 일부가 다른 신체부분이나 신체의 외부에 있는 물체로부터 매달려 있는 상태를 매달리기 활동이라 부르고 있다. 근육활동은 먼쪽에서 몸

a

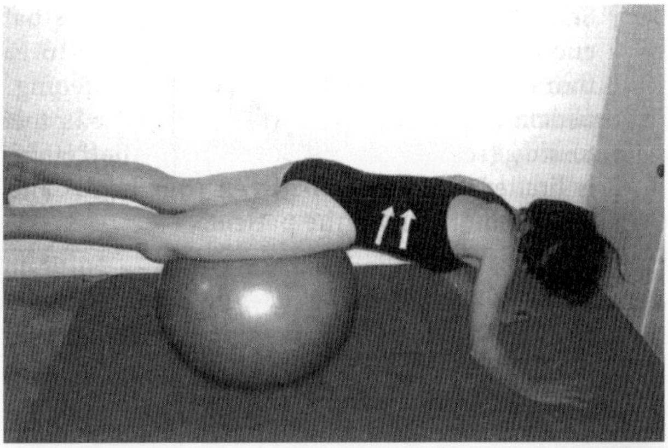

b

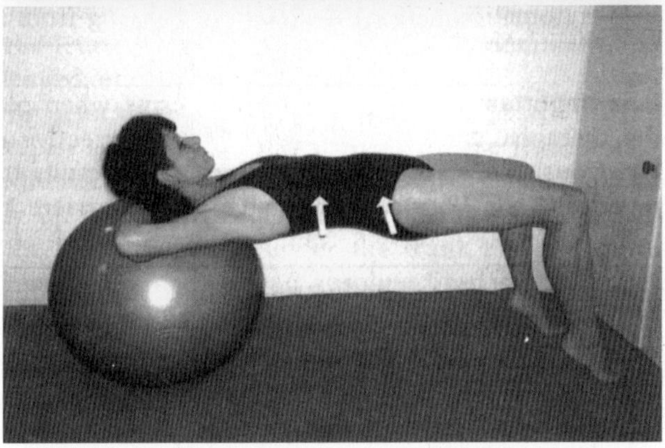

그림 6.4 a, b. 브리지 활동. **a.** 스위스 볼 위에서 엎드린 자세가 되어 브리지 활동으로 배의 근력이 강화된다. **b.** 스위스 볼에 배와위가 되면 엉덩관절 폄근육이 중력에 저항하여 안정화에 작용한다.

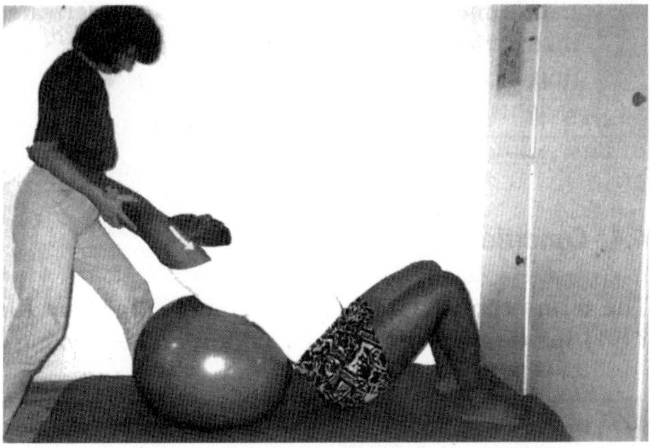

그림 6.5 매달리기 활동. 물리치료사를 꽉 잡고 하는 등부위의 신연(distraction).

쪽으로 확대된다. 즉 매달려 있는 부분에서 신체의 중심을 향해서 확대되다. 매달려 있는 부분보다 아래에 있는 관절은 신연된다. 열린운동사슬(open kinetic chain)의 상태에서 봉에 매달려 있는 경우는 체중을 고려해야 한다. 근육활동의 방향 때문에 볼기뼈와 양 다리의 무게는 허리의 근육에 의해서 유지된다. 이것은 등에 극도의 긴장을 초래한다. 그렇게 하는 대신에 늑목(stall bars)을 향해서 스위스 볼에 앉아 머리 위의 늑목을 잡고 양 발을 바닥에 붙인 채로 볼을 그 늑목에서 떨어지도록 굴릴 수도 있다. 환자가 치료사를 꽉 잡고 조절된 상태에서 등부위와 양 어깨를 신연할 수도 있다(그림 6.5). 환자의 체간을 유지하면 허리만을 신연할(distraction) 수 있다.

예	스위스 볼에 앉히고 그 뒤에 선다. 상대방의 가슴우리 양측을 확고하게 유지할 수 있을 정도로 양 무릎을 굽힌다. 다음으로 양 무릎을 뻗히면서 자기 자신이 안정되도록 한다. 좌우로 조용히 신체를 흔들고 있는 동안에도 상대방은 항상 볼에 접하고 있도록 한다(9.8절 "훌라춤"의 적응을 참조). 환자는 보통 매우 쾌적하고 치료사의 양손과 볼 사이의 신체만이 분리된다.

6.3 목적운동, 최초로 시행하는 운동 의도적 운동과 반응 (Primary Movement, Actio-reactio)

	최초에 시행하는 의도적 운동(actio)과 과제달성을 향해서 시행하는 목적운동이다. 반응(reactio)은 최초에 시행하는 의도적 운동에 의해서 야기된 자동적인 평형반응이다.

치료사는 환자에게 교정운동을 시행시킬 때, 환자가 운동을 의식해서 시행해야 하는지, 또는 반응을 이용해서 근육을 자동적으로 사용할 수 있도록 지시를 하는 편이 좋은지 판단해야 한다. 따라서, 이들 용어의 의미를 이해하고 있는 것

이 운동을 계획할 때에 중요하다(Klein-Vogelbach 1990a, b, c, 1991; Carrière 1993, 1996).

예	치료사가 환자에게 네갈래근을 단단하게 수축시키는 넙다리네갈래근 세트(set)를 시행하도록 지시하는 경우가 있다. 이것은 바로 직접적인 지시이다. 이것이 잘 되지 않는 경우가 있다. 예컨대, 환자가 넙다리네갈래근을 사용하는 데에 공포감을 갖고 있는 경우이다. 이 경우, 네갈래근의 근 활동을 반응을 이용해서 자동적으로 끌어내는 방법은 많이 있는데, 치료사는 그 중에서 적합한 것을 선택한다. 스위스 볼에 앉고, 다음으로 신체를 앞경시켜 볼기를 약간 들어 올려 볼에 실리는 체중을 감소시킨다. 또는 볼에 신체를 똑바로 하여 앉아 볼을 가급적 양 발에 접근하도록 움직인다. 이것으로 넙다리네갈래근의 근 활동이 일어난다. 또한, 스위스 볼에 책상다리를 하고 앉게 하여 발끝으로 바닥을 밀게 한다. 지시의 방법은 다르지만, 지지 바닥면과 체중분포의 변화에 반응하여 신체는 새로이 평형상태를 회복해야 한다. 어떠한 방법에서도 넙다리네갈래근의 근 활동은 자동적으로 아마도 잠재의식적으로 일어난다.

6.4 조건지시와 달성내용 (Condito-limitatio)

조건지시와 달성내용이라는 말은, 운동의 지시와 운동 분석을 위해 Klein-Vogelbach (1990a, b, c, 1991)가 만든 말이다.

> 조건지시(condito)는 최초에 시행하는 의도적 운동의 일부를 이루는 것으로, 운동이 의도한 대로 시행되도록 주는 구두지시이다.

운동의 난이도 그리고 환자의 알아차리는 능력에 따라서, 하나 또는 그 이상의 조건지시가 필요하다.

> *달성내용(limitaio)*은 반응에 의해서 실현되는 도달목표이다(예컨대, 근활동의 안정화, 목적운동의 제한, 운동의 최적속도의 실현 등이다).

3종류의 조건지시가 있다.

1. *신체 각 부위간의 거리를 유지*하는 조건지시(5.6절 참조). 이것에 의해서 근육은 신체부분의 무게를 유지해야 하므로 결과적으로 동적 안정화(dynamic stabilization)가 일어난다. "저울"(9.2절)의 운동은 그 한 예이다. 이 운동의 최초로 시행하는 의도적 운동은 양 발에 걸리는 무게를 증가시킴이 없이 스위스 볼을 양 발의 방향으로 굴리는 일이다. 배꼽과 칼돌기의 신체간 거리를 유지하도록 한 조건지시가 체간의 동적 안정화가 초래된다는 달성내용을 얻게 하였다. 이 조건지시가 없으면, 아마도 체간이 굽혀버려 배의 근육을 강하게 사용할 수 없게 되어, 결과적으로 체간은 안정되지 않을 것이다.

2. *상대적 또는 절대적 공간 고정점*에 대한 조건지시. 앞에서 언급한 운동으로 말하면, 치료사는 가슴우리를 관통하는 전두수평축을 공간에서 가급적 일정하게 유지하도록 환자에게 지시한다(상대적 공간 고정점). 축(axis)은 공간에서 약간 상하로 움직이지만 앞뒤로는 움직여서는 안된다. 그 이유는, 볼은 체간의 아래를 구르지만 체간을 전후로 움직이는 일은 없기 때문이다. 발가락은 완전히 움직이지 않는 절대적 공간 고정점이 된다. 즉 스위스 볼을 발꿈치 쪽으로 굴릴 때도 발가락은 바닥에서 전혀 떨어지지 않는다. 볼이 반대방향으로 구를 때는 발꿈치가 바닥에 붙은 채로이다. 즉 완전히 공간에 고정된 점이다. 이러한 조건지시에 의해서 목적운동의 틀이 결정된다(달성내용).

3. *운동의* 속도에 간한 조건지시. 달성내용은 최적의 속도, 즉 환자가 그 운동을 가장 잘 할 수 있는 속도로 시행하는 것이다. 바람직한 속도란 대부분은 보행속도와 같은 속도로 시행하는 운동이다. 이것은 대략 1분간에 120회이다. "저울(scale)"(9.2절)의 운동에서는 Klein -Vogelbach는 체간의 앞경(anterior tilt)과 뒤경(posterior tilt)을 대략 1분간에 40회 시행하면 이상적인 속도가 된

다고 생각하고 있다(Klein-Vogelbach 1990b).

조건지시는 효율적으로 운동을 시행하는 데에 도움이 되고, 또한 환자에게는 운동을 바르게 시행하는 데에 도움이 된다. 달성내용은 환자에게는 중요하지 않지만, 치료사에게는 운동에서 무엇을 달성하는가를 결정하고, 그것이 의도한 대로 이루어지고 있는가를 관찰하는 데에 도움이 된다.

참고문헌 (References)

Carrière B (1993) Swiss ball exercises. PT Magazine Phys Ther 9:92-100

Carrière B (1996) Therapeutic exercises and self correction programs. In: Flynn T (ed) The thoracic spine and ribcage. Butterworth-Heinemann, Boston, pp 289-310

Klein-Vogelbach S (1990a) Functional kinetics. Springer, Berlin Heidelberg New York

Klein-Vogelbach S (1990b) Ballgymnastik zur Funktionellen Bewegungslehre, 3rd edn. Springer, Berlin Heidelberg New York

Klein-Vogelbach S (1990c) Functional kinetics: Swiss ball videotape. Springer, Berlin Heidelberg New York

Klein-Vogelbach S (1991) Therapeutic exercises in functional kinetics. Springer, Berlin Heidelberg New York

7. 운동계획의 작성, 선별검사, 평가와 치료

planning of exercise, screening evaluation, and treatment

이 단원의 목표	• 근력과 가동성을 선별검사나 평가하여 치료한다. • 정렬(alignment)의 문제를 특정하여 치료한다. • 근 긴장의 장애로부터 발생하는 문제가 가지는 의미를 안다. • 균형능력의 문제를 선별검사나 평가한다. • 신경에 장력이 걸림으로써 발생한 문제를 특정하여 치료한다.

7.1 평가 (Evaluation)

문제를 갖고 내원한 환자의 치료를 시작하기 전에 치료사는 반드시 상세하게 평가를 시행한다. 환자의 진단명과 치료사의 그 때까지의 경험이나 지식에 의해서 평가의 방법이나 그 내용이 결정된다. 환자의 문제는 다양하게 상이한 기법으로 평가할 수 있다(예컨대, Maitland 1986, 1992; Klein-Vogelbach 1990a; Bobath 1978; Butler 1991; Flynn 1996, Janda 1991, 1994a).

의학적 진단으로부터 환자의 신체의 어느 계통에 질병이나 병변이 있는지를 알 수 있지만, 치료사는 이것에만 의존해서는 안된다.

신경학적 문제를 가진 환자는 사용하지 않거나 폐용(disuse)으로 인해서 근력저하가 일어나 있는 경우가 있다.
마찬가지로, 정형외과 문제가 있는 환자에서도 신경근계의 문제를 갖고 있는 경우가 있어, 이들의 문제를 파악하여 그것이 가지는 의미를 충분히 검토해야 한다. 즉, 환자가 가지는 기능장애는 생체 내부의 전체 계통과 환경과 같이 그것을 외부로부터 에워싸는 것과의 상호작용을 반영한 것이다.

새로이 병리학적 상태가 발생하여, 그것이 이전부터 그 환자가 안고 있었던 문제와 서로 영향을 미치고, 그 결과 예상보다도 장애가 큰 것이 되는 경우가 잇다. 마찬가지로, 어떤 것이 기능을 하지 않게 되어도, 그것을 다른 계통이 용이하게 대상(보상)할 수 있는 경우, 기능측정으로부터 생각한 능력 장애가 예상된 것보다 가벼워지는 일이 있다.

예컨대, *어린이의 대략 10~15%는 뇌에 약간의 기능장애를 갖고 있으나*, 이것에 의한 증상은 성인에서는 자주 숨겨져 있다. 단순한 좌상(strain)이나 골절과 같은 부상을 입었을 때, 이러한 뇌의 약간의 기능장애에 의해서 대상기전(compensatory mechanism)이 잘 작동하지 않고, 결과적으로 회복이 지연되어 당초 예상한 것보다도 집중치료가 필요하게 되는 일이 있다(Janda 1994b).

스위스 볼은 근력저하와 신경학적 문제의 쌍방을 평가하는 데에 도움이 되는 도구이다. 개별적 근육을 평가하는 방법도 있으나, 과제수행에는 많은 근육이 관여하기 때문에 평가는 보통 전체적으로 시행한다. 치료사는 환자의 문제가 무엇인지를 이해하는 것부터 시작하고, 다시 특수 테스트나 상세한 도수근력검사를 시행하여 평가를 완성한다(예컨대, Kendall 1993 ; Daniels and Worthingham 1986 ; Clarkson and Gilewich 1989 ; Travell and Simons 1983, 1992 : Janda 1994a).

> *주의* : 평가 중에 보통과 다른 운동의 진행방법을 하고 있는 것을 알아차린 경우, 치료사는 별개의 평가와 치료를 사용해 보아야 한다. 경우에 따라서는 이것 때문에 비정상적으로 보인 활동이 어떠한 치료적 의미가 있는지 그렇지 않은지가 명백해진다.

근력을 검사하는 경우 치료사는 아래의 것을 고려해야 한다.

- 신체의 어느 부분이 고정을 위한 추(weight)가 되고, 어느 부분을 들어 올려야 하는가.
- *신체비율*과 근육의 용적이 검사 때의 과제수행에 어떻게 영향을 주고 있는가.
- 공간 안에서 *운동축*과 *운동면*이 어떻게 자리매김 되었는가.
- 부하(load)에 의해서 근육은 구심성, *원심성*, *등척성*의 어느 수축을 하고 있는가.

> 근육이 구심성 수축을 할 때, 근육의 길이가 짧아져 추를 들어 올리도록 작용하므로 근육의 해부학적 기능이 발휘된다.
> 근육의 길이가 신장하여 제동을 거는 것처럼 작용하면서 신장되어 있을 때 근육의 활동은 원심성이 되고, 운동이 멈춰져 추를 매달고 있을 때 근육의 활동은 등척성이 된다(Klein-Vogelbach 1990a).

운동축이 공간에서 수직, 운동면이 공간에서 수평인 경우에만, 근육은 무언가를 들어 올림이 없이 움직일 수 있다(Klein-Vogelbach 1990a). 운동이 수직면에서 일어나고 그 운동축이 공간에서 수평인 경우, 정상상태에서는 신체분절이나 그 일부의 무게는 들어 올려야 하지만, 신체분절이나 그 일부의 무게를 줄이기 위해 스위스 볼을 사용할 수 있다. 그 무게가 스위스 볼에 걸려 있으면 근력을 평가하는 경우에 대상(substitution)이 적어진다는 것을 기억하기 바란다. 근육은 기능적 과제에 관계된 공동패턴으로 작용한다는 것도 치료사는 항상 이해하고 있어야 한다.

> 볼을 사용하여 근력을 단계부여 하고, 다시 수의적인 근육의 공동 상호 작용을 검토할 수 있으면, 치료사는 어딘가에서 반드시 볼을 사용한 활동으로부터 구체적인 기능적 활동으로 과제를 옮기도록 한다.

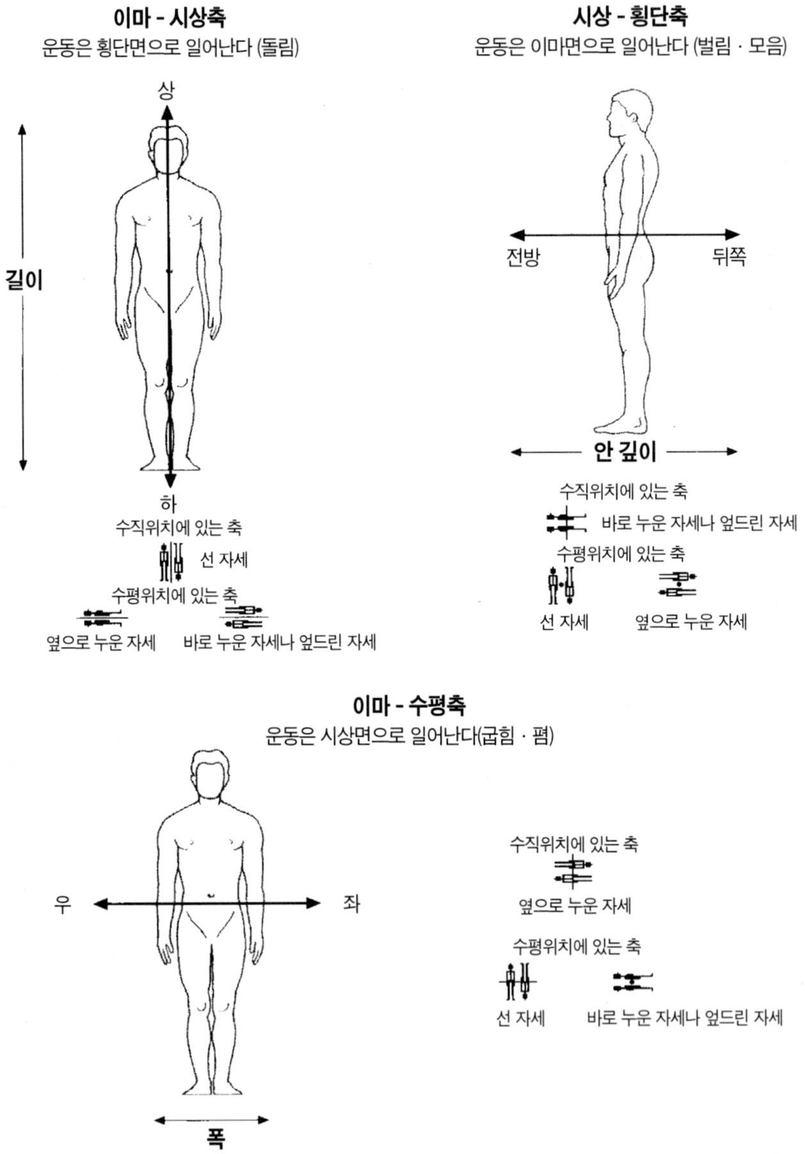

그림 7.1 운동축은 수직축이 1개와 수평축이 2개 공간에 잡을 수 있다. (Mary Sheh의 그림에 따른다)

그림 7.1은 공간에서의 축과 면의 위치관계를 이해하기 위한 것이다.

7.2 근력과 가동범위 (Muscle Strength and Range of Motion)

근력의 단계부여

이 단원에서 사용하는 근력의 단계부여는 일반적으로 사용되는 의학적 연구심의회의 척도를 기초로 한다(1978; Florence et al. 1992를 참조). 이것은 0(수축 없음)에서 5(정상 근력)로 단계부여하고 있다.

0. 수축 없음
1. 실룩실룩 또는 약간 수축 가능
2. 중력제거 위치에서 수의운동 가능
3. 항중력 위치에서 수의운동 가능
4. 항중력 위치에서 수의운동 및 저항운동 가능
5. 정상 근력

선별검사나 평가를 하는 동안에 환자가 어려움을 보인다면, 이 검사자세가 환자가 가정에서 운동을 하는 경우의 자세가 된다. "그 운동은 어렵다"라고 반복해서 호소한 10대 환자가 있었다. 1주일 후에 퇴원하여, 이전에 할 수 없었던 운동을 자기도 할 수 있게 되었다. 자랑스럽게 운동을 보여주고 본인도 만족하고 있었다. 볼은 피드백을 주는 편리한 도구이다.

근력을 비교한다(엉덩관절 폄근육군)

근력이 정상인 경우, 한쪽의 엉덩관절로 볼기뼈와 반대 측의 종아리를 들어 올릴 수 있다. "영구운동"(9.22절 : Klein-Vogelbach 1990b,c)에서 이것이 관찰된다. 신체를 들어 올리고 있는 측의 엉덩관절의 움직임이 감지되면, 운동 시에 결과의 지식이 환자에게 피드백으로서 주어지므로, 환자 자신의 동기부여가 용이하게 된다. 양손은 반드시 엉덩관절 부근의 매트 위에 놓게 하여 몸통의 안정을 도모하고, 지지 바닥면(BOS)을 증가시킨다.

근력이 3이상인 환자에서는 중력에 저항하여 양 엉덩관절을 펴 들어 올릴 수 있다.

예

그림 7.2 견갑대가 침해되어 있는 근 이영양증 환자이다. 바로 누운 자세에서 양 엉덩관절을 펼 수 있으나 양팔은 올릴 수 없다. 브리지 자세(bridging position)에서 간단히 엉덩관절의 폄근육군의 근력을 검사할 수 있고, 다시 양측의 몸통근력을 비교할 수 있다.
환자가 브리지 동작을 하고 있을 때, 치료사가 볼을 좌우로 조용히 조금만 돌려 환자에게 그 움직임에 저항하도록 요구한다. 이것에 의해서 몸통 양측의 근력의 좌우차이를 알 수 있다.

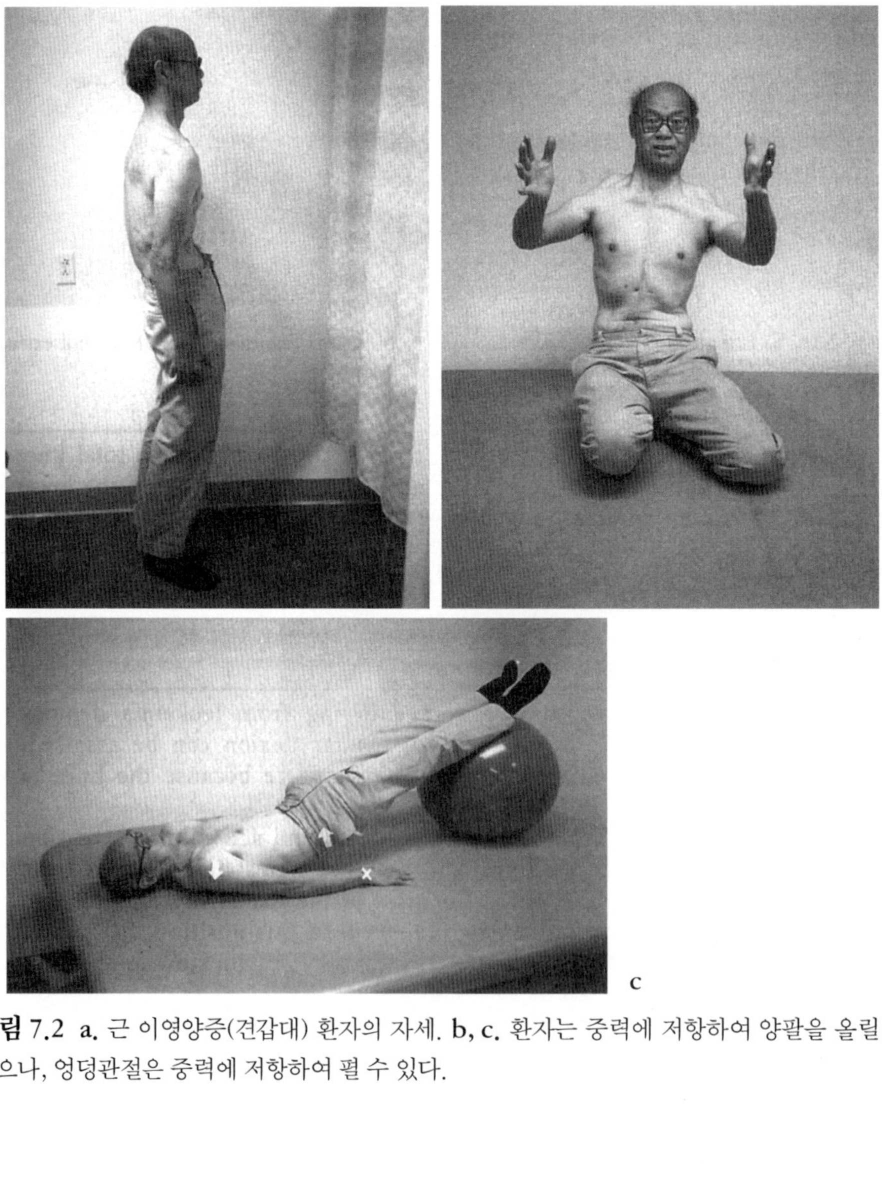

a b c

그림 7.2 **a.** 근 이영양증(견갑대) 환자의 자세. **b, c.** 환자는 중력에 저항하여 양팔을 올릴 수 없으나, 엉덩관절은 중력에 저항하여 펼 수 있다.

관절가동범위를 관찰하다

바로 누운 자세에서는 (양 엉덩관절을 들어 올리는 일이 없으면) 환자의 엉덩관절 폄의 가동범위의 관찰은 곤란하지만, 이 자세는 *엉덩관절과 무릎관절의 굽힘, 무릎관절의 폄 그리고 발목관절의 발등발바닥 굽힘을 관찰*하는 데에 도움이 된다.

예	그림 7.3 환자가 무릎관절 전치환술(total knee replacement) 후의 능동적 관절가동범위를 보여주고 있다. 치료사가 다리를 지지함이 없이 관절 각도계를 종아리와 넙다리에 대고 가동범위를 측정할 수 있다.

발목관절 발등발바닥 굽힘(dorsi- and plantar flexion of the ankle)

예	그림 7.4a, b. 백혈병환자의 발목관절 가동범위의 측정방법을 보여주고 있다. 무릎관절이 펴져 있지 않으므로 여기서는 장딴지근은 검사하고 있지 않다. c. 무릎관절굽힘근(hamstrings)의 근육 길이와 항중력위치에서의 무릎 폄을 평가하고 있다(무릎관절굽힘근의 단축이 무릎 폄을 방해하지 않는다고 가정한 경우에 대한 것이다). 무릎관절굽힘근의 단축과 무릎의 능동적 폄제한이 관찰된다. 이 자세라면 무릎을 펴 발목관절을 발등굽힘 함으로써 장딴지근을 검사할 수 있다.

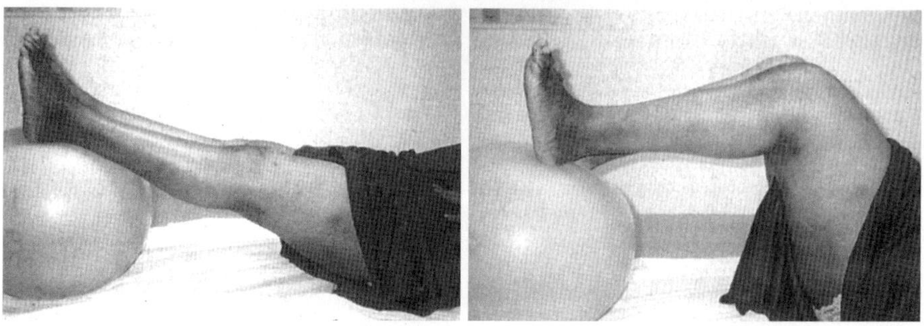

a b

그림 7.3 a, b. 무릎관절 전치환술 후의 환자. 양 다리의 움직임으로부터 양 무릎은 완전 펼 수 있으나 굽힘은 제한되어 있다.

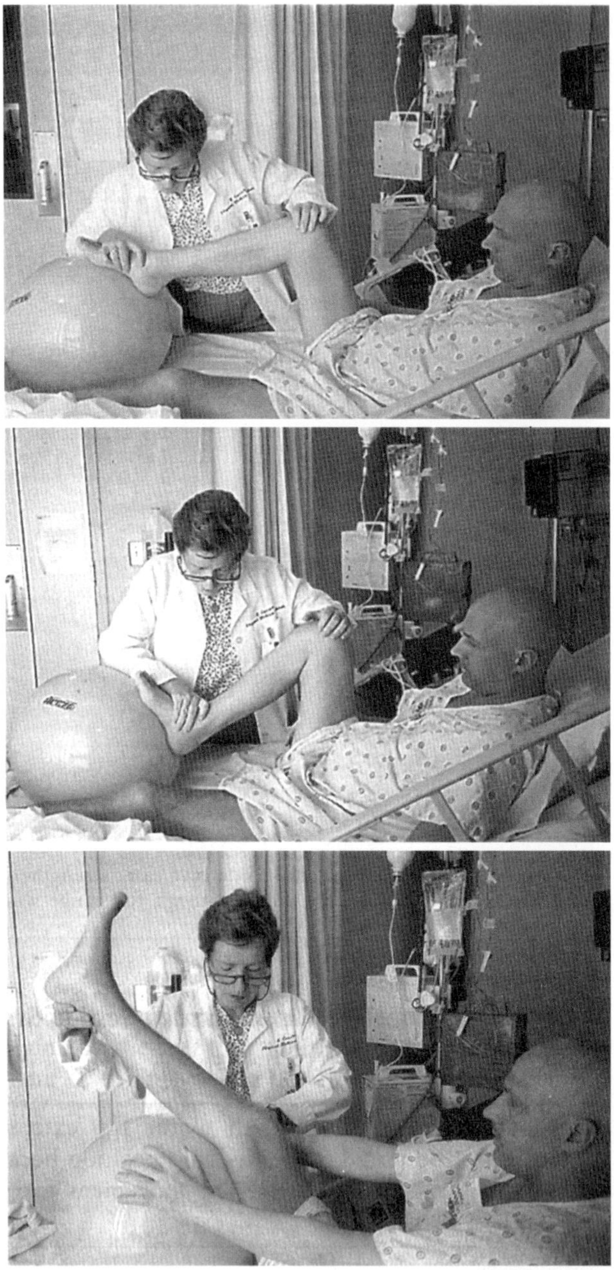

a

b

c

그림 7.4 a. b. 백혈병환자의 발목관절 발등발바닥 굽힘의 가동범위를 평가하고 있다. **c.** 무릎관절 폄의 가동범위가 감소하여 있으므로, 무릎관절굽힘근(hamstrings)을 펴도 그 이상 신장하지 않는 모양을 보여주고 있다.

스위스 볼에 앉아있는 환자의 관절가동범위를 관찰하다

환자를 스위스 볼에 앉히고 무릎관절의 굽힘과 폄, 발목관절의 발등발바닥 굽힘을 관찰할 수 있다.

예	그림 7.5 집중치료실의 (백혈병의) 어린이가 발목관절을 전체 가동범위를 움직여 넙다리네갈래근과 무릎관절굽힘근을 사용해서 볼을 밀거나 당기거나 하여 굴리고 있다(무릎 굽힘위치이므로 장딴지근보다 가자미근의 가동범위에 주는 영향이 조사되어 있다). 매우 약화되어 있는 이 환자의 경우, 체중은 볼에 걸려 있으므로 움직이기 위한 노력이 적어도 된다.

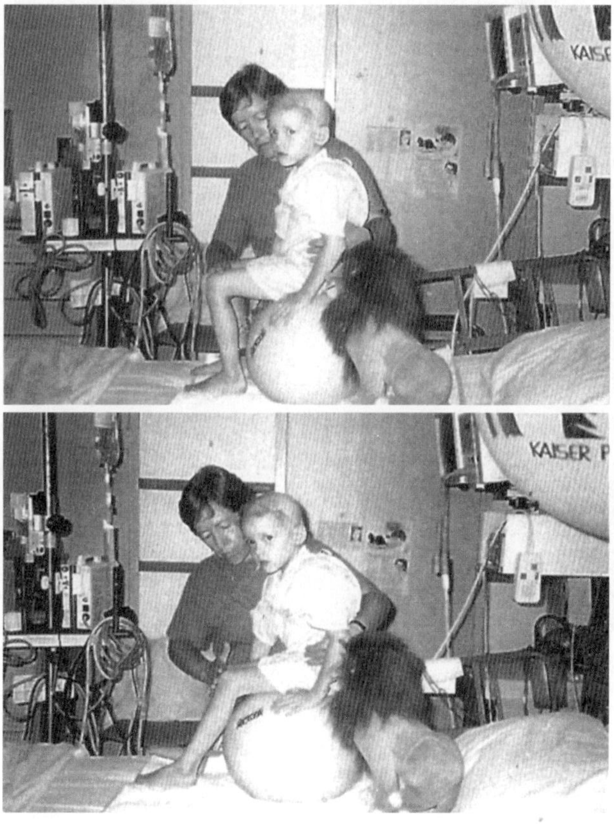

a

b

그림 7.5 a. b. 집중치료실의 백혈병의 소아. 넙다리네갈래근과 무릎관절굽힘근의 근력강화를 도모하여 발목관절을 전체 가동범위에 걸쳐 움직이고 있다. 이 동안 몸통의 무게는 스위스 볼에 의해서 지지되어 있다.

7.2.1 엉덩관절 폄근육과 굽힘근육 : 옆으로 누운 자세에서 근력을 검사하다
(Hip Extensor and Flexor Muscles: Testing Strength in Side-Lying Position)

> 엉덩관절 폄근과 굽힘근육의 중력 제거위치에서의 근력은, 운동축이 공간에서 수직이 되는 옆으로 누운 자세에서 검사하는 것이 최선이다. 운동은 수평이 된 시상면에서 일어난다.

엉덩관절 벌림근은 중력에 저항하여 다리를 들어 올려 공중에 유지할 때는 반드시(구심성으로) 작용한다. 그 운동축은 공간에서 수평이고, 다리의 벌림은 수직으로 된 이마면에서 일어난다. 작은 스위스 볼(45㎝)을 옆으로 누운 자세에서 위로 된 다리의 아래에 둠으로써, 환자는 다리를 들어올리기 위해 지속적인 엉덩관절 벌림근의 활동을 사용하지 않고 다리를 굽힘과 폄방향으로 움직일 수 있다. 볼기뼈대 주위의 근육의 몇 개에 근력저하가 있는 환자를 검사하는 경우 이 점을 고려하는 것이 중요하다. 이 검사자세는 치료로서의 운동으로도 사용할 수 있다.

> **예**
>
> 그림 7.6. 뇌졸중으로 신체 우측에 근력저하가 있는 환자이다. 옆으로 누운 자세에서 우측 엉덩관절을 굽힘 폄하고, 그 남편이 다리를 움직이는 것을 돕고 있다.
> 중력 제거위치에서 무릎관절을 굽힘 폄하는 데에 엉덩관절 벌림근이 중력에 저항하여 다리의 무게를 유지할 수 없는 경우는, 스위스 볼(45㎝)을 다리의 아래에 두고 그 도움을 받는다.

엉덩관절의 가동범위

옆으로 누운 자세. 옆으로 누운 자세를 취하면, 엉덩관절 폄의 운동장애를 특히 이해하기 쉬워진다. 치료사가 한쪽 손을 그림 7.6과 같이 볼기뼈에 두면 그것이 움직인 것을 바로 알 수 있다. 엉덩관절 폄의 가동범위가 정상인 경우, 넙다리가 중간위치를 넘어서 5°~10° 펴져 비로소 볼기뼈가 전미측(anteriorly/caudally) 방향으로 움직인다.

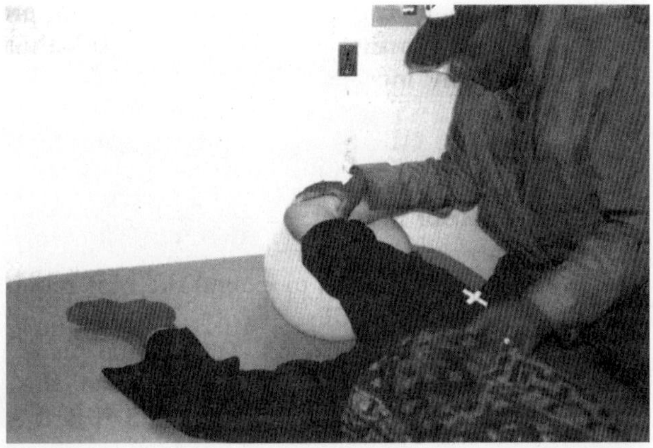

그림 7.6 뇌졸중으로 우측에 근력저하가 발생한 환자의 우측 엉덩관절을 그 남편이 굽힘폄으로 움직여 돕고 있다.

대상동작(substitution). 넙다리곧은근의 단축이 있는 경우, 무릎 굽힘위치에서의 엉덩관절 폄의 가동범위는 감소한다. 이 때문에 대상(substitution)으로서 조기부터 볼기뼈가 전미측 방향으로 움직이고 결과적으로 폄의 부족을 보완하기 위해 허리뼈 전만(lumbar lordosis)이 증가한다.

선 자세. 선 자세에서 한쪽 다리의 무릎을 굽혀 발을 스위스 볼 위에 올려놓고 종아리의 무게를 그 볼에 맡긴다. 이 자세에서 환자는 볼에 실은 다리의 엉덩관절 폄 운동을 시행한다.

대상동작. 넙다리곧은근의 긴장이 높으면 엉덩관절의 중간위치에서의 폄이 방해를 받아 그 대상으로서 볼기뼈가 전미측으로 기울어, 허리뼈의 전만이 증가한다.

7.2.2 엉덩관절 폄근 : 바로 누운 자세에서 근력을 검사하다

(Hip Extensor Muscles: Testing strength in Supine Position)

바로 누운 자세에서 브리지를 만들고 양 엉덩관절을 폄하려면 중력에 저항하

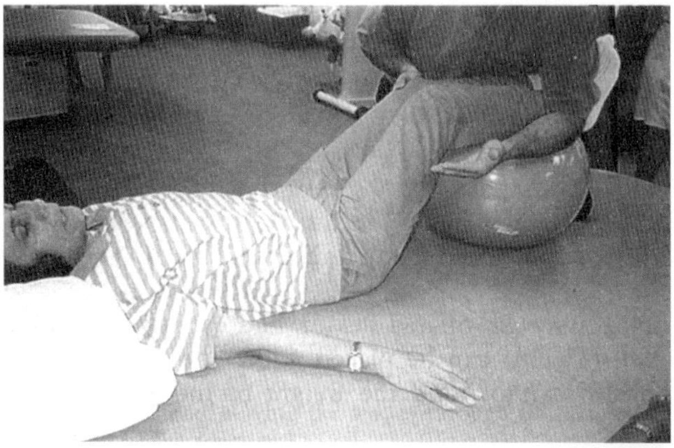

a

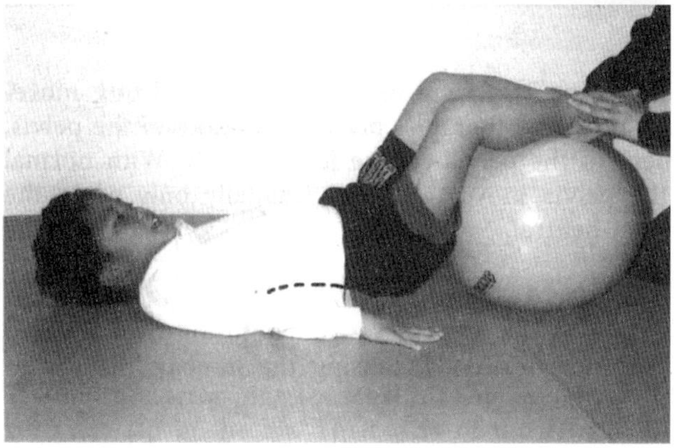

b

그림 7.7 **a.** 횡단성척수염의 초기 회복단계의 환자. 중력에 저항하여 양 엉덩관절을 펼 수 없다. **b.** 엉덩관절 폄근육군의 근력저하 때문에 대상(substitution)으로서 등부위의 폄을 사용하고 있는 근 이영양증의 소아.

는 엉덩관절 폄의 근육활동이 필요하다. 폄과 굽힘의 운동축은 공간에서 수평이다. 운동은 시상면에서 이루어지는 공간에서는 수직위치이다. 양 다리는 볼에 실려 있으므로 무게는 경감된다. 브리지의 길이는 엉덩관절 폄근육군을 구심성으로 수축시켜 볼기를 들어 올리는 것이 그 환자에게 얼마나 어려운가를 관찰하면서 결정해간다. 양측의 발꿈치나 장딴지를 스위스 볼에 얹고 양 엉덩관절을 펴 볼기뼈를 올리지만, 치료사는 (스위스 볼을 양 장딴지 아래에 놓고) 더 짧은 브리지로 해야 환자가 쉽게 들 수 있는지, 그렇지 않으면 (스위스 볼을 양 발꿈치의 아애에 놓는다) 더 긴 브리지로 해야 쉽게 들 수 있는지 주의를 기울일 필요가 있다.

예	그림 7.7a. 근력이 1이나 2정도의 근력저하의 환자이다. 중력에 저항하여 양 엉덩관절을 매트에서 뜨게 할 수 없다(횡단성 척수염의 초기 회복단계의 환자이다).

대상동작. 환자에 따라서는 엉덩관절 폄근의 근력저하를 대상(보상)하기 위해 등부위의 폄근을 사용하는 일이 있으므로, 치료사는 운동의 흐름을 반드시 주의 깊게 관찰해야 한다. 이 대상동작이 있을 때는 양 엉덩관절이 들어 올려지기 전에 등부위가 들어 올려진다.

예	그림 7.7b. 이 환자는 양 엉덩관절을 올리는 대신에 등부위를 활처럼 젖혀서 엉덩관절 폄의 근력저하를 대상(보상)하고 있다(볼기뼈대가 침해된 근 이영양증의 소아).

7.2.3 엉덩관절 폄근 : 엎드린 자세에서 근력을 검사하다

(Hip Extensor Muscles: Testing Strength in Prone Position)

환자의 배 아래에 볼을 넣고 네발로 기기 자세를 취하게 하거나 볼 위에서 엎드린 자세를 취하게 하면, 엉덩관절 폄근육군의 근력을 항중력위치에서 검사할 수 있다. 환자에게 그 자세로부터 한쪽의 다리를 중력에 저항하여 올리고 열린사슬(open chain)(자유 활동기능)로 가져가게 한다. 운동축은 공간에서 수평이고 다리의 무게를 들어 올려야 한다. 운동이 일어나는 시상면은 수직이 된다.

예	그림 7.8 허리에 문제[척추탈출증(spondylolithesis)와 진구성압박골절]가 있는 환자가 엎드린 자세로(등부위를 보호하기 위해) 스위스 볼에 올라타고 우측 다리를 들어 올리고 있다. 더 급성기라면 옆으로 누운 자세에서 환자의 이 근력을 검사하는 경우도 있다. 이렇게 하면 환자는 무거운 다리를 올리지 않고 폄근을 수축할 수 있다.

그림 7.9. 엉덩관절 폄이 없고, 또한 엉덩관절 벌림근과 가쪽돌림근의 근력저하에 대한 대상(substitution)이 관찰된다. 환자는 양 다리를 내측으로 돌리고(엉덩관절 안쪽돌림) 있다. 근력저하를 보상하기 위해 양 무릎이 접근하고 발꿈치는 떨어져 있다.

대상동작

예

그림 7.9. 엉덩관절 폄이 없고, 또한 엉덩관절 벌림근과 가쪽돌림근의 근력저하에 대한 대상(substitution)이 관찰된다. 환자는 양 다리를 내측으로 돌림시키고(엉덩관절 안쪽돌림) 있다. 근력저하를 보상하기 위해 양 무릎이 접근하고 발꿈치는 떨어져 있다.

양 엉덩관절 폄의 결여를 대상하는 것으로서 이 밖에 흔히 볼 수 있는 것에 머리의 폄(경우에 따라서는 허리뼈도)이 있다. 환자에 따라서는 머리와 목의 폄을 하기 쉽게 하기 위해 입을 벌린다.

치료사는 운동의 질도 또한 관찰해야 한다. 환자가 대상운동을 하는 경우, 급격한 운동이 되거나 운동의 궤적이 직선 위에서 벗어나는 일이 있다.

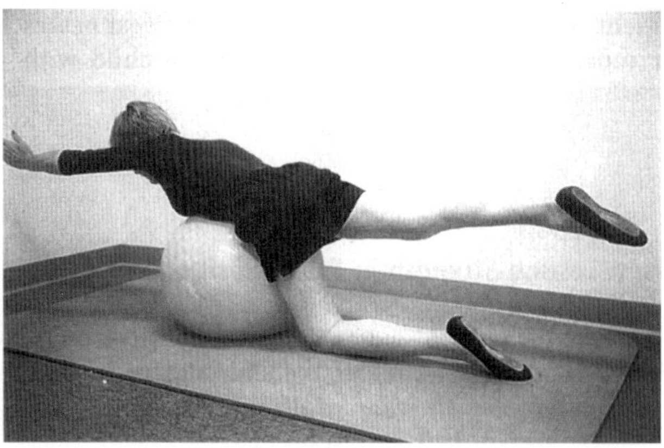

그림 7.8 허리등부위에 문제(척추탈출증)가 있는 환자. 등부위를 보호하면서 우측 다리를 중력에 저항하여 올리고 있다.

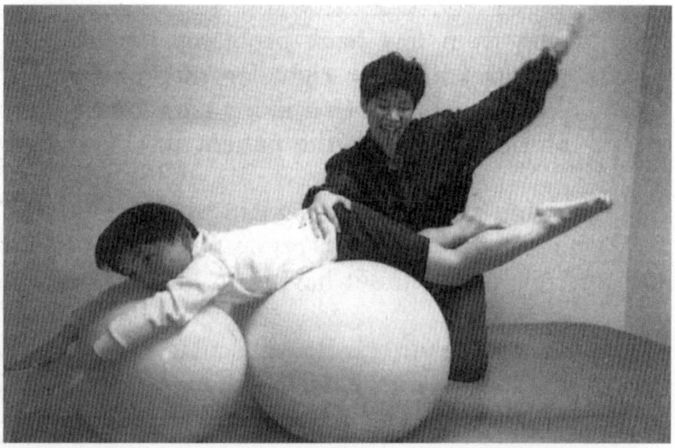

그림 7.9 볼기뼈대가 침해된 근 이영양증의 소아. 중력에 저항하여 양 엉덩관절을 펼 수 없다.

7.2.4 엉덩관절 벌림근과 내전근 : 바로 누운 자세에서 근력을 검사하기
(Hip Abductor and Adductor Muscles: Testing Strength in Supine Position)

> 엉덩관절 벌림과 모음의 운동축은 *바로 누운 자세와 엎드린 자세에서 수직이다. 따라서, 운동은 중력 제거위치에서 이루어진다.* 엉덩관절 굽힘근육에 의해서 다리를 들어 올리지 않아도 되지만, 바닥면과 다리 사이의 마찰에는 주의를 기울인다. 마찰을 줄이기 위해 "미끄럼판(powder board)" 이나 현수대(sling suspensions)를 사용하는 것도 좋을 것이다.

스위스 볼을 사용하는 것도 바닥면과의 마찰을 줄이는 방법의 하나이다. 작은 볼이라도 스위스 볼을 사용하면 다리는 엉덩관절에서 약간 굽힌다. 이 자세에서의 모음벌림 운동은 바르게는 수평면상이 아니기 때문에, 치료사는 환자의 양 발목을 매트 테이블의 끝에서 내밀고, 그 테이블보다 낮은 위치에 둔 볼 위에 주의 깊게 올려놓도록 한다. 이러한 조정은 일반적으로는 필요가 없지만, 이 경우 엉덩관절 중간위치에서 운동이 이루어져 있지 않다는 것을 알아야 한다.

한쪽의 발목을 볼에 올려놓음으로써 그 엉덩관절 굽힘근육과 배의 근육에 걸리는 긴장을 경감할 수 있다. 그렇지 않으면 이들의 근육이 다리를 공간에 유지

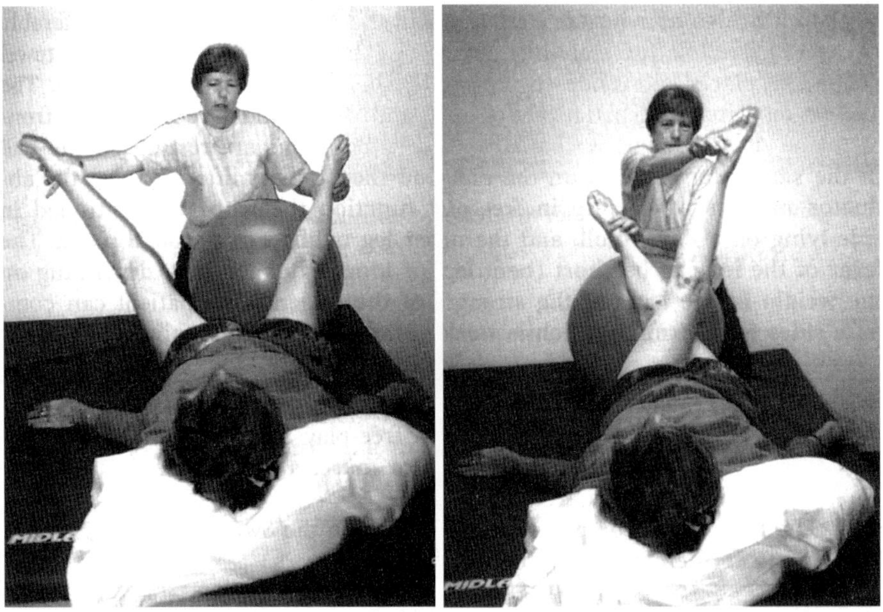
a b

그림 7.10 a, b. 다발성경화증의 환자. 좌측 다리를 대략 횡단면상에서 수평 안쪽돌림시키고 있다. 우측 다리는 엉덩관절을 대략 폄위치로 유지하고 이마면을 모음벌림하고 있다.

하기 위해 강하게 작용해야 한다. 배의 근육에 근력저하가 있거나, 그것에 부하를 걸 수 없는 배 외과수술 후의 환자에게는 이러한 볼의 사용방법을 검토해야 한다. 엉덩관절 내의 벌림은 횡단면상에서도 시행할 수 있는 운동이다(다만 수평벌림과 내전). 이것에는 다리의 무게를 유지하고 열린운동사슬(open kinetic chain)의 상태에서 엉덩관절을 90° 까지 굽혀야 하기 때문에, 무릎관절굽힘근(hamstrings)이 충분히 신장되는 것과 근력(적어도 3이상)이 필요하다.

> 그림 7.10 치료사가 *다발성경화증*의 진단이 내려진 환자를 보조하고 있다. 우측 다리는 좌측보다 상당히 근력이 저하하여 있으나 볼에 올려놓으면, 어떻게든 모음벌림이 가능한 상태이다. 이것은 "흔들이(pendulum)"의 운동에서 채택한 것이다(9.23절 참조. Klein-Vogelbach 1990b, c : Carrière 1993).

관절가동범위. 스위스 볼에 다리를 올려놓은 자세에서 환자가 수의적으로 그것을 움직이거나, 치료사가 수동적으로 엉덩관절을 모음벌림으로 움직이거나 하여 ROM을 평가할 수 있다. 엉덩관절 벌림 시에 다리가 볼에서 "굴러 떨어지지 않도록" 운동을 시작할 때에 다리를 볼의 중심에서 벗어나게 하여 올려놓는다. 그렇게 하면, 벌렸을 때에도 다리는 볼에 실려 있다.

7.2.5 엉덩관절 벌림근과 모음근 : 옆으로 누운 자세에서 근력을 검사하기
(Hip Abductor and Adductor Muscles: Testing Strength in Side-Lying Position)

브리지활동 중에서의 엉덩관절 벌림근군(그리고 몸통 측의 근육)의 근력을 항중력위치에서 검사하려면, 옆으로 누운 자세가 가장 좋은 자세이다(가능하다면, 안정을 위해 피지오롤의 위에서 시행하면 좋다). 스위스 볼을 사용하는 것이라면, 반드시 쐐기(wedge)나 타월을 볼의 곁에 놓아 볼이 옆쪽으로 굴러나가지 않도록 한다. 운동축은 이 경우 공간에서 수평이 되고, 무게를 들어 올려야 한다. 운동이 일어나는 이마면은 공간에서 수직으로 된다. 볼 위에서의 옆으로 누운 자세에서는 볼기뼈가 볼 위에 올라탄다. 따라서 양 다리가 들어 올려져 있다. 자유 활동기능의 상태에서 엉덩관절 벌림근을 검사하려면, 피지오롤의 위에 몸통을 두고 옆으로 누운 자세가 된다. 이렇게 하여 위로 된 다리를 이마면상으로 올린다. 들어 올린 다리는 지레의 팔에 해당한다. 환자의 근력이나 다리의 무게에 따라서 그것을 짧게 하거나(다리를 굽히다) 길게 하거나(다리를 뻗히다) 할 수 있다. 환자의 양측을 비교하여 어느 쪽이 근력이 약한지, 즉 근력강화를 필요로 하는지 결정된다.

예	그림 7.11. 이 환자는 적어도 근력이 3이나 그 이상이고, 자유 활동기능의 상태에서 위로 된 다리를 들어 올릴 수 있다(다시 몸통을 옆굽힘할 수 있다). 아래로 된 다리의 엉덩관절 벌림근은 브리지 활동의 상태에서 작동하고 있다. 이와 같이 다리를 스위스 볼의 위에 벌림위치로 둘 수도 있으나, 환자는 거기서부터 브리지에서 엉덩관절 주변을 볼에서 떼어서 들어 올리도록 하면 강한 브리지 활동을 얻을 수 있다.

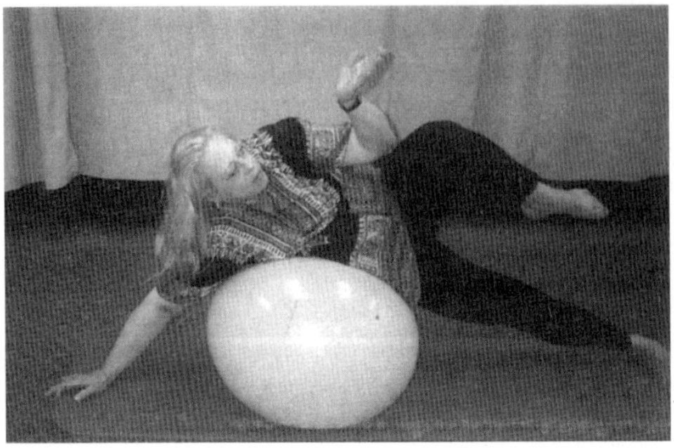

그림 7.11 환자는 지레의 팔에 해당하는 좌측 다리를 짧게 함으로써 그것을 들어올려, 열린운동사슬(open kinetic chain) 안에서 벌리고 있다. 우측 다리는 브리지 활동의 상태이다.

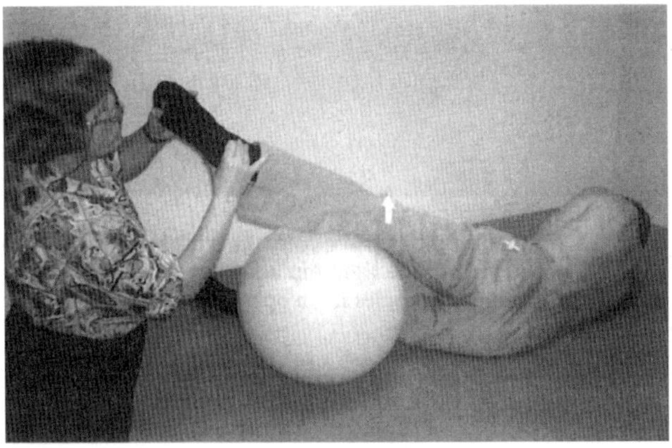

그림 7.12 환자는 좌측 다리를 벌려서 가쪽돌림시켜 올리려 하고 있다.

대상동작

예	그림 7. 12. 환자에 따라서는 다리를 벌림할 수 없으면 대상(substitution)으로서 그 다리를 가쪽돌림시켜 엉덩관절 굽힘근육을 작동시켜 올리려고 한다.

7.2.6 복수의 평면상에서의 조합된 운동

(Combination of Movements in Several Planes)

"흔들이(pendulum)" 운동을 비교적 어려운 방법으로 시행하려면 *정상적인 근력(과 협동성)이 필요*하다. 브리지 활동에서 양 엉덩관절을 펴고, 돌린다(그림 7.13a). 최초의 자세에서는 위쪽으로 된 다리의 엉덩관절 모음근은 브리지 활동의 상태에 있고, 아래로 된 다리의 엉덩관절 모음근은 자유 활동기능의 상태에서 다리의 무게를 유지하고 있다. 다음 단계로 진행하여, 아래로 된 다리의 벌림근이 브리지 활동의 상태에서 작동하고, 한편 위로 된 다리의 벌림근은 자유 활동기능의 상태에서 그 다리의 무게를 유지한다(그림 7.13). 이 매우 노력이

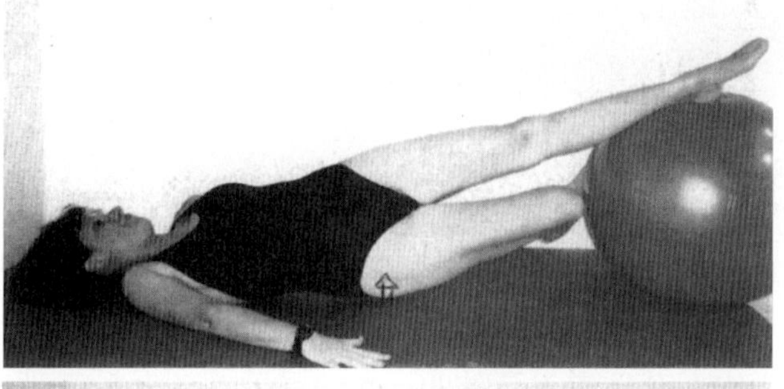

a

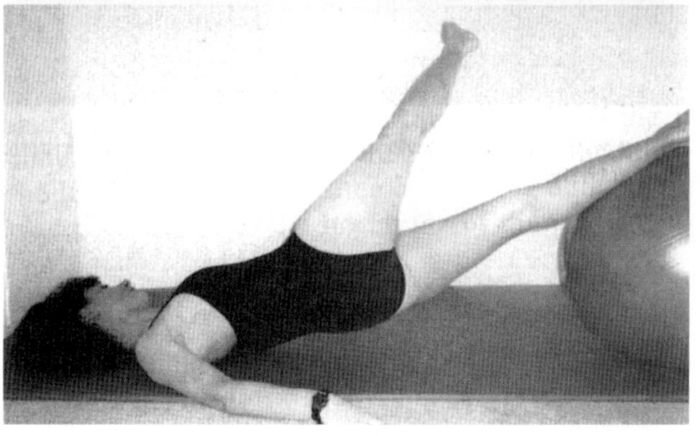

b

그림 7.13 **a.** 볼기뼈대를 회전시키고, 좌측 엉덩관절 모음근을 작동시켜 브리지 활동을 만들며(closed chain), 한편, 우측 엉덩관절 모음근은 열린운동사슬(open kinetic chain)의 상태에서 작동하고 있다. **b.** 우측 엉덩관절 벌림근은 열린운동사슬(open kinetic chain)의 상태에 있고, 좌측 엉덩관절 벌림근은 브리지 활동의 상태에 있다.

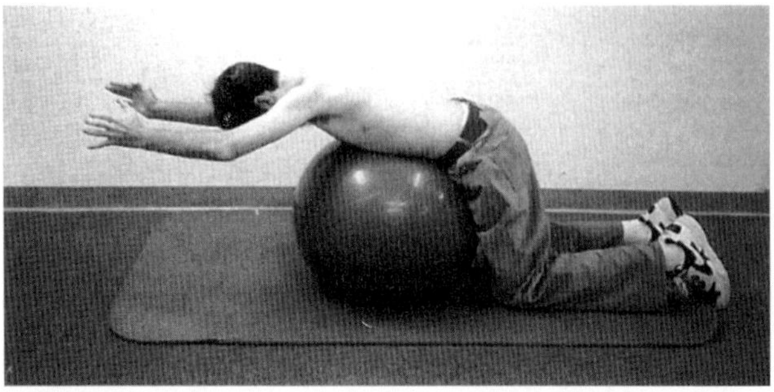

a

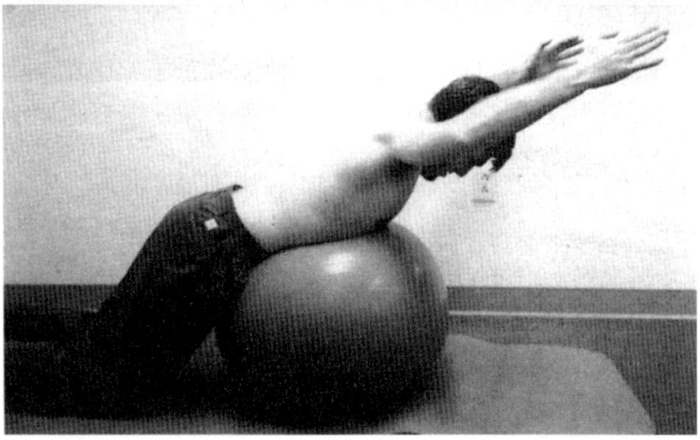

b

그림 7.14 **a.** 교통사고에 의한 부상 후 대략 3주일 경과한 환자. 등부위 폄근육군과 등세모근의 근력저하를 나타내고 있다. **b.** 대략 4개월 후, 환자의 근력은 정상이다.

강요되는 운동에서는 엉덩관절의 전체 회전근덮개(rotator cuff)가 작동하고, 동시에 근력 · 정교성 · 협동성을 검사할 수 있다.

7.3 등부위 폄근과 등세모근 : 근력검사
(Back Extensor and Trapezius Muscles: Testing Strength)

가슴등부위에 근력저하가 있는 환자에서는 스위스 볼 위에서 엎드린 자세를 취한 경우, 상지를 시상면에서 올릴 수 없으며(전방굽힘), 또한 이마면에서도 올릴 수 없고(벌림), 횡단면에서도 올릴 수 없다(수평벌림).

예	그림 7.14. a. 이 환자는 3주일 전에 교통사고를 당하여 내장이 손상되어 배수술을 받았다. 회복기에 들어가 체중감소와 전신적 근력저하의 무제를 갖고 있다. 엉덩관절을 대략 80° 굽혀 스위스 볼 위에서 엎드린 자세를 취해도 환자는 수의적으로 몸통을 펼 수 없었다. 등세모근 하부섬유와 등부위 폄근의 근력저하는 명백하고(대략 3-), 몸통을 신장한 상태에서는 중력에 저항하여 팔을 충분히 올릴 수 없는 것이 관찰된다. b. 가정에서 운동프로그램을 실시한 결과, 4개월 후에는 이 환자의 몸통 폄근과 등세모근 하부섬유의 근력은 정상(5)으로 회복되었다. 그림 7.15. a. 환자(그림 7.2의 환자와 동일인물)가 중력에 저항하여 시상면에서 양팔을 올리면 중증의 근력저하를 나타낸다. 팔과 몸통의 굽힘 · 폄의 운동축은 공간에서 수평이다. b. 스위스 볼 위에 팔을 올려놓았을 때, 수평벌림방향으로 움직일 수는 있지만, 신체의 횡단면 상에서 팔을 자력으로 완전히 들어 올려 수평벌림할 수는 없다. c. *마름근, 앞톱니근 그리고 어깨세모근*에도 역시 현저한 근력저하가 관찰된다. d. 양팔의 무게를 각각 스위스 볼에 맡기면 양쪽의 어깨뼈를 한가운데로 끌어당김으로써 근육을 수축시킬 수 있다. e. 또한 같은 운동시작 자세를 취하여 환자는 *등세모근* 상부섬유를 작동시켜 양 어깨를 올리고, 그 가동범위의 일부만이라도 수직인 이마면 상에서 움직이려고 한다. 환자는 양팔의 무게를 각각 볼에 맡기고 있으므로 대용품을 사용함이 없이 이 운동을 시행할 수 있다.

대상동작

예	그림 7.15a. 몸통 폄의 움직임이 없으므로 환자는 머리를 들어 올려 펴고 있다.

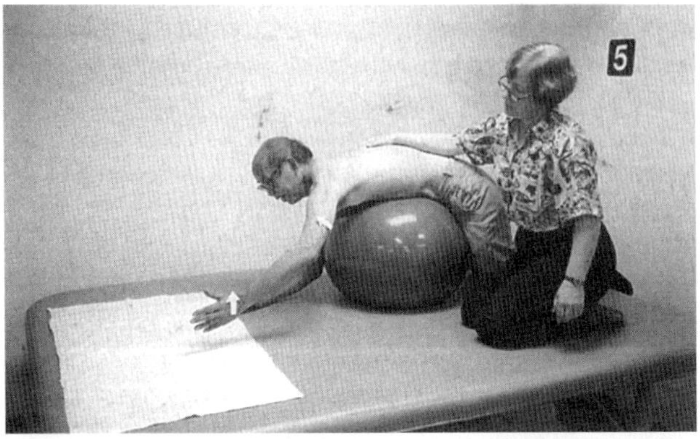

a

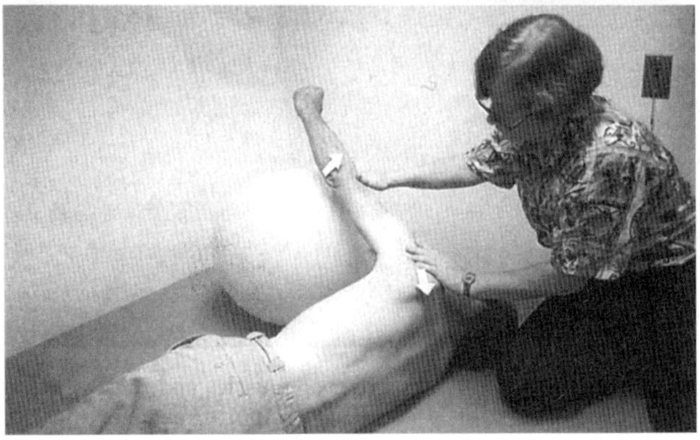

b

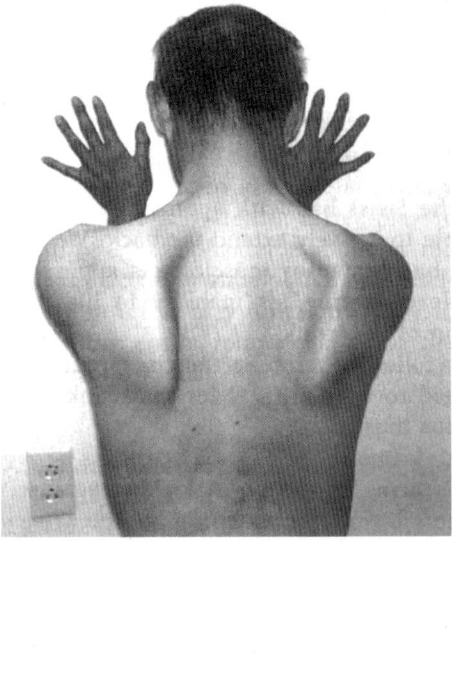

c

그림 7.15 a-e. 근 이영양증 환자. a. 수직인 시상면상에서 양 상지를 중력에 저항하여 올릴 수 없다. b. 횡단면상에서 팔을 볼에서 들어올려 뗄 수 없으나 근육을 수축시킬 수 있다. c. 앞톱니근과 마름근의 근력저하. d. 수평인 횡단면상에서의 움직임 안에서 견갑대의 근육을 수축할 수 없다. e. 양팔의 무게를 스위스 볼로 지지하여 등세모근 상부섬유를 작동시키고 있는 이마면상에서는 양 어깨를 올릴 수 없다.

그림 7.16 후만 자세(kyphotic posture)의 환자. 등부위 폄의 가동범위가 감소하여 있다. 좌측

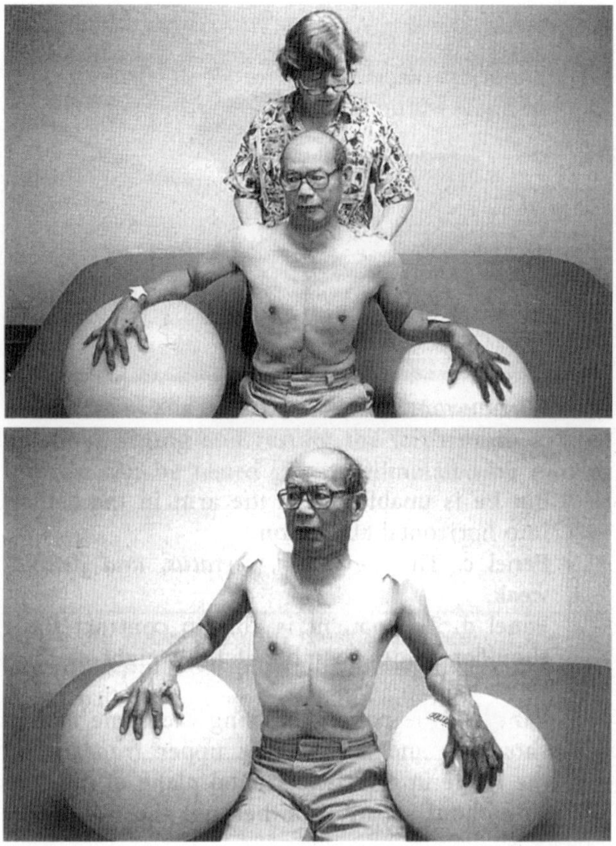

d

e

그림 7.15 d, e

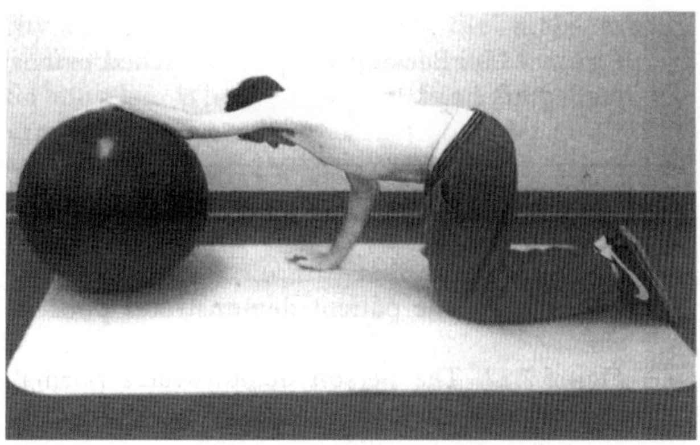

그림 7.16 후만 자세(kyphotic posture)의 환자. 등부위 폄의 가동범위가 감소하여 있다. 좌측 어깨는 올려져 있다.

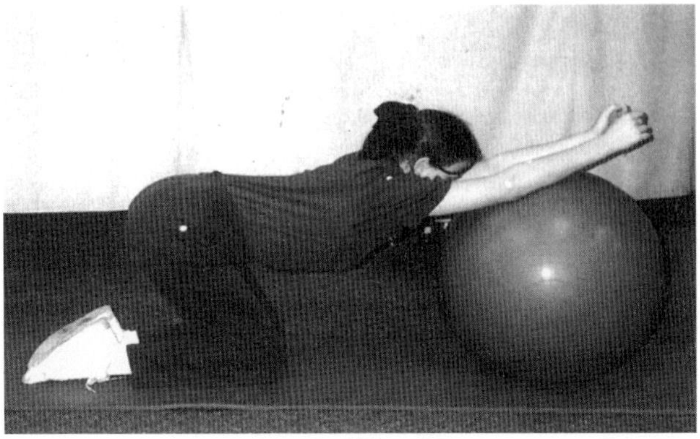

그림 7.17 등부위 폄의 정상적인 가동범위를 나타내는 건강한 사람.

관절가동범위

예	그림 7.16. 이 환자는 몸통 폄의 가동성이 부족하다는 것을 보여준다. 그림 7.17. 정상적인 몸통 폄과 어깨 전방굽힘이 관찰된다.

7.4 위팔세갈래근 : 근력검사
(Triceps Brachii Muscle: Testing Strength)

위팔세갈래근의 정상적이고 양호한 근력은 환자를 볼 위에서 엎드린 자세(prone position)로 하여 바닥에 양팔을 짚게 한 자세에서 검사할 수 있다.

	중요한 것은 양손과 양팔꿈치의 위치에 주의를 잘 기울이는 것이다.

양손은 전방을 향하고, 양팔꿈치는 약간 굽히며, 외측을 향하는 것이 아니라 배를 향하도록 한다. 양 어깨는 양 손의 위에 오도록 한다. 팔굽혀펴기(push-up)를 시행하였을 때(그림 5.1), 근력이 강한 경우는 양 어깨를 양손보다 앞으로 가져올 수 있다. 운동축은 공간에서는 수평이고 체중의 일부가 위팔세갈래근에

걸려 있으므로 매우 강한 근력이 요구된다. 운동이 일어나는 시상면(sagittal plane)은 수직이다.

환자가 앉은 자세에서 아래팔을 스위스 볼에 맡기고, 스위스 볼을 움직여서 팔꿈치를 펴서 중력 제거위치에서의 위팔세갈래근의 근력을 검사할 수 있다.

대상동작

예	그림 5.1b. 팔굽혀펴기를 하는 동안에 양팔꿈치가 밖을 향한 경우, 위팔세갈래근에 걸리는 부담이 감소한다. 이 경우는 양 어깨는 양손의 위에 없고, 즉 운동을 할 때에 볼은 머리쪽 방향으로 보다 크게 움직인다.

7.5 배의 근육과 엉덩관절 굽힘근(엉덩허리근) : 앉은 자세에서의 근력검사

(Abdominal Muscles and Hip Flexor Muscles (Iliopsoas): Testing Strength in Sitting Position)

배의 근육과 엉덩허리근(iliopsoas muscles)의 정상적인 근력을 그림 5.3a.에 나타냈다. 건강한 사람이 "저울"의 운동(9.2절 참조)을 시행하고, 배의 근육에 대한 요구가 커지도록 양팔도 올리고 있다. 몸통이 길고 다리가 짧은, 또한 이에 더해서 비교적 머리가 크고 견갑대가 무거운(예컨대, 무거운 물건을 들어 올리는 등을 하고 있던 환자에서는 큰 근육을 갖고 있다) 등의 환자에서는 "저울"의 운동은 어려워진다.

배의 근력이 저하한 환자에서는, 양팔의 무게를 넙다리에 맡기고 뒤쪽으로의 신체 경사의 양(원심성 근 수축을 필요로 한다)을 줄이면 좋을 것이다.

대상동작

예	그림 5.3. b,c. 배의 근력이 약한 환자는 자칫 볼기뼈를 전경시켜 이 운동을 시행하기 쉽다. 두덩결합과 배꼽과의 거리가 길어져 위 앞엉덩뼈가시(anterior superior iliac spine)와 넙다리와의 거리가 짧아진다.

7.5.1 배의 근육과 엉덩관절 굽힘근 : 바로 누운 자세에서의 근력검사
(Abdominal Muscles and Hip Flexor Muscles: Testing Strength in Supine Position)

배의 근력이 매우 약한 환자의 경우는 바로 누운 자세에(supine position)서 검사할 수 있다(그림 5.6 b, c). 이 경우, 양 엉덩관절에서 양 다리를 굽혀 볼에 그 다리의 무게를 맡긴다.

예	길랑-바레증후군 등과 같은 이완성 부전마비로부터 회복하여 있는 환자 등과 같이 근력이 매우 약하고 옆으로 누운 자세를 유지할 수 없으며 다리를 올려 움직일 수 없는 환자에서는, 바로 누운 자세에서 치료사가 아래배의 근육과 엉덩관절 굽힘근육을 시진하고 촉진(palpation)할 수 있다. 바로 누운 자세에서 넙다리부를 공간에서 수직으로 하여 한쪽(또는 양측)의 종아리를 볼에 올려놓으면, 엉덩관절 굽힘은 중력이 도와준다. 더 나아가서는, 이 스위스 볼로 지지된 한쪽(또는 양측)의 다리를 약간 펴고, 거기서부터 중력에 저항한 굽힘운동을 시작할 수 있다. 이 때, 환자에게 한쪽(또는 양쪽)의 팔을 올리면, 경우에 따라서는 머리도 들어 올려지게 하면, 윗배의 근육활동이 요구된다.

7.5.2 조합하여 시행하는 배의 근육과 무릎관절굽힘근의 근력강화
(Combination of Strengthening Abdominal and Hamstring Muscles)

배의 근력강화와 무릎관절굽힘근(hamstrings)을 사용하는 활동을 조합하여 시행하는 운동이 있다. 환자는 바로 누운 자세가 되어 양 발꿈치로 볼을 걸어 볼기로 끌어당긴다. 이어서 양 엉덩관절을 굽히면서 양 다리를 들어 올려 볼과 함께 가슴에 접근시킨다. 이 운동에서는 보통 대상동작은 일어나지 않는다. 볼을 사이에 끼워서 끌어당기는 활동에 의해서, 먼쪽의 정지부, 즉 무릎 굽힘에 작용하는 무릎관절굽힘근의 근육활동에 의해서 볼기뼈가 후경하여 양 엉덩관절 굽힘의 움직임이 야기되고 주로 아랫배의 근육과 엉덩허리근의 근력이 강화된다(그림 7.18).

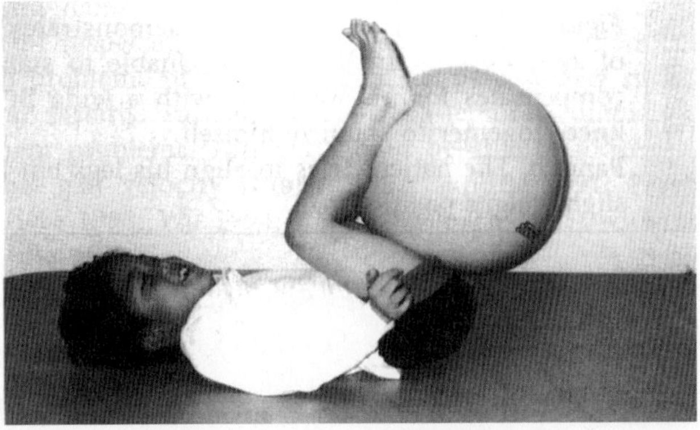

그림 7.18 배의 근육과 무릎관절굽힘근의 근력강화의 조합

7.5.3 배의 근육 ; 엎드린 자세에서의 검사와 근력강화

(Abdominal Muscles: Testing/Strrengthening in Prone Position)

스위스 볼 위에서 엎드린 자세가 되어 브리지 활동을 시켜 배 근육이 약한 것을 검사하고, 근력강화를 할 수 있다. 만든 브리지의 길이나 그 불안정성에 따라서 환자가 도전하는 과제의 난이도가 결정된다.

대상동작. 배의 근육이 매우 약한 환자에서는 볼에 양 다리를 올려놓고 양손으로 전방으로 걷게 하면, 대부분의 경우 등부위를 활모양으로 하여 약한 것을 보완하려 한다. 긴 브리지를 만들려고 하면 할수록 중력에 저항하여 배의 근육을 활동시켜 브리지를 유지하는 것이 어려워진다. 불안정한 볼에 신체의 일부가 실려 있으면 네발로 기기로 시행하는 것보다 더욱 어려워진다.

관절가동범위. 엉덩관절의 굽힘과 폄의 표준적 관절가동범위 검사는 바로 누운 자세에서 시행한다. 이 때, 한쪽의 다리를 굽힘위치로 유지하고 반대 측의 다리를 진찰대의 끝에서 밖으로 늘어뜨려 넙다리곧은근이나 엉덩허리근의 단축이 없는지 확인한다. 신장성이 상실되어 긴장하여 있거나 단축이 있으면, 엉덩허리근에서는 넙다리부가 진찰대로부터 들어 올려지고, 넙다리곧은근에서는 무릎이 펀다. 바로 누운 자세에서 양 다리를 편 상태에서는, 엉덩관절 굽힘근육의 단축이나 신장성이 상실되어 긴장하여 있으면 볼기뼈의 전경(anterior tilt)이 일어나고, 배의 근육이 과도하게 신장되어 등부위의 폄근이 긴장한다.

7.6 정렬의 평가 (Evaluating Alignment)

종아리의 정렬(alignment)이 불량하게 되는 원인으로서 수많은 상이한 원인을 생각할 수 있다.

정렬 불량의 원인으로서 아래의 것을 생각할 수 있다.

예	그림 7.19. a. 이 사진으로부터 환자에게 근력저하가 있고 자기의 정렬을 알아차리지 못하고 있다는 것을 알 수 있다. 보조가 없이는 일어설 수 없으므로, 근력저하를 보완하기 위해 지지 바닥면을 넓게 하여 자기 자신을 안정시키기 위해 양 무릎을 밀어붙이고 있다. b. 환자는 자기 다리의 정렬을 적절하게 하려하고 있으나, 우측 무릎은 아직 가쪽번짐위치(valgus position)에 있다.

- 좋지 않은 습관과 한쪽 또는 양측의 다리의 자세를 알아차리지 못한다.
- 근력저하, 특히 넙다리네갈래근의 일부인 안쪽넓은근(vastus medialis)의 근력저하
- 무릎관절굽힘근이나 넙다리근막긴장근 또는 엉덩관절 굽힘근육의 긴장에 의한 신장성 저하
- 발 앞쪽부위 엎침(pronation) 부족의 대상(substitution)
- 발꿈치뼈(calcaneus)의 가쪽번짐(eversion)
- 종아리의 근 긴장항진
- 균형능력저하
- 고유수용감각의 변화, 예컨대 수술 후나 부상 후에 일어난다.
- 의학적 상태, 예컨대 엉덩관절 또는 무릎관절의 변형성관절증이나 수술 후 또는 골절

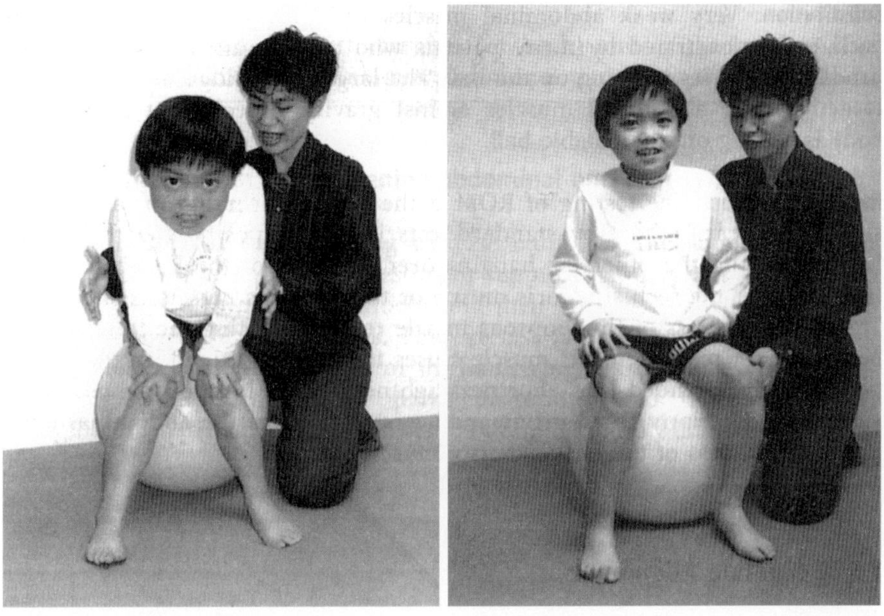

그림 7.19 **a.** 환자는 종아리의 정렬이 어떻게 되어있는지 알아차리지 못한다. **b.** 환자는 보조 없이는 일어설 수 없다.

스위스 볼을 사용하여 양 다리의 정렬을 바로잡는 능력을 평가할 수 있다. 경우에 따라서는 스위스 볼이 정렬의 원인을 특정하는 데에 도움이 된다. 발부위에 문제가 있는 환자에서는 종아리근육(특히, 무릎관절굽힘근과 넙다리근막긴장근)이 굳어지는 것에 더하여 관절가동범위의 저하(특히, 발 앞쪽의 엎침의 저하)가 공통적으로 관찰된다. 예컨대, 통증이 있는 발꿈치뼈 골극(painful heel spurs)이나 가쪽번짐 엄지발가락(hallux valgus) 그리고 발바닥근막염(plantar facitis)의 환자이다. 무릎대퇴관절부에 문제가 있는 환자도 대개는 정렬의 문제를 가지고 있다. 걷는다는 과제에만 집중하지 않고, 환자는 정상적인 보행속도(Inman 1982 ; Whittle 1991 ; Perry 1992 : Bronner 1992 ; Carrière 1993 ; Wu 1994 ; Klein-Vogelbach 1995)와 같은 속도로, 좋은 정렬로 다리를 움직이도록 해야 한다.

예	그림 7.20. 이 환자는 중증의 가쪽번짐 엄지발가락((hallux valgus)으로 몇 회 수술을 받았으나, 여전히 양발에 심한 통증을 호소하고 있었다. • 우측 다리보다 좌측 다리에 중대한 정렬상의 문제가 있다(그림 7.20a). 환자의 정렬을 평가하였다. 그랬더니 환자는 아래에 언급하는 장면에서는 자기가 운동의 잘못을 수정할 수 있었다. • 안정된 좌석면에 앉았을 때 (그림 7.20a) • 안정된 좌석면에 앉은 채로 볼 위에 올려놓은 다리를 움직였을 때 (그림 7.20c) • 볼 위에 양 발을 올려놓고 바로 누운 자세를 취하였을 때 • 볼에 앉아 전후로 움직이거나 가볍게 뛰어올랐을(hopping) 때 (그림 7.20d) • 자전거 타기 • 트레드밀 위에서 걸었을 때

최초 이 환자는 외부로부터의 단서 없이는 자기의 정렬을 수정할 수 없었다. 또한 양 다리를 바르게 움직여 정상적인 보행속도로 걷는 것도 불가능하였다. 환자는 집에서 매일 애써서 정렬의 불량을 바로잡고 발 앞쪽을 엎침의 방향으로 움직여서 종아리근육의 근력강화를 도모하였다. 여러 회의 치료로 이 환자의 통증은 소실되었다. 그 후 정렬의 재평가를 시행하였다.

> 환자에게 문제를 알아차리게 함으로써 자기가 그것을 수정할 수 있게 된다.

환자에게 알아차리게 하고 정렬을 수정하기 위해서는 작은 표식을 사용하면 좋을 것이다. 바닥에 몇 개의 동전(coin)을 놓고 테이프로 고정하여, 발꿈치의 외측과 엄비발가락 바닥면이 그 곳에 오도록 한다. 이것에 의해서 촉각의 피드백이 주어진다. 정렬을 평가할 때는 환자의 정면에 거울을 놓고 시각의 피드백을 주도록 하면 좋을 것이다. 환자는 이것에 의해서 문제를 수정할 수 있다. 회복의 후반에서는 자기의 정렬을 의식하지 않고 자동적으로 할 수 있도록 환자

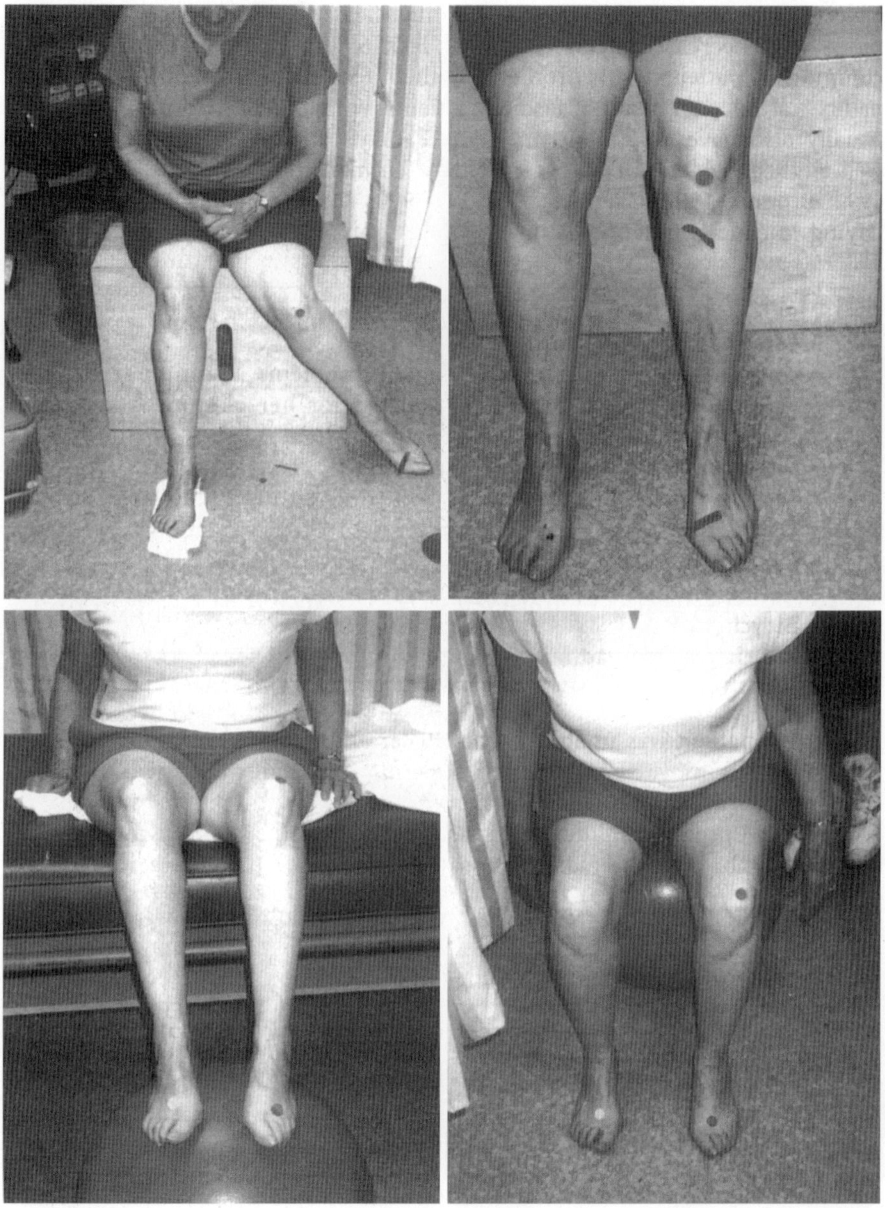

a b c d

그림 7.20 a. 정렬이 불량한 환자. 우측보다 좌측 다리가 정렬불량이 심하다. b. 안정된 좌석면에 앉아 정렬을 수정하고 있다. c. 안정된 좌석면에 앉은 환자는 볼에 올려놓은 다리를 움직이면서 정렬을 수정하고 있다. d. 볼에 앉아 전후로 움직이거나 가볍게 뛰어오르거나 하면서 정렬을 수정하고 있다.

에게 단서를 제공하지 않는다.

7.6.1 한쪽 다리 아래에 스위스 볼을 놓고 바로 누운 자세를 취하다
(Supine Position with the Swiss Ball Under One Leg)

	치료사는 근력이 저하하여 있는, 또는 마비되어 있는 다리를 처음부터 적절한 정렬로 움직이도록 한다. 그리고 환자 자신이 다리를 움직일 수 있다면, 적절하게 움직이도록 환자에게 가르치도록 한다.

예	그림 7.21. 뇌졸중으로 좌반신에 근력저하가 인지되는 환자이다. 수동 운동을 하는 동안에 다리와 다리에 붙인 표식이 잘 보이게 하고 있다.

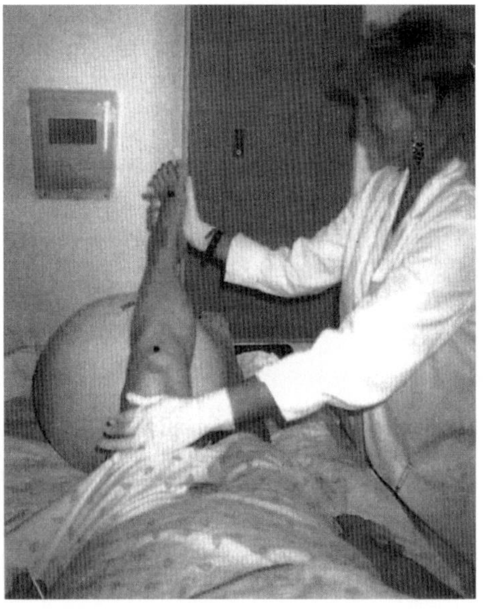

그림 7.21 치료사는 환자가 뇌졸중 후 마비된 좌측 종아리를 움직이는 것을 보조하고 있다.

7.6.2 넙다리, 종아리, 그리고 발에 공통적으로 관찰되는 정상적인 정렬로부터의 일탈 (Common Patterns of Deviation from Normal Alignment of Femur, Lower Leg, and Foot)

- 뇌졸중의 회복기에 있는 환자에서는 마비된 다리를 엉덩관절 벌림 · 가쪽 돌림으로 움직이는 경향이 있다.
- 경련이 있는 환자에서는 다리를 엉덩관절에서 굽힘 · 모음으로 끌어들이는 일이 있다.
- 고유수용감각이 저하하여 불안정성이 있는 환자에서는 다리를 똑바로 움직이는 것이 곤란하다.
- 종아리의 일부 근육에 약간의 근력저하와 긴장이 있는 환자에서는 바르게 움직이기 위해 운동에 집중하고 그것을 잘 관찰해야 한다.
- 발 앞쪽의 엎침이 감소하여 있는 환자에서는 발 앞쪽이 엎침위치로 고정되지 않으므로 바로 누운 자세에서 볼에 장딴지나 발꿈치를 올려놓고 운동에 집중하였을 때만 다리를 적절한 위치관계로 유도할 수 있다.

잘못된 운동패턴을 바꾸려면 시간이 상당히 걸린다. 바른 패턴을 의식하지 않고 시행할 수 있게 될 때까지 대상운동의 습관은 오래 지속되고 정렬에 영향을 준다.

7.6.3 벤치나 의자에 앉아 양 발의 아래에 스위스 볼을 놓기

(Sitting on a Bench/Chair and with the Swiss Ball Placed Under the Feet)

한쪽 발 또는 양쪽 발아래에 볼을 놓고, 볼을 똑바로 움직이는 것도 좋은 방법이다. 지지 바닥면이 움직이고 동시에 좁아진다. 발을 전후로 움직이는 동안에 환자에 따라서는 무릎을 적절한 위치관계로 유지하는 것이 곤란해진다.

> 균형이 나빠 스위스 볼에 앉을 수 없는 환자는 정렬 평가를 위해 의자에 앉게 한다.

7.6.4 스위스 볼에 앉기 (Sitting on the Swiss Ball)

볼에 앉거나(그리고 전후로 움직이는 동작을 가한다), 앉은 채로 볼이 가볍게 튀어 오르게 한 경우, 위에서 언급한 것과 똑같은 문제가 일어난다. 그러나, 양 발이 바닥에 닿아있음에도 불구하고 균형이 문제가 되어 있기 때문에 환자가 이 문제를 수정하는 것은 상당이 어려워진다. 신경학적 장애가 있는 경우, 이것이 더 뚜렷해진다.

> 발 앞쪽의 엎침이 감소하여 있는 환자에 따라서는 바닥에서 제1중족골이나 마디뼈을 들어 올림으로써 발과 무릎을 적절한 위치관계로 가져갈 수 있는 경우가 있다. 이것은 가쪽번짐 엄지나 발바닥근막염(plantar fascitis) 그리고 편평족 등 발에 문제를 가진 환자에 흔히 볼 수 있다.

발 앞쪽이 엎침으로 움직이도록 하기 위해 관절이나 연부조직의 관절가동술이 필요하게 되는 경우가 있다.

7.6.5 스위스 볼에 앉아 제자리걸음을 하면서 전진하여 볼 위에서 앉기 (Sitting on the Swiss Ball and Taking Steps Until Reaching Supine Position on the Swiss Ball)

스위스 볼에 앉게 하여 제자리걸음을 하면서 정렬과 균형을 평가할 수 있다. 같은 장소에서 제자리걸음을 시켜도 좋고, 제자리걸음을 하면서 앞으로 나아가게 하여 볼 위에서 바로 누운 자세를 취하게 할 수도 있다.

> **예**
>
> 그림 7.22. 치료사의 도움을 받으면 다발성경화증(multiple sclerosis)을 앓고 있는 이 환자는 앉은 자세에서 바로 누운 자세의 최종자세까지 도달할 수 있다. 우측 다리의 정렬이 되어있지 않은 것은 근력저하, 고유수용감각의 저하, 그리고 균형의 장애에 의한 것이다.

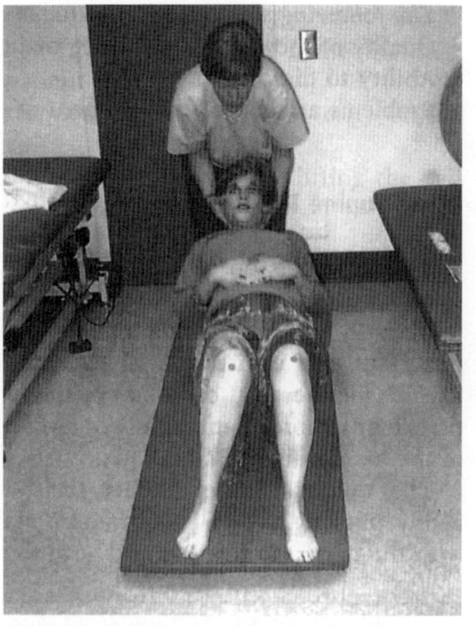

그림 7.22 다발성경화증을 앓고 있는 이 환자는 2차적으로 일어나는 근력저하, 정렬의 문제, 그리고 고유수용감각이나 균형의 장애 때문에 치료사의 도움을 필요로 한다.

7.7 종아리운동의 질과 분리의 평가

(Evaluation Quality of movement and Dissociation of the Lower Extremities)

4개월 전 교통사고로 머리외상을 입은 환자가 우리들의 물리치료부에 왔다. 보행이 가능하였다. 이 환자는 또한 우측 넙다리뼈를 골절하고 있었다. 담당 치료사는 환자가 보행에 문제가 있는데도 지팡이를 사용하지 않는 것에 주목하였다. 환자의 문제점을 지적하는 것은 어려웠으나, 운동의 조화가 신체의 우측에서 결여되어 있다는 것은 분명히 알았다. 병력을 청취한 다음, 스위스 볼을 사용해서 근력과 정렬을 검사하였다. 문제의 부위는 도수근력검사법으로 검사하였다. 근 긴장과 운동의 질은 스위스 볼을 사용해서 동시에 평가하였다. 치료사는 이들의 것으로부터 신체의 양측에 문제가 있는가, 또한 그것은 어느 정도인가를 결정할 수 있었다. 환자는 최초는 가장 안정된 자세인 바로 누운 자세(supine position)에서 검사를 받았다. 이 자세는 스위스 볼에 익숙해져 안전하게 어려운 문제에 대처할 수 있게 하였다.

근력 이외에 다음과 같은 기능(skills)을 평가할 수 있다.

- 한쪽 또는 양쪽 다리의 운동의 질
- 다리를 분리하여 움직이는 능력
- 보행속도와 같은 속도로 운동함으로써 일어나는 문제

7.7.1 바로 누운 자세에서 양 다리를 스위스 볼에 올려놓기

(Supine Position, Both Legs on the Swiss Ball)

환자는 반듯이 누워 양 다리의 장딴지를 소형 또는 중형 크기의 스위스 볼(직경 45㎝ 또는 55㎝)에 올려놓는다. 환자에게 양 엉덩관절과 무릎관절을 굽힘 폄하여 양 다리를 움직이도록 지시한다. 치료사는 그 동안에 운동의 방향, 속도 그리고 질을 평가한다. 양 다리가 펴졌을 때, 양 무릎의 움직임을 관찰하여 한쪽이 다른 쪽보다 펴졌는가를 살펴서 확인한다(이것은 경우에 따라서는 무릎관절굽힘근의 운동갈래 수축이 불충분하다는 것을 나타낸다).

몸통의 좌우 안정성을 비교하기 위해 치료사는 조용히 볼을 가볍게 돌림시켜 환자에게 옆쪽으로 움직이지 않도록, 그 움직임에 저항시키는 일도 있다. 이 경우, 볼기뼈를 매트 위에 붙인 채로 시행하는 경우와 뜨게 하여 시행하는 경우가 있다.

> 치료사는 환자의 양팔의 상태도 관찰해야 한다. 양팔이 매트 위에서 양 엉덩관절의 곁에 놓여있는가? 그것이 좌우 대칭으로 되어있는가? 한쪽의 팔을 매트 위에 내려놓는 것이 어려운가? 즉, 이것에 의해서 연합반응이나 근 긴장의 변화의 유무를 본다.

7.7.2 바로 누운 자세에서 한쪽 종아리를 스위스 볼에 올려놓기

(Supine Position, One Leg Resting on the Swiss Ball)

잇달아서 바로 누운 자세인 채로 한쪽의 다리를 굽힘 폄하도록 지시한다. 그리고, 운동의 질을 반대 측 다리를 움직인 경우와 비교한다. 발꿈치만을 볼에 올려놓은 경우, 특히 환자의 다리가 긴 경우, 이 운동은 한층 더 어려워진다.

7.7.3 바로 누운 자세에서 다리를 번갈아 움직이기 (Supine Position with Alternate Leg Movements)

스위스 볼에 한쪽 다리를 올려놓고 볼기뼈는 매트 위에 붙인 채로

"영구운동"(9.22절 참조 : Klein-Vogelbach 1990b,c ; Carrière 1993)과 같이 환자는 양 다리를 번갈아 움직인다. 보다 장애가 있는 측을 볼에 올려놓은 채로 반대 측의 다리를 공중에서 굽힘 폄시키는 편이 용이하다. 여기서도 치료사는 운동의 질을 관찰한다.

> 한쪽을 공중에서 폄하고 있는 동안에 반대 측의 볼에 올려놓은 다리를 원활하게 굽힘시킬 수 있는가? 볼에 올려놓은 다리를 폄하고 있는 동안, 반대 측을 굽힘위치로 유지할 수 있는가? 다리의 운동은 직선상에 있고, 원활하게 시행되고 있는가? 또한 운동을 빨리 시행한 경우는 어떠한가?

스위스 볼에 한쪽의 다리를 올려놓고 볼기뼈를 매트에서 들어 올리기

이 자세에서(9.22절 "영구운동" 참조), 환자가 아래와 같은 운동을 할 수 있다면 치료사는 양측을 관찰하여 비교한다.

- 볼기뼈를 들어 올려, 한쪽의 발꿈치(또는 장딴지)를 볼에 올려놓고, 그 다리를 폄위치로 유지하여 반대 측을 공중에서 굽힌다.
- 볼기뼈를 들어 올린 채로 양 다리를 번갈아 움직여 한쪽의 다리를 펴고 반대 측을 굽힌다. 이 동안에, 양팔과 몸통을 안정된 상태로 유지한다.

환자가 과제를 시행할 수 있어도, 또는 충분한 지도를 받았어도 운동수행상의 어려움에 더해서 근력저하도 있다는 것을 치료사가 발견하는 경우가 있다. 양 다리의 운동을 협동시키는 것이 곤란하거나 몸통의 안정성이 결여되어 있기도 하다. 이러한 것은 환측이라고는 생각되지 않는 측에도 출현하는 경우가 있다.

7.7.4 스위스 볼 위에서 엎드린 자세로 (Prone Position Over the Swiss Ball)

환자를 볼 위에서 엎드린 자세(prone position)로 해도 검사할 수 있다. "도롱뇽(salamander)" 이나 '흔들이(swing)", "게(crab)" (9.9, 9.10, 9.12,절 : Klein-Vogelbach 1990b, 1991 ; Carrière 1993)와 같은 운동을 시행시킴으로써 치료사는 양손 양발의 협동성을 관찰할 수 있는 경우도 있다. 이 운동 시는 몸통은 스위스 볼에 지지되어 있다. 몸통과 사지의 길이에 따라서 바뀌지만, 볼의 직경은 55㎝나 그 이상이 좋을 것이다. 볼에 올라탔을 때 신체에 맞는 편안한 것으로 한다.

환자가 바로 누운 자세나 엎드린 자세에서 능란하게 시행할 수 있다면, 스위스 볼에 앉혀서 협동성과 균형의 쌍방을 검사할 수 있다.

7.8 균형검사 (Tesing Balance)

7.8.1 균형의 결여 (Balance Deficits)

> 균형을 잘 잡으려면, 자세의 제어(근력과 가동성)와 건강한 시각이나 청각 그리고 고유수용감각(proprioception)이 필요하다. 경우에 따라서는 의식의의 청명(alertness), 주의력 그리고 기억력도 역시 균형을 상실하지 않도록 하는 데에 중요하다.

잔디 위를 걷고 있을 때, 살수기 주위에 구멍이 뚫려 있었던 것을 상기하여 그것에 주의를 기울이고 있으면, 그 구멍에 발이 빠졌을 때 넘어지거나 균형을 잃거나 하는 일은 우선 없을 것이다. 아래의 예에서는 시력과 고유수용감각의 중요성을 보여주고 있다.

예	평탄한 바닥면이라면 지팡이 없이 잘 걸을 수 있는 뇌졸중 환자가, 휴가로 큰 유람선을 탔다. 태풍을 만나 배가 흔들리고 창밖에 큰 파도를 볼 때까지는 선박여행을 즐기고 모든 것이 순조로웠다. 태풍으로 주위의 세계가 계속 움직였으므로 자기의 시각이나 안뜰에 의해서 평형을 유지하는 것이나 고유수용감각에 의존할 수 없게 되었다. 환자는 "걸을 수 없게 되었습니다. 또 뇌졸중이 되었다고 생각하였습니다." "태풍이 지나갈 때까지 침대에 누워있어야 했습니다. 그리고 다시 걸을 수 있게 되어, 아무것도 아니었다는 것을 알았습니다"라고 언급하고 있었다.

노인이 넘어지는 것이나 균형을 잃는 것에 대해서는 잘 연구가 되어있으며(Duncan et al. 1993a ; Tinetti and Ginter 1988 ; Duncan et al. 1992 ; Gehlsen and Whaley 1990; Weiner et al. 1992), 그 원인으로서 근력이나 가동성 저하, 그리고 체성감각 또는 감각운동계, 시각이나 안뜰계단의 문제가 관여하고 있다고 생각된다. 균형은 단지 하나의 측정만으로 그것을 파악할 수는 없고, 오히려 몇 가지의 요인이 관계하고 있다. 즉, 균형에 문제가 있다는 것은, 몇 개의 영역에 걸쳐 있는 결함이 가중된 결과라 생각된다(Duncan et al. 1993b).

감각운동수용기는 피부, 관절, 힘줄, 인대, 근육에 분포하여 있다(Allison 1995). 다발성경화증, 길랑-바레증후군, 척수손상 그리고 말초성 신경증(neuropathy)과 같은 신경학적 손상에서는 감각운동계가 손상된다. 골절이나 염좌(sprains) 그리고 절단이라는 정형외과적 또는 외과적 손상에서도 고유수용감각이나 감각이 영향을 받는다. 당뇨병환자에서는 말초성의 시각상실과 감각저하가 일어난다. 백내장이나 녹내장에서는 노인의 시력이 장애를 받는다. 메니에르병(Menière' s disease)이나 청신경종(acoustic neuroma)에서는 말초 안뜰계가 영향을 받아 균형의 문제가 발생한다.

	중추의 감각지각은 신체의 양측으로부터의 입력과 3종류의 1차감각계로부터의 입력을 비교하는 데에 중요한 역할을 수행하고 있다(Allison 1995).

Allison(1995)은 정중위(mid-line)를 정위(orientation)하기 위한 시각과 전정 및 체성감각으로부터의 정보를 통합할 수 없는 예로서 "푸셔증후군(pusher syndrome)"을 나타내는 반마비 환자의 예를 들고 있다. Gill-Body 등(1994)은 말초성의 안뜰기능장애의 2개 증상사례를 보고하였다.

중추에서의 운동의 계획(제2장도 참조)에 의해서 운동이 준비되고, 또한 그것에 의해서 운동이 영향을 받는다. 예컨대, 물이 들어간 유리컵이나 빈 유리컵에 손을 뻗혔을 때, 운동을 측정하여 무의식적으로 근육을 조절한다. 이 능력이 운동계획에 포함되어 있다. 기능(skill)은 치료에 의해서 향상된다. 건강한 사람에서는 보통 자기가 앉으려고 생각하는 좌석 면이 움직이는지 안정하여 있는지를 알고 있어, 좌석 면에 따라서 근육활동을 자동적으로 조절하고 있다. (안뜰안구나 안뜰척수와 같은) 반사나 바로잡기 반응(righting reactions)은 어린이 발달의 초기단계에서 관찰된다(Allison 1995).

> 자동적 자세반응은 신체 중력중심을 지지 바닥면 안에 유지하는 도움을 준다. 이에 더해서, 운동을 예상한 자세반응과 수의적인 자세조절운동도 균형의 유지에 관여한다. 수많은 검사가 균형 장애를 평가하는 방법으로서 권장되어 왔다(예컨대, Allison이 분담 집필한 단원(1995). 앞에서 언급한 다양한 연구도 참조). 이들의 어느 것이나 매우 의미가 있는 검사이다.
>
> 검사에 따라서는 선 자세에서 시작하거나 보행에서 검사한다. 환자에 따라서는 걷는 것은 할 수 없어도, 균형을 잡고 움직일 필요가 있다. 환자의 앉은 자세 균형의 치료가 선 자세나 보행을 준비하게 되는 경우도 있다. 문제는 시간이 제한되어 있거나 장소가 없거나 하여, 대부분의 치료사는 권장된 검사를 시행할 여유가 없다는 것이다.

노인이 넘어지는 위험인자로서, 근력저하나 균형을 잡는 방법의 졸렬, 비정상 보행 그리고 반응시간의 지연을 들 수 있다(MacRae et al. 1992). 이들의 위험인자도 스위스 볼을 사용한 운동으로 대처할 수 있다.

7.8.2 균형능력의 선별검사 (Screening Balance)

스위스 볼을 사용해서 환자의 균형문제를 선별, 평가할 수 있다. 그 이유는 "환자를 체조용 볼에 앉혀서 운동을 시키면, 어떠한 운동에서도 반드시 적절한 적응반응을 하기 위해 안뜰과 고유수용기로부터의 피드백이 필요하게 되므로, 그 점을 평가할 수 있기 때문이다 "(Umphred 1995). 이에 더해서, 스위스 볼은 자세제어나 근력강화에도 도움이 되는 도구이다.

Biesinger 등(1991)은 말초성 및 중추성 균형 장애에 대한 기능적 치료의 진행방법에 대해서 언급하고 있다. 아래에 언급하는 스위스 볼을 사용한 운동을 하는 순서는, 1차 중추성 또는 자세균형 장애가 의심되는 환자를 선별검사하거나 평가하거나, 그리고 치료를 시행함에 있어 효과적인 일이 있다. 환자는 자기가 시행한 것의 피드백을 얻고, 또한 집에서도 연습할 수 있다. 이러한 것은 중요하다. 왜냐하면, 물리치료의 연습을 평소에 받을 수 있는 것은 , 극히 일부의 환자뿐이기 때문이다. 운동을 환자의 능력에 맞춰서 처방하고, 환자가 그것을 잘 시행할 수 있게 될수록 더욱 어려워질 수 있기 때문에, 과제의 달성은 "측정가능한" 것이다.

> 학습을 확대해가려면, 최초부터 할 수 없는 운동을 연습하는 것이 아니라, 우선 환자가 시행할 수 있는 운동부터 시작하여, 보다 어려운 운동으로 진행시키도록 해야 한다.

아래와 같은 진행방법이 좋을 것이다.

1. 바로 누운 자세
2. 안정된 면 위에서의 앉은 자세
3. 스위스 볼에 앉다 (불안정한 면 위)
4. 스위스 볼에 앉아 양 발을 불안정한 면 위에 놓다
5. 스위스 볼에 앉아 튀어 오르게 하다(hopping)
6. 불안정한 면 위에서 무릎서기 자세가 되고, 스위스 볼을 받침으로 이용한다
7. 불안정한 면 위에서의 선 자세

바로 누운 자세

예	그림 7.2c. 환자는 볼에 양 장딴지 또는 양 발을 올려놓고 브리지 동작을 한다. 몸통의 조절이 불충분하면, 볼은 순식간에 한쪽으로 넘어져버릴 가능성이 있다.

별개의 환자의 예이지만 환자의 몸통 안정성에 좌우차이가 있는 경우, 환자가 안정시키려고 하는 볼에 저항을 가하면, 그것이 명백해진다. 이 경우, 저항에 대항하여 근육활동을 끌어내야 하는 측의 다리를 치료사가 살짝 만짐으로써, 환자에게 신호를 보내줄 수도 있다.

안정된 면 위에서의 앉은 자세. 환자에 따라서는 볼에 앉기 전에 안정된 좌석면에서 정적 균형과 동적 균형의 평가를 해두는 것이 도움이 된다. 의자나 매트부착 플랫폼(mat table)에 환자가 지지 없이 앉아있을 수 있는가? 그리고 환자를 살짝 밈으로써 균형을 유지할 수 있는지 시도한다. 이것을 관찰함으로써 치료사는 정적 및 동적인 몸통의 조절능력을 평가할 수 있다.

불안정한 면(스위스 볼) 위에서의 앉은 자세. 바닥면을 넓게 잡아(양 발을 떼어놓고) 환자를 스위스 볼 위에 앉게 할 수도 있다. 치료사가 환자의 몸통을 확고하게 유지함으로써 밖으로부터의 지지를 줄 수도 있다. 환자가 양측에 놓인 의자를 잡아도 좋을 것이고, 평행봉 중간에 앉아도, 또는 매트부착 플랫폼(mat table)을 잡아도 좋을 것이다. 그렇게 하면 환자는 양측에 팔을 뻗히고, 넓은 삼각형의 지지 바닥면을 유지함으로써 균형을 잡을 수 있다.

	그림 7.23. 양손을 합치고 지지 바닥면을 좁게 하여 스위스 볼에 앉아 있다. 물리치료사는(필요한 경우만) 외부로부터 최소한의 지지와 구두에 의한 피드백을 주고, 또는 자기 자신이 균형을 잡도록 시키고 있다.

환자가 숙달되면 두 눈을 감고 이 운동을 시킬 수 있다. 치료사는 환자가 균형을 무너뜨리는, 또는 한쪽, 경우에 따라서는 양측이 흔들리는 것을 상정하여

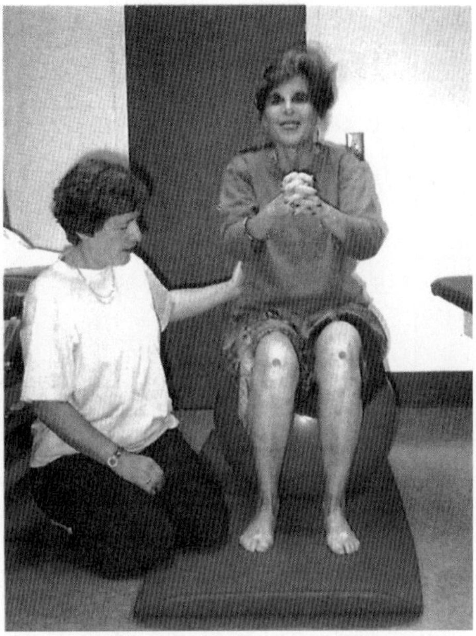

그림 7.23 안정성을 획득하기 위해 양 손을 깍지를 끼게 한다. 이것에 의해서 스위스 볼에 앉아있을 때의 지지 바닥면이 감소한다.

곁에서 지켜볼 필요가 있다. 숙달되면 이 운동은 균형판(balance board)에 앉아서도 시행할 수 있다.

스위스 볼에 앉아 양 발을 불안정한 면 위에 놓다

예	그림 7.24. a. 환자가 스위스 볼에 앉아 양 발을 불안정한 물체의 위에 놓는다. b. 처음에는 스위스 볼에 앉히는 대신에 환자를 시트피트(Sitfit)에 앉히고, 양 발 아래에 별개의 시트피트를 놓는다. 스펀지(a piece of foam) 또는 스펀지 롤(foam roll), 작은 경사판(tilt board)을 사용해도 좋고, 찌부러진 볼과 같은 형상을 한 시트피트를 사용해도 좋을 것이다. 숙달되면 견고한 볼에 앉아 시트피트나 어떤 불안정한 물체 위에 양 발을 올려놓는다. 그림 7.25. 우측 종아리가 폴리오(poliomyelitis)로 장애를 받은 환자(우측 발은 좌측 발보다 치수 2가 작다)가 스위스 볼에 앉으면서 균형을 잡고 있다. 눈을 감고, 우측 발은 안정된 면 위에 놓여있다. 우측 발을 불안정한 물체 위에 놓으면, 할 수 있었던 운동을 할 수 없게 된다.

a - c. 시트피트에 올려놓은 좌측 발에 체중을 걸었을 때는 자기 자신이 균형을 잡을 수 있다.
d. 5주일 동안 집에서 이 기능(skill)을 연마하여, 환자는 눈을 감고 우측 발만을 시트피트에 올려놓고 균형을 잡을 수 있게 되었다.
그림 7.26. 보다 높은 기능(function)을 가진 환자(예컨대, 지팡이 없이 보행이 가능)에게, 시트피트를 양 발아래에 놓고 보다 어려운 과제를 시행시키는 것도 좋을 것이다. 그러한 다음에 안뜰안구반사(vestibulo-ocular reflexes)에 영향을 미치는 운동에 익숙하게 하기 위해, 환자에게는 스위스 볼에 올라타서 무언가를 주시시켜 운동을 시행한다.

스위스 볼에 앉아 볼을 튀어 오르게 한다. 직립자세로 앉아 볼을 튀어 오르게 한다. 이 때, 지지 바닥면을 좁게 하거나 넓게 하거나, 양 발로 동시에 바닥을 밀거나 번갈아 민다. 이 때 신체가 볼에서 떨어져버리는 경우는, 볼이 곁으로 구르

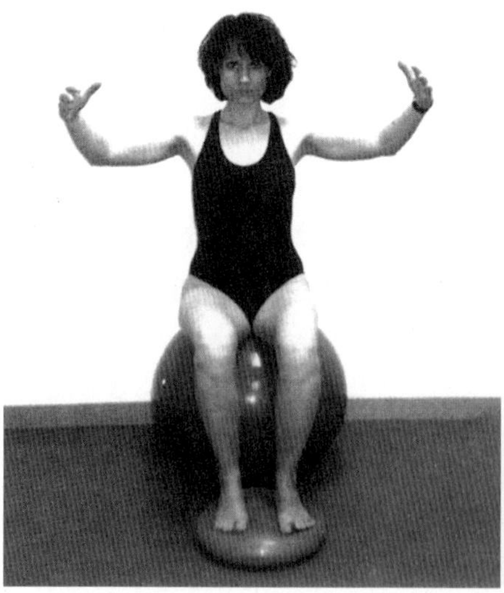
a

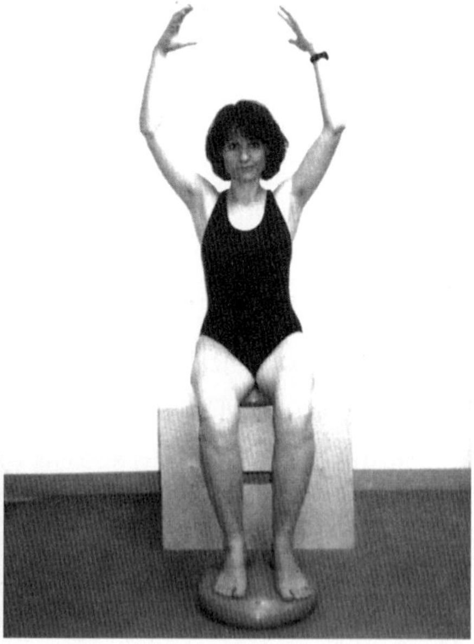
b

그림 7.24 a. 스위스 볼에 앉아 양 발 아래에 시트피트를 놓는다. **b.** 별개의 방법으로 시트피트에 앉아 양 발 아래에도 별개의 시트피트를 놓는다.

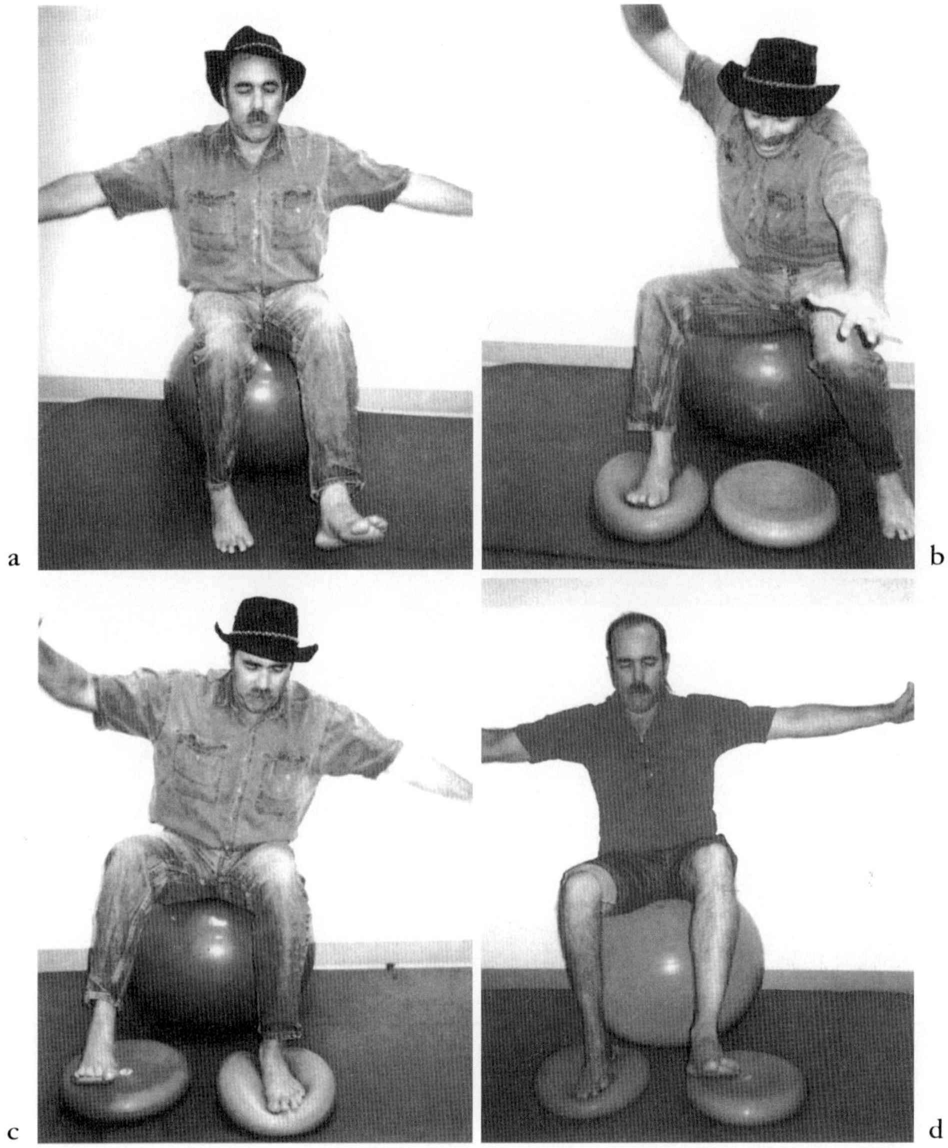

그림 7.25 a - d. 환자의 우측 종아리에 폴리오의 영향이 있다. **a.** 두 눈을 감고 우측 발을 매트 위에 올려놓고 스위스 볼에 앉아 균형을 잡을 수 있다. **b.** 두 눈을 감고 우측 발을 불안정한 면에 올려놓은 경우는 균형을 잡을 수 없다. **c.** 좌측 다리를 불안정한 면(시트피트)에 놓으면 잘 할 수 있다. **d.** 가정에서 훈련한 결과, 이 환자는 우측 발을 시트피트에 올려놓고 두 눈을 감아도 균형을 잡을 수 있게 되었다.

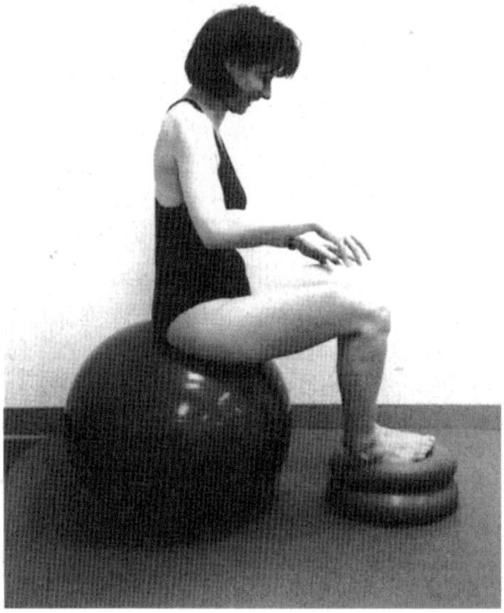

그림 7.26 운동의 수준을 올리기 위해 환자의 양 발아래에 시트피트를 2개 겹쳐 놓고 보다 어려운 과제에 도전시킨다.

지 않도록 주의해야 한다(예컨대, 안정기를 사용한다). 스위스 볼을 원 안에 놓고, 그 안에서 어떤 방향으로나 볼을 튀어 오르게 하거나, 옆으로 스텝을 밟거나 한발로 튀어 오르기도 시킨다. 환자를 스위스 볼에 앉혀 던져진 작은 볼을 받게 하는 것도 좋을 것이다.

안정된 또는 불안정한 면 위에서 무릎서기 자세가 된다.

예	그림 7.27. a. 안정된 바닥면 위에서 무릎서기가 되어 스위스 볼에 손을 올려놓는다. 그리고, 하나 또는 2개의 시트피트 위에서 무릎서기를 하면 동적인 안정성이 요구된다. 무릎서기가 되어 스위스 볼과 같은 불안정한 것을 잡은 것 만이라면, 과제는 더 어려워진다. b. 2개의 시트피트 위에서 무릎서기를 하고, 손가락이나 손을 사용한 지지가 없이 몸통의 균형을 잡는다.

a 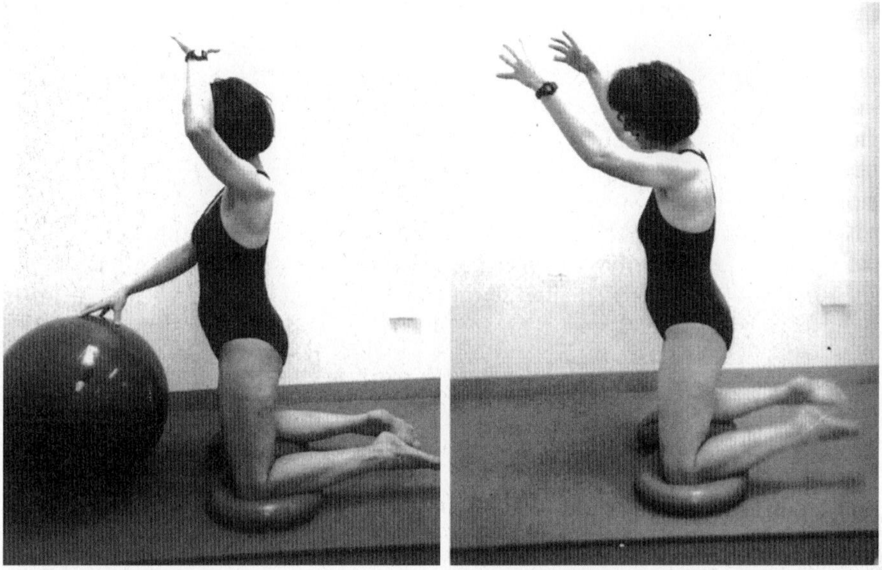 b

그림 7.27 **a.** 스위스 볼을 잡고 2개의 시트피트 위에서 무릎서기가 된다(불안정한 바닥면). **b.** 지지 없이 한다.

1개 또는 2개의 시트피트 위에서의 선 자세와 스위스 볼의 이용

예	그림 7.28. 2개의 시트피트 위에서 선 자세를 취하는 것은 균형이 좋지 않으면 불가능하다. 스위스 볼을 머리 위로 들어 올리거나, 볼을 던지거나 받거나 하면 더욱 균형이 요구된다. 그림 7.29. 2개의 시트피트에 올라타고 앞뒤로 발을 벌린 탄뎀(Tandem) 선 자세를 취하면, 눈을 떠도 눈을 감아도 매우 균형이 요구된다. 이 기능(skill)은 가정에서도 문틀이나 벽 가장자리(가능하면 방의 모서리)에서 연습시킨다. 이것이 가능해지면 다음으로 그 자세에서 던져진 볼을 받는다.

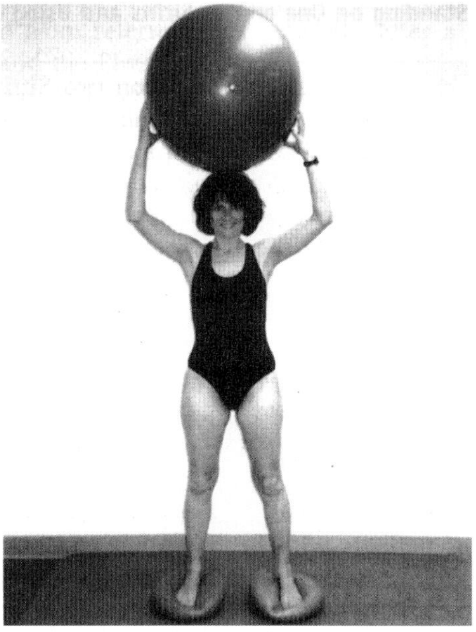

그림 7.28 2개의 시트피트 위에 서서 스위스 볼을 들어 올린다.

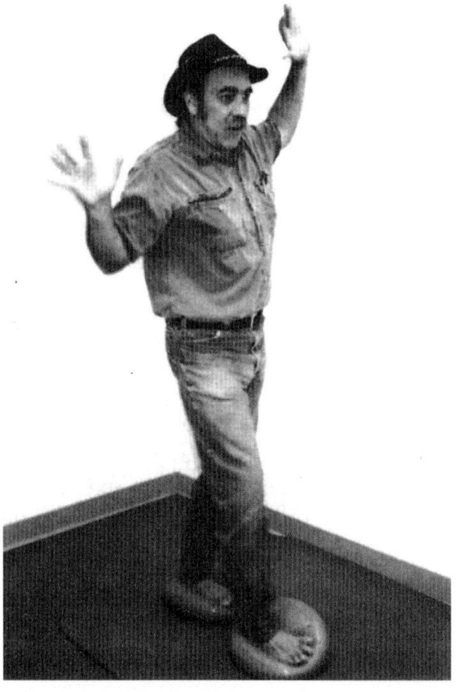

그림 7.29 2개의 시트피트 위에서 탄뎀선 자세를 취한다. 눈을 뜨고 있다. 환자는 이 자세에서 던져진 스위스 볼을 받을 수 있었다.

7.9 신경의 신장에 의해서 야기된 문제의 특정과 치료
(Identifying Neurotension Problems and Treatment)

신경의 신장에 의해서 야기되는 문제가 있다는 것을 알아차리고, 신경계의 mobilization을 치료에 채용하는 것은 중요한 일이다(예컨대, Butler 1991). Davies(1994)는 조기회복단계의 머리외상이나 뇌졸중 환자의 치료에 신경 mobilization의 사고방법을 채용하고 있다. 등부위(back)에 통증이 있는 환자에게 신경계가 관여하고 있는지 평가하기 위해 사용하는 *슬럼프 테스트*(slump test)는 1986년 Maitland가 제창하였다. 그 2년 후에는, Kenneally 등(1988)이 상지에 대한 SLR 테스트(straight leg raise test)로서의 *상지신경 신장 테스트*(ULTT)에 대해서 언급하였다. 그 다음 해에 Butler와 Gifford(1989)는 신경계의 *반대방향으로의 기계적 신장*(adverse mechanical tension)이라는 개념을 고안해냈다. Halle(1996)는 ULTT를 등뼈부의 "정밀검사(scan evaluation)"의 일부로서 평가에 사용하고 있다.

> 스위스 볼은 신경의 신장을 평가하는 도구로서 최선의 것은 아니지만, 단축하여 단단해진 신경 구조체의 mobilization에 도움이 된다. 치료사는 보다 면밀한 신경계의 평가를 시행할 필요가 있는지 아닌지를 확인해야 한다. 즉, 관련통(referred pain)의 징후가 관절, 관절주머니, 힘줄, 근육, 인대, 그리고 윤활주머니(bursa)에서 유래한 것인가를 확인한다 (Cyriax 1982).

7.9.1 스위스 볼 위에서 엎드린 자세를 취하기
(Prone Position over the Swiss Ball)

환자가 스위스 볼 위에서 엎드린 자세를 취하고 양 손을 바닥에 짚으면, 양팔은 거의 90° 전방굽힘자세가 되어 닫힌운동사슬(closed kinetic chain)를 만든다. 손가락은 대개의 경우, 바닥 위에서 편다(손이 롤에 놓여있지 않으면, 8.2절 참조). 상지의 신경계가 단축한 상태라면, 팔꿈치 폄을 싫어하는 환자가 있다. 또한 양 아래팔(forearm)이 강하게 켕기는 느낌, 또는 이에 더해서 양손에 마비감이나 따끔따끔한 통증을 호소한다. 치료사는 이러한 소견을 평가하고, 양측을 비교하여 운동을 계속할 것인가 중지해야 할 것인가를 결정해야 한다. 경우에 따라서는 단축된 구조물(structure)을 운동에 의해서 움직이는 것도 가능하다(그림 2.11a,c, 2.12b 참조).

예	그림 2.12. 환자는 허리부위의 수술 후 6개월 경과하였으나 관련통이 있었다. 스위스 볼과 피지오롤을 사용해서 등뼈와 연부조직 그리고 신경구조체를 움직였다. 그림 b의 치료사의 양손의 위치에서 연부조직을 움직이는 방법을 알 수 있다. 치료사는 각각의 손을(양손을 환자의 피부에 직접 대고) 반대방향으로 돌림시키거나, 돌림 없이 떼어 놓는다. 그림 7.14. 환자는 열린운동사슬(open kinetic chain)의 안에서 배의 구조체와 척주를 움직여서 폄시키고 있다. 그림 7.17. 양팔이 지지된 상태에서 척주를 폄하고 있다. 그림 7.8 엎드린 자세에서 우측 발가락 끝으로부터 좌측 손끝까지 전체를 폄시키고 있다. 그림 2.6, 7.11c. 몸통을 옆굽힘(옆쪽으로 굽힌다)하고 있다. 그림 2.6, 8.20. 움직이게 하는 연부조직과 그 움직이는 방향을 2개의 화살표가 나타내고 있다. 그림 2.11c. 척주의 회전과 폄이 조합되어 있다.

7.9.2 스위스 볼 위에서 바로 누운 자세를 취하기
(Supine Position over the Swiss Ball)

단축된 신경계와 연부조직의 구조체를 신장시키는 별개의 자세로서 스위스 볼 위에서의 바로 누운 자세가 있다.

예	그림 4.1b. 배쪽의 연결 모두가 신장되어 있다. 그림 4.4 베개와 같은 것을 대고 척주의 폄을 제한하고 있다. 양 무릎이 90° 굽힘위치가 되고, 양 엉덩관절이 펴 있으므로 넙다리곧은근이 신장되어 있다. 그림 6.4b. 브리지를 만들고 양 발을 발끝서기로 하고 있으므로 척주 폄의 움직임이 강화되어 있다. 머리는 굽혀 있다. 그림 6.5 엉덩관절이 굽혀 있으므로 상부 등뼈와 어깨 또는 팔이 오로지 폄되어 있다. 연부조직도 역시 움직여져 있다.

7.9.3 스위스 볼 위에 양 다리를 올려놓고 바로 누운 자세를 취하기
(Supine with the Legs on the Swiss Ball)

예	그림 7.4c. 볼로 한쪽의 넙다리를 지지하고 무릎을 폄시킴으로써 등부위의 연결을 온화하게 신장하고 있다. 이 자세에서 양손으로 스위스 볼을 잡고 머리를 들어 올리면 척주에 굽힘의 움직임이 가해진다. 족 발등굽힘을 부가하면, 신경 구조체의 움직임이 커진다. 그림 7.13. 척주의 폄에 돌림을 가한다.

이 책에서 신경계를 움직이는 데에 도움이 되는 스위스 볼을 사용한 운동을 많이 소개하고 있다. 대개의 표준적인 운동은 상황에 따라서 부분수정이 가능하다.

참고문헌 (References)

Allison L (1995) Balance disorders. In: Umphred DA (ed) Neurological rehabilitation, 3rd edn. Mosby, St. Louis, pp 802-837

Biesinger E, Zimmermann R, Issing P, Scheinpflug B (1991) Krankengymnastisches Trainingsprogramm gegen Schwindel. Krankengymnastik 43:791-801

Bobath B (1978) Evaluation and treatment, 2nd edn. Heinemann, London

Bronner O (1992) Die untere ExtremitUät. Pflaum, München

Butler DS (1991) Mobilisation of the nervous system. Churchill Livingston, New York

Butler DS, Gifford LS (1989) The concept of adverse mechanical tension in the nervous system. I. Testing for dural tension. Physiotherapy 75:622-629

Carriere B (1993) Swiss ball exercises. PT Magazine Phys Ther 9:92-100

Clarkson HM, Gilewich GB (1989) Musculoskeletal assessment joint range of motion and manual muscle strength. Williams & Wilkins, Baltimore

Cyriax J (1982) Textbook of orthopaedic medicine, 8th edn. Baillière Tindall & Cassell, London

Daniels L, Worthingham (1996) Muscle testing, 5th edn. Saunders, Philadelphia

Davies PM (1994) Starting again. Springer, Berlin Heidelberg New York

Duncan PW, Studenski SA, Chandler J, Prescott B (1992) Functional reach: predictive validity in a sample of elderly male veterans. J Gerontol Med Sci 47:M93-98

Duncan PW, Chandler J, Studenski S, Hughes M (1993a) How do physiological components of balance affect mobility in elderly men? Arch Phys Med Rehabil 74:1343-1349

Duncan PW, Shumway-Cook A, Whipple RH, Wolf S, Woollacott M (1993b) Is there one simple measure for balance? PT Magazine Phys Ther 1:74-81

Florence JM, Pandya S, King WM et al (1992) Intrarater reliability of manual muscle test (Medical Research Council scale) grades in Duchenne' s muscular dystrophy. Phys Ther 72:115-126

Flynn TW (ed) (1996) The thoracic spine and rib case. Butterworth-Heinemann, Boston

Gehlsen G, Whaley MH (1990) Falls in the elderly: balance, strength, and flexibility. Arch Phys Med Rehabil 71:739-741

Gill-Body KM, Drebs DE, Parker SW, Riley PO (1994) Physical therapy management of peripheral vestibular dysfunction: two clinical case reports. Phys Ther 74:129-142

Halle JS (1996) Neuromusculoskeletal scan examination with selected related topics. In: Flyn TW (ed) The thoracic spine and ribcage. Butterworth-Heinemann, Boston, pp 121-146

Inman VT, Ralstone HJ, Todd F (1984) Human walking. Williams & Wilkins Baltimore, pp 22-62

Janda V (1991) Muscle spasm – a proposed procedure for differential diagnosis. J Manual Med 6:136-139

Janda V (1994a) Manuelle Muskelfunktionsdiagnostik, 3rd edn. Ullstein Mosby, Berlin

Janda V (1994b) Assessment of abnormal movement patterns in musculosketal disorders. Presented at the Workshop at Kaiser Permanente Hospital, Los Angeles, 13-14

August
Kendall FP, McCreary EK, Provance PG (1993) Muscles: testing and function, 4th edn. Williams & Wilkins, Baltimore
Kenneally M, Rubenach H, Elvey R (1988) The upper limb tension test: the SLR test of the arm. In: Grant R (ed) Physical therapy of the cervical and thoracic spine. Churchill Livingstone, New York, pp 167-194
Klein-Vogelbach S (1990a) Functional kinetics. Springer, Berlin Heidelberg New York
Klein-Vogelbach S (1990b) Ballgymnastik zur Funktionellen Bewegungslehre, 3rd edn. Springer, Berlin Heidelberg New York
Klein-Vogelbach S (1990c) Functional kinetics: Swiss ball videotape. Springer, Berlin Heidelberg New York
Klein-Vogelbach S (1995) Gangschulung zur funktionellen Bewegungslehre. Springer, Berlin Heidelberg New York
Lord S, Castell S (1994) Effect of exercise on balance, strength and reaction time in older people. Aust J Phys Ther 40:83-88
Lord SR, Clark RD, Webster IW (1991) Physiological factors associated with falls in an elderly population. JAGS 39:1194-1200
MacRae PG, Lacourse M, Moldavon R (1992) Physical performance measures that predict faller status in community-dwelling older adults. J Orthop Sports Phys Ther 16(3):123-128
Maitland GD (1986) Vertebral manipulation, 5th edn. Butterworths, London
Maitland GD (1992) Peripheral manipulation, 3rd edn. Butterworth-Heinemann, Oxford
Medical Research Council (1978) Aids to examination of the peripheral nervous system. Memorandum no 45. Pedragon, Palo Alto
Perry JP (1992) Gait analysis. Slack, Thorofare
Tinetti ME, Ginter SF (1988) Identifysing mobility dysfunction in elderly patients. JAMA 259:1190-1193
Travell JG, Simons DG (1983) Myofascial pain and dysfunction: the trigger point manual. Williams & Wilkins, Baltimore
Travell JG, Simons DG (1983) Myofascial pain and dysfunction: the trigger point manual, vol 2. Williams & Wilkins, Baltimore
Umphred DA (1995) Classification of treatment techniques based on primary input system. In: Neurological rehabilitation, 3rd edn. Mosby, St. Louis, pp 118-178
Weiner DK, Duncan PW, Chandler J, Studenski SA (1992) Functional reach: a marker of physical frailty. J Am Geriatr Soc 40:203-207
Whittle MW (1991) Gait analysis. Butterworth-Heinemann, Oxford
Wu G (1994) A review of body segmental displacement, velocity, and acceleration in human gait. In: Craik RL, Oatis CA (eds) Gait analysis. Mosby, St. Louis, pp 205-222

8. 보조장구

Assistive Devices

이 단원의 목표	
	• 스위스 볼을 사용한 운동을 할 때에 적절한 보조장구를 선택한다. • 보조장구를 사용해서 몸통의 안정성을 높인다. • 보조장구를 사용해서 보다 고도의 균형을 잡게 한다. • 보조장구를 사용해서 근력강화를 도모한다. • 도수치료의 보조장구로서 스위스 볼을 사용한다.

스위스 볼과 조합하여 사용할 수 있는 새로운 종류의 보조장구가 만들어졌다. 이들은 간단히 입수할 수 있다. 이들을 사용하여 고도의 고유수용감각에 대한 치료나 보다 어려운 균형에 도전할 수 있다. 철 아령이나 세라밴드(Thera-Band) 등과 같이 상당히 오래 전부터 사용되고 있는 보조장구도 있다. 스위스 볼과 조합해서 사용하면 난이도가 올라가고, 또한 안정성을 높이는 도움으로도 된다. 보조장구를 사용해서 안정성을 높이고, 고유수용감각의 치료를 시행하여, 균형 그리고 신체에 대한 인식과 근력을 강화한다. 여기서는 아래의 보조장구를 소개한다 : (a) 시트피트(Sitfit), (b) 스펀지 롤(foam roll), (c) 세라밴드(Thera-Band), 그리고 철 아령(dumbbells).

8.1 시트피트와 스위스 볼 (Sitfit and Swiss Ball)

시트피트를 스위스 볼과 함께 사용하여 보다 고도의 균형을 잡게 하는, 또는 그것을 사용하는 균형검사에 대해서 제7장에서 언급하였다. 시트피트의 사용 방법에는 이것 이외에도 여러 가지가 있으며, 스위스 볼과 조합하여 사용하거나 단독으로 사용하거나 한다. 시트피트라는 이름이 나타내고 있는 "앉은 자세 조절" 을 위해 사용되는 일이 가장 적을지도 모른다.

시트피트를 3개 놓고 그 위에서 누운 자세가 되는 방법은 제7장에서는 거론하지 않았다. 이 방법은 시트피트 3개를 머리, 견갑대(shoulder girdle) 또는 가슴부위, 허리부위 또는 골반의 아래에 깔고 환자에게 바로 누운 자세를 취하게 한다. 양 다리는 스위스 볼에 올려놓고 양팔을 올린다. 이렇게 하면 주위와의 접점에서 고정되어 있는 것은 없다.

	움직이는 면 위에 신체를 머무르게 하여두는 것은 상당한 몸통의 안정이 요구된다.

배 근육과 등부위 폄근과 무릎관절굽힘근(hamstrings)(그리고 다른 사지의 근육)은 반응성으로 작용한다. 이것은 큰 문제이다. 떨어지지는 않을 것이므로 환자는 안전을 느낄 수 있는 것 같은 기능향상의 연습을 한다.

예	그림 8.1a. 시작자세. 이 자세를 취하기 전에, 하나의 방법으로서는, 우선 환자는 양팔과 한쪽의 다리를 바닥에 놓는다. 다음으로 한쪽 다리를 들어 올린다. 또는 한쪽의 팔을 들어 올린다. 그리고 양팔을 들어 올리고, 한쪽의 다리는 바닥에 유지한 채로 둔다. b. 몸통이 3지(three extremities)를 유지한다. 이 몸통은 3개의 시트피트 위에 올라타 있다. 이 경우, 상당한 집중력과 연관성이 있는 근육의 신속한 반응이 요구된다. 무게가 있는 3지를 돌림이나 옆굽힘의 움직임에 대항해서 안정화시켜야 하므로, 반가시근이나 뭇갈래근 그리고 돌림근이나 가로돌기사이근육과 같은 심부의 몸통근육의 근육도 배의 근육과 함께 활성화된다.

환자가 이 운동을 시행하고 있을 때 치료사는 근력과 기능(skill)에 관해서 양측을 비교한다. 대개의 환자에게 볼에 실린 다리를 들어 올리는 엉덩관절 굽힘

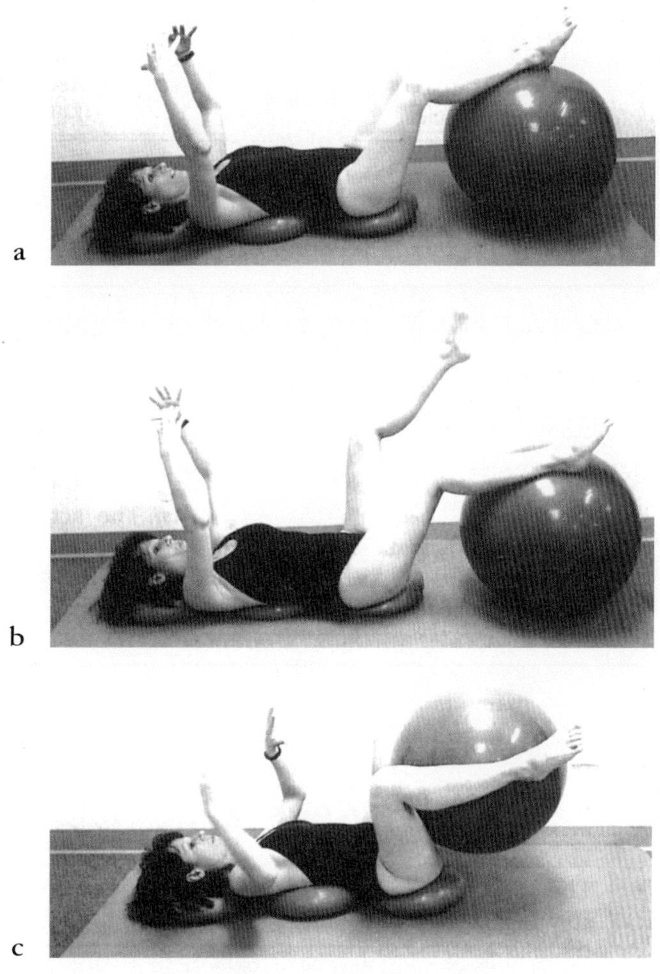

그림 8.1 **a.** 시트피트 3개를 아래에 깔고, 스위스 볼에 양 다리를 올려놓은 운동시작 자세.
b. 3개의 시트피트에 올라탄 채로 스위스 볼에서 한쪽의 다리와 양팔을 올린다.
c. 3개의 시트피트에 올라탄 몸통을 안정시키면서 양 다리로 스위스 볼을 들어 올린다.

근의 감각갈래 수축은 다리를 볼로 내리는 운동갈래 수축보다 어려운 동작이다.

이 운동은 즐거울 뿐만 아니라, 연장의 어린이나 성인에서는 신체에 대한 알아차림을 촉진한다. 그러나, 5세 이하의 어린이에서는 지나치게 어려운 경우가 있다.

예	그림 8.1c. 배의 근육은 3개의 시트피트에 실린 몸통의 안정성을 유지하도록 이미 활발하게 작동하고 있으나, 이에 더해서 양팔과 양 다리, 그리고 스위스 볼의 무게를 지지한다. 먼쪽의 정지부(attachment)로부터의 무릎관절굽힘근의 활동에 의해서 골반의 후경(posterior tilt)이 촉진되고, 이것이 허리뼈를 평탄하게 유지하는 도움이 되며, 척주에 허리뼈폄의 대상운동(evasive movement)이 일어나지 않도록 작용한다.

시트피트를 사용하는 방법은 몸통과 양 손 그리고 양 무릎의 아래에 놓는 등 아직도 여러 가지가 있다. 그 일부는 다음의 스펀지 롤에 대한 절에서 설명한다. 치료사가 1개의 손가락으로 환자의 양팔이나 한쪽의 다리를 살짝 밀어 도수저항을 가함으로써 운동을 더 어렵게 만들 수 있다.

> 균형을 유지하려면 환자는, 볼의 움직임에 따라 즉각 자동적으로 반응할 필요가 있다.

8.2 스펀지 롤과 스위스 볼 (Foam Roll and Swiss Ball)

> 스펀지 롤은 물리치료에서 몸통의 안정성을 치료하거나 균형운동을 시행하거나 척주를 움직이는 데에 사용한다.

스펀지 롤(foam roll)은 파이프의 절연재나 수영용 풀에서 사용하는 부낭(floating device)으로 사용되는 소재를 압축한 스펀지재로 만들어져 있다. 이것은 Parker(1992)가 처음으로 환자에게 사용하였다. 그녀는 Feldenkrais의 개념을 치료에 사용하는 물리치료사이다. 스펀지 롤의 사용방법에 관한 비디오를 이제까지 2개 제작하였다(Parker 1993, 1995).

	주의할 점 : 수평면상에서의 활동과 수직방향의 요소가 들어간 활동에서는 중추신경계의 프로그래밍이 다르다. 치료사는 이 점을 의식하여 치료한다. 따라서, 인공적으로 설정된 환경에서 가동성과 근력이 획득되었다면, 기능적 활동으로 과제를 전환하여 연습하는 것이 중요하다.

스펀지 롤의 선정. 가능하면 상이한 크기의 스펀지 롤 3종류를 준비해두면 좋을 것이다. 직경은 8, 10, 12㎝이고 대략 몸통의 길이(약 1m)로 절단한다. 스펀지 롤은 간단하게 절단되므로, 치료사는 필요에 따라, 예컨대 머리를 지지하는 데에 편리한 길이로 절단한다. 세로로 절단할 수도 있다. 이 경우, 안정성(그리고 쾌적성)을 증가시키기 위해 환자는 평탄한 면 위에 등을 대고 바로 누운 자세가 된다. 또는 양발을 스펀지 롤의 넓은 쪽의 면에 올려놓는다.

예	그림 8.20. 절단한 스펀지 롤을 스위스 볼의 곁에 놓아, 볼이 옆으로 구르지 않도록 한다. 직경이 작은 스펀지 롤은 자기 자신이 시행하는 척주의 mobilization에 상당히 도움이 된다(Adams 1995 ; Parker 1995 ; Carrière 1996). 어떤 크기의 스펀지 롤도 흔히 스위스 볼과 조합하여 사용된다. 그림 8.2. a. 환자의 머리와 몸통은 스펀지 롤에 올라타 있고 양팔은 그것을 안정시키기 위해 작용하고 있다. 한쪽의 발은 스위스 볼 위에 놓여있다. b. 환자는 우측 다리와 좌측 팔을 들어 올리고 있다. 이 움직임으로 환자의 지지 바닥면이 좁아진다. 이 자세에서는 불안정성이 증가하여 있으므로, 몸통을 신속하게 반응시켜 제어할 필요가 생긴다. c. 한쪽의 발만이 바닥에 놓이고, 양팔로 볼을 유지하고 있다. 우측 다리와 볼과 양팔의 무게를 불안정한 스펀지 롤에 실린 몸통이 안정시켜야 한다. 그림 8.3 중간 치수의 스펀지 롤을 사용해서 양 손 아래의 지지 바닥면을 불안정하게 한다. 이것에 의해서 편 다리를 배의 근육과 엉덩관절 굽힘근으로 몸통의 아래로 끌어들일 때, 견갑대를 안정화시킬 필요가 생긴다. 주위에는 어디에도 안정된 접점(point of contact)이 없다. 이

운동은 “섬게“의 운동의 일부를 변경한 것이다(Klein-Vogelbach 1990a,b : 9.14 참조).
그림 8.4. 이 운동에는, 주의의 집중, 기능(skill), 협동성, 균형 그리고 몸통과 사지의 충분한 근력이 필요하다. 주위와의 안정된 접점은 없다. 그림 8.3보다 어려운 운동이다. 그 이유는 아래팔이 스위스 볼에 올려놓아져 있으나, 볼은 양 무릎의 아래에 있는 스펀지 롤보다 훨씬 용이하게 구르기 때문이다. 스위스 볼이 굴러가지 않도록 해야 한다. 양 무릎과 양팔꿈치로 만드는 브리지(bridge)는 상당히 길어져 있다. 이 운동을 쉽게 하기 위해서는 환자가 만드는 브리지를 약간 짧게 하여 시작하면 좋을 것이다.
그림 8.5. 척주의 가동성이 저하하여 있는 환자이다. 스펀지 롤과 스위스 볼을 사용해서 좌우의 팔을 반대방향으로 움직이는 운동을 끌어내고 있다. 또한 동시에 척주를 폄과 옆굽힘으로 움직이고 있다.
그림 8.6. 스위스 볼과 시트피트 그리고 스펀지 롤을 함께 사용하고 있다. 스위스 볼에 앉아, 스펀지 롤을 양 손과 양 무릎으로 유지하고, 시트피트에 올려놓은 양발로 균형을 잡으려면 상당한 집중력이 요구된다. 몸통의 안정을 유지해야 한다. 또한, 이에 맞춰서 주위와의 접점이 불안정한 사지를 안정시켜야 한다. 환자가 용이하게 운동을 할 수 있으면, 치료사는 환자의 양 어깨, 머리 또는 스펀지 롤을 (손가락 끝을 사용해서) 밀어보는 것도 좋을 것이다. (감시 하에서) 환자에게 눈을 감게 해보는 것도 좋을 것이다.

8.3 스위스 볼과 세라밴드 (Swiss Ball and Thera-Band)

세라밴드(Thera-Band)는 약 10㎝ 폭의 신축성이 있는 밴드이고, 그 신축강도에 따라서 색깔로 구별하고 있다. 근력강화나 안정성을 높이는 운동에 흔히 사용된다. 환자는 일반적으로 세라밴드의 저항감을 좋아한다. 병원용 침대의 난간에 세라밴드를 간단히 묶을 수 있기 때문에, 아직 침대에서 떠날 수 없는 환자

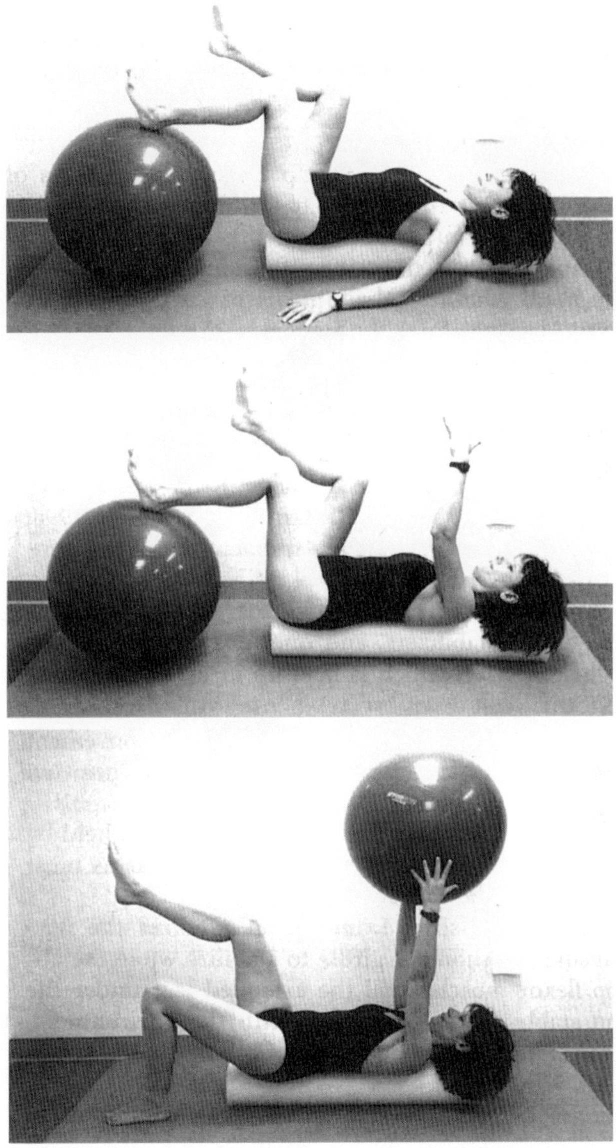

a

b

c

그림 8.2. **a.** 한쪽의 다리를 공중에 유지하여 양팔을 바닥에 놓고, 큰 스펀지 롤(직경 약 10㎝) 위의 몸통을 안정시킨다. **b.** a와 같지만, 우측 다리와 좌측 팔을 올리고 있다.
c. 양팔로 스위스 볼을 유지하여 한쪽의 다리를 올리고, 몸통은 스펀지 롤 위에서 균형을 잡고 있다.

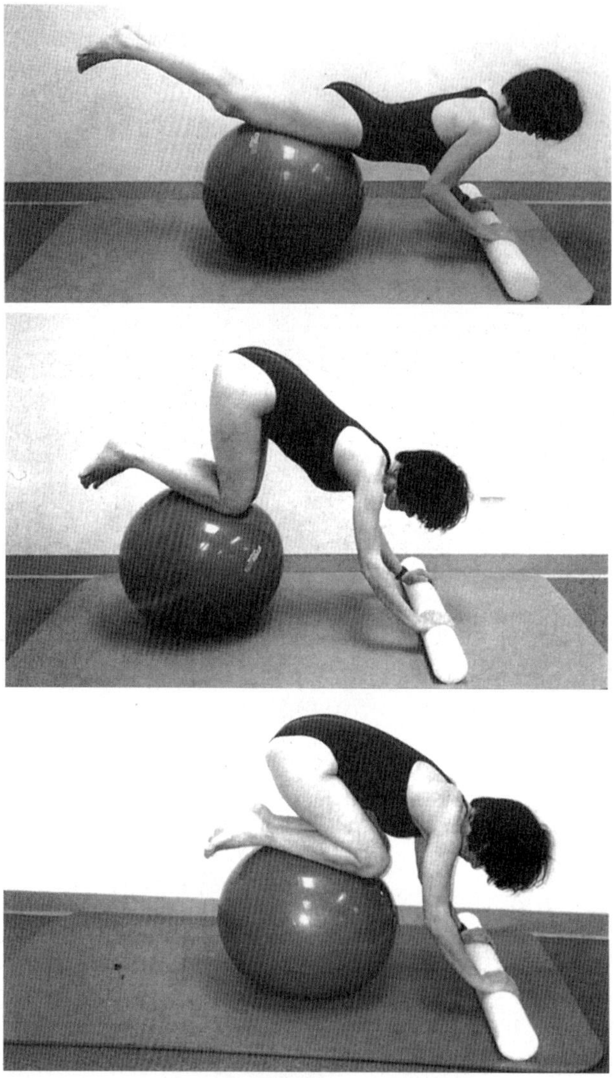

a

b

c

그림 8.3 a-c 양 손은 스펀지 롤 위에서 균형을 잡으면서, 양 무릎으로 스위스 볼을 몸통 아래에 끌어들인다.

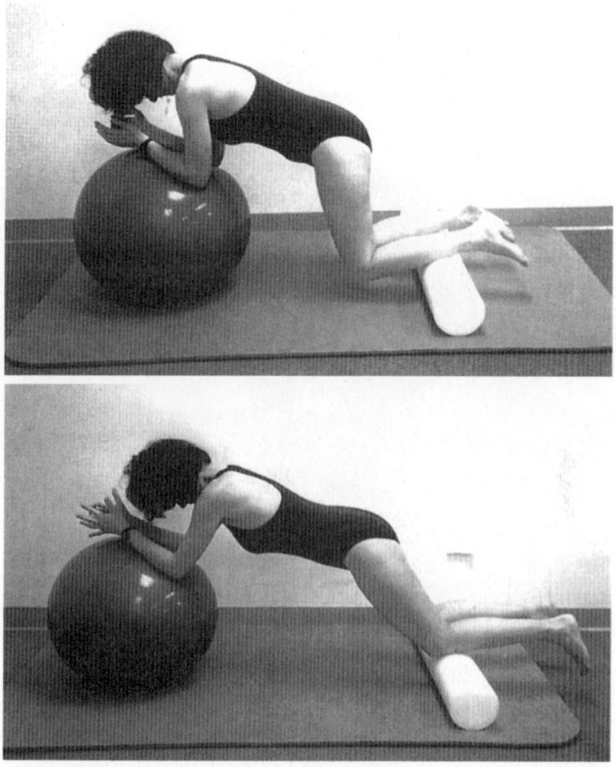

그림 8.4 a, b 스위스 볼을 양팔꿈치로 양 무릎 쪽으로 당기고, 스펀지 롤에 올려놓은 양 무릎을 양팔꿈치 쪽으로 당긴다.

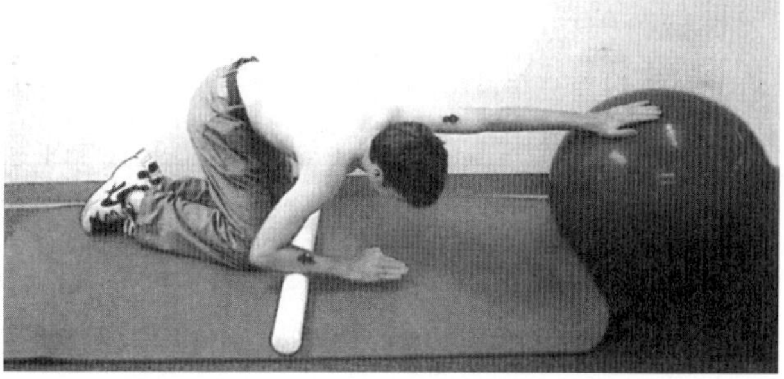

그림 8.5 환자는 스펀지 롤과 스위스 볼을 사용해서 양팔을 각각 반대방향으로 움직인다.

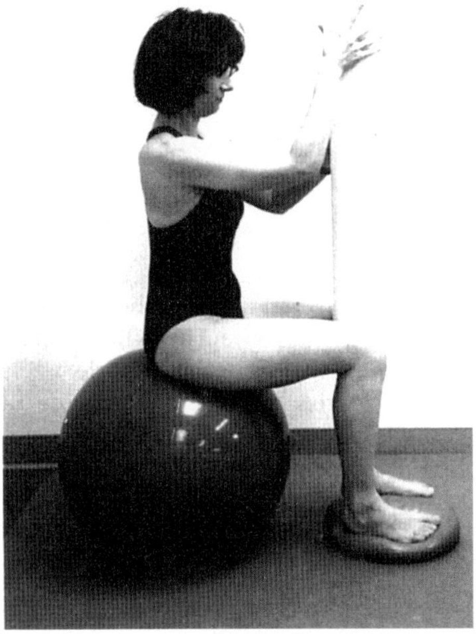

그림 8.6 스위스 볼에 앉아, 양 손과 양 무릎으로 스펀지 롤을 유지하고, 시트피트에 올려놓은 발로 균형을 잡는 것은 상당한 집중력이 필요하다.

에게도 연습에 사용할 수 있다. 치료사에 따라서는 목적에 상응하는 세라밴드를 약 1m 정도의 길이로 잘라서 사용하는 사람도 있다.

> 스위스 볼과 조합하여 세라밴드를 사용함으로써 안정성이 부가되고, 근력강화를 위한 저항운동의 도구로서 사용할 수 있다(제14장 참조).

아래에 운동사례를 나타냈다. 이것을 읽으면 환자에게 더 여러 가지로 시도해보고 싶어질 것이다.

> **예**
>
> 그림 8.7. a. 환자는 스위스 볼 위에서 엎드린 자세가 되고, 올린 양팔로 세라밴드를 양측으로 당긴다. 스위스 볼 위에 편 채 몸통을 안정시키는 한편, 등세모근의 근력강화를 도모한다. 양발의 넓은 지지 바닥면에 주목하기 바란다. 양발이 붙으면 이 운동은 매우 어려워진다.
>
> b. 세라밴드를 양손으로 잡고 대각선의 방향으로 당긴다. 이 그림에서는 좌측 팔을 어깨관절 전방굽힘, 가쪽돌림, 벌림, 아래팔 뒤침로 당긴다. 우측 팔은, 정중 이마면상에서 체측을 따라 폄, 안쪽돌림, 모음, 아

> 래팔 엎침에 둔다.(그리고 견갑대는 하강시킨다).
> Brunkow는 세라밴드를 모르지만, 그 사고방법은 이 종류의 운동을 지지하고 있다(Bold and Grossman 1883). 이 운동을 시행하려면 몸통 폄근과 사지 근육의 근력 그리고 기능과 협동성이 정상 이상일 필요가 있다.
> 패널 사진 c. 환자는 스위스 볼을 세라밴드 위에 굴리고 있다. 환자는 신체와 좌측 손으로 스위스 볼을 안정시킨다. 한편, 세라밴드를 사용해서 우측 팔을 전방굽힘과 벌림으로 당겨 올린다.
> 그림 8.8. 폴리오 환자이고 우측 종아리에 장애가 있다. "발레리(Valerie)" 의 운동으로 우측 다리의 근력강화를 하고 있다. 이 운동은 어떤 소녀의 이름을 따서 붙여졌다. 소녀는 안쪽넓은근(vastus medialis)의 중증 근력저하와 한쪽 하지의 정렬(alignment) 불량 때문에 악화된 중증의 무릎넙다리관절 장애를 갖고 있었다.
> 이 소녀를 위해 "고안된" 이 운동은, 처음에는 시행이 어려워 상당히 큰 일이었다. 소녀는 "근육이 전혀 움직이지 않아요" 라고 흔히 부르짖곤 하였다. 발의 엄지발가락 아래에 놓은 종이(동기부여를 위해, 이것을 100달러 지폐라고 말하였다)를 유지하려고 하면, 발 앞쪽을 엎침시켜야 한다. 양쪽의 발꿈치가 올라가서, 지지 바닥면이 감소하고, 종아리세갈래근의 근력강화를 도모한다. 세라밴드가 있으므로 양 무릎을 뗀 상태로 유지하려고 환자는 노력한다. 세라밴드 대신에 끈을 사용하는 경우는 환자는 그 끈을 떨어뜨리지 않도록 해야 한다.

발레리의 운동은 다리의 정렬을 교정하고, 안쪽넓은근의 근력강화를 도모하려고 하는 환자의 대부분이나 하지근력이 저하한 환자에 도움이 되는 정평이 있는 운동이다.

> 환자가 볼에 앉아 있는, 또는 그 볼을 튀어 오르게 하는 어느 경우에도, 바닥에 놓은 발 앞쪽(forefoot)은 반드시 확고하게 유지해야 한다.

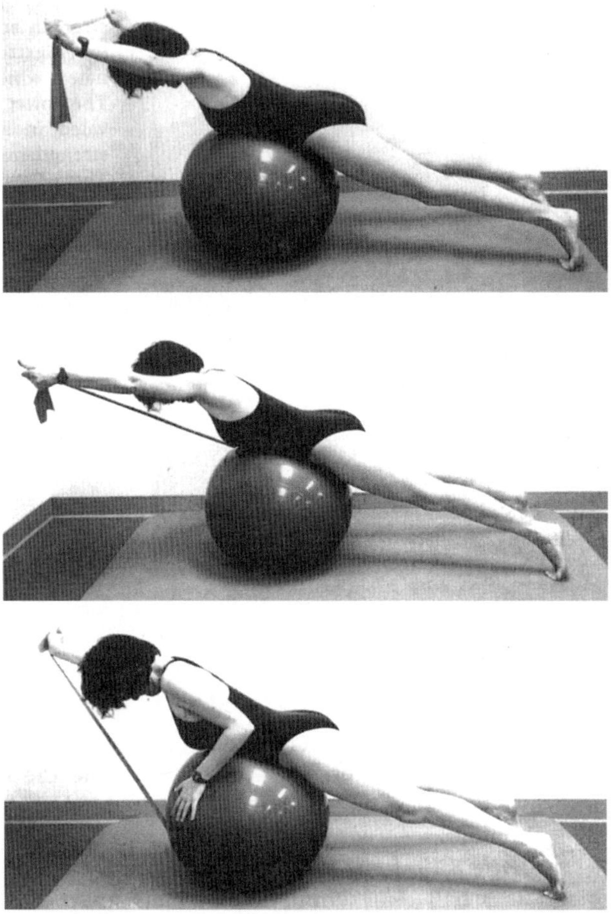

a

b

c

그림 8.7 **a.** 스위스 볼과 세라밴드를 사용해서 엎드린 자세에서 등부위 폄근과 등세모근을 단련한다.
b. 환자가 밴드를 대각선으로 당긴다. 좌측 팔을 어깨관절 전방굽힘 벌림으로, 우측 팔을 폄 모음으로 움직인다. **c.** 볼에 실린 몸통의 무게로 세라밴드를 누르고, 우측 팔을 어깨관절 전방굽힘 벌림으로 당겨 올린다. 좌측 팔은 스위스 볼을 안정시킨다.

다음의 2개의 운동은 세라밴드와 시트피트와 스위스 볼을 조합하여 사용하는 예이다. 이 운동은 말할 것도 없이 어느 쪽도 스위스 볼에 앉아 바닥에 양발을 견고하게 짚은 다음에 진행시킨다.

예	그림 8.9. 환자는 스위스 볼에 앉아 양발을 시트피트에 올려놓는다. 한편 세라밴드를 대각선 패턴으로 당긴다. 좌측 손으로 세라밴드의 끝을 고정하고, 우측 손을 어깨관절 전방굽힘, 약간 벌림, 가쪽돌림으로 당겨 올린다. 그림 8.10 양발을 각각 별개의 시트피트에 올려놓고, 환자는 스위스 볼에 앉아 머리 위에서 세라밴드를 좌우 대칭이 되도록 양측으로 당긴다. 이들 2개의 운동에서는 당연히 양 다리와 몸통 그리고 양팔에 상당한 근육활동이 요구된다. 사용되는 근육은 어느 것도 정교하게 협동하여 활동해야 한다. 환자가 숙달하면 감시 하에서 두 눈을 감고 시행시켜도 될 것이다.

아래와 같이 바꾸는 것도 가능하다.

- 스위스 볼에 앉든가 그 위에서 엎드린 자세를 취하고, 늑목(stall bar)에 세라밴드를 부착하여 시행할 수도 있다. 예컨대, 이 자세에서 각각 손으로 늑목에 부착한 세라밴드의 끝을 잡고 아래로 당긴다. 즉, 팔을 전방굽힘위치에서 폄으로 움직인다.

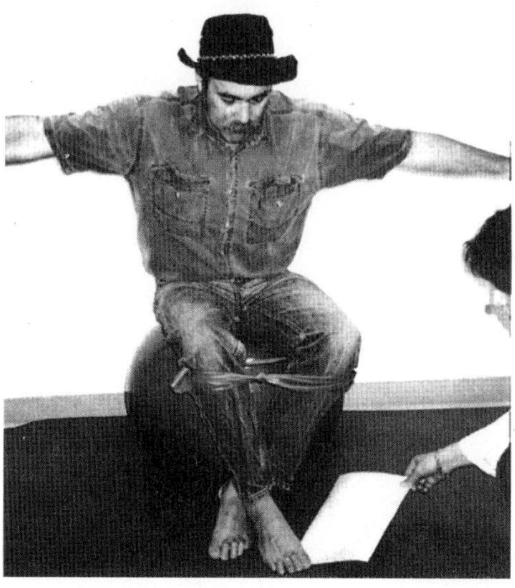

그림 8.8 우측 하지의 근력과 고유수용감각이 저하한 환자. 스위스 볼에 앉으면서 발 앞쪽을 엎침으로 유지하고 있다. 닫힌운동사슬(closed kinetic chain)의 상태에서 하지근을 활발하게 사용하고, 세라밴드로 엉덩관절 벌림근의 근력강화를 하고 있다.

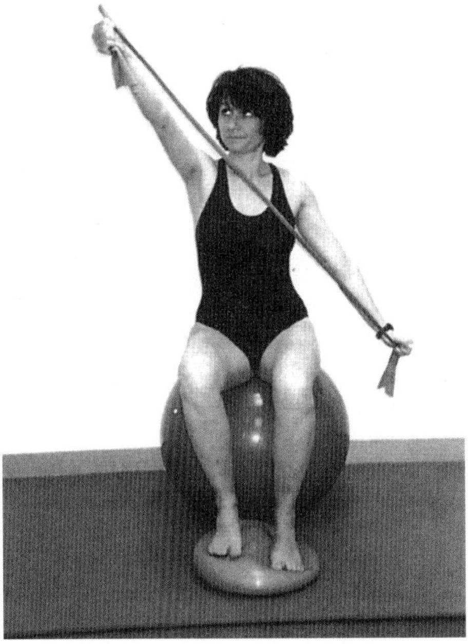

그림 8.9 근력과 균형 그리고 고유수용감각을 치료하는 시트피트와 세라밴드 그리고 스위스 볼을 조합한 운동.

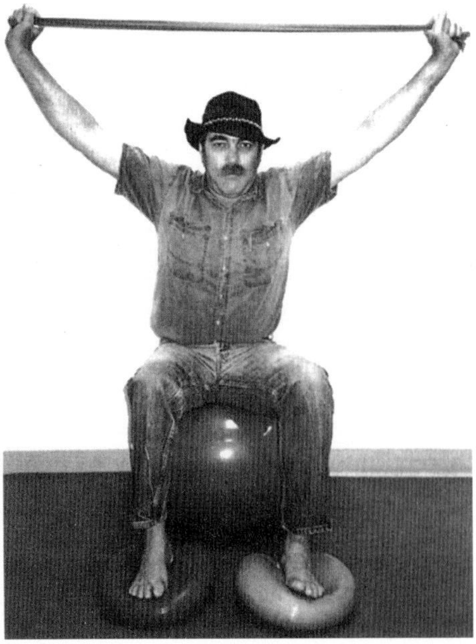

그림 8.10 볼에 앉아, 양발아래에 각각 시트피트를 놓고, 양팔을 올려 세라밴드를 당긴다(환자는 고유수용감각과 근력 그리고 균형을 단련하고 있다).

- 세라밴드를 사용하는 것과 마찬가지로 스위스 볼과 함께 벽면에 부착한 풀리(pulleys)를 사용한다.
- expander를 세라밴드와 마찬가지로 생각하여, 스위스 볼과 함께 같은 방법으로 사용한다.

8.4 스위스 볼과 철 아령 (Swiss Ball and Dumbbells)

> 철 아령을 사용하려면, 환자가 신체분절(한쪽 또는 양쪽의 팔)의 무게를 자기 자신이 들어 올릴 수 있어야 한다. 무거운 것을 사용하지 않는 것이 중요하다.

철 아령을 사용한 운동에 매우 적합한 방법인 엎드린 자세에서 양손으로 잡은 철 아령을 들어 올리는 경우, 양손에 1파운드의 무게 밖에는 들지 않았는데도, 이미 이 방법은 매우 어려움을 수반한다(그림 8.11a).

> **예**
>
> 그림 8.11. a. 이 운동은 스위스 볼 위에서 엎드린 자세를 취한다. 양발을 떼어서 벌리므로 지지 바닥면은 삼각형이 된다. 환자가 아무것도 들지 않고 정중 이마면 위에 양팔을 올릴 수 있으면 추를 들어 올리는 운동을 시행한다. 어깨뼈를 정중 동시에 미측 방향으로 강하게 당김으로써 견갑대를 안정시키도록 지시하면 환자의 도움이 된다.
> b.c. 스위스 볼 위에서 바로 누운 자세를 취하고 철 아령을 사용한다. 지지 바닥면을 넓게 하여, 양팔을 대각선 패턴으로 움직인다. 좌측 팔을 어깨관절 폄, 모음, 안쪽돌림 위치로 안정시키고, 우측 팔을 전방굽힘, 벌림, 가쪽돌림위치에서 대각선상으로 모음, 엎침시켜 좌측 엉덩관절의 위치까지 가져가 있다. 머리를 돌려 언제라도 우측 손을 볼 수 있도록 한다.

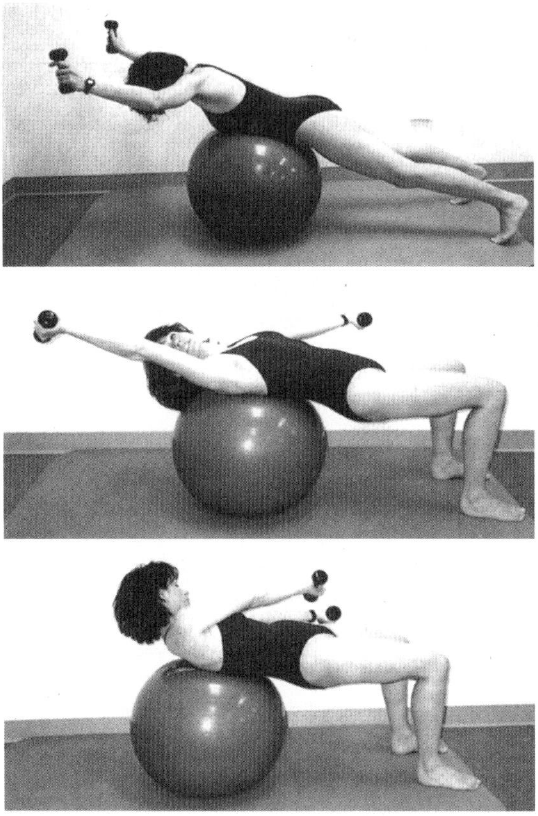

a b c

그림 8.11 **a.** 스위스 볼 위에서 엎드린 자세를 취하고 중력에 저항하여 1파운드의 철 아령을 들어 올린다. **b.** (철 아령을 든) 팔은 대각선 패턴에 있다. 좌측 팔은 폄위치, 우측 팔은 전방굽힘, 벌림, 가쪽돌림위치. **c.** 스위스 볼 위에서 바로 누운 자세. 철 아령이 chopping pattern처럼 좌측으로 움직인다.

> 한쪽의 팔을 안정시키기 위해 1파운드의 추를 들게 하여 몸통의 곁에 두고, 반대 측의 팔을 전방굽힘, 벌림, 가쪽돌림으로 움직여 운동을 시행할 수도 있다. 이 패턴은 고유수용성 신경근촉진법(PNF)에서 응용한 것이다(Knott and Voss 1968; Adler et al. 1993).

들어 올리는 지레의 팔을 짧게 하기 위해, 상부등뼈와 머리의 굽힘, 양 어깨의 올림, 양팔 벌림, 그리고 양팔꿈치 굽힘의 대상운동(evasive movements)이 일어나는 일이 있다. 환자가 이러한 대상운동을 하려고 한다면, 지레의 팔을 짧게 하여, 예컨대 양 아래팔 뒤침, 양 팔꿈치 굽힘, 위팔을 몸통에 붙이도록 정중이마면상에서 모으고, 그리고, 양 어깨를 전방 돌출시키고, 추를 들어 올리게 해야 한다. 대상운동이 계속되는 것 같으면 추를 가볍게 해야 한다. 대상운동에서는 운동해야 할 근육을 단련할 수 없다. 이러한 경우 운동에 조화가 결여되어 있으므로, 바로 알 수 있다.

치료사는 양팔이 열린운동사슬(open kinetic chain)인 자유 활동기능(제6장 참조)의 상태에 있다는 것을 상기하기 바란다. 근육활동은 주로 팔의 상측 면에 일어난다. 따라서, 그림 8.11b의 시작자세에서 그림 8.11c의 종료자세까지 근육활동은 연속해서 변화한다. 몸통은 우측 팔의 지레의 팔의 길이(즉, 무게)가 연속해서 변화하므로 좌측 팔의 무게와 마찬가지로 안정시켜야 한다. 엉덩관절 폄근은 브리지활동에서 중력에 저항하여 작용하고 있다.

예	그림 8.12. 바로 누운 자세에서 철 아령 2개를 고유수용성 신경근 촉진기법(PNF)의 대각선 패턴으로 움직인다. 이 운동의 목적은 골반과 하부등뼈의 정렬을 적절하게 유지하면서 배의 근육과 목 굽힘근의 근력강화를 도모하는 것이다. 시작자세에서는 머리 위의 정중 이마면상에 양팔을 올려 전방굽힘, 약간 벌림, 가쪽돌림위치를 취한다. 아래팔은 뒤침한다. 다음으로, 최종자세인 양팔 모음, 안쪽돌림, 아래팔 엎침이 되기 전의 어깨관절을 약 90° 굽힘위치까지 양팔을 움직인다. 머리와 상부등뼈는 굽힘으로 움직인다. 그림c에서 약간의 대상운동이 관찰된다. 이 그림에서는, 환자의 허리뼈는 중간위치를 유지하는 것보다는 오히려 펴고 있다. 아랫배는 짧아지지 않고 오히려 길어져 있다. 머리는 상부등뼈보다도 굽혀 있다. 전체적으로 운동의 조화가 상실되어 있다. 환자에게는 바르게 시행할 수 있는 범위에서 운동을 시행하도록 지시해야 한다.

스위스 볼 위에서 앉은 자세, 바로 누운 자세 또는 엎드린 자세를 취하고 철 아령을 사용해서 환자가 시행할 수 있는 운동은 수많이 있다. 환자가 안전하게 그 운동을 시행할 수 있는지 치료사가 확인하는 첫째의 방법은 치료사 자신이 그 운동을 자기 자신이 시행해 보고, 근육활동을 분석해 보는 것이다.

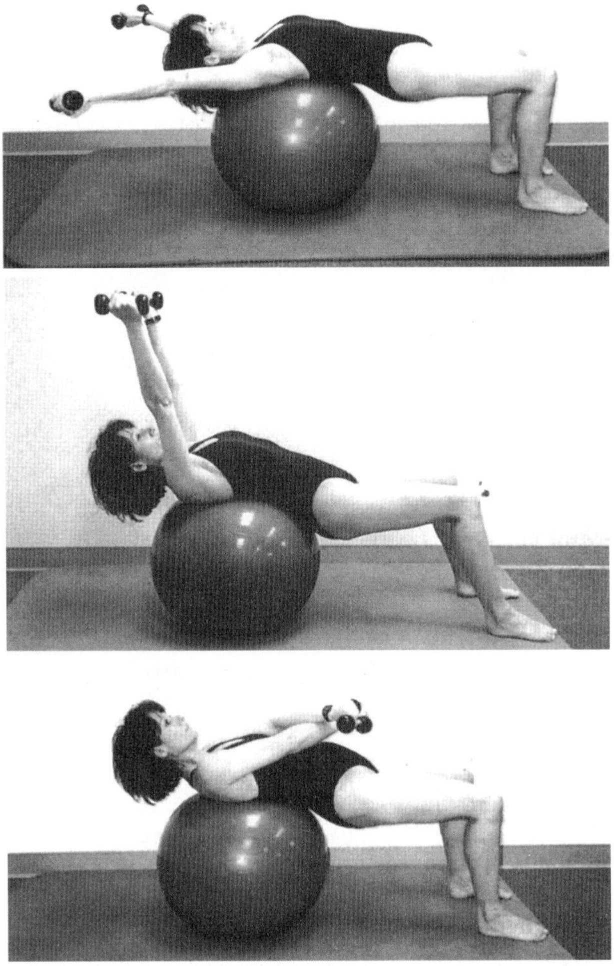

a b c

그림 8.12 a-c. 스위스 볼 위에서 바로 누운 자세가 되어 철 아령을 든 상지 양측성 패턴. 팔의 운동방향은 전방굽힘, 벌림, 가쪽돌림 위치에서 폄, 모음, 안쪽돌림으로.

8.5 도수치료의 보조장구로서의 스위스 볼

(Swiss Ball as an Assistive Device in Manual Therapy)

> 도수치료를 습득한 치료사는 어느 치료방법을 사용하는 경우에도 치료함에 있어 바른 자세를 찾아내는 것과 견인이나 압박의 정도를 최적으로 하는 것이 얼마나 어려운지 알고 있다.

굉장히 많은 수의 기법이 제창되어 있으나(Cyriax 1982; Grennman 1989; Kalteborn 1980; Maitland 1986, 1992; Frisch 1995; Lewit 1992), 어느 것이나 공통된 목표를 갖고 있다. 즉, 가동범위가 저하하여 경직된 관절 구성체를 움직이는 것이다. 도수치료를 사용하는 치료사 중에는 신체의 어떤 분절을 고정하기 위해 벨트를 사용하는 사람이 있다(Kaltenborn 1989). 치료사가 자주 어려움을 겪는 것의 하나에, 환자의 신체비율과 치료사의 신체비율이 상당히 다르다는 것을 들 수 있다. 예컨대, 몸집이 작은 치료사가 큰 환자를 담당하여, mobilization이나 관절의 신연(distraction)이나 압축을 시행해야 하는 경우이다.

아래와 같은 스위스 볼의 사용방법이 있다.

- 치료사가 그것에 앉는다.
- 환자의 신체의 무게나 그 일부를 지지한다.
- 환자가 자기 자신의 척주를 신연한다.

> 환자가 매트부착 플랫폼(mat table)이나 바닥 위에서 바로 누운 자세나 엎드린 자세를 취하고 있는 경우, 치료사는 직경 55㎝나 65㎝(이것은 환자의 다리 길이나 치료사의 몸의 유연성에 따라 바뀌지만)의 스위스 볼에 앉는다. 치료사는 무릎보다 다소 먼쪽이나 몸쪽의 위치에 앉고, 환자의 다리를 치료사의 양 넙다리에 올려놓도록 한다.

다양한 시작자세를 취할 수 있다.

- 치료사는 한쪽의 발을 환자의 몸통을 따라서 놓고, 또 한쪽의 발을 환자의 양 무릎 또는 양 넙다리 아래로 가져가서 직각으로 교차하도록 한다.

예	그림 8.13. 환자가 양 다리를 굽힘돌림방향으로 움직일 때, 이 치료사는 적어도 자기 신체를 4방향으로 움직인다. 환자의 양 다리의 무게를 치료사의 양 다리로 받고 있으므로, 치료사의 양 손이 자유로워져 관절가동술이나 관절 압축 그리고 신연에 사용할 수 있다. (이 자세는 PNF의 하지 패턴에도 사용할 수 있다)

- 치료사는 비교적 큰 볼에 앉아 자기의 한쪽 발을 볼 앞에 놓고, 그 엉덩관절, 무릎관절을 약 90° 로 굽힌다. 다른 쪽의 발은 볼의 뒤에 놓고, 엉덩관절을 편다. 이 자세는 치료사가 환자의 발을 볼의 중심에서 떨어지게 놓을 수 있어, 발등굽힘에 제한이 있는 발관절을 움직이고 싶을 때에 도움이 된다.

예	그림 8.14 치료사는 오른손으로 등쪽 방향으로 압력을 가하여 환자의 좌측 목말뼈(talus)을 움직인다.

- 치료사가 환자의 발이나 무릎 또는 엉덩관절의 위치에 있은 볼에 앉아, 양 다리를 그 볼의 정면에 둔다.

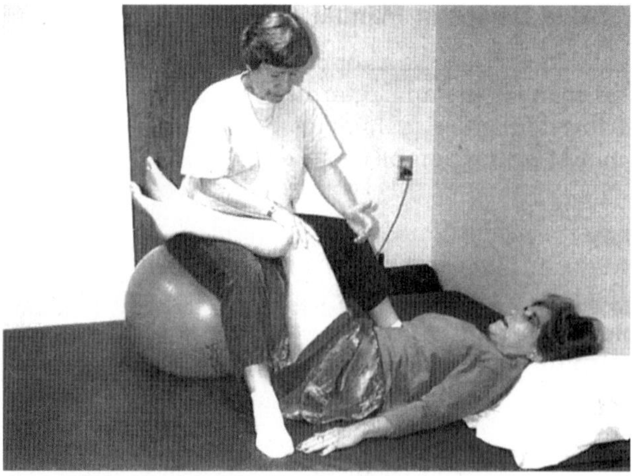

그림 8.13 환자의 양 다리를 치료사의 넙다리에 올려놓고 있으므로 치료사는 양 손이 자유로워져 운동이나 관절가동술에 사용할 수 있다. 이 시작자세를 취하면, 치료사는 적어도 4방향으로 움직일 수 있다.

그림 8.14 발관절 발등굽힘을 크게 하기 위해 환자의 좌측 목말뼈를 발등쪽으로 미끄러지게 한다.

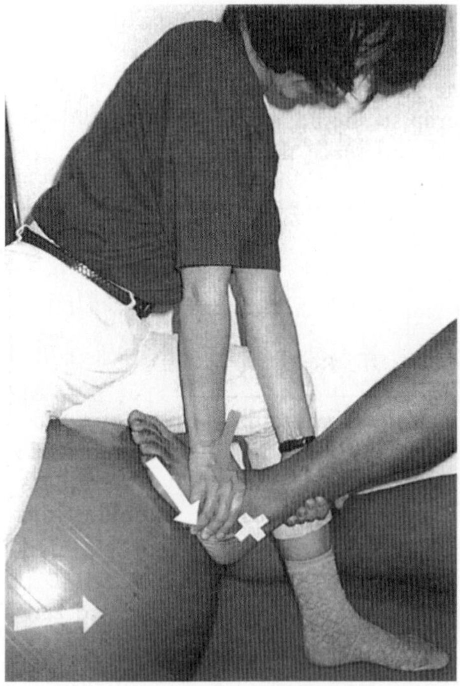

예

그림 8.15. a. 치료사가 비어있는 양 손으로 견인(traction)을 시행하면서 무릎관절을 돌리고 있다.

b. 엎드린 자세의 환자에게 무릎관절을 약 90° 굽히고, 치료사는 그 무릎관절에 압축을 가하면서 돌림하고 있다. 무릎관절의 굽힘이나 폄 또는 돌림에 제한이 있는 경우, 관절가동술이 적용되는 일이 있다.

c. 바로 누운 자세의 환자에 대해서 치료사는 정강뼈 또는 종아리뼈를 등부분으로 움직일 수 있다. 환자의 종아리는 치료사의 넙다리에 올라가 있으므로 고통은 없다. 이러한 움직이는 방법은 무릎관절의 굽힘이나 폄에 제한이 있는 환자나 발관절 발등굽힘 제한이 있는 환자가 적응이 된다. 이 자세를 이용하여, 치료사는 엉덩관절에 관해서 배쪽이나 등쪽으로 넙다리뼈의 활주를 시킬 수도 있다.

d. 치료사는 환자의 종아리 몸쪽부에 자기의 양팔을 돌린다. 치료사의 손은 각각 반대의 아래팔에 둔다. 양팔꿈치를 자기의 넙다리 위에서 안정시켜, 신연(distraction) 때의 지레의 지지점(fulcrum)으로 사용한다. 넙다리뼈가 무릎관절에서 고정되어 있는 것은 아니지만, 정강뼈의 전

방으로의 움직임이 얼마간 생길 가능성이 있다.

넙다리뼈를 고정한 경우, c와 d의 자세는 무릎의 십자인대의 이완(laxity)을 검사하기 위해 사용할 수 있다. 또한 환자의 양 종아리를 치료사의 양 넙다리에 올려놓고, 양팔을 환자의 양 종아리로 돌려서, 양 팔꿈치를 사용해서 이번에는 허리뼈에 대해서 신연을 시행한다. 이것도 가능하다. 정강뼈의 전방으로의 움직임이 얼마간 일어날 가능성이 있다. 도수 견인을 시행하기 위해 치료사는 양팔로 환자의 양 다리를 유지하고, 양발을 사용해서 바닥을 민다.

그림 8.16. a. 치료사가 볼에 앉아 환자의 다리를 자기의 넙다리에 올려놓고 있다. 이 자세에서 엉덩관절 약 80° 굽힘위치에서 넙다리뼈에 압축을 가하거나, 등쪽으로 활주시킨다.

b. 치료사가 바로 누운 자세의 환자의 무릎관절과 엉덩관절의 신연을 시행하고 있다. 치료사가 환자로부터 떨어지도록 양발로 바닥을 밀면, 볼은 환자의 미측으로 구른다. 이 신연은 무릎관절이나 엉덩관절의 굽힘과 폄의 가동성이 저하하여 있는 환자나 한쪽의 허리뼈 또는 엉치엉덩관절에 문제가 있는 환자가 적응이 된다.

c. 환자는 엎드린 자세가 되고, 치료사는 양손을 환자의 넙다리에 놓는다. 따라서 이것으로 무릎관절에 약간의 견인이 걸린다. 볼을 사용해서 다시 신연을 촉진한다. 이것에 의해서 엉덩관절이 견인된다. 환자의 한쪽의 발은 치료사의 넙다리에 놓여 있다. 엉덩관절의 가동성이 이 종류의 신연을 개선하는 일이 있다.

그림 8.17. 치료사는 환자의 곁에 위치하고 환자를 향해서 앉는다. 환자는 매트부착 플랫폼(mat table)의 끝이나 바닥에 책상다리를 하여 앉게 된다. 치료사는 환자의 우측 어깨에 관절가동술을 시행하고 있다.

a. 치료사는 오른손으로 환자의 우측 위팔뼈에 압력을 가하여 등쪽으로 활주시키고 있다. 이 때 왼손은 어깨뼈를 고정하고 있다. 환자의 팔은 치료사의 넙다리에 올려져 있으므로, 치료사는 그것을 들어 올릴 필요는 없다.

b. 치료사는 환자의 위팔뼈를 안쪽돌림시키면서 미측으로 활주시키고 있다. 오른손이 위팔뼈를 움직이고 있는 동안, 여기서도 치료사의 왼손은 환자의 어깨뼈를 고정하고 있다. 이 두 가지 관절가동술은 뻣뻣해진 어깨관절의 치료에 도움이 되는 일이 있다.

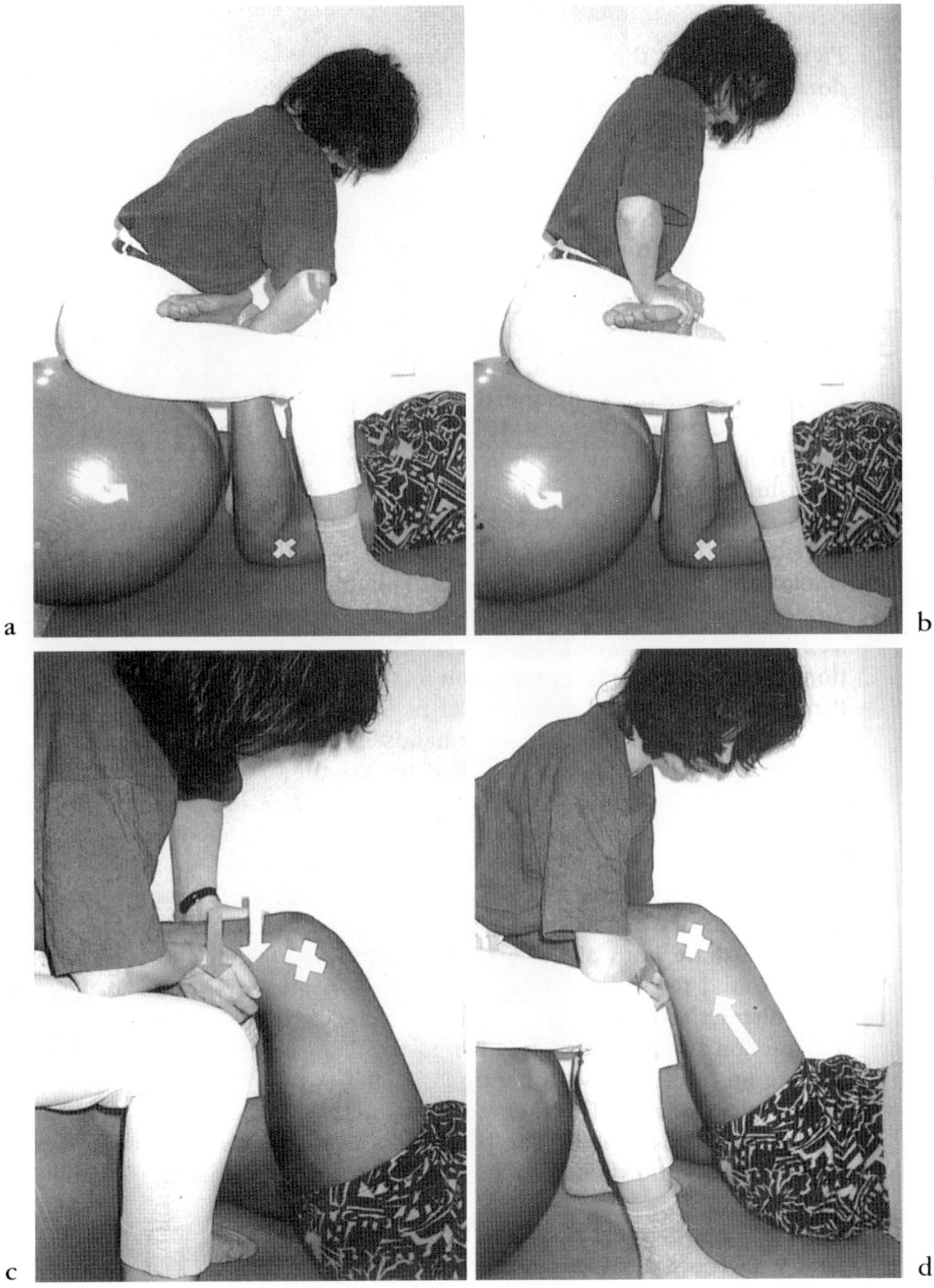

그림 8.15 **a.** 치료사는 비어 있는 양손을 사용해서 환자의 무릎관절을 견인하여 돌림한다. **b.** 무릎관절을 압축하여 돌림하고 있다. **c.** 치료사는 종아리뼈를 등쪽으로 움직이고 있다. **d.** 환자의 종아리에 양팔을 감고, 양팔꿈치를 지레의 지지점으로 사용하여 엉덩관절의 신연을 시행하고 있다.

그림 8.16 **a.** 치료사가 엉덩관절에 관해서 넙다리뼈의 압축 또는 등쪽으로의 활주를 시행하고 있다. **b.** 바로 누운 자세의 환자에게 엉덩관절과 무릎관절의 신연을 시행하고 있다. **c.** 치료사는 엎드린 자세의 환자의 넙다리에 양손을 놓고 엉덩관절의 견인을 시행하고 있다.

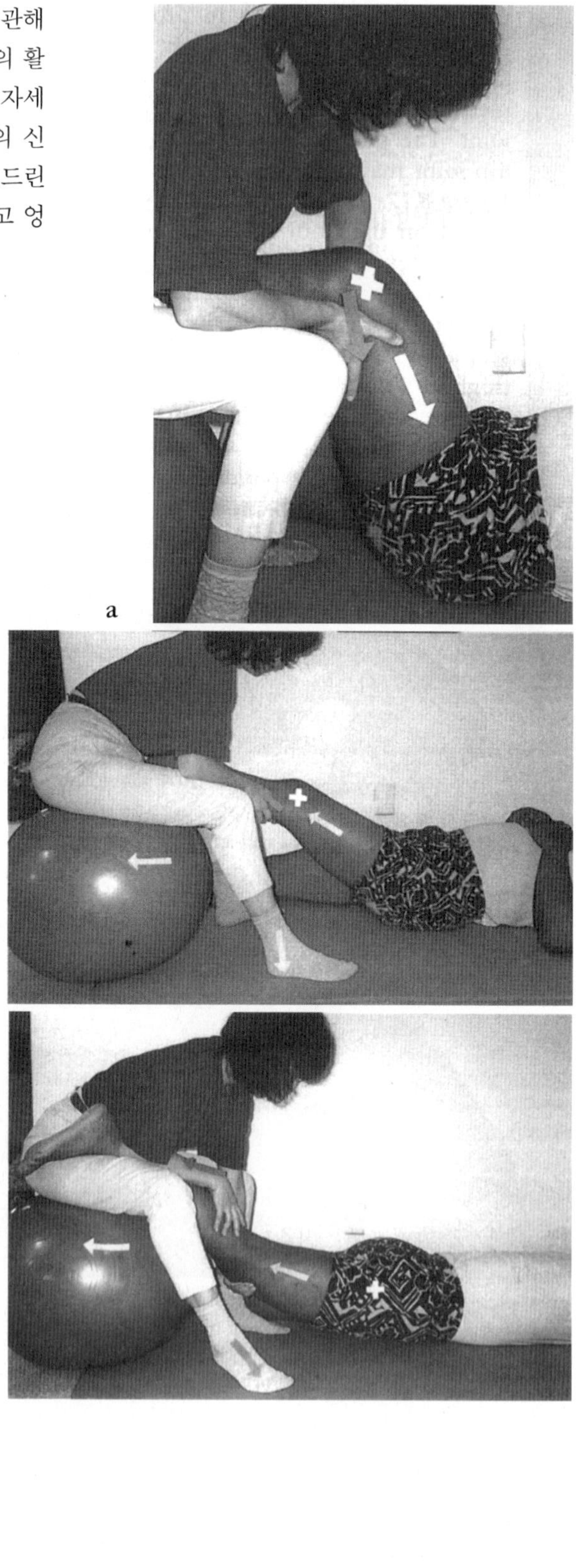

a

b

c

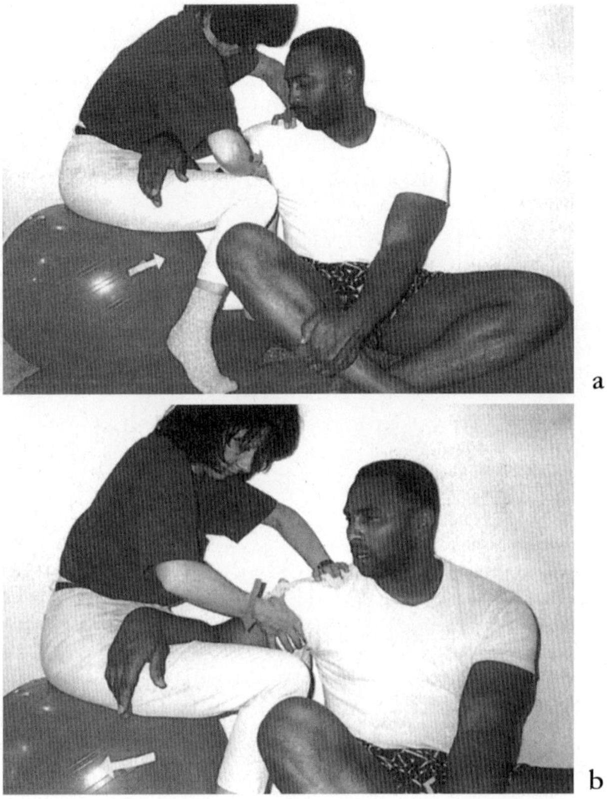

그림 8.17 **a.** 치료사는 환자의 곁에 환자를 향해서 앉는다. 왼손으로 어깨뼈를 고정하고 오른손으로 환자의 위팔뼈를 등쪽으로 활주시킨다. **b.** 치료사는 환자의 우측 위팔뼈에 안쪽돌림을 하면서 미측으로 활주시킨다.

같은 시작자세 또는 환자의 뒤에서 치료사가 무릎서기가 된 자세에서, 한쪽의 손을 환자의 어깨뼈에, 반대쪽의 손을 위팔의 전면에 놓는다. 환자의 곁에 앉은 경우 어깨뼈를 안정시키면서 자기의 양발로 볼을 밀어 환자로터 떨어지는 방향으로 굴린다. 그 결과, 이것이 견갑상완관절에서 위팔뼈를 벌림방향으로 신연하여, 이에 저항하는 운동의 지원이 된다. 이 운동에 의해서 어깨뼈의 대상운동(evasive movement)을 방지할 수 있다.

이 동일한 시작자세는 양손이 자유로워지므로, 어깨관절 전면과 후면의 연부조직의 mobilization이나 위팔뼈를 안쪽벌림시키면서 견갑상완관절을 이마면상에서 움직이는 데에 도움이 된다.

스위스 볼을 사용해서, 경우에 따라서는 스펀지 롤(foam roll)과 조합하여, 척주를 다양하게 움직일 수 있다. 이 책의 도처에서 이 예를 볼 수 있다. 아래에 몇 가지를 보여준다.

예	그림 8.18. 치료사가 환자의 목부위를 안정시키도록 지지하고 환자는 볼기를 발꿈치 쪽으로 끌어당긴다. 이것에 의해서 목뼈가 견인된다. 볼에 지지된 등부위에도 견인의 움직임이 촉진된다. 치료사에 따라서는 스위스 볼에 앉아있으면 자기 자신의 안정을 얻을 수 없다는 지적이 있다. 이러한 경우는, 치료사가 환자의 뒤에 무릎서기가 되든지 한쪽 무릎서기가 되는 것이 좋을 것이다. 그림 8.19. 치료사가 등뼈와 가슴우리를 우측옆굽힘 및 돌림으로 움직이는 mobilization을 시행하여 보여주고 있다. 그림 8.20. 치료사가 우측 연부조직의 결합조직 마사지와 조합하여 등뼈 좌측 옆굽힘의 mobilization을 시행하고 있다. 이 mobilization은 double ball(피지오롤)을 사용하면, 옆으로 구르지 않으므로 보다 용이하게 시행할 수 있다. 여기서는 볼의 곁에 절반으로 한 스펀지 롤을 놓고 볼이 옆으로 구르지 않도록 하고 있다. 사람의 도움이 없이 스트레칭을 할 때는 벽의 곁에서 시행하면 볼이 반대로 굴러가버리는 것을 방지할 수 있다. 그림 8.21. 척주 폄의 가동성이 저하한 환자이다. 스위스 볼에 양발을 올려놓고 있다. 이 시작자세에서 스펀지 롤 위에 올라탄 등부위를 펼 수 있다. 이 롤을 척주의 여러 위치에 놓을 수 있다.

척주를 펴려면 여러 가지 방법이 있다. 예컨대, 환자에게 등을 벽에 대고 선 자세를 취하게 하여 볼을 벽과 환자 사이에 끼운다(그림 12.1b). 또한 치료사가 환자의 뒤에 앉아 "갈매기"의 운동처럼 한다(그림 9.6). 또는 스위스 볼 위에서 환자가 엎드린 자세를 취하고 "선수상(figurehead)처럼 할 수도 있다(그림 9.18 : Klein-Vogelbach 1990a.b).

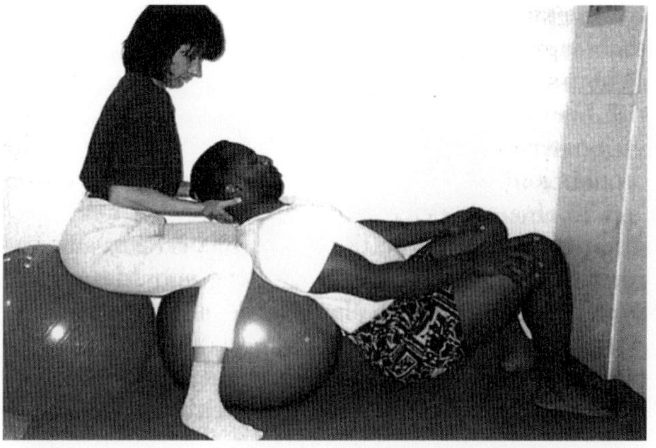

그림 8.18 치료사가 환자의 목부위를 고정하고, 환자는 볼을 움직여 척주를 견인한다.

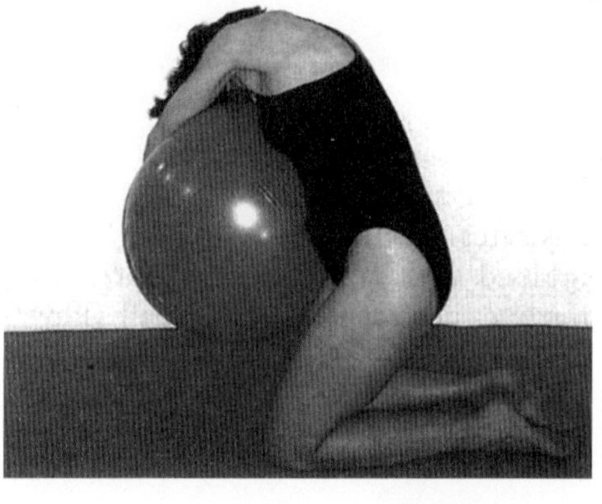

그림 8.19 우측으로 옆굽힘 돌림을 하여, 자기 자신이 시행하는 좌측 척주나 갈비뼈의 mobilization을 치료사가 시범하고 있다.

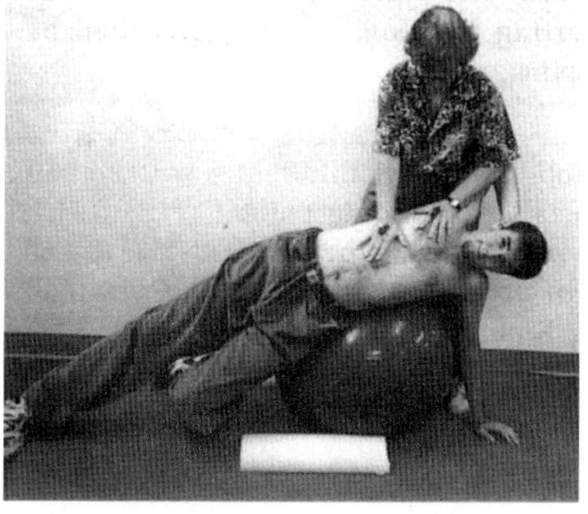

그림 8.20 등뼈의 좌측 옆굽힘과 우측 연부조직의 결합조직 마사지를 조합하여 시행하고 있다.

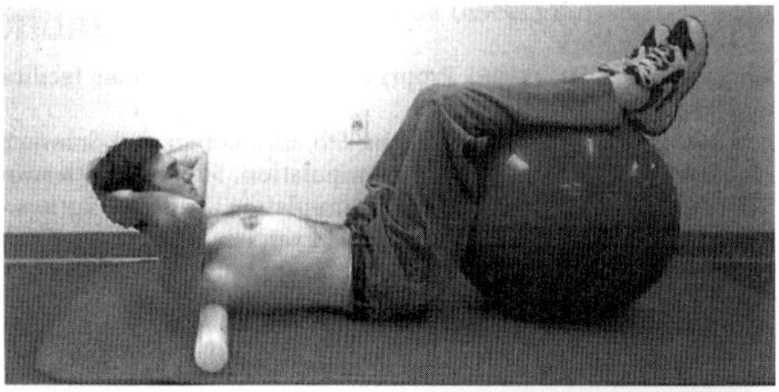

a

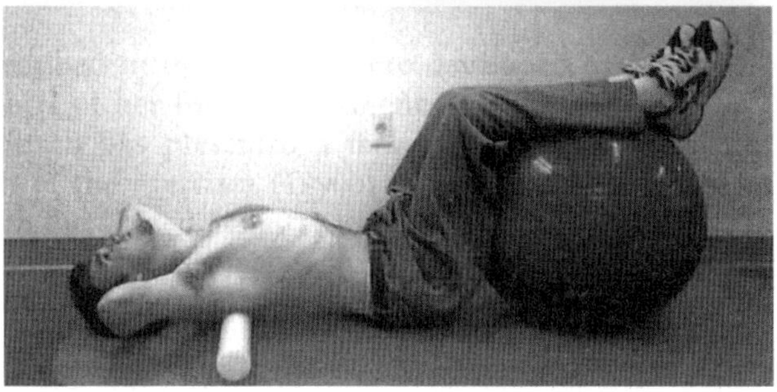

b

그림 8.21 a, b. 자세를 만드는 데에 스펀지 롤과 스위스 볼을 사용하여 등뼈를 굽힘과 폄으로 자기 자신이 움직이고 있다.

mobilization을 위해 스위스 볼을 사용하는 방법은 다른 스위스 볼을 사용하는 방법과 다르지 않다. 볼의 도움으로 자기 자신을 움직일 수 있다. 치료사가 운동을 끌어내는 것을 돕거나, 그 손을 자유롭게 하거나, 들어 올려야 하는 신체분절의 무게를 경감해 준다. 이제까지 보여준 예를 참고로 하면, 치료사는 도수치료에 스위스 볼을 더 잘 이용할 수 있을 것이다.

참고문헌 (References)

Adams RC (1995) Patient compliance on a roll with foam. Adv Phys Ther 6:20-21

Adler SS, Beckers D, Buck M (1993) PNF in practice. Springer, Berlin Heidelberg New

York
Bold RM, Grossmann A (1983) Stemmfuhrung nach R. Brunkow. Enke, Strttgart
Carrière B (1996) Therapeutic exerciser and self-correction programs. In: Flynn TW (ed) The thoracic spine and rib cage. Butterworth-Heinemann, Boston, pp 287-307
Cyriax J (1982) Textbook of orthopaedic medicine, 8th edn. Baillière Tindall & Cassell, London
Frisch H (1995) Programmierte Therapie am Bewegungsapparat. Springer, Berlin Heidelberg New York
Greenman PE (1989) Principles of manual medicine. William & Wilkins, Baltimore
Kaltenborn FM (1989) Manual mobilization of the extremity joints, 4th edn. Norlis, Oslo
Klein-Vogelbach S (1990a) Ballgymnastik zur Funktionellen Bewegungslehre, 3rd edn. Springer, Berlin Heidelberg New York
Klein-Vogelbach S (1990b) Functional kinetics: Swiss ball videotape. Springer, Berlin Heidelberg New York
Knott M, Voss DE (1968) Proprioceptive neuromuscular facilitation patterns and techniques. Harper & Row, New York
Lewit K (1992) Manuelle Medizin, 6th edn. Urban und Schwarzenber, Munich
Maitland GD (1986) Vertebral manipulation, 5th edn. Butterworths, London
Maitland GD (1992) Peripheral manipulation, 3rd edn. Butterworth-Heinemann. Oxford
Parker I (1992) Beyond conventional exercises. Phys Ther Forum 7:4-7
Parker I (1993) Functional exercise program. I. Balance video. Ilana Parker Physical Therapy Service, San Francisco
Parker I (1995) Functional exercise program. II. Stretching and self mobilization Video. Ilana Parker Physical Therapy Service, San Francisco

9. 운동의 종류
Exercise Description

이 단원에서 설명하는 운동의 대부분은 Klein-Vogelbach(1990a)의 기능적 운동역학의 개념에 기초하여 고안된 것이다(Klein-Vogelbach(1990b). Klein-Vogelbach는 각각의 운동에 대한 면밀한 분석과 상세한 설명을 하고, 운동을 비디오로 작성하였다. 비디오테이프는 현재 미국 내에서 입수 가능하다(Klein-Vogelbach(1990c).

Klein-Vogelbach가 보여준 운동은 의료상 제한이 있는 환자에게는 얼핏 보기에 지나치게 어려운 것처럼 보이는 경우가 있다. 그러나, 문제는 치료사가 운동과 그 목적을 잘 모르기 때문에 개개의 환자의 상태에 따라서 운동을 조정할 수 없다는 것이다. Klein-Vogelbach가 보여준 것은 운동의 모델이다. 따라서 어떤 운동도 환자의 조건에 맞출 필요가 있다. 운동을 설명하는 이 단원의 목적은, 치료사가 Klein-Vogelbach의 운동 기본형에 익숙해지게 하기 위함이다. 운동의 중요한 측면의 일부를 강조하여 설명과 분석을 하고, 해석을 보충으로 하여 몇 가지를 추가하고 있다(Carrière 1993).

"자기 자신이 스트레칭"(9.5절), "갈매기"(9.6절), "양손으로 걷다"(9.16절), "나를 밀고 - 나를 당기고"(9.7절), "록큰롤(Rock' n Roll)(9.24절), "자기의 다리를 움직이다"(9.25절)의 운동은 입원 중인 환자를 치료하는 동안에 내가 만들어 낸 것이다. 이들 운동을 시행할 때에 고려해야 하는 것은 제4장부터 제7장에서 설명한 스위스 볼을 사용한 운동의 어느 것도 완전히 같다는 것이다. 스위스 볼을 사용한 운동프로그램을 달성하였다면, 가능성을 최대한 발휘시켜 그 성과를 다른 것에 이월시키기 위해, 볼을 사용하지 않는 기능적 활동을 반드시 잇달아서 시행한다.

이 단원의 목표	• 척주의 안정화(stabilization) • 척주의 mobilization • 자세 개선 • 배의 치료 • 엉덩관절의 관절가동술과 안정화 • 보행 전의 치료 • 발목관절 - 무릎관절 - 엉덩관절의 정렬 • 반응성 스텝

기능적 운동역학에 기초한 스위스 볼을 사용하는 운동에서는 운동의 최초부터 최후까지 볼을 환자가 완전히 동일 또는 매우 근사한 지지 바닥면을 계속 갖고 있는 정위치 운동과 스위스 볼과 환자의 지지 바닥면의 쌍방이 모두 운동의 최후에서 바뀌어버리는 이동을 수반한 운동이 있다.

예	정위치 운동(constant location exercise) : 볼에 앉아 몸통을 전경시키거나 후경시키는 운동(9.2절 “저울” 참조) 또는 스위스 볼 위에 신체를 맡겨 엎드린 자세가 되고, 양손으로부터 양발로 체중을 이동시키는 운동(9.10절 “그네”). 이동을 수반하는 운동(changing location exercise) : “섬게“의 운동(9.14절)은 처음에 환자가 바닥에 무릎을 꿇고 앉은 자세에서 마지막에는 환자가 볼 위에 올라탄 형태가 되어 바닥에 양 손을 짚고 자기 자신을 지지한다.

다음으로 여러 가지 운동을 소개한다. 그 중에서 운동의 목적, 시작자세 그리고 최초로 시행하는 의도적 운동을 설명한다. 최초에 시행하는 의도적 운동은 시작할 때의 (주동) 운동이고, 이것에 의해서 환자는 운동의 최종 지점으로 유도된다. 운동은 경우에 따라서는 천천히, 경우에 따라서는 신속하게 시행될 수 있다(제6장도 참조). 최초에 시행하는 의도적 운동에 의해서 반응이 야기된다.

이것은 환자가 나타내는 자동적 반응이고, 이것에 의해서 균형을 회복하거나 넘어짐을 방지한다. 경우에 따라서는, 환자는 새로운 지지 바닥면을 발견하도록 반응해야 한다. 운동수행을 위한 조건지시도 제시하였다. 이것은 운동을 정확이 시행하기 위한 지시이고, 예컨대 적절한 운동의 속도를 지시한다. 미리 주의해야 할 일이나 운동의 변화(variation)에 관해서는 특히 중요한 점을 열거하고 있다. 치료사가 운동에 관해서 환자에게 지시하거나 환자를 관찰하는 데에, 이것이 도움이 되는 경우가 있다.

> **!** **치료사는 반드시 금기사항에 주의를 기울이고, 환자가 넘어지거나 부상을 당하는 일이 없도록 항상 안전을 의식하여 판단을 내려야 한다. 어떠한 일이 있어도 운동이 원인으로 통증을 유발하는 일이 없도록 한다.**

스위스 볼에 환자를 앉히는 운동부터 소개한다. "카우보이(cowboy)"의 운동은 환자가 스위스 볼에 익숙해지는 데에 도움이 되므로 시작하는 운동으로서 적합하다.

9.1 "카우보이" (Cowboy)

정위치 운동(constant location exercise). 그림 9.1 참조.

목적

- 자동적이고 동시에 경제적 자세인 좋은 직립자세가 되기 위한 운동
- 넙다리네갈래근과 종아리세갈래근의 근력강화
- 보행개선의 준비
- 비대칭성의 팔 흔들기의 연습

볼의 크기. 볼의 직경은 앉은 사람의 무릎에서 바닥까지의 거리보다 큰 것으로 한다. 보통은 직경 55 또는 65㎝의 볼이 적합하다. 양 엉덩관절과 무릎관절 그리고 발목관절을 90° 굽혀 앉을 수 없는 환자에서는, 조금 더 큰 직경의 것이

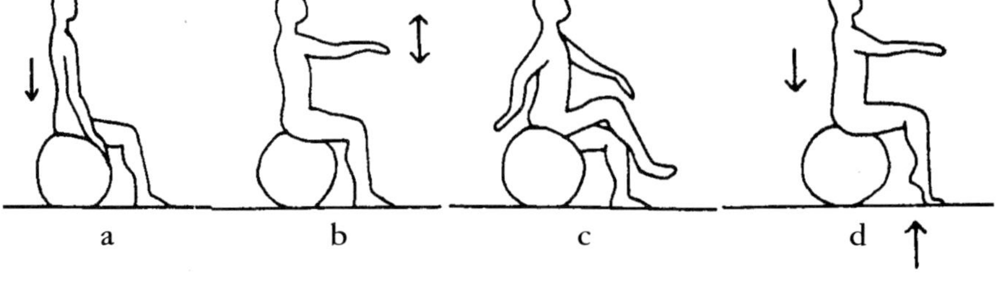

그림 9.1 **a-d.** "카우보이"의 운동

필요하다.

시작 자세. 등을 똑바로 펴고 양발을 바닥에 짚고 앉을 것. 양 엉덩관절, 무릎관절 그리고 발목관절은 90°로 굽힌다. 양 무릎과 양발은 허리폭으로 벌린다. 볼의 중심에 체중을 싣는다(그림 9.1a).

최초로 시행하는 의도적 운동(actio). 최초의 운동은 환자가 양발로 바닥을 밀어 이완하는 것을 반복한다.

반응(reactio). 넙다리네갈래근이 활성화되고, 몸통이 수직으로 움직인다. 반동으로 튀어 오르고 아래로 떨어진다. 신체는 가속에 거스른 반응을 해야 한다.

조건지시(conditio). 두덩결합과 복장빗장절흔(sternal notch)의 거리는 볼이 튀어 오르고 있는 동안 항상 일정하게 하여둔다.

속도(speed). 볼을 튀어 오르게 하는 이상적인 속도는 1분간에 약 120회 이다. 이것은 정상적인 보행속도로 척주를 능란하게 동적 안정화(dynamic stabilization)를 시키기 위한 것이다.

주의사항

- 불안정한 환자에서는 약간 큼직한 볼을 사용하든가, 처음에는 피지오롤을

사용한다.

- 볼을 신체로 압축하였을 때, 호기(expiration)를 멈춰서는 안된다.
- 배 근육의 과도한 활동에 의해서 호흡에 문제가 발생할 가능성이 있다.
- 운동에 변화를 주기 위해 발꿈치를 올리는 경우 이외는, 안전을 위해 환자는 반드시 양발을 바닥에 붙인다.
- 볼을 튀어 오르게 하고 있을 때, 환자는 신체를 전경시키거나 후경시켜서는 안된다.
- 팔이나 손을 상하로 움직이는 운동을 부가할 수 도 있다. 양팔이나 손을 우선 아래로 밀도록 움직이면, 등쪽 폄근은 몸통의 굴곡을 방지하기 위해 반응하여 작동해야 한다. 양팔이나 손을 상방으로 움직이는 것을 강조하면, 몸통의 폄을 방지하기 위해 배의 근육이 작동해야 한다(그림 9.1b).
- 환자가 양 어깨를 움츠리고는 떨어뜨리는 것 같은 어깨의 상하운동으로 볼을 튀어 오르게 하여 척주의 안정성을 자극할 수 있다. 들어 올려진 견갑대는 안정된 몸통 위에 "떨어뜨려져" 있어야 한다. 치료사가 수동적으로 환자의 견갑대를 들어 올리고 다음으로 그것을 환자의 몸통 위에 "떨어뜨리기" 보조를 하여 볼을 튀어 오르게 할 수 도 있다.
- 치료사가 환자의 머리를 가볍게 율동적으로 누르거나, 가슴뼈와 척주에 살짝 손으로 압력을 가함으로써 볼을 상하로 튀어 오르게 하여 직립자세를 취하도록 자극할 수도 있다.
- 환자에게 1개소에서 제자리걸음을 시키는 연습도 있다. 또한 이것에 팔을 전후로 흔드는 운동을 추가한다. 이 때 들어 올린 발쪽의 팔을 뒤로 흔든다(그림 9.1c)
- 장딴지근과 가자미근의 감각갈래 수축 즉, 양발꿈치를 힘차게 들어 올림으로써 볼을 튀어 오르게 하는 계기를 만들 수 있다. 올린 양발꿈치를 힘차게 아래로 되돌렸을 때, 근육활동은 운동갈래가 되고 이어서 양발꿈치가 바닥에 닿기 전에 운동이 감속된다(그림 9.1d).
- 정렬을 바르게 하는 데에 촉각으로부터의 자극을 이용하는 경우, 한쪽 발 또는 양쪽 발을 짚는 위치에 동전(coin)을 놓고 바닥에 테이프로 고정한다. 이것으로 환자는 발이 바닥에 바르게 닿아 있는지를 확인할 수 있다.
- 중간위치에서 아래로 늘어져 있는 환자의 한쪽 팔을 치료사가 약간 올려

고정함으로써, 어깨관절을 두미방향(cranial-caudal direction)으로 움직이는 mobilization이 가능하다, 왜냐하면, 팔이 고정된 상태에서 볼을 튀어 오르게 하여 환자는 자기의 몸통을 수직방향으로 움직이기 때문이다.

- "카우보이"는 골반바닥 근육(pelvic floor muscles)의 운동에도 사용된다 [제14장 "걷어차시오, 걷어차시오(Kick-Kick) 참조].

예

- 다발성경화증의 환자 몸통의 안정화, 하지의 정렬조정, 근력강화 그리고 균형능력 향상에 사용한다(그림 7.23).
- 좋은 정렬로 볼에 앉아, 볼을 튀어 오르게 함으로써 근이영양증을 앓는 소년의 하지근력강화에 이용한다(그림 7.19b).
- 폴리오 후유증의 고유수용감각에 장애가 있는 환자에게 "카우보이"의 시작자세를 이용하여, 고유수용감각의 치료를 한다(그림 7.25a).

9.2 "저울" (Scale)

스위스 볼을 극히 약간만 움직이는 정위치 운동(constant location exercise). 그림 9.2 참조.

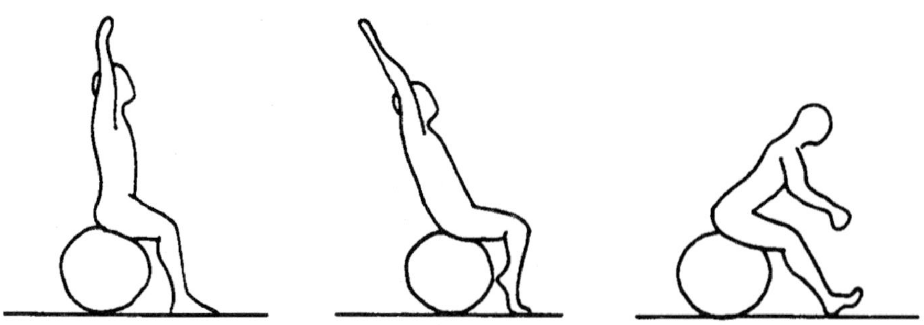

그림 9.2 "저울"의 운동

목적

- 똑바르게 정렬시킨 몸통을 공간에서 전후로 움직이는 것을 환자에게 가르친다.
- 몸통을 안정시킨 채로 배의 근육과 등쪽 폄근을 경제적으로 활동시키는 연습.
- 시상면에서 팔을 좌우 대칭으로 흔드는 연습.
- 발꿈치 올림과 발가락 올림을 시행하면서 하지의 정렬을 바르게 하는 것을 촉진하다.

볼의 크기. "카우보이"의 경우와 같은 크기이고, 이에 더해서 환자가 운동을 하는 데에 편안하게 시작자세를 취할 수 있을 만큼의 충분한 여유가 양 엉덩관절에 있을 것. 압력은 볼이 용이하게 구르도록 약간 딴딴하게 공기를 넣는다.

시작자세. "카우보이"의 경우와 같은 자세를 취하고, 다시 양팔을 머리 위로 올려 정중 이마면 상에서 타원형을 만든다.

제일 최초로 시행하는 의도적 운동(first actio). 스위스 볼을 양발쪽으로 굴려서 끌어당긴다. 양발꿈치를 올리면, 볼을 보다 가까이까지 굴릴 수 있다.

첫 번째 반응(first reactio). 정렬된 몸통, 머리 그리고 양팔이 후방으로 기운다. 즉, 배의 근육활동이 유발된다.

두 번째 최초로 시행하는 의도적 운동(second actio). 스위스 볼을 뒤로 밀어서 굴린다. 이 때, 양발꿈치는 바닥에 붙인 채로이다. 양 발 앞쪽은 들어 올려진다.

두 번째 반응(second reactio). 정렬된 몸통, 머리 그리고 양팔이 전방으로 기운다. 양팔은 어깨의 높이까지 내려간다. 배 근육은 신체가 직립이 될 때까지 작용할 수 있으나, 그로부터 이후는, 몸통이 전경하여 중력에 저항하여 몸통을 동적으로 안정된 상태로 유지하기 위해 등쪽 폄근이 작용한다.

조건지시(condios)

- 제일 먼저 시행하는 의도적 운동을 시행하고 있는 동안, 몸통이 후방으로 기울었을 때 양발에 걸리는 압력은 증가하지 않는 일이 있다. 두 번째로 시행하는 의도적 운동을 하는 동안, 양발에 걸리는 압력은 극히 약간 증가하도록 해야 한다.
- 두덩결합과 배꼽, 배꼽과 칼돌기, 그리고 칼돌기와 복장빗장절흔(sternal notch)의 거리는 변화하지 않는 경우가 있으나, 위앞엉덩뼈가시(anterior superior iliac spine)에서 넙다리까지의 거리는 반드시 변화한다.

속도. 만일 최초의 움직임이 브리지(bridge)부터라면, 1분간에 약 40회 볼을 굴린다.

주의사항

- 양팔과 견갑대가 무겁고 몸통이 긴 환자에서는, 경우에 따라서는 시작자세를 바꿀 필요가 있다. 이 경우, 환자는 볼의 중심을 약간 비켜서 앉는다. 이렇게 하면 몸통을 후방으로 기울였을 때, 체중의 배분이 좋아진다.
- 종아리가 길면 뒤로 더 굴릴 수 있다.
- 발 길이가 길면 발 길이가 짧은 사람보다 더 전방으로 볼을 굴릴 수 있다.
- 배의 근육이 매우 약한 환자의 경우, 넙다리에 양팔을 올려놓고 시행한다.
- 양 손을 머리 위에 얹으면 자극을 받아 정렬이 좋아진다.
- 비대칭성으로 팔을 움직이면 전후로의 움직임이 가속된다.
- 몸통을 안정된 상태로 유지한 채로 한쪽의 팔을 상외방으로 움직이면, 팔의 비대칭성의 대각선운동에 의해서 복사근군(oblique abdominal muscles)의 활동이 높아진다.
- 몸통(tentacle)을 후방으로 기울이는 것도 최초로 시행하는 의도적 운동의 하나가 된다. 이 경우 운동은 약간 빨라지고, 반응으로 볼이 발꿈치 쪽으로 구른다.
- 동적으로 안정화된 몸통을 전후로 기울이는 연습을 최초에는 안정된 좌석면 위에서 시행하는 것도 좋을 것이다.

- 이 운동은 골반바닥 근육의 치료에 사용할 수 있다(제14장 "요도의 신장" 참조).

예

- 몸통의 정렬을 갖춘 상태로 유지하는 재학습 중인 환자. "카우보이"의 운동 중에 몸통의 정렬을 바르게 할 수 있게 된 환자는 "저울"의 운동으로 진행한다.
- 보행 시에 발의 정렬을 적절하게 유지할 수 없는 환자는 "저울"의 운동을 연습하면 좋을 것이다. 발, 종아리 그리고 넙다리의 정렬 수정에는 특히 시각과 촉각을 사용한 피드백이 강조된다. 시작과 종료 때에 발이 접촉할 것이라고 상정되는 위치에 작은 표식과 동전을 바닥에 붙이고, 거울을 환자의 정면에 놓는다.

9.3 "인도의 불도 수행자" (Indian Fakir)

이동을 수반하는 운동. 그림 9.3 참조.

목적

- 배의 근육과 등 폄근을 경제적으로 치료한다.
- 배 근육의 근력저하를 찾아낸다.
- 정렬이 갖춰진 몸통을 수직위치에서 수평위치의 바로 누운 자세로 기울이는 방법을 환자에게 가르친다.

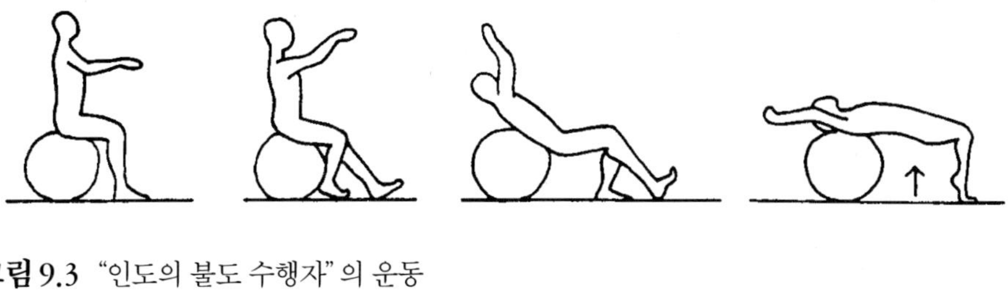

그림 9.3 "인도의 불도 수행자"의 운동

- 반응성의 발 내딛기를 연습한다.
- 하지의 정렬을 갖춘다.
- 브리지 활동으로 등 폄근의 근력강화 또는 안정성을 높인다.

볼의 크기. "카우보이"와 "저울"과 같다. 약간 큰 볼이 운동이 용이하다.

시작자세. "카우보이"의 운동과 마찬가지로 스위스 볼의 중심에 앉는다. 양팔을 90° 전방 굽혀 수평면상에서 타원을 만든다.

제일 최초로 시행하는 의도적 운동. 양팔은 몸통이 후방으로 기우는 것에 맞춰서 상후방으로 움직인다.

첫 번째 반응. 불이 구르기 시작하였을 때, (반응성의) 전방으로의 발의 내딛기가 일어나 볼은 더 굴러간다. 스위스 볼이 더 두측으로 굴러가면 배의 근육에 걸리는 긴장은 감소하고, 브리지의 아래측이 되는 엉덩관절과 등부위 폄근의 근육활동이 증가한다.

두 번째 최초로 시행하는 의도적 운동(되돌아오기). 머리 위로 편 양팔을 배쪽 또는 미측으로 몸통을 따라서 흔들어 내림으로써 운동이 시작된다.

두 번째 반응(되돌아오기). 반응성의 발의 내딛기와 수평위치에서 수직위치로 몸통의 운동이 일어난다. 스위스 볼이 미측으로 움직이면, 등부위 폄근과 엉덩관절 폄근의 근육활동이 감소하고, 배의 근육에 걸리는 부담이 증가한다.

조건지시

- 두덩결합과 복장빗장절흔까지의 거리는 바로 누운 자세가 될 때까지 바꾸지 않는다.
- 두덩결합과 칼돌기까지의 거리는 브리지 자세로 들어가 엉덩관절이 펴졌을 때 약간 증가한다.
- 발과 볼은 직선상을 이동한다.

속도. 왕복 각각의 운동에 소요되는 시간은 대략 4초이다. 엉덩관절을 편 최종자세에서도 4초간 그 자세를 유지한다. 환자는 대략 4보 걷는다. 다리가 긴 경우는 보수가 증가한다.

주의사항

- 스위스 볼에 공기를 가득 넣어 단단하게 하면 이 운동은 어려워진다.
- 발이 미끄러지면 이 운동을 바르게 시행할 수 없다.
- 몸통이 긴 환자는 수평위치가 될 때까지 시간이 더 걸린다.
- 볼기가 큰 환자는 제일 최초로 시행하는 의도적 운동의 최종자세에서 골반을 안정시키는 것이 어려워진다.
- 배 근육의 근력저하가 있는 환자는 그 근육의 취약성이 가장 분명해지는 장면에서 운동을 가속하는 경향이 있다.
- 제일 최초로 시행하는 의도적 운동의 최종자세에서 환자가 양발끝치를 들어 올리면 지지 바닥면이 좁아진다. 이 움직임을 요구함으로써 운동을 더욱 어렵게 만든다.
- 어질어질하고 불안정한 환자는 처음에 피지오롤로 연습하는 편이 좋을 것이다.
- 이 운동 중에 양팔을 시상면상에서 움직인다. 이렇게 함으로써 몸통의 안정성이 한층 더 요구된다.

예

- "카우보이"와 "저울"의 운동에서 몸통의 안정성을 유지할 수 있게 된 환자는 "인도의 불도 수행자"의 운동으로 진행하면 좋을 것이다(그림 8.12에서는 최종자세에서 철 아령을 사용하고 있다).
- "저울"의 운동을 하는 동안에 양발과 다리의 정렬을 바르게 할 수 있는 환자는 "인도의 불도 수행자"의 운동으로 진행한다. 정면에 거울을 놓기만 하면 이 운동을 시작할 때에는 자기의 양 다리를 볼 수 있다. 몸통을 후방으로 넘어뜨려감에 따라 자기의 다리를 보지 않고, 한 걸음 한 걸음 발을 내디디며, 양발, 종아리 그리고 넙다리의 정렬을 유지해야 한다.

9.4 "자기 자신이 시행하는 당나귀의 스트레칭" (Donkey Stretch Yourself)

이동을 수반하는 운동. 그림 9.4 참조. 이 운동이 "인도의 불도 수행자"와 가장 다른 것은 환자가 신체를 후방으로 기울였을 때, 양 엉덩관절이 굽혀 있다는 것이다. 환자는 앉은 자세에서 볼에 신체를 맡기면서 눕고, 마지막으로 그 위에 올라타 버린다.

목적

- 중력의 도움을 받으면서 척주를 편다.
- 몸통의 전면 배쪽에 연결된 연부조직을 편다.
- 중력에 저항하여 척주를 굽힌다.
- 엉덩관절을 굽힘 · 편다.
- 하지의 근력강화를 도모한다.
- 하지의 정렬을 갖춘다.
- 반응성의 발의 내딛기 연습
- 가슴근을 신장한다.

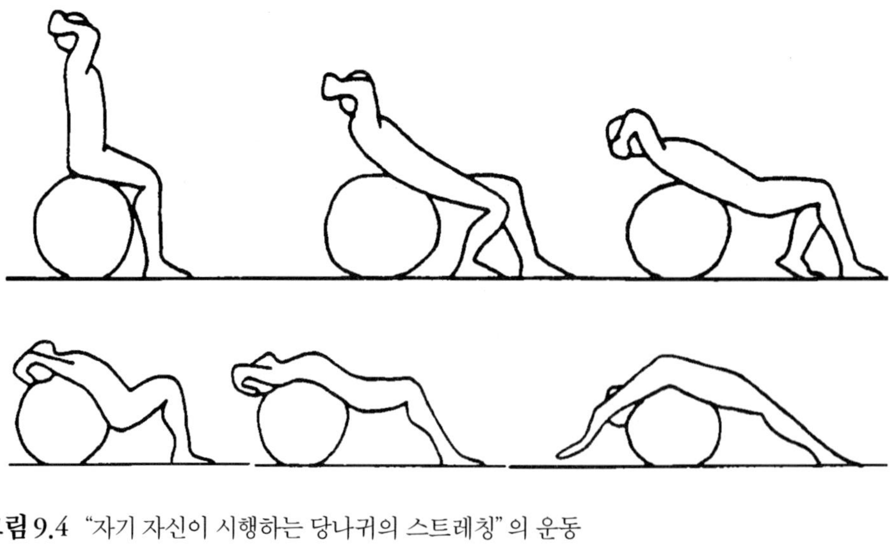

그림 9.4 "자기 자신이 시행하는 당나귀의 스트레칭"의 운동

볼의 크기. 펴진 등부위에 맞는 약간 큰 것. 스위스 볼이 작거나 척주 폄의 가동성이 저하하여 있는 경우, 조정이 필요하다(그림 4.4 참조).

시작자세. "카우보이"의 운동과 마찬가지로 스위스 볼 위에서 앉은 자세를 취하고, 양 손을 머리 뒤에 둔다.

제일 최초로 시행하는 의도적 운동(first actio). 먼저 브리지를 만들도록 움직인다. 즉, 볼을 양발쪽으로 굴리고, 한쪽 발을 앞으로 내딛어 볼이 굴러가는 공간을 만든다.

첫 번째 반응(first reactio). 볼과 신체가 접하는 점은 궁둥뼈에서 엉치뼈, 엉치뼈에서 등뼈로 바뀐다. 지지 바닥면은 넓어진다.

두 번째 최초로 시행하는 의도적 운동(second actio). 운동은 브리지의 상태에서 시작되고, 양발로 볼을 밀어서 발에서 떨어져 굴러가는 방향을 반대로 한다.

두 번째 반응(second reactio). 환자가 스위스 볼 위에서 바로 누운 자세를 취하였을 때, 양 무릎관절, 엉덩관절 그리고 등은 편다. 양팔을 머리 위로 폄으로써 가슴근과 몸통 전면에 연결된 연부조직을 신장한다. 폄은 중력의 도움을 받고 있다.

세 번째 최초로 시행하는 의도적 운동(third actio). 환자는 다시 볼을 양발쪽으로 끌어당긴다.

세 번째 반응(third reactio). 양발로 볼을 끌어당겨 몸통이 볼에 기댔을 때, 무릎관절굽힘근(hamstrings)과 장딴지근 몸쪽부의 근육활동이 야기된다.

네 번째 최초로 시행하는 의도적 운동(fourth actio). 환자는 원래의 시작자세로 되돌아간다. 볼을 양발에서 떨어지도록 되밀고, 뒤로 걸으면서 일어난다.

네 번째 반응(fourth reactio). 신체와 볼의 접점은 머리쪽에서 미측으로 이동하고, 환자의 양 궁둥뼈결절 위에 체중을 싣는다. 넙다리곧은근의 감각갈래 근육활동이 있고, 배의 근육이 작용하여 몸통을 직립자세로 되돌린다.

조건지시

- 스위스 볼과 양발은 직선상을 이동한다.
- 먼저, 머리를 환자의 손에 올려놓든가 베개에 올려놓고 척주의 폄을 촉진한다(그림 2.11b, 10.5d, 15.6a). (머리의 무게를 목과 배의 굽힘이 유지하지 않아도 되도록 연구하면 척주의 폄이 촉진된다.)
- 양 다리의 정렬을 적절히 유지한다.
- 가슴근의 신장을 위해서는, 양팔을 올리고 양 어깨관절로 약간 벌림하여 팔굽관절을 편다.
- 추 밴드(wright)를 환자의 양 손목관절에 감음으로써 가슴근을 강하게 신장할 수 있다.

속도. 환자가 편안하게 시행할 수 있는 속도로, 특히 전후로 운동을 전환하여 볼에 기댄 자세로부터 누운 자세가 될 때에는 그 점에 주의한다. 운동의 상(phase)이 바뀔 때 불필요한 가속을 해서는 안된다.

주의사항

- 머리를 베개에 올려놓음으로써 전면 배의 근육이나 연부조직에 걸리는 긴장을 감소시킨다.
- 베개를 허리부위 아래에 넣음으로써 척주의 과폄(hyperextension)을 방지할 수 있다.
- 이 운동은 척주의 mobilization에 도움이 된다. 볼의 정점은 척주를 적극적으로 펴려고 하는 부분에 닿도록 하면 신장의 지지점으로서 기능을 한다.
- 중력에 저항하여 능동적으로 굽히는 움직임에 등뼈돌림의 운동요소를 조합시킬 수 있다.
- 운동의 안정성을 높이기 위해서는 피지오롤을 사용한다.

예

- 대략 제7등뼈 척추뼈의 수준에서 굽힘의 가동성을 증가시키고 싶어 하는 환자는, 머리, 양팔, 상부등뼈에서 시작되는 중력에 저항하여 몸통을 굽히는 운동에 대해서 골반을 볼에서 들어 올려 브리지 활동을 시행함으로써 몸통에 굽힘의 운동을 증가시킨다. 그리고 머리와 골반 반대방향으로부터 몸통으로 확산되는 2개의 운동의 확산을 제7등뼈의 부근에서 충돌시킨다. 환자는 제7등뼈 척추뼈의 수준(볼의 정점에 닿아있는 척추뼈가 다른 것이라면 그 수준에서)에서 볼을 몸통으로 확산되는 2개의 운동이 충돌하는 점, 즉 지레의 지지점으로서 사용하고, 전면 배의 연부조직을 짧게 한다. 다음으로 환자는 머리, 양팔, 등뼈 그리고 허리뼈를 반대의 폄방향으로 움직인다.
- 강직성척추염과 양 엉덩관절 강직이 있는 환자의 양 엉덩관절과 척주의 가동성을 최대로 하여, 양 다리의 근력강화를 도모하려고 하는 예이다. 이러한 환자는 그림 11.13에서 보여주는 것 같은 방법으로 시행하고, 이와 함께 양 다리의 정렬을 갖춘다.
- 다발성경화증의 환자이다. 앉은 자세에서 볼 위에 누워서 움직일 때, 치료사의 도움을 받아 균형을 학습한다(그림 7.22).

물리치료에 매우 도움이 된다는 것이 이미 증명된 운동을 아래에 소개한다. 최초의 운동은 스트레칭을 하는 양을 자기가 제어할 수 있으므로 "자기 자신이 스트레칭을 하다"라 이름이 붙여져 있다[그림 8.18도 참조하기 바란다. 목뼈의 신연(distraction)이다]. "갈매기"(양팔을 2개의 볼에 올려놓은 모양이 새의 날개를 펼친 것과 유사하기 때문에 이같이 이름이 붙여졌다)는, 양팔의 무게를 경감시키면서 등쪽을 펴는 데에 도움이 된다.

9.5 "자기 자신이 스트레칭을 하기" (Stretch Myself)

정위치 운동. 그림 9.5 참조.

목적

- 양측 가슴부위를 신장한다.
- 대각선 방향으로 가슴부위를 신장한다.
- 신장하는 양을 환자가 제어하면서 척주를 신연한다.
- 연부조직과 신경조직의 mobilization을 시행한다.

볼의 크기. "카우보이"의 운동에서 사용하는 것과 같은 크기이다. 환자의 척주의 가동성이 감소하여 있다면 그보다 약간 큰 것을 사용한다.

시작자세. "자기 자신이 시행하는 당나귀의 스트레칭"의 운동과 같이, 볼 위에서 바로 누운 자세를 취한다. 환자의 양팔이 머리 위로 뻗은 상태에서, 치료사는 환자의 양 손목을 잡고 양팔을 고정한다. 위팔이나, 경우에 따라서는 가슴우리나 머리를 잡는 경우도 있다.

최초로 시행하는 의도적 운동(actio). 환자는 자기의 볼기를 발꿈치 쪽으로 끌어당긴다.

반응(reactio). 가슴우리의 근육을 자기 자신이 신장하여, 가슴부위 전면의 연부조직을 움직인다.

조건지시

- 치료사는 환자의 손목, 경우에 따라서는 위팔이나 몸통 그리고 머리를 끌어당기는 것이 아니라 유지하여 안정시킨다.

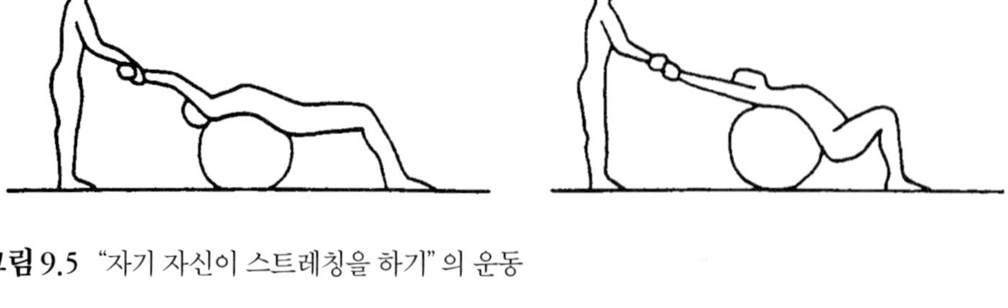

그림 9.5 "자기 자신이 스트레칭을 하기"의 운동

- 과도한 폄을 피하기 위해 환자의 통증의 한계에 주의를 기울여야 한다.

속도. 살짝 당기는 정도의 느린 속도로, 최종자세에서 6초~10초 동안 유지한다.

주의사항

- 시작자세에서의 목뼈나 허리뼈의 과폄을 피한다. 과폄의 우려가 있으면 환자의 머리나 양 엉덩관절 아래에 베개를 넣는다.
- 가슴부위를 대각선 방향으로 당기는 경우는, 환자는 좌(우)측 볼기를 우(좌)측 발꿈치 쪽으로 끌어당긴다.
- 허리부위 척주의 신연(distraction)을 주로 시행하는 경우는, 치료사는 환자의 상지가 아니라 몸통을 양 손으로 유지한다.
- 환자에 따라서는 양 손목보다 양 위팔을 유지하는 편이 좋은 경우가 있다.
- 좌우 대칭으로 시행하는 가슴부위의 신장과 척주의 신연은 피지오롤 위에서도 시행할 수 있다.
- 상지의 신경조직을 자기 혼자서 신장할 수 있다. 이 경우는 환자가 늑목(stall bar)을 잡고 대각선 방향으로 볼기를 당긴다.

예

- 자세 정렬이 불량하여 하루 종일 일한 후에 "피로해진" 등(back)이 되어버린 환자에게 사용한다. 파트너의 도움을 받아 등부위를 펴고 신연을 시키도록 하면 통증이 경감된다.
- 가슴부위 근육의 가동성이 저하한 환자 또는 상지의 신경조직 구조가 단축한 상태의 환자에서는, 경우에 따라서는 대각선 방향으로 당겨서 움직이는 것이 요구된다. 이것에 의해서 모든 신경조직구조를 온화하게 움직일 수 있다. 이것은 Kenneally 등(1988)이 언급하고 있는 상지 신장검사(ULTT)와 유사하다.

9.6 "갈매기" (Sea Gull)

정위치 운동. 그림 9.6 참조.

목적

- 척주를 움직여서 편다.
- 한쪽에서 한쪽으로의 체중이동의 운동을 끌어내어, 몸통의 신장을 촉진한다.
- 균형과 평형반응의 개선.
- 양팔의 무게를 경감한다.

볼의 크기. 치료사는 볼에 앉는다. 앉는 볼의 직경은 자기 종아리의 길이와 대략 같은 것을 사용한다. 환자의 팔 아래에 놓는 볼의 직경은 환자의 몸통과 위팔의 길이에 따르지만, 대체로 45에서 55㎝의 것을 사용한다.

시작자세. 환자는 매트부착 플랫폼(mat table)의 가장자리에 앉는다. 양 넙다리 후면은 매트 위에 올라타 양 종아리가 테이블의 끝에서 아래로 늘어진다. 환자의 양 곁에 볼을 놓고 양팔을 그 맨 위에 올려놓는다. 환자의 한쪽 또는 양쪽의 어깨관절 가동범위가 저하하여 있는 경우는, 아래팔을 볼의 중심에서 약간 드터서 올려놓고 어깨관절 벌림의 각도를 작게 한다. 치료사는 환자의 몸통을 전경시켜, 큰 볼을 환자의 등쪽 가까이에 놓는다. 환자의 뒤에 놓은 볼에 치료사가 앉고, 양 종아리를 환자의 몸통 곁으로 가져간다. 치료사의 양 손은 환자의 겨드랑이 전면 또는 어깨 위에 놓는다.

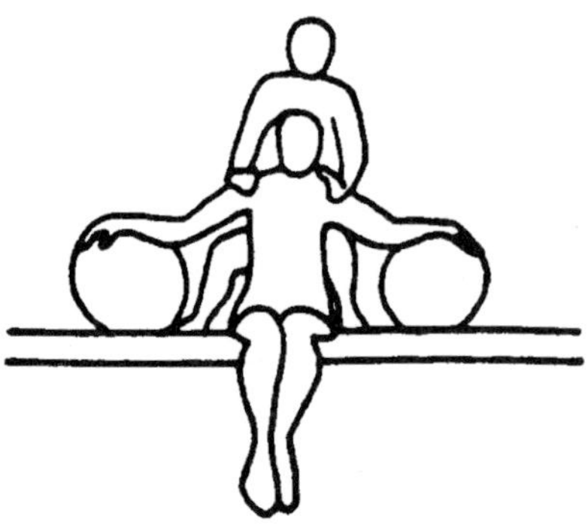

그림 9.6 "갈매기"의 운동

전방으로 움직일 때의 최초로 시행하는 의도적 운동. 치료사는 자기의 볼기로 볼을 환자의 등부위에 접근하도록 움직인다. 이 동안, 환자의 양 어깨 또는 액와(겨드랑이)는 치료사에 의해서 지지되고, 동시에 양 어깨와 상부몸통은 약간 상후방으로 당겨 올려진다.

전방으로 구를 때의 반응. 척주는 펴고 신연되어 골반은 전경(anterior tilt)한다.

측방으로 움직일 때의 최초로 시행하는 의도적 운동. 치료사는 볼과 환자의 몸통을 우(좌)로 움직인다.

측방으로 움직일 때의 반응. 몸통의 우(좌)측이 지속적으로 신장하고, 우(좌)측 볼기에 걸리는 체중이 증가한다. 우(좌)측 어깨의 벌림이 증가한다.

조건지시

- 환자는 이 운동을 하는 동안에 항상 매트부착 플랫폼(mat table)에서 양 넙다리가 떨어지지 않도록 한다.
- 환자의 등쪽은 이 운동을 하는 동안에 항상 볼에 접하여 있도록 한다.

속도. 천천히 율동적으로.

주의사항

- 이 운동에 의해서 어깨의 통증을 일으키지 않도록 한다.
- 치료사의 종아리가 긴 경우, 환자가 편안하게 되도록 자기의 양 다리를 펼 필요가 있다. 종아리는 환자의 액와(axillae)보다 낮은 위치이어야 한다(그림 11.27c, 13.21).
- 양발을 바닥에 붙여도 같은 운동을 할 수 있다. 이 경우, 지지 바닥면이 넓어지지만 하지의 평형반응은 감소한다.
- 치료사가 환자의 머리를 유지하고, 환자가 자신이 상부몸통과 견갑대를 돌리는 운동에서도 완전히 같은 시작자세가 사용된다. 이 방법은 환자가 머리의 돌림을 무서워하는 경우에 도움이 된다.

- 별개의 변법에서는 볼 위에 근력이 저하한 상지를 놓고 선택적으로 운동을 시킨다(그림7.15d, 10.21f, g). 볼에 작은 표식을 붙여 시각의 단서를 준다. 팔을 무리하게 굽히거나 폄을 시키기보다, 환자에게 표식에 주목시켜 그것을 움직이는 것에 집중시킨다.

예

- 목에 편타 손상(whiplash injury)을 받아 머리를 움직이는 것을 두려워하는 환자이다. 매트부착 플랫폼(mat table)의 가장자리에 환자를 앉히고, 치료사는 환자의 뒤에 스위스 볼에 걸터앉는다. 환자의 양팔을 약간 작은 볼에 각각 올려놓는다. 치료사는 환자의 머리를 살짝 지지하고, 환자는 볼에 올려놓은 양팔은 원호(arc)를 따라 움직여 몸통을 돌린다. 그 후, 환자의 양 손을 자기 자신의 가슴뼈에 대고 몸통을 돌린다. 이 때 목은 이전과 마찬가지로 유지한 채로 둔다.
- 뇌졸중 환자의 경우, 이 "갈매기"의 운동이 매우 도움이 된다. 볼에 환자의 양팔을 올려놓은 채로, 척주의 폄, 체중이동의 연습, 그리고 몸통의 지속적 신장을 시행할 수 있다. 스위스 볼에 팔을 올려놓은 환자의 근 긴장이 저하는 것을 바로 알 수 있는 경우가 흔히 있다.
- "푸셔 증후군(pusher syndrome)"의 환자. "근육이 당겨지는 팔(pusher arm)"을 작은 스위스 볼에 올려놓으면, 당겨지고 있는 것에 의한 영향이 없어진다. 그래서 치료사는 자세를 갖춰 기능적 운동을 시행하고, 몸통의 정렬을 조정하여 마비된 팔을 움직이는 것에 전념할 수 있다.

9.7 "전후로의 훌라춤" (Hula-Hula)

정위치 운동. 그림 9.7. 참조. 이 운동은 훌라춤과 유사하다. 몸통을 공간에서 일정하게 유지한 채로 골반을 전후로 움직이는 치료이다.

목적

- 허리뼈와 엉덩관절을 굽힘폄으로 움직이게 한다.

- 보행에 고유의 허리뼈와 엉덩관절의 자동운동을 만들어낸다.
- 가슴부위의 안정성이 반응으로서 일어나도록 치료한다.
- 팔의 좌우 대칭적인 흔듦을 유도해낸다.

볼의 크기. "카우보이"의 운동에서 사용한 것과 같은 크기이고, 구르기 쉽도록 약간 단단하게 공기를 넣는다.

시작자세. "카우보이"의 운동과 같이 볼의 중심에 앉는다. 양팔을 가슴 위에 놓든가, 정중 이마면상에서 타원을 만들어 머리 위에 유지한다.

제일 최초로 시행하는 의도적 운동. 가슴부위를 움직이지 않도록 유지한 채로(조건 지시), 양발꿈치로부터 볼이 멀어지도록 바닥을 민다.

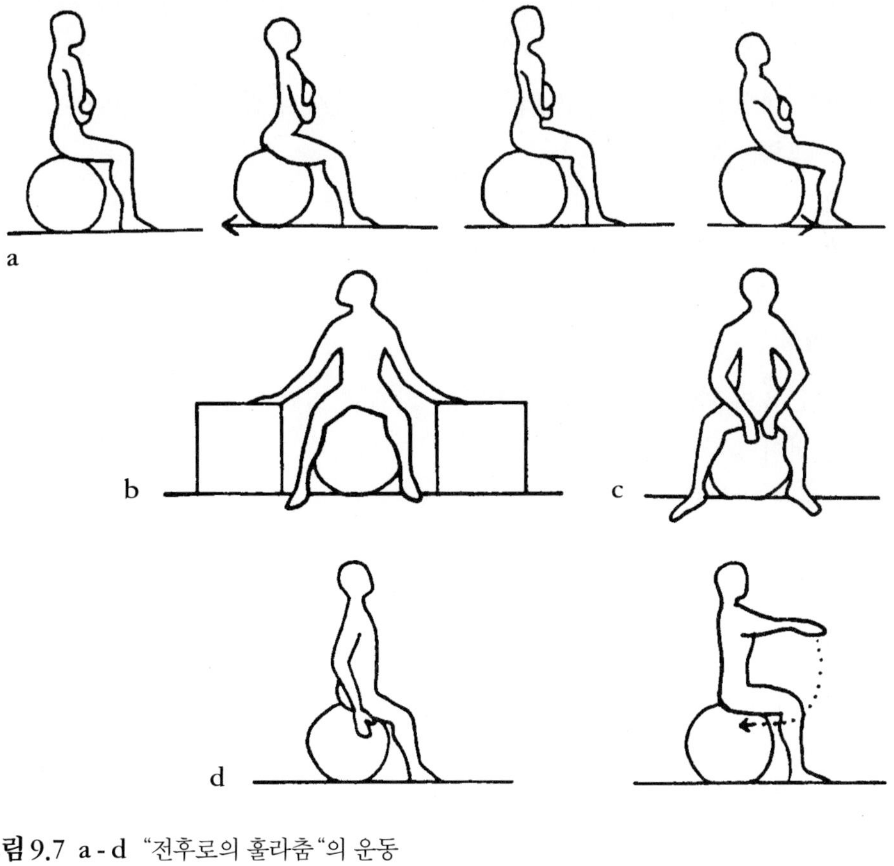

그림 9.7 a-d "전후로의 훌라춤"의 운동

첫 번째 반응. 허리뼈의 전만(lordosis)이 증가하고, 양 무릎이 약간 폄, 그리고 양발이 발바닥 굽힘 위치가 된다.

두 번째 최초로 시행하는 의도적 운동. 환자에게 볼을 양발꿈치 쪽으로 굴리게 한다. 이 때 볼을 무리하게 발꿈치에 접근시키지 않도록 한다(이것은 배 근육의 과도한 사용을 피하기 위해서이다).

두 번째의 반응. 시작자세로 되돌아간다.

조건지시

- 몸통을 안정시키기 위해 배꼽과 칼돌기 사이의 거리를 바꿔서는 안된다(능동적인 운동의 지원활동, 제5장 참조).
- 배꼽과 두덩결합의 거리는 볼이 굴러가는 방향에 따라서 변화한다.
- 양발은 바닥에 붙인 채로 한다.
- 좌우 대칭인 팔의 흔듦을 가하는 경우는 각각의 팔은 시상면에서 움직인다(그림 9.7d).

속도. 1분간에 대략 120회(보행속도), 전후로 작게 움직인다.

주의사항

- 배 근육의 과도한 활동을 방지하기 위해 허리뼈의 폄부터 운동을 시작하는 것이 좋다(그림 9.7a).
- 호흡을 멈춰서는 안된다.
- 치료사는 환자의 뒤에 서서, 양 손을 환자의 가슴우리에 대고 몸통을 가볍게 들어 올려도 좋다.
- 환자가 양 손을 몸통의 양측에 놓은 의자에 놓고 견갑대를 고정할 수도 있다. 이것에 의해서 볼에 실린 몸통의 무게가 경감하여, 골반의 전후로의 움직임이 용이해진다(그림 9.7b).
- 양발을 접근시켜둠으로써 지지 바닥면을 좁게하고 엉덩관절의 평형반응을 증가시킬 수도 있다. 이것에 의해서 운동의 난이도가 올라간다.

- 환자가 자기의 양 손을 다리 사이의 볼 위에 놓고, 발꿈치로 볼을 굴릴 때에 볼의 전후로의 움직임에 저항을 가할 수도 있다(그림 9.7c).
- 편마비환자를 약간 큰 볼이나 피지오롤에 앉히고, 양 손을 넙다리 곁의 피지오롤에 짚게 한다. 볼을 전후로 굴림으로써 양손에 체중을 부하하거나 손목관절의 척측 및 허리쪽 편위(deviation)를 촉진할 수 있다.
- 안정성이 필요한 경우는 피지오롤에 앉혀서 이 운동을 시행할 수도 있다.

예

- 허리뼈의 수술이나 골절의 기왕력이 있고, 움직여도 괜찮은데도 무서워서 움직일 수 없는 환자. 팔을 볼의 양측에 놓은 의자에 짚어 자기 자신을 지지시킨다. 이것으로 볼 위에서 전후로 움직이는 것이 용이하고 동시에 보통은 불안이 없어져 기분 좋게 시행할 수 있다.
- 비교적 높은 운동기능을 가진 반마비환자라면, 골반을 선택적으로 움직이는 학습이 가능하다.
- 골반바닥 기능장애의 환자가 허리뼈와 골반을 움직이는 것을 학습할 수 있다. 이 때 호흡을 멈추고 가슴부위를 공간에서 이동시키지 않고 시행할 수 있다.

9.8 "좌우로의 훌라춤" (Hula-Hula, Side to Side)

정위치 운동. 그림 9.8 참조.

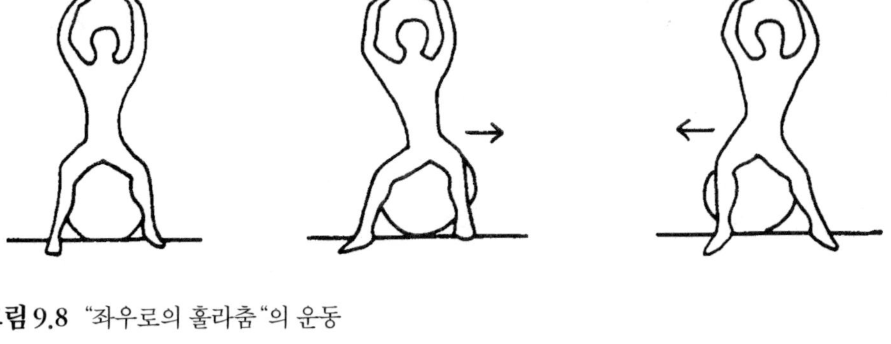

그림 9.8 "좌우로의 훌라춤"의 운동

목적

- 허리뼈의 옆굽힘(lateral flexion)을 보행속도에서 촉진한다.
- 자동 평형반응을 끌어낸다.
- 골반, 엉덩관절의 이마면상에서의 가동성을 확대한다.
- 골반과 엉덩관절의 보행 고유의 자동적인 운동을 이마면상에서 만들어낸다.

볼의 크기. "카우보이"의 운동에서 사용한 것과 같다. 환자의 엉덩관절 굽힘이 약 100° 이하의 경우는 보다 큰 볼이 필요하다. 볼에는 공기를 약간 딴딴하게 넣는다.

시작자세. "카우보이"의 운동과 마찬가지로 볼의 중심에 앉는다. 양팔을 머리 위에 올려 정중 이마면상에서 타원을 만든다. 양발을 허리폭보다 좁게 놓으면 평형반응이 보다 요구되고, 그것을 촉진할 수 있다.

최초로 시행하는 의도적 운동. 볼을 좌우로 굴린다.

반응. 볼과 신체의 접촉이 양쪽의 궁둥뼈결절이었던 것이 어느 쪽인가 한쪽으로 바뀐다.

조건지시

- 가슴부위를 "적절한 위치"(공간에서 좌・우의 이동이 없이 상하의 움직임이 극히 약간밖에 일어나지 않는 위치)로 유지한다.
- 칼돌기와 배꼽의 거리는 변화하지 않는다.
- 양 무릎을 "적절한 위치"(공간에서 이동하지 않고, 양 다리와 양 무릎의 거리는 같다)로 유지한다.
- 볼이 직선상을 한쪽에서 다른 쪽으로(좌우로) 구르도록 한다.

속도. 1분간에 대략 120회 왕복하는 것이 바람직하다(보행속도).

주의사항

- 볼에 공기를 딴딴하게 넣으면 구르기 쉬워진다.
- 치료사가 환자의 몸통을 유지하여 가볍게 들어 올림으로써, 볼에 실린 몸통의 무게를 감소할 수 있어 좌우로의 운동을 촉진한다.
- 환자의 엉덩관절 좌우에 의자를 놓고, 그 위에 환자의 양 손을 올려놓음으로써, 견갑대를 고정할 수 있다. 볼에 실린 몸통의 무게가 감소하고, 골반의 좌우에의 움직임이 촉진된다(그림 11.22d).
- 넙다리 외측의 볼 위에 환자의 양 손을 짚게 하고, 좌우로의 볼의 움직임에 자기가 저항을 할 수 있다.

예

- 엉덩관절이나 허리부위의 수술 또는 골절에서 회복되고, 움직여도 좋다는 허락이 나왔음에도 불구하고 움직이는 것을 두려워하는 환자를 움직이게 하는 데에 이 운동이 도움이 되는 일이 있다. 이 경우 특히 몸통의 중량을 지지해주면 좋을 것이다.
- 뇌졸중 후유증의 환자이고, 몸통의 선택적 운동과 좌우로의 체중이동을 연습할 수 있는 상태의 사람.
- 골반바닥 기능장애가 있는 환자는 이 운동을 연습하고, 이어서 "우로 가서 멈추고, 좌로 가서 멈추는" 운동으로 진행하면 좋을 것이다(제14장 참조).

다음에 소개하는 5개의 운동은 어느 것도 같은 시작자세 즉, 볼 위에서 엎드린 자세를 취하지만 각각의 목적은 다르다. 이들의 운동은 환자가 배를 아래로 한 자세를 취할 수 없는 경우나, 머리를 아래로 하는 것을 견딜 수 없는 경우는 금기가 된다.

9.9 "도롱뇽" (Salamander)

정위치 운동 또는 이동을 수반하는 운동. 그림 9.9 참조.

목적

- 몸통을 옆굽힘 한다.
- 좌우로의 체중이동을 촉진한다.
- 한쪽의 손 또는 발로부터 다른 쪽의 손 또는 발에 번갈아 체중을 부하하는 연습.
- 한쪽의 손과 다리의 근육활동을 폐쇄성과 개방성을 번갈아 전환한다.

볼의 크기. 볼의 직경은 대략 몸통의 길이로 한다. 환자의 배가 압박을 받아 고통스럽게 되지 않도록 공기압력을 약간 작게 한다.

시작자세. 볼 위에서 엎드린 자세가 되고 양 손과 양발은 바닥에 "살짝 짚는다"(손발만의 무게가 걸린다). 양팔과 다리로 볼을 "껴안는다". 몸통은 운동 중에 볼에 접하여 있다.

최초로 시행하는 의도적 운동. 한쪽의 팔과 발로 바닥을 밀어 무게를 반대 측의 팔과 발로 옮긴다.

반응. 좌측 팔과 우측 다리로 바닥을 밀어 볼을 굴렸을 때, 반응으로서 우측 팔과 우측 다리는 닫힌운동사슬(closed kinetic chain)(브리지 활동)가 되고, 좌측 팔과 좌측 다리가 열린운동사슬(open kinetic chain)(자유 활동기능)가 된다. 또한 몸통이 좌측으로 옆굽힘(측방으로 굽는다)하고, 척주의 좌측은 오목(凹), 우측은 볼록(凸)이 된다.

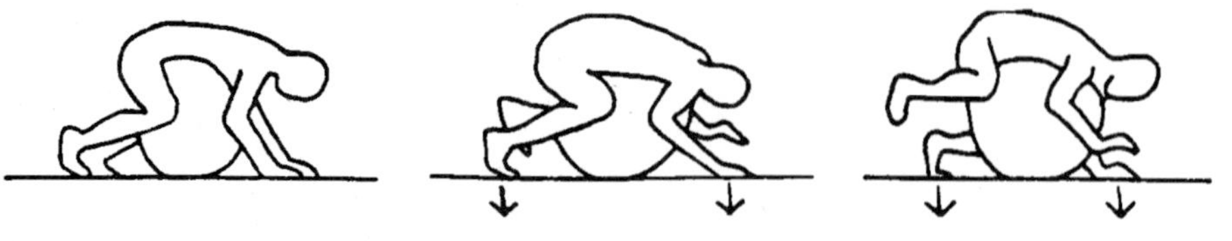

그림 9.9 "도롱뇽"의 운동

조건지시

- 몸통은 항상 볼과 접하여 있다.
- 볼은 한쪽에서 다른 쪽으로 옆으로 구른다.
- 손과 발은 동시에 바닥에 접촉하도록 한다.

속도. 원활하게 10~15회 기분 좋게 반복할 수 있는 정도의 속도.

주의사항

- 같은 측의 아래팔과 무릎을 "착지" 할 수 있도록 움직일 수도 있다. 이렇게 하면, 볼의 측방으로의 움직임이 증가하고 몸통의 옆굽힘도 커진다.
- 속도를 빨리 한 체중이동의 연습도 할 수 있다.
- 척주의 가동성이 저하하여 있는 환자나 사지가 긴 환자에서는 약간 큰 볼이 필요하다.
- 오목(凹)측이 된 쪽의 무릎을 환자에게 보게 함으로써 몸통과 목의 옆굽힘을 크게 할 수 있다.

예

- 앞에서 열거한 훌라춤의 운동의 다음 운동으로서.
- 한쪽에만 체중부하를 하고 싶어 하는 환자. 한쪽에서 다른 쪽으로의 체중이동을 연습할 수 있다. 바닥에 작은 표식을 놓고 환자에게 한쪽으로 체중을 이동시켰을 때 그것을 만지도록 시킨다.

9.10 "그네" (Swing)

정위치 운동. 다만 이동을 수반하는 운동으로서도 가능. 그림 9.10 참조.

목적

- 척주를 생리학적으로 압박하여(compression) 신연하는(distraction) 연습.
- 양쪽의 손, 발에 번갈아 체중을 부하하는 연습.

- 닫힌운동사슬(closed kinetic chain)의 상태에서 주로 위팔세갈래근(이 밖에도 어깨, 팔, 손의 근육도 관계하지만)의 근력강화를, 열린운동사슬(open kinetic chain)의 상태에서 위팔두갈래근 이외에 어깨, 팔, 손의 근육의 근력강화를 도모한다.

볼의 크기. "도롱뇽"의 운동과 같다.

시작자세. "도롱뇽"의 운동과 마찬가지로 볼 위에서 엎드린 자세가 되어 양손과 양발에 동등하게 체중을 건다(전진적인 근육활동이 최소로 되는 자세). 어린이에게는 약간 작은 볼을 준비한다.

최초로 시행하는 의도적 운동(전방으로). 최초의 운동은 양쪽에서 지지한 후방의 브리지 활동부터 시작된다. 그 자세로부터 양발로 바닥을 걷어차 볼을 굴린다.

반응. 신체와 볼이 앞으로 움직일 때, 순간적이지만 사지는 바닥에서 떨어진다. 양 손이 바닥에 닿을 때까지에 약간의 척주의 신연이 일어나고 있는 것처럼 보인다. 이어서 양팔로 몸통의 무게를 흡수하였을 때 척주의 (생리학적) "압축"이 일어난다.

최초로 시행하는 의도적 운동(후방으로). 최초의 운동은 양 손으로 지지한 전방의 브리지 활동부터 시작된다. 양 손으로 바닥을 가볍게 밀어 떼어놓음으로써 신체와 볼이 후방으로 움직인다.

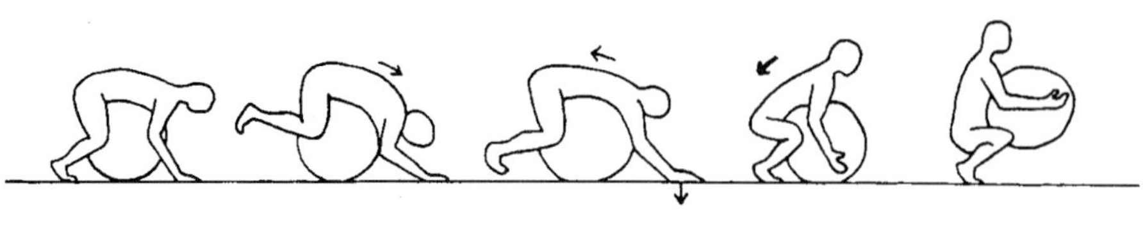

그림 9.10 "그네"의 운동

반응(후방으로). 사지가 바닥에 닿고 있지 않을 때, 약간의 척주의 신연이 일어나 있다. 이어서 몸통의 무게를 하지가 지지하고 미측 방향으로의 척주의 (생리학적) "압축"이 일어난다.

조건지시

- 양 넙다리와 위팔은 볼에 접하고, 아래팔은 엎침하여 있다.
- 양 손과 양발은 매회 같은 지점에 착지시킨다.

속도. 바람직한 속도는, 전방의 브리지 활동부터 시작하면 전방의 브리지 활동으로 되돌아갈 때까지 1회로 세어서, 대략 매분 30회이다. 환자의 신체의 크기와 볼의 크기 그리고 볼의 공기압에 따라서 템포(tempo)가 변화한다.

주의사항

- 불안정한 환자에서는 최초는 양 손이 바닥에 닿을 때에도 양발이 바닥에 닿은 채로도 상관없다.
- 불안정한 환자는 최초에 피지오롤을 사용하고, 그 다음에 엎드린 자세를 취하여 움직임을 연습할 수 있다.
- 후방으로 굴러서 양발에 체중을 건 다음에 일어서고, 다음으로 방향을 바꿔서 별개의 방향으로 구르는 방법도 있다.

예

- 아테토시스(athetosis)의 8세 어린이다(어린이들은 이 운동을 매우 좋아한다). 볼 위에 엎드린 자세가 되고, 시작자세에서는 치료사가 고유수용감각을 자극한다. 이어서 환자는 바닥을 살짝 걷어차고, 전후에의 움직임을 감지한다. 몸통이 지지되어 있으므로, 어린이는 사지를 움직이는 과제에 집중할 수 있다(그림 13.23b, c).
- 등부위에 통증이 있는 환자에서는 볼 위에 엎드린 자세가 되어 전후로 흔들림으로써, 매우 이완할 수 있고 통증이 완화되는 경우가 흔히 있다.

9.11 "집오리" (Duck)

정위치 운동. 그림 9.11 참조.

목적

- 허리엉치부위의 mobilization과 stabilization.
- 닫힌운동사슬(closed kinetic chain)의 상태에서 상지를 안정화시킨다.
- 시상면에서 골반의 움직임을 촉진한다.

볼의 크기. "도롱뇽"이나 "그네"에서 사용하는 것과 같다.

시작자세. "도롱뇽"과 같다. 다만 양 위팔은 볼에 닿지 않는다.

최초로 시행하는 의도적 운동. 양발로 걷어차 볼을 굴린다. 양 손은 바닥에 짚은 채로 하여 견고하게 지지한다.

반응. 볼은 미측으로 구른다. 이 때문에 볼기는 올림, 허리뼈가 펴져 전만이 증가한다.

되돌아가는 최초에 시행하는 의도적 운동(return actio). 양 손으로 가하고 있는 압력을 감소시켜 양발에 건다.

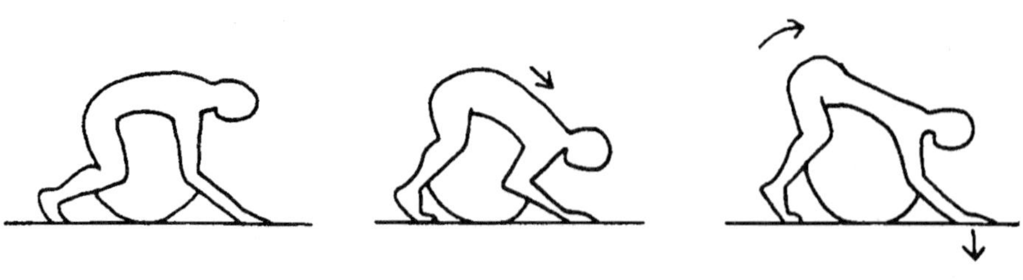

그림 9.11 "집오리"의 운동

되돌아가는 반응(return reactio). 볼은 머리쪽으로 구르며, 볼기가 내려가고 허리뼈가 굽힌다. 환자는 최초의 시작자세로 되돌아간다.

조건지시

- 허리엉치부위의 mobilization을 위해서는, 양 손과 양발을 바닥에 붙인 채로 한다.
- 볼은 시상면상을 똑바로 구른다.
- 허리엉치부위의 안정화(stabilization)를 위해서는, 양발을 바닥에서 뗀다.

속도. 대략 1회의 운동이 5초 정도, 또는 조용히 호흡하는 속도이고, 이 운동은 흡기(inspiration)와 호기(expiration)에 맞춰서 시행한다.

주의사항

- 운동에 의해서 어떠한 통증도 일어나지 않도록 한다.
- 치료사는 볼이나 골반의 운동을 조작해도 상관없다.
- mobilization을 목적으로 하는 경우는 운동의 최초부터 최후까지 양발을 바닥에 붙인 채로 한다.
- 안정화를 목적으로 하는 경우는 양발이 바닥을 떠난 순간에 허리등부위이 양 다리와 골반의 무게를 유지해야 한다.
- 치료사는 한쪽 손을 엉치뼈부위, 또 한쪽 손을 허리부위에 대고 약간 저항을 가할 수도 있다.
- 위에서 언급한 자세에서 연부조직의 mobilization을 시행할 수 있다. 엉치뼈부위와 허리뼈에 손을 교차시켜 두고, 손목부위에 돌림을 가하면서 가벼운 압력이나 신장을 건다.
- 골반바닥 근육의 치료에 이 운동을 사용할 수 있다.

예

- 골반의 전후경(anterior/posterior tilt)을 학습할 필요가 있는 환자 모두.
- 물건을 들어 올릴 때, 허리부위를 안정화시키는 것이 어려운 환자. 이 경우, 양발을 바닥에서 떼고 골반을 전경시킬 수 있다면, 더 진행시켜 엉치

뼈부위에 저항을 가하도록 한다.

- 마미증후군(cauda equina syndrome)에 의해서 무긴장성 방광(atonic bladder)이 된 9세의 소녀. 골반바닥을 활동시키면서 "집오리"의 운동과 호흡연습 그리고 등부위 폄근의 치료(중력에 저항하여 팔을 올린다)를 조합하여 시행한다. 최초로 시행하는 의도적 운동과 이에 수반하는 반응은 흡기와 이완(relaxation)을 함께 시행하고, 되돌아가는 최초에 시행하는 의도적 운동과 반응에서는 숨을 내뱉으면서 골반바닥 근육을 견고하게 긴장시킨다(p. 291).

다음의 운동도 엎드린 자세에서 시작한다.

9.12 "게" (Crab)

정위치 운동. 그림 9.12 참조.

목적

- 척주 돌림근의 근육활동을 끌어낸다.
- 양 손 양발의 협동성의 연습.
- 사지에 번갈아 체중을 부하하는 연습.

볼의 크기. "도롱뇽"에서 사용하는 것과 같다. 다만, 압력을 약간 작게 한다(기분 좋게 시행하기 위해).

시작자세. "도롱뇽"의 운동과 같다.

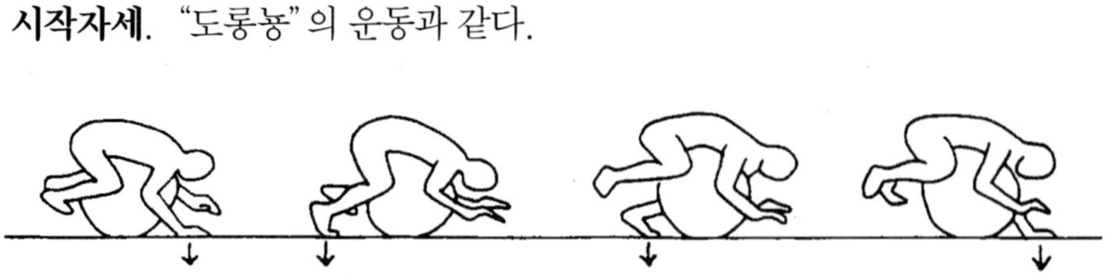

그림 9.12 "게"의 운동

최초로 시행하는 의도적 운동. 왼손에서 오른손, 오른 손에서 오른발, 오른발에서 왼발, 왼발에서 왼손의 요령으로, 바닥에 접하고 있던 1점을 밀어서 공을 굴리고, 다음의 1점이 바닥에 접한다. 이어서 이것을 반대돌림으로 시행한다.

반응. 일시에 1지(one extremity)에만 체중이 부하되고, 그것이 시계방향 또는 반시계방향으로 시행된다(척주가 나머지 3지를 안정화 또는 유지해야 한다).

조건지시. 몸통과 위팔은 운동을 통해서 항상 볼에 접하여 있다.

속도. 약간 빠르게. 너무 천천히 하면 환자가 "지나치게 생각해버려" 대개 실패한다.

주의사항

- 이 운동은 몸통이 지지되어 있으므로, 등부위에 통증을 가진 환자에서도 대개는 통증을 증가시키지 않고 시행할 수 있다.
- 머리를 숙인 자세(head-down position)에 견딜 수 있는 환자가 대상이 된다.

예

- 신경학적 장애(머리외상이나 뇌졸중 후와 같은)를 갖고 기능적으로 높은 수준에 있는 환자에게는 "게"와 "속보"는 모두 체중부하와 협동성이 시험되는 운동이 된다.
- 균형과 협동성의 획득이 필요한 비교적 연장의 어린이.

9.13 "속보" (Trot)

정위치 운동. 그림 9.13 참조.

목적

- 대각선상에 있는 한쪽의 손과 반대 측의 발에 체중을 부하하는 연습.

- 척주의 돌림을 안정화한다.
- 양 손 양발의 협동성의 개선.

볼의 크기. '도롱뇽" 에서 사용하는 것과 같다.

시작자세. "도롱뇽" 의 운동과 같다.

최초로 시행하는 의도적 운동. 왼손과 오른발로 바닥을 수직으로 밀고, 느슨하게 하면서 오른손과 왼발로 그것을 시행하여 왼손과 오른발을 공중에 뜨게 한다.

반응. 체중부하를 전환할 때마다, 반대 측의 다리와 팔의 무게를 몸통이 안정화시켜야 한다.

조건지시

- 운동을 통하여 몸통, 위팔, 그리고 넙다리는 볼에 접하여 있다.
- 환자는 1회마다 바닥의 같은 지점에 손과 발이 닿도록 한다.
- 볼이 상하로 움직이는 것뿐이고 전후로 움직이지 않도록 한다.

속도. 대략 1분간에 120회(보행속도).

주의사항

- 환자가 이 운동에 견딜 수 없는(구역질 등을 호소한다) 경우는 중지한다.

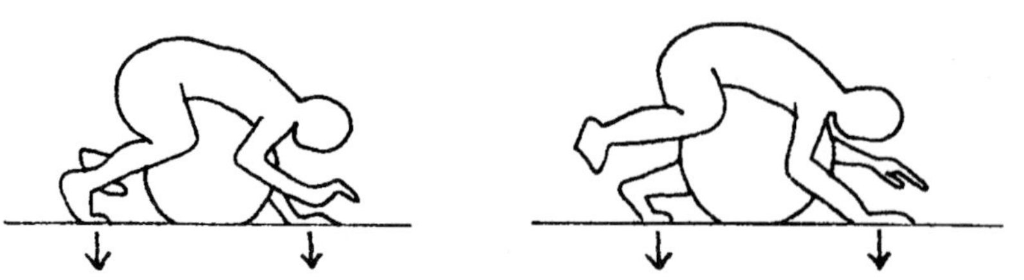

그림 9.13 "속보" 의 운동

- 최초에 볼을 사용하지 않고 이 운동을 네발로 기기로 연습하고, 양 손 양 발의 충분한 협동성을 획득하는 방법도 있다.
- 양 무릎의 간격을 좁히면 좌우로의 체중이동이 적어도 된다.
- 양 무릎을 떼어두면 지레의 팔이 길어져, 한쪽의 다리와 골반을 안정화시키는 척주의 부담이 커진다. 또한, 이것에 의해서 좌우로의 체중이동은 바라지 않음에도 불구하고 커지는 경우가 있다.

예

앞에서 언급한 운동과 같다.

9.14 "섬게" (Sea Urchin)

위치변동 운동. 그림 9.14. 참조.

목적

- 척주를 굽힌다.
- 양 무릎, 엉덩관절 그리고 척주의 모두를 굽힌다.
- 양팔에 체중을 부하하는 연습.
- 닫힌운동사슬(closed kinetic chain)의 상태에서 상지를 전방으로 굽히는 연습.
- 배 근육의 근력강화.
- 배 근육의 협동성과 정교성의 개선

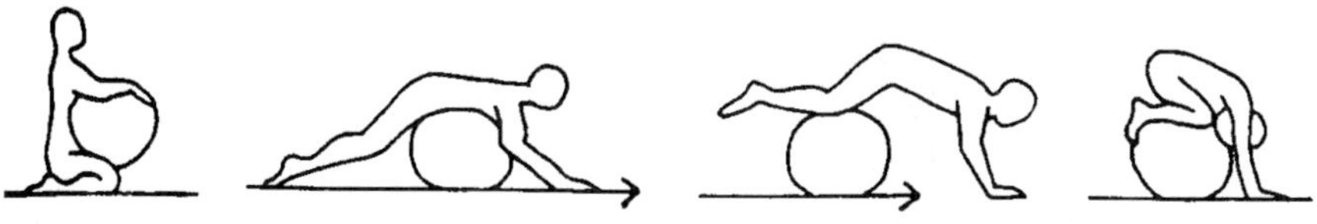

그림 9.14 "섬게"의 운동

볼의 크기. 볼의 직경은 대략 환자의 몸통의 길이에 맞춘다.

시작자세. 무릎을 꿇고 앉아 넙다리 위에 볼을 유지한다.

최초로 시행하는 의도적 운동. 환자는 최초 신체를 약간 후방으로 기울인다. 이 동안에 볼을 몸통에서 떼지 않도록 한다. 이어서 자기의 신체를 앞으로 내밀고 볼 위에 엎드린 자세가 된다. 양 손이 바닥에 닿으면, 양 손으로 전방으로의 움직임에 제동을 건다.

반응. 양 손이 바닥에 닿아 견갑대의 무게를 지지하고, 넙다리가 볼의 정점에 오면, 곧 양 무릎과 엉덩관절을 굽혀 몸통 아래로 움직인다(그림 11.12).

조건지시

- 볼은 직선상을 똑바로 앞으로 구른다.
- 최종자세에서는 환자는 볼의 중심에서 무릎을 꿇어앉고, 양 손은 바닥에 납작하게 짚는다(그림 11.12).

속도. 환자가 운동을 가속해도 목표점을 지나쳐버리지 않는 속도가 가장 이상적이다. 최초에는 천천히 시행하고 차츰 속도를 올려간다.

주의사항

- 엉덩관절과 무릎관절 또는 그 어느 쪽인가에 구축(contracture)이 있는 환자는 이 운동을 정확이 시행할 수 없다.
- 환자가 양 다리를 굽힘으로 끌어들이는 것이 너무 빠르면 볼에서 신체가 떨어져버리므로 위험하다.
- 양 다리를 끌어들이는 것이 너무 늦으면, 운동이 최종자세에 도달하였을 때 환자가 볼의 중심에서 벗어나버린다.
- 이 운동에서는 볼과 신체와의 접점이 끊임없이 변화한다.
- 몸통근으로 균형을 잘 잡을 수 없는 환자는 운동을 할 때, 양 무릎과 양발의 간격을 넓혀 지지 바닥면을 증가시킨다.

- 양 무릎과 양발을 가지런히 하면 운동은 한층 더 어려워진다.
- 최종자세에서 양 손은 바닥에 납작하게 짚고 있다.
- 이 운동은 안정성이 있는 피지오볼 상에서 엎드린 자세를 취하여 연습할 수 있다.
- 스펀지 롤(foam roll)도 사용해서 그것과 조합하여 시행할 수 있다(그림 8.3 참조).
- 손목관절 굽힘을 충분히 시행할 수 없는, 예컨대 손목굴증후군(carpal tunnel syndrome)의 환자와 같은 경우, 무언가의 조절이 필요하다. 환자에 따라서는 운동이 신경구성체를 신장하는 도움이 되는 일이 있으나, 손목관절 굽힘근육군의 신장을 어느 정도, 얼마만큼의 시간 시행하면 되는지는 치료사 자신이 판단한다.
- 최종자세에서 양 무릎을 사용해서 볼을 좌우로 움직일 수 있다. 견갑대가 움직이지 않으면 이것에 의해서 척주에 돌림이 가해진다. 이 일부를 변화시킨 운동을 "술 취한 섬게(drunken sea urchin)"라 부른다(그림 12.2i). 배 근육의 정교성과 협동성(타이밍)이 요구된다. 이 운동에서는 닫힌운동사슬(closed kinetic chain)의 상태에서 어깨관절을 수평벌림과 모음하는 움직임이 가해진다. 몸통은 공간에서 움직이지 않는 견갑대를 지지점으로 하여 움직인다.

예

이 운동과 "금붕어"의 운동은 어린이에게도 어른에게도 인기가 있고, 신체의 다양한 문제의 해결에 도움이 된다. 어느 운동도, 어깨와 등쪽에 문제를 가진 환자, 무릎관절과 엉덩관절에 폄 또는 굽힘제한이 있는 환자, 배의 굽힘근과 등부위의 폄근 그리고 엉덩관절 굽힘근과 폄근의 근력강화, 협동성, 정교성이 필요한 환자, 또한 신경의 신장운동을 필요로 하는 환자에게 시행하여 볼만한 가치가 있다. (그림 8.3, 11.21d를 참조. 볼과 스펀지 롤이 사용되고 있다.)

9.15 "금붕어" (Goldfish)

위치변동 운동. 그림 9.15 참조.

이 운동은 보통 "섬게"의 운동과 아울러서 시행되고 있다. 신체 전체를 굽힘으로 가져간 후, "금붕어" 에서는 척주, 어깨, 엉덩관절, 무릎관절을 완전 폄으로 가져간다(그림 11.20a,b).

목적

- 척주, 엉덩관절 및 무릎관절을 모두 펴는 연습.
- 닫힌운동사슬(closed kinetic chain)의 상태에서 최종가동범위까지의 어깨관절 전방굽힘을 끌어낸다.
- 등부위와 엉덩관절의 폄근육군의 근력강화.

볼의 크기. "섬게"와 같다.

시작자세. "섬게"의 운동과 같다. 양 손이 바닥에 닿으면, 이 운동의 최초로 시행하는 의도적 운동으로 들어간다.

최초로 시행하는 의도적 운동. 양 손을 확고하게 바닥에 짚은 채로, 양팔을 뻗어 볼을 후방으로 밀어서 굴린다.

반응. 양팔이 펴고, 몸통이 후방으로 움직이며, 양 엉덩관절과 무릎관절이 펴고 양 다리가 공중으로 들어 올려진다. 등쪽과 엉덩관절 폄근이 양 다리의 무게를 안정화시켜야 한다.

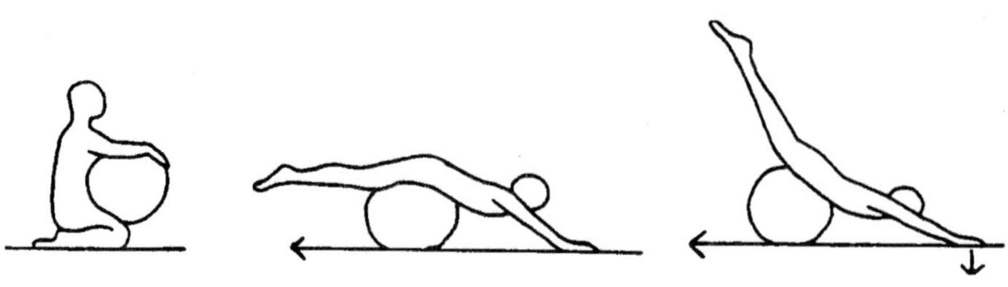

그림 9.15 "금붕어" 의 운동

조건지시

- 양 다리가 올리고 있을 때, 양 손은 바닥에 닿은 채로 한다.
- 볼은 똑바로 구른다.
- 허리부위가 과폄해서는 안된다(칼돌기와 두덩결합과의 사이의 거리를 주의 깊게 관찰하면서 몸통과 사지의 길이에 따라 적절한 지시를 준다).

속도. 운동을 확실하게 할 수 있고, 최종자세를 유지할 수 있을 정도로 느린 속도로 시행한다.

주의사항

- 이 운동에서는 폄범위에서의 엉덩관절과 무릎관절의 충분한 가동성이 필요하다.
- 환자는 허리뼈를 과폄시켜서는 안된다.
- 손이 바닥 면에서 미끄러지면 이 운동은 정확히 시행할 수 없다.
- 어깨관절 굽힘의 움직임이 일어나게 하기 위해 이 운동을 변경할 수 있다. 이 경우 양발을 바닥에 붙인 채로 하여, 상지를 폄위치에서 어깨관절의 위치를 낮추고, 골곡을 증가시킨다.
- 보다 안정성이 있는 피지오롤 위에서 엎드린 자세를 취하여 이 운동을 시행할 수도 있다.
- 엉덩관절이나 허리부위의 안정성을 증대시키기 위해 환자의 양발에 저항을 가할 수도 있다.
- "섬게"의 최종자세를 "금붕어" 의 시작사제로 할 수도 있다.
- 이 운동으로부터 "인어" 의 운동(그림 9.20)으로 발전시킬 수 있다.

예

스위스 볼과 피지오롤 위에서 이 운동을 시행시켜 엉덩관절 폄근을 평가하여 근력강화를 도모할 수 있다(그림 7.9 참조).

다음의 운동은 "섬게"나 "금붕어" 와 마찬가지로 시작한다. 이 운동은 환자의 몸통의 균형과 상지의 근력을 검사하는 데에 도움이 된다.

9.16 "양 손으로 걷기" (Walking on Hands)

위치변동 운동. 그림 9.16 참조.

목적

- "섬게"와 "금붕어"의 운동의 준비
- 몸통의 안정화
- 몸통의 균형을 평가하다
- 상지, 특히 닫힌운동사슬(closed kinetic chain)의 상태에서의 위팔세갈래근의 근력강화

볼의 크기. "섬게"와 같다.

시작자세. "그네"의 운동과 마찬가지로 양 손과 양발을 바닥에 붙인 채로 볼 위에서 엎드린 자세를 취한다.

최초로 시행하는 의도적 운동. 환자는 양 손으로 앞으로 걷는다.

반응. 양발이 바닥에서 떨어지면, 양 다리가 떨어지지 않도록 볼 위에서 균형을 취한다. 배의 근육이 브리지 활동의 상태에서 작용한다.

조건지시

- 손가락 끝은 앞을 향하고, 양팔꿈치는 로크(lock)되지 않고 후방의 볼로 향하게 한다.

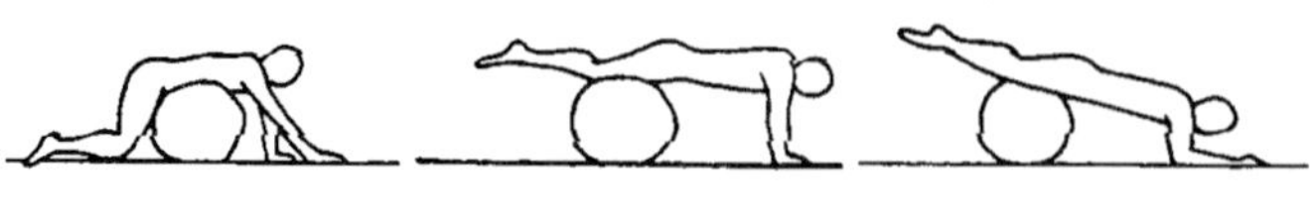

그림 9.16 "양 손으로 걷다"의 운동

- 머리와 몸통의 정렬을 좋은 상태로 유지한다. 두덩결합에서 칼돌기까지의 거리는 바꾸지 않는다.
- 볼은 똑바로 앞으로 움직인다.

속도. 환자가 양 다리를 볼 위에 유지하는 데에 집중할 수 있도록, 약간 천천히 굴린다.

주의사항

- 환자는 손을 미끄러지게 하여 움직여서는 안된다.
- 양 손을 어깨보다 앞으로 짚고 시행하면 운동은 쉬워진다.
- 양 어깨가 손보다 앞에 있으면, 위팔세갈래근이 보다 강하게 작용해야 한다(그림 11.16b).
- 양팔로 신체를 밀어 올릴 수도 있다. 전방의 브리지가 길어지면, 이 팔굽혀펴기(push-ups)가 더 어려워진다(그림 11.16b).
- 적당한 곳까지 손으로 걸어가면, 번갈아 체중을 부하하는 연습이 된다(그림 11.17b).
- 바닥에 아래팔을 짚고, 그 자세에서 볼을 전후로 움직여 어깨관절의 굽힘, 팔굽관절의 굽힘과 폄을 더 크게 움직일 수 있다(그림 12.1j).
- 몸통에 불균형이 있는 경우(척주옆굽이증과 같이), 볼 위에 발만이 놓이면 운동은 매우 어려워진다.
- 이 운동에서 볼 위에 발만이 남아 있는 경우, 브리지 활동에 있는 배의 근육은 매우 강한 근력이 요구된다.
- 피지오롤(PhysioRoll)을 사용하면, 운동은 더 쉬워지고 정교성과 균형은 별로 요구되지 않는다. 지지 바닥면이 넓어지고 구르는 방향은 앞과 뒤로만 가능하다(그림 11.17b).

예

- 척주옆굽이가 있는 환자는 이 운동에 도전하기 바란다.
- 상지의 근육, 특히 위팔세갈래근의 근력강화가 필요한 환자.
- 배 근육의 근력강화가 필요한 환자.

9.17 "나를 밀고 - 나를 당기기" (Push me-Pull Me)

정위치 운동. 그림 9.17 참조.

목적

- 견갑대나 팔 또는 양쪽 근육의 운동갈래(원심성)와 감각갈래(구심성)의 근력강화
- 어깨관절의 가동범위 확대
- 운동을 할 때에 팔의 무게를 감소시킨다.

볼의 크기. "섬게"와 같다.

시작자세 1 (변형 1). 환자와 치료사(또는 별도의 또 한사람의 환자)가 한쪽

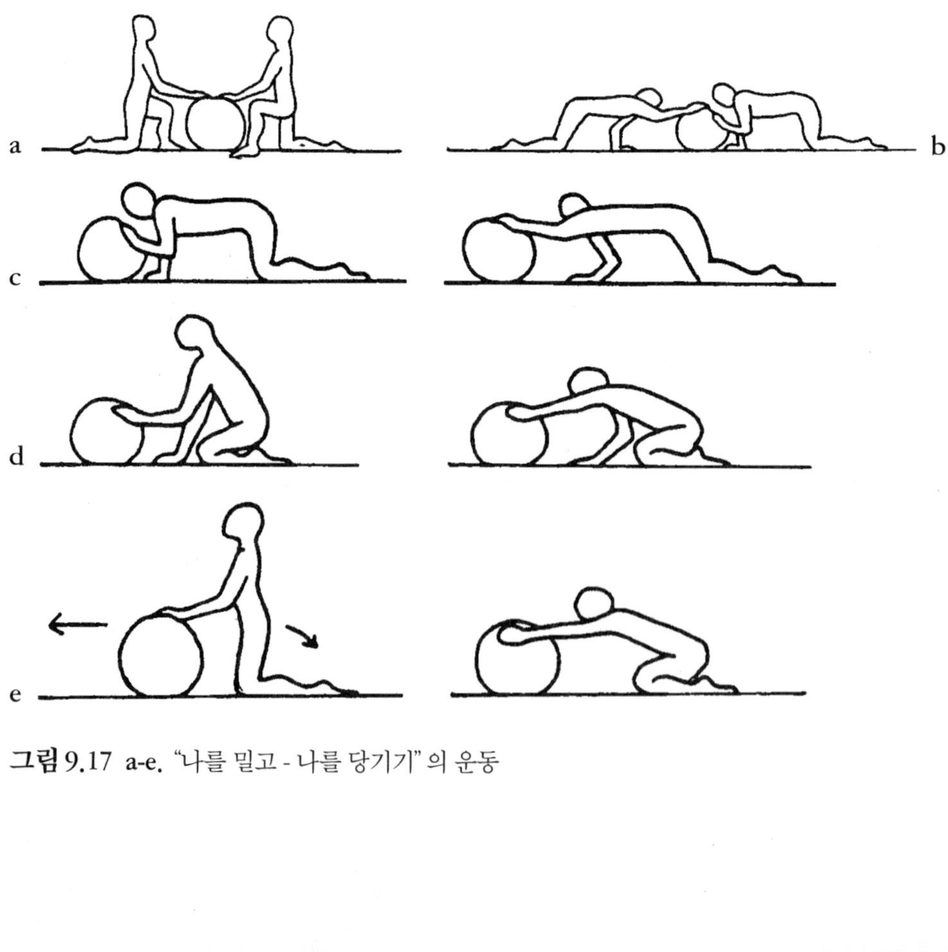

그림 9.17 **a-e.** "나를 밀고 - 나를 당기기" 의 운동

무릎서기로 마주보고(몸통을 똑바로 뻗히고), 각각의 손을 두 사람 사이에 놓은 볼에 올려놓는다. 볼은 환자의 신체에 따라 다양한 위치에 놓인다(그림 9.17a ; 이 변형은 그림 13.2, 13.3을 참조).

최초로 시행하는 의도적 운동. 치료사(또는 상대방이 되는 또 한사람의 환자)는 볼을 전후 좌우로 움직인다(감각갈래로). 환자에게는 볼에 놓은 손의 위치를 바꾸지 않고, 그 움직임에 저항하여 느리게 하도록 지시한다.

반응. 환자는 운동을 느리게 하려고 한다(운동갈래).

조건지시

- 환자는 몸통을 안정시켜두어야 한다.
- 손은 볼 위에서 이동시키지 않는다. 언제라도 볼과 함께 움직인다.

속도. 천천히 움직이고 있는 곳에 제어된 다양한 속도의 움직임을 가한다. 치료사가 볼을 갑자기 빨리 움직였을 때, 환자도 이것에 신속하게 반응할 수 있도록 한다.

주의사항

- 한쪽의 팔을 대략 90° 전방굽힘하여 바닥에 짚고, 몸통을 지지하면서 이 운동을 시행할 수도 있다(이 경우, 몸통은 수평위치가 된다; 그림 9.17b, c).
- 어깨 굽힘의 가동범위를 확대하기 위해, 이 운동을 환자 혼자서도 시행할 수 있다.

시작자세 2 (변형 2). 환자는 양 무릎을 짚은 자세(양 무릎 위에서 몸통을 똑바로 뻗힌다; 그림 9.17d, c)부터 시작한다.

최초로 시행하는 의도적 운동. 환자는 볼을 앞으로 밀고 동시에 볼기를 뒤로 당겨서 발꿈치 위에 앉는다(그림 12.1b,c). 또한 이 동작은 두 사람이 서로 마주보고도 할 수 있다.

반응. 어깨관절이 몸쪽와 먼쪽의 지레의 팔의 동시적인 움직임에 의해서 굽힌다. 이 때 운동축(어깨위팔관절)이 하방으로 움직인다(그림 9.17c).

조건지시

- 골반이나 몸통이 양팔과 반대방향으로 움직인다.
- 운동을 무리하게 시행해서는 안된다.

속도. 신장이 가능하도록 약간 천천히 제어하여 움직인다.

주의사항

- 별도의 사람이 환자가 움직이는 볼의 움직임에 저항을 가하여 늦출 수 있다.
- 크게 신장하기 위해, 무릎을 꿇고 앉은 자세에서 다리를 옆으로 비스듬히 풀고 편안하게 앉아 돌림을 가할 수도 있다(그림 12.1d).
- 환자가 무릎을 꿇고 앉아, 한쪽 손을 바닥에, 또 한쪽의 손을 볼에 올려놓고 볼을 앞으로 밀거나, 지지하고 있는 손의 전측방으로 밀거나 할 수 있다(변형 3).

예

- 이 운동은 어깨관절에 손상을 가진 환자를 대상으로 고려되어 왔으나, 동결견(frozen shoulder)의 환자에게도 유용하다. 2명의 환자를 함께 치료할 수 있다.
- 유방절제술 후, 어깨관절 가동제한이 있는 환자(그림 12.1a-d).

9.18 "선수상" (Figurehead)

정위치 운동. 그림 9.18 참조.

목적

- 중력에 저항하여 척주 폄을 능동적으로 시행한다.

- 편 척주의 안정성을 높인다.
- 등세모근 중부섬유와 상부섬유의 근력강화
- 열린운동사슬(open kinetic chain)의 상태에서의 상지의 근력강화
- 브리지 활동의 상태에서 넙다리네갈래근의 근력강화

볼의 크기. "섬게"와 같다 ; 환자의 척주의 가동성이 저하하여 있는 경우나 사지가 긴 경우는 약간 큰 것을 사용한다.

시작자세. 볼을 앞으로 하여 무릎을 꿇어앉고, 볼에 가슴부위나 배를 붙인 엎드린 자세가 된다. 양 손과 양 어깨관절이 일직선이 되도록 양 손을 어깨 아래의 볼 위에 올려놓는다.

최초로 시행하는 의도적 운동. 최초의 운동은 양손부터 시작된다. 양 손으로 볼을 하방으로 밀고, 양팔이 펼 때까지 볼을 앞으로 굴린다. 골반은 볼에 접촉한 채로 한다(그림 9.18a).

반응. 중력에 저항하여 척주가 편다. 무릎도 펴져 브리지 활동의 상태가 된다.

조건지시

- 발가락은 펴져 바닥에 견고하게 붙어있다.
- 볼은 직선상을 똑바로 구른다.
- 허리뼈가 과폄하지 않도록 주의한다.

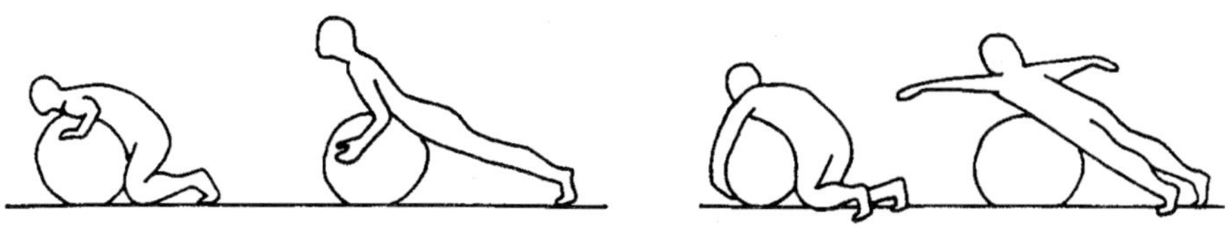

그림 9.18 a,b. "선수상" 의 운동

속도. mobilization의 정도에 따른다. 척주의 몇 분절을 극히 약간 움직이는 것이라면, 속도는 대략 보행속도에 맞춘다. 환자가 척주 전체를 펴는 것이라면, 운동은 그보다 천천히 시행한다.

주의사항

- 최초로 시행하는 의도적 운동으로서 양발을 벽에 대고 벽을 발로 밀어낼 수도 있다(그림 11.11).
- 환자는 최초 양팔을 늘어뜨리고, 볼에 가슴뼈를 올려놓을 수도 있다. 양발로 밀어낼 때 몸통을 펴고 양팔을 올려 양 어깨관절에서 폄과 벌림을 하든가, 전방 굽힐 수도 있다(그림 9.18b).
- 불안정한 환자는 처음에는 피지오롤로 연습하면 좋을 것이다.
- 불안정한 환자는 볼로 연습할 때에 지지 바닥면을 넓히기 위해 양발을 충분히 떼어두든가, 양 무릎을 펴지 않도록 한다.
- 안정성을 강화하기 위해 벌림하거나 전방 굽히고 있는 양팔이나 머리에 치료사가 약간의 저항을 가하는 경우도 있다.
- 양발과 무릎을 붙이거나 발을 전후로 놓거나 하면, 그것은 매우 어려운 운동이 된다.

예

- 교통사고의 후유증으로 전신의 근력저하가 있고 몸통의 정렬이 무너졌으며, 특히 등세모근 상부섬유와 중부섬유에 근력저하가 있는 환자에게 이 운동을 온화하게 변경한 형태로 시행하여 근력강화를 도모한다(그림 7.14).
- 가슴부위 근육의 단축, 몸통 폄근 그리고 등세모근 상부섬유와 중부섬유의 근력저하 때문에 자세에 문제가 있는 환자에게도 이 운동을 사용한다(그림 11.21c).

9.19 "가위" (Scissors)

정위치 운동. 그림 9.19 참조.

목적

- 견갑대의 위치를 바꾸지 않고 안정된 상태에서 몸통의 돌림을 끌어낸다.
- 닫힌운동사슬(closed kinetic chain)의 상태에서 견갑대의 근육의 근력강화를 도모한다.
- 열린운동사슬(open kinetic chain)의 상태에서 엉덩관절 벌림근과 모음근의 근력강화를 도모한다.
- 몸통 폄근과 돌림근을 안정화한다.

볼의 크기. "섬게' 와 같다.

시작자세. 볼 위에서 엎드린 자세를 취하고 양 손을 대략 어깨 폭의 2배로 벌려서 바닥을 짚는다.

최초로 시행하는 의도적 운동. 양 손 사이에 그어진 가상의 직선을 따라서 두루마리 책(scroll)을 읽는 것처럼, 환자는 한쪽 손에서 다른 쪽 손으로 시선을 움직이는 것부터 시작된다.

반응. 환자가 오른손 쪽에서 왼손을 넘어 시선을 움직여 가면, 골반의 좌측 절반은 볼에서 떠나 반시계방향으로 돌려야 한다. 그렇지 않으면 볼은 미끄러져 떨어진다. 양 다리는 펴져 스텝 자세로 벌어진다. 상측이 된 다리(좌)는 상후방을 향하고 발은 발바닥을 굽힌다. 아래가 된 다리(우)는 하전방을 가리키고 발은 발등을 굽힌다.

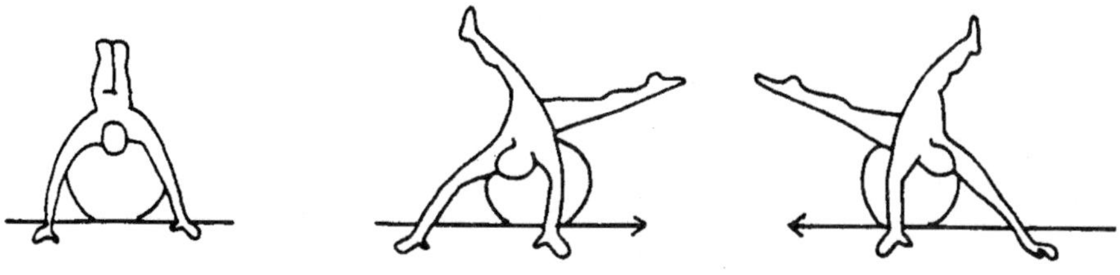

그림 9.19 "가위" 의 운동

조건지시

- 눈은 항상 바닥으로부터의 거리가 같아지도록 유지한다.
- 양 손은 견고하게 바닥에 붙이고 움직이지 않도록 한다.
- 볼이 한쪽에서 한쪽으로 직선상을 바로 옆으로 구르도록 한다.

속도. 편안히 할 수 있는 속도로 시행한다. 그렇게 하면 환자는 운동을 제어할 수 있고, 운동이 불필요하게 가속되지 않는다. 환자가 이 운동을 차츰 빠르게 시행하게 되면, 평형반응, 충분한 근력, 협동성 그리고 적절한 타이밍이 더욱 요구된다.

주의사항

- 손이 미끄러지면 운동을 정확히 시행할 수 없다.
- 골반이 무거운 환자에서는 공간에서 골반을 수평위치에서 수직위치로 돌리는 것이 곤란하다.
- 몸통의 돌림을 잘 할 수 있는 환자는, 그렇지 않은 환자보다 골반돌림의 시작이 늦어진다.
- 이 운동은 전체가 조화되도록 시행하여야 한다. 그러므로 허리뼈의 과폄은 반드시 수정한다.
- 안정성과 근력을 강화하기 위해, 양 다리의 측면 또는 상측이 된 다리의 발꿈치와 아래가 된 다리의 발 발등면에 저항을 가할 수도 있다.
- "인어"는 이 운동의 최종자세에서 시작할 수도 있다.

예

- 전십자인대 손상 후 6주일이 경과한 환자(제11장 참조)의 엉덩관절 폄근과 안쪽벌림근의 협동성과 정교성을 개선한다(그림 11.10).
- 척주의 골절이 치유된 젊은 환자에서 등뼈의 돌림의 움직임을 개선할 필요가 있는 환자.

9.20 "인어" (Mermaid)

위치변동 운동. 그림 9.20 참조.

목적

- 중력에 저항하여 몸통을 옆굽힘하는 연습
- 상측이 된 다리의 벌림근의 항중력적인 근력강화
- 닫힌운동사슬(closed kinetic chain)의 상태에서 견갑대를 안정화한다.
- 아래가 된 다리의 가쪽돌림근의 항중력 활동을 촉진한다.

볼의 크기. 직경은 대략 넙다리와 골반의 길이의 합계와 같게 한다(무릎서기가 되었을 때, 볼의 정점과 엉덩뼈능선(iliac crest)의 높이가 같다).

시작자세. 좌측 무릎으로 한쪽 무릎서기가 되고 우측 다리는 볼의 바로 곁에 세운다. 우측 엉덩관절 · 무릎관절이 90° 굽힘, 발목관절이 0° 발등 굽힘이 된다. 오른손을 볼의 정점에 짚고, 왼손은 우측 넙다리에 올려놓는다. 신체의 방향은 볼을 굴리는 방향에 대해서 직각이 된다.

최초로 시행하는 의도적 운동. 오른손으로 볼을 우측으로 똑바로 일직선으로 굴리는 것으로부터 운동이 시작된다. 몸통과 머리를 몸통의 우측이 볼에 잘 붙도록 제어하면서 우측으로 기울인다. 이어서 오른발로 바닥을 걷어차 위로 들어 올린다.

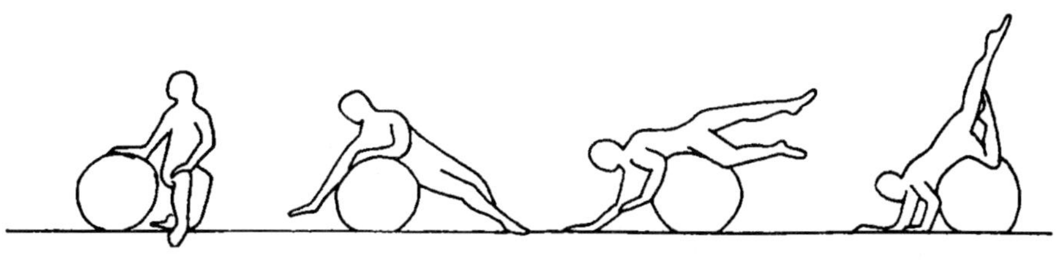

그림 9.20 "인어"의 운동

반응. 양손을 바닥에 붙여 움직임을 멈추고, 전방에 브리지를 만들 때까지 볼은 우측으로 계속 구른다. 상측이 된 다리(좌측)는 들어 올려지고[텐타클(tentacle) 활동으로서) 엉덩관절이 벌림한다. 한편 아래가 된 다리(우측)는 굽힘·가쪽돌림한 채로 발을 좌측 무릎에 붙여 좌측 다리를 안정화시킨다.

되돌아가는 최초로 시행하는 의도적 운동. 팔을 뻗힐 때 볼이 양팔 쪽으로 끌어당겨진다. 이어서 양팔이나 양손을 사용해서 바닥을 강하게 밀어낸다.

되돌아가는 반응. 환자가 시작자세로 다시 되돌아갈 때까지 볼은 최초와 반대방향으로 움직인다.

조건지시

- 골반이 만드는 이마면은 이 운동을 하는 동안, 항상 공간에서 수직으로 되어있다.
- 볼은 옆으로 구른다.
- 상측이 된 다리의 과도한 벌림은 피해야 한다.
- 등뼈와 허리뼈는 굽힘과 폄의 중간위치로 유지한다.
- 우측상지는 아래팔을, 좌측은 손을 바닥에 짚는다.

속도. 타이밍이 중요하기 때문에, 이 운동을 학습하는 동안은 천천히 시행한다.

주의사항

- 환자가 너무나도 빨리 볼에 올라타려고 하면, 운동을 시작할 때에 환자의 골반이 가슴부위보다 먼저 볼에 접촉한다. 이렇게 되면 굴러 떨어지기 쉬워진다(이것은 위험하다).
- 환자가 볼에 올라타는 것이 너무 늦으면(환자가 망설여, 볼이 너무 멀리 가버린다). 환자의 골반은 볼의 정점까지 도달하지 못한다.
- 다리가 길고 무거운 경우, 양발로 텐타클(tentacle)을 만들었을 때 균형을 잡는 것이 어려워진다(그림 2.11c).

- 골반이 무겁고 그 폭이 넓으면 골반을 공중에서 수직으로 유지하는 것이 어려워진다.
- 엉덩관절에 굽힘구축이 있고, 엉덩관절 폄이 0° 에 도달하지 않고 굽힘도 90° 를 넘지 않을 때 이 운동은 금기가 된다.
- 이 운동은 "금붕어" 와 "가위" 로부터 전개하여갈 수 있다.
- 이 운동은 어렵고 타이밍을 잘 맞춰 협동성을 발휘할 필요가 있기 때문에, 초보자가 시행할 것은 아니다.

예

- 엉덩관절 벌림근의 근력저하가 있고, 더 도전적인 운동을 하고 싶어 하는 젊은 환자(넙다리뼈머리 골절의 치유 후). 환자가 혼자서 이 운동을 안전하게 시행할 수 있게 될 때까지, 치료사는 환자의 뒤에 서서 환자의 골반에 양손을 대고 운동을 유도한다.
- 몸통 옆굽힘근이 중량에 저항하여 사용할 수 있도록 근력강화를 필요로 하는 환자.

9.21 "회전목마" (Carrousel)

위치변동 운동. 그림 9.21 참조.

목적

- 보행에서 볼 수 있는 것 같은 체중이동의 연습

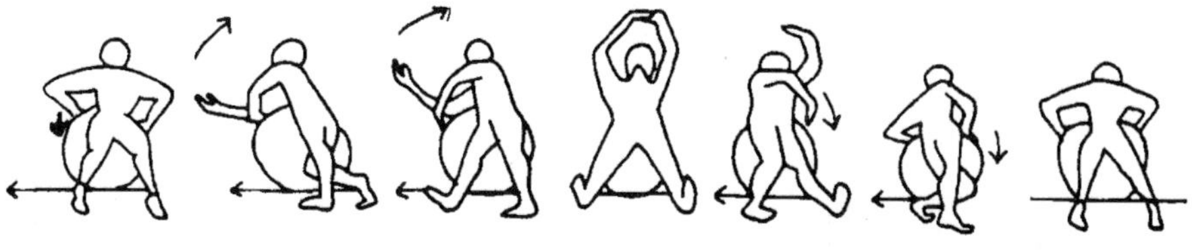

그림 9.21 "회전목마" 의 운동

- 자율적 스텝의 연습
- 신체 장축 주위의 회전 연습
- 정교성과 협동성의 개선

볼의 크기. 볼의 직경은 "카우보이"의 운동에서 사용되는 것과 같은 크기로 하지만, 환자의 다리 길이의 적어도 절반은 필요하다. 약간 큼직한 볼을 사용하면 지지 바닥면이 넓어져 한쪽의 다리가 다른 쪽의 다리의 아래를 지나기 쉬워진다. 특히 다리가 길고 무거운 사람에게는 운동 목적을 실현하기 쉬워진다.

시작자세. 볼 위에 엎드린 자세가 되고 양 손을 볼에 댄다. 손의 위치는 어깨의 아래 이다. 운동 중 몸통과 머리는 텐타클(tentacle) 활동이 되고, 양 다리는 펴져 브리지를 형성한다. 양발은 허리폭으로 벌려 바닥에 견고하게 붙인다. 발가락은 편다.

첫 번째 최초로 시행하는 의도적 운동(엎드린 자세에서 우하측 누운 자세로). 왼손으로 볼을 아래로 밀고, 볼을 좌측으로 굴린다.

첫 번째 반응(엎드린 자세에서 우하측 누운 자세로). 볼은 좌측으로 구르고, 좌측 어깨는 후상방으로 움직인다. 골반은 동시에 반시계방향으로 돌린다. 오른손은 볼에서 떨어져 전상방으로 움직인다.

두 번째 최초로 시행하는 의도적 운동(옆으로 누운 자세에서 바로 누운 자세로). 좌측 팔을 볼에서 떼고, 횡단면상을 후방으로 움직인다.

두 번째 반응(옆으로 누운 자세에서 바로 누운 자세로). 양 다리가 합쳐서 꼬이도록 우측 다리는 좌측 다리의 아래를 지나 일보 앞으로 나아간다. 신체는 볼 위에서 바로 누운 자세가 된다.

세 번째 최초로 시행하는 의도적 운동(바로 누운 자세에서 좌하측 누운 자세로). 잇달아서 양팔을 횡단면상에서 움직인다. 좌하측 누운 자세가 되기 전에 좌측 팔을 올려 전방 굽힌다.

세 번째의 반응(바로 누운 자세에서 좌하측 누운 자세로). 우측 팔은 정중선을 넘어, 어깨의 높이에서(즉, 어깨 아래에서) 볼에 접촉하고, 볼이 구르는 것에 제동을 건다.

네 번째로 최초로 시행하는 의도적 운동(좌하측 누운 자세에서 엎드린 자세로). 우측 다리와 합쳐서 꼬이도록 하여 좌측 다리를 일보 후퇴시킨다.

네 번째 반응(좌하측 누운 자세에서 엎드린 자세로). 오른손은 볼의 옆쪽방향으로의 움직임을 감속하도록 작용하고, 왼손은 볼에 놓는다. 그 위치는 좌측 어깨의 아래가 된다. 몸통과 골반은 반시계방향으로 돌려 엎드린 자세에 도달한다.

조건지시

- 볼은 직선상을 똑바로 옆으로 구르도록 한다.
- 운동을 가속하지 않도록 한다.

속도. 항상 운동을 제어할 수 있는 범위에서 천천히 시행한다(조금이라도 가속되는 일이 없도록).

주의사항

- 골반의 폭이 넓거나 가슴우리가 작은 경우, 볼 위에서 신체를 돌리는 것이 어려워진다.
- 볼을 조금만 머리쪽으로 움직이면, 골반의 폭이 넓은 환자에서도 돌림을 끌어내기 쉬워진다.
- 발을 내딛는 폭이 바르지 않으면, 볼은 바로 옆으로 직선적으로 구르지 않고 원호를 그리면서 구른다.
- 부분 부분으로 나눠서 연습할 수 있다.
- 이 운동은 양측으로 시행할 수 있다.

예

- 자세에 문제가 있는 환자에게 이 운동은 도전해볼만한 가치가 있다.
- 머리외상 후유증으로 높은 신체기능을 가진 환자이고, 공간에서 몸통을 돌리면서 상지와 하지를 협동하여 사용하는 연습이 더 필요한 경우.

아래에 열거하는 Klein-Vogelbach의 운동은 바로 누운 자세에서 시행하고, 환자의 근력, 가동성, 협동성을 평가 · 치료하는 데에 도움이 된다(제7장 참조). 볼은 보통 45㎝에서 55㎝의 것을 사용한다. 이것은 간단하게 운반하기 쉽기 때문이다. 딱딱하고 견고한 매트에서 이 운동을 시행하면 볼은 구르기 쉬워지지만, 환자의 침대 위에서도 이 운동을 시행할 수 있다.

9.22 "영구운동" (Perpetual Motion)

정위치 운동. 그림 9.22 참조.

목적

- 엉덩관절 굽힘벌림과 폄모음의 연습
- 넙다리, 종아리, 발의 정렬(alignment)을 좋은 상태로 유지하면서 엉덩관절과 무릎관절의 굽힘폄의 연습
- 보행에 필요한 다리를 번갈아 움직이는 운동의 연습
- 균형과 협동성과 다리를 분리하여 움직이는 능력의 검사
- 굽힘과 폄 시에 다리의 무게를 감소시킨다.

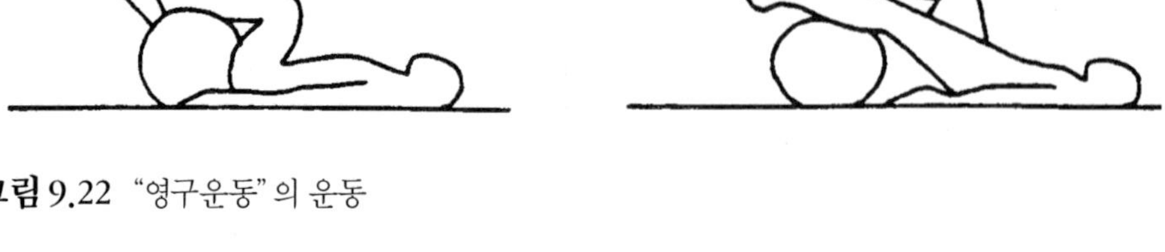

그림 9.22 "영구운동"의 운동

- 엉덩관절과 몸통의 폄근의 근력강화
- 엉덩관절 폄근의 근력 평가
- 넙다리네갈래근의 운동갈래 활동의 기능향상
- 보행속도에서 양 다리를 번갈아 움직인다.

볼의 크기. 볼의 직경은 대략 넙다리의 길이로 한다.

시작자세. 마루나 매트 또는 침대 위에 바로 누운 자세가 되어, 좌(우)측 다리를 펴고, 그 장딴지나 발꿈치를 볼의 정상에 올려놓는다. 이 때 다른 쪽 즉, 우(좌)측 다리의 엉덩관절과 무릎관절은 약 90°, 90°로 각각 굽힌다. 양팔은 펴고 양 손을 골반 가까이에(손바닥을 아래로 하여) 놓는다.

최초로 시행하는 의도적 운동. 아래의 두 가지 최초로 시행하는 의도적 운동을 동시에 시행한다.

- 좌(우)측 다리의 엉덩관절과 무릎관절을 굽히면서 볼을 끌어당긴다. 약간 벌림(이것과 넙다리의 가쪽돌림과 무릎의 안쪽돌림)이 들어갈지도 모른다.
- 우(좌)측 다리가 펼 때까지(텐타클 활동) 발꿈치를 전상방으로 뻗힌다.

반응. 아래의 두 가지 반응이 동시에 일어난다.

- 좌(우)측 다리의 엉덩관절과 무릎관절이 굽힘으로 움직인다(무릎관절굽힘근과 엉덩관절 굽힘근의 감각갈래 근육활동.)
- 우(좌)측 무릎이 넙다리네갈래근의 감각갈래 수축, 엉덩관절 굽힘근의 운동갈래 활동으로 편다. 이 때 자율적으로 배의 근육과 몸통 폄근을 안정화시키는 것 같은 근육활동이 몸통 내부에 일어난다.

되돌아가는 최초로 시행하는 의도적 운동. 아래의 두 가지의 최초로 시행하는 의도적 운동을 동시에 시행한다.

- 좌(우)측 다리나 발꿈치로 볼을 밀어, 다리를 펴고 약간 모음으로 한다(넙다리의 안쪽돌림과 무릎의 가쪽돌림).
- 우(좌)측 다리의 무릎과 엉덩관절을 굽힌다.

되돌아가는 반응. 아래의 두 가지 반응이 동시에 일어난다.

- 좌(우)측 다리의 엉덩관절과 무릎관절이 폄으로 움직이고, 엉덩관절 굽힘근과 무릎관절굽힘근의 운동갈래 근육활동이 일어난다.
- 우(좌)측 엉덩관절과 무릎관절이 굽힘으로 움직이고, 엉덩관절 굽힘근의 감각갈래 근육활동, 넙다리네갈래근의 운동갈래 근육활동이 일어난다.

조건지시

- 양 다리는 시상면상을 움직인다.
- 볼은 직선상을 똑바로 구른다.
- 몸통, 머리 그리고 양팔은 바닥에 접촉한 채로이다.
- 되돌아가는 최초로 시행하는 의도적 운동을 하는 동안, 우(좌)측 발꿈치는 무릎 높이보다 내려서는 안된다.
- 운동을 가속해서는 안된다.

속도. 보행속도에 맞추는 것이 이상적이지만, 환자가 이 운동을 학습할 때까지 처음에는 천천히 해도 상관없다.

주의사항

- 엉덩관절이나 무릎관절을 손상시키지 않도록 주의해서 관찰할 수 있도록(볼이 똑바로 구르도록 물건을 놓는 등의) 연구가 필요한 경우도 있다.
- 볼에 올려놓은 다리를 폈을 때에 골반을 들어 올림으로써 엉덩관절이나 몸통의 안정화가 가능해진다(그림 13.20).
- 지지 바닥면을 줄이기 위해 팔굽관절을 굽히고, 그리고 팔을 올려 어깨를 90° 가까이 굽힘으로써, 이 운동을 한층 더 어렵게 만들 수 있다.
- 피지오롤 위에서도 이 운동을 시행할 수 있다.
- 양측의 다리를 볼에 올려놓고, 양측 엉덩관절의 굽힘과 폄을 연습할 수도 있다.
- 이 운동의 시작자세에서 치료사가 볼에 앉아, 하지에 대한 도수치료를 시행할 수 있다(제8장 참조).
- 5세 이하의 어린이에서는 다리의 운동을 협동시키는 것이 어려운 경우가

있다.

- 치료사는 운동을 관찰함으로써 , 보행속도에서 다리를 협동시켜 어느 정도 움직일 수 있는가, 다리를 분리시켜 움직일 수 있는가, 그리고 엉덩관절 폄근의 근력 등을 알 수 있다.
- 정맥환류(venous return)가 촉진되므로 이 운동은 다리에 림프성 부종(lymph-edema)이 있는 환자에게 도움이 된다.
- 작은 표식을 넙다리 먼쪽부위와 발에 붙이면 정렬을 알아차리기 쉬워진다(그림 11.6).

예

- 파킨슨병으로 보행속도에서 다리를 번갈아 움직이는 것이 어려워지기 시작한 환자.
- 뇌졸중 환자로서 극히 약간의 경련이 있고, 엉덩관절 굽힘과 폄의 선택적인 움직임의 연습이 필요한 환자.
- 이 운동에서는 다양하게 안정화시키는 것이 요구된다. 엉덩관절 퇴행성질환의 환자에서 다양한 움직이는 방법을 습득할 수 있고, 엉덩관절 폄근의 근력강화가 필요한 환자에게는, 이 운동이 도움이 되는 일이 있다.

9.23 "흔들이" (Pendulum)

정위치 운동. 그림 9.23 참조.

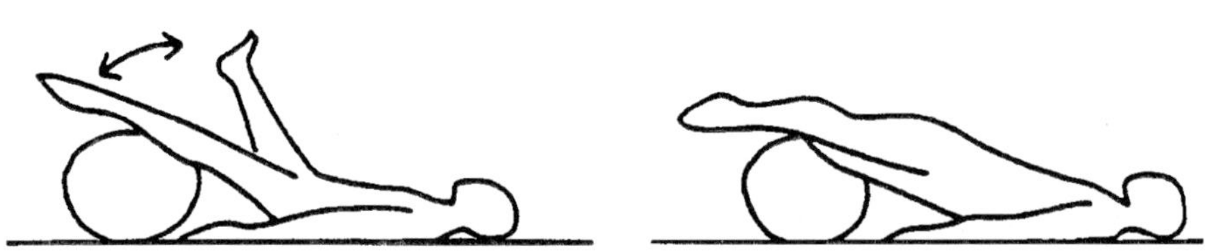

그림 9.23 "흔들이" 의 운동

목적

- 엉덩관절 안쪽벌림근을 작동시킨다.
- 닫힌운동사슬(closed kinetic chain)와 열린운동사슬(open kinetic chain)의 상태에서의 엉덩관절 안쪽벌림근의 근력강화
- 골반대(pelvic girdle)의 이른바 "돌림근덮개(rotator cuff)"의 근력강화
- 엉덩관절 안쪽벌림근과 골반 돌림근덮개의 타이밍을 잡는 방법과 정교성을 개선한다.
- 배 근육의 근력강화
- 등쪽 폄근의 근력강화
- 하부 등뼈의 돌림을 촉진한다.

볼의 크기. "영구운동"과 같다. 약간 큼직한 볼이 한쪽의 다리를 반대 측의 다리 아래를 통해서 꼬기 쉽다.

시작자세. 바로 누운 자세가 되고, 팔을 폄, 약간 벌림하여, 손바닥을 아래를 향해서 골반 가까이에 둔다. 좌(우)측 다리의 발꿈치 또는 장딴지의 먼쪽부위를 볼의 정상에 올려놓는다. 우(좌)측 다리의 엉덩관절을 약 90° 굽히고, 무릎관절은 (무릎관절굽힘근의 근육이 긴장하여 폄을 방해하는 일이 없다면) 완전 편다.

가동성을 높이는 방법

첫 번째로 최초에 시행하는 의도적 운동. 텐타클(tentacle)이 된 우(좌)측 다리를 횡단면상을 좌(우)측으로 움직인다(그림 7.10 a,b).

첫 번째의 반응. 좌(우)측 다리는 볼의 위에 있고, 평형을 유지하기 위해 우(좌)측으로 볼을 굴리면서 움직인다.

두 번째로 최초로 시행하는 의도적 운동. 우(좌)측 다리를 횡단면상을 우(좌)측으로 움직인다.

두 번째 반응. 좌(우)측 다리는 평형을 유지하기 위해 볼을 굴리면서 좌(우)

로 움직인다.

안정성을 높이는 방법

시작자세. 좌(우)측 다리의 무릎을 볼의 정점에 접근시킨다. 기타는 앞에서 언급한 자세와 같다(그림 7.13 a,b, 그림 11.8).

첫 번째로 최초로 시행하는 의도적 운동. 텐타클 활동의 우(좌)측 다리의 엉덩관절을 굽혀 횡단면상을 좌로 움직인다. 이 때 좌측 엉덩관절을 펴고 골반을 들어 올려 바닥에서 떨어지게 하고 있다.

첫 번째 반응. 좌(우)측 다리는 가쪽돌림하여 외측을 볼에 접촉하도록 하면서 볼이 구르는 것을 제어한다. 골반은 반시계방향으로 돌리고 이 운동은 하부등뼈에까지 이른다. 좌(우)측 엉덩관절 벌림근은 닫힌운동사슬(closed kinetic chain)의 상태에서 브리지 활동이 된다. 우(좌)측 다리는 좌(우)측 다리 위를 횡단하고, 우(좌)측 엉덩관절 벌림근은 열린운동사슬(open kinetic chain)의 상태에서, 자유 활동기능으로 되어있다. 머리, 상부몸통, 견갑대, 양팔은 바닥에 접촉한 채로 반응하여 안정화하기 위해 작동한다.

두 번째의 최초로 시행하는 의도적 운동. 텐타클(tentacle)이 된 우(좌)측 다리가 횡단면상을 우측으로 움직인다. 우(좌)측 무릎을 굽혀 좌(우)측 다리 아래로 끌어들인다. 골반은 계속 올린 채이며, 좌(우)측 엉덩관절은 펴져 있다.

두 번째 반응. 좌(우)측 가리는 안쪽돌림하여 내측을 볼에 접촉하도록 하면서 볼의 움직임을 제어한다. 골반은 시계방향으로 돌리고 그 움직임은 하부등뼈에 미친다. 좌(우)측 모음근은 닫힌운동사슬의 상태에서 브리지 활동을 한다. 우(좌)측 다리는 무릎을 굽힌 상태에서 좌(우)측 다리의 아래로 온다. 즉 모음근은 열린운동사슬의 상태에서, 자유 활동기능으로 되어있다. 머리, 상부몸통, 견갑대, 양팔은 바닥에 접촉한 채로 반응하여 안정화하기 위해 작동하고 있다.

조건지시

- 이 운동을 변화시켜가는 것이 아니라면, 머리, 견갑대, 양팔은 바닥에 붙인 채로 한다.
- 가동성을 높이는 경우는 골반은 중간위치이고 바닥에서 떨어지지 않는다.

속도. 편안하게 할 수 있는 속도로 시행한다. 운동의 방향을 바꿀 때, 가속하는 것은 바람직하지 않다.

주의사항

- 엉덩관절을 위험에 노출시키지 않도록 주의를 기울여야 한다. 모래주머니나 타월 또는 절반으로 한 스펀지 롤(foam roll)을 중앙에 놓아 볼이 모음 방향으로 구르는 것을 방지하는 것도 좋을 것이다.
- 환자에게는 최초 가동성을 높이는 방법을 습득시키고, 그 다음에 안정성을 높이는 방법을 시도한다.
- 양팔이 굽혀 좌우 비대칭으로 놓여있거나(예컨대, 한쪽 팔이 머리 뒤에 있다), 또는 올리고 있으면, 이 운동은 매우 어려운 것이 된다.
- 무릎관절굽힘근(hamstrings)의 근육이 긴장하여 팽팽한 경우, 다리를 횡단면상에서 움직이기 위한 고안으로서 무릎을 굽힐 필요가 있다(엉덩관절의 폄이 아니라). 안정성(stability)이나 가동성(mobility)이 요구되는 어느 운동으로부터도, 정교성, 협동성, 타이밍을 잡는 방법에 대한 환자의 능력을 알 수 있다.
- 두 번째의 안정성이 요구되는 운동으로부터는 환자의 근력, 가동성 그리고 정교성에 대해서 알 수 있다.

예

- 다리의 수술 후에, 비하중이라면 어떤 운동 면에서도 다리를 움직여도 상관없는 환자. 볼 위에 하중 가능한 다리를 놓고, 비하중 측의 다리를 흔들이로 사용하여 모든 운동 면에서의 그 근력강화를 도모한다.
- 다발성경화증(multiple sclerosis) 환자이다. 치료사의 도움을 받아 다리의 근력강화와 협동성 향상을 도모한다(그림 7.10).

다음에 언급하는 운동 "자기 발을 움직이다"와 "록큰롤"은 이제까지 소개한 두 가지 운동을 응용해서 치료사를 위해 만들어낸 것이다. 집중치료실에서 일한 후나 경련이 심한 환자를 치료한 후, 또 한사람의 치료사가 있어주었으면 하고 흔히 생각하였다. 또는 근 긴장이 심한 환자를 다룰 때는 또 1개의 팔이 있었으면 하고 생각한다. 나는 키가 크지 않기 때문에 경련이 있는 마비된 다리나 근력이 저하한 다리를 편안하게 들어 올리거나, 움직이거나 할 수 없다. 이제부터 소개하는 운동은 그러한 나를 위한 해결방법이다.

9.24 "록큰롤" (Rock' n Roll)

정위치 운동. 그림 9.24 참조.

목적

- 긴장(경련)이 높은 환자의 몸통의 돌림과 엉덩관절의 굽힘 또는 폄을 촉진한다.
- 고유수용감각을 입력한다.
- 근력이 저하한 환자를 움직이거나 들어 올릴 때, 그 무게를 경감한다.
- 엉덩관절과 무릎관절의 굽힘/폄과 벌림/모음의 수동적 관절가동범위운동을 준비한다.

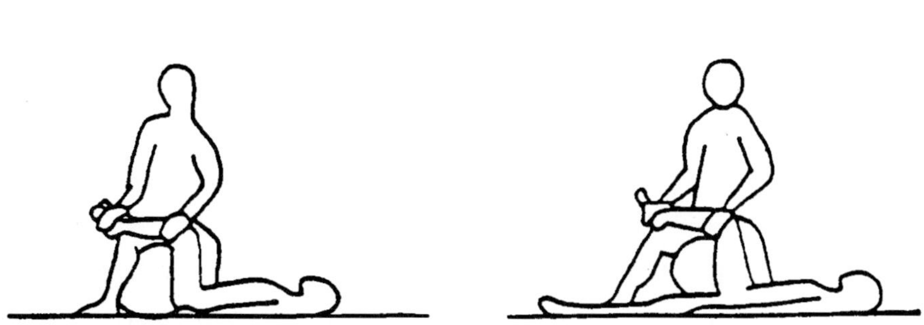

그림 9.24 "록큰롤"의 운동

볼의 크기. 볼의 직경은 대체로 치료사의 종아리 길이에 맞춘다. 환자의 다리가 긴 경우는 약간 크게 한다.

시작자세. 환자는 매트부착 플랫폼(mat table) 위에 바로 누운 자세가 되고, 양 다리는 엉덩관절과 무릎관절 모두 대략 90° 굽힘위치로 한다. 치료사는 볼 위에 앉지만, 그 위치는 대략 환자의 엉덩관절에 맞춘다. 한쪽의 다리를 환자의 몸통과 평행으로, 다른 쪽의 다리를 환자의 양 다리의 아래에 넣는다(그림 8.13).

최초로 시행하는 의도적 운동. 볼을 자기가 움직이고 싶은 방향으로 치료사 자신이 자기의 양 다리로 굴린다. 이에 따라 환자의 양 다리는 굽힘/폄 또는 모음/벌림하고, 경우에 따라서는 골반이 돌린다.

반응. 치료사는 양 손이 자유로워지므로, 환자의 다리나 골반을 움직이면서, 안정성을 높이기 위해 손으로 문지르거나, 태핑(tapping)을 가하거나, 관절을 신연하거나 압축할 수 있다. 경련이 있는 환자에서는 이것으로 근 긴장이 저하한다(그림 13.19).

조건지시

- 환자의 몸통은 마루나 매트에서 떼지 않는다.

속도. 천천히 율동적으로, 흔들거나 굴리거나 한다.

주의사항

- 위험하지 않도록 주의 깊게 지켜본다.
- 고유수용성신경근촉진법(PNF)의 패턴을 사용해서 한쪽 또는 양쪽의 다리를 움직일 수도 있다(그림 8.13 참조).
- 이 자세에서 하지에 대한 도수치료를 시행할 수 있다(그림 8.14~8.16 참조).
- 환자의 굽힌 다리 사이에 둔 볼에 치료사가 앉아서 조용히 환자의 골반을 튀어 오르게 하거나 흔들 수도 있다.

예

- 뇌졸중 후 또는 다발성경화증의 환자에서 근 긴장이 높고, 굽힘 또는 폄 패턴을 가진 환자.
- 도수치료를 시행할 때(제8장 참조).

9.25 "자기의 다리를 움직이기" (Move My Leg)

정위치 운동. 그림 9.25 참조.

목적

- 침대에 누워 있는 환자나 전신의 체력이 저하한 환자의 관절가동범위운동을 용이하게 한다(그림 11.3).
- 완전히 움직임이 없거나 근 수축만이 있는 환자에게 피드백을 주기 위해, 다리가 움직이는 궤적을 환자 자신이 볼 수 있도록 한다(그림 7.21).
- 치료사나 환자의 가족이 환자의 다리 중량을 지지하지 않고 움직인다(그림 7.21, 10.1a,b, 10.3c, 10.4c).
- 한쪽 또는 양쪽의 다리에 부종(edema)이나 종창(swelling)이 있는 환자의 정맥환류를 촉진한다(그림 11.1a).

볼의 크기. 보통 직경이 45나 55㎝로 충분하다.

시작자세. 바로 누운 자세에서, 한쪽 또는 양쪽의 다리를 볼에 올려놓는다.

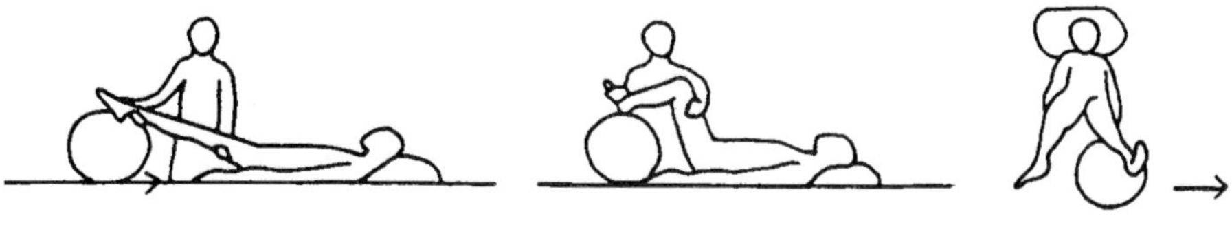

그림 9.25 "자기의 다리를 움직이기" 의 운동

최초로 시행하는 의도적 운동. 치료목적과 환자의 근력에 따라서 변화한다. 치료사나 가족의 능동보조로 관절가동범위운동을 시행할 수 있다. 즉, 근력이 저하한 환자는 다리를 들어 올리지 않아도 움직일 수 있다. 운동의 방향은 엉덩관절과 무릎관절의 굽힘과 폄 또는 엉덩관절의 안쪽벌림이다.

반응. 환자의 상태와 목적 그리고 운동의 방향에 따라서 변화한다.

조건지시. 다리가 볼에서 "떨어지는" 일이 없도록, 치료사나 가족이 다리의 운동을 보조한다.

속도. 환자가 운동을 눈으로 쫓을 수 있을 정도로 천천히 시행한다.

주의사항

- 발과 무릎에 작은 표식을 붙이면 환자가 알기 쉬워진다(그림 7.21).
- 운동을 능동보조로 하는 것도 좋을 것이다(그림 10.3).
- 가벼운 경련이 있는 환자에서는 이 운동으로 선택적 운동이 촉진된다.
- 근력이 저하한 환자의 무릎관절굽힘근(hamstrings)을 신장하는 경우, 무릎 아래에 볼을 두면 편리하다(그림 7.4c, 10.6a,b).
- 침대 끝이나 의자에 앉아, 볼을 바닥에 놓고 발목관절의 능동 관절가동범위운동을 시행할 수 있다(그림 7.20c).

예

- 집중치료실의 환자나 근력저하, 마비 때문에 보조를 필요로 하는 환자(그림 7.6, 10.3).

다음의 "부활절의 토끼"와 "아름다운 모습"은 반응으로서 엉덩관절의 폄을 촉진하는 Klein-Vogelbach가 고안한 운동이다.

9.26 "부활절의 토끼" (Easter Bunny)

정위치 운동. 그림 9.26 참조.

목적

- 불안정한 상태 안에서 엉덩관절 폄의 움직임이 일어나게 한다.
- 보행에 볼 수 있는 엉덩관절 폄의 움직임이 일어나게 한다.
- 넙다리네갈래근의 운동갈래와 감각갈래 활동의 양면을 끌어내는 연습.
- 전방으로의 움직임 중에서 몸통과 골반의 자세 정렬을 좋게 한다.

볼의 크기. 볼의 직경은 대략 환자의 넙다리 길이로 한다.

시작자세. 환자는 볼을 앞에 놓고 우(좌)측 무릎서기가 되어 엉덩관절을 극히 약간 굽힌다. 좌(우)측 다리를 볼의 정점에 올려놓는다. 몸통의 정렬을 갖추고 약간 후경(posterior tilt)시킨다. 우(좌)측 발가락은 펌시키고, 시상면상에서는 좌(우)측 엉덩관절의 후방에 우측 발가락이 오도록 한다. 어깨 높이의 횡단면상에 양팔로 타원형을 만든다.

최초로 시행하는 의도적 운동. 우(좌)측 발가락을 사용해서 앞으로 내딛고 발 앞쪽을 엎침, 무릎과 엉덩관절을 편다.

반응. 볼과 신체는 가속되어 전방으로 움직인다. 우(좌)측 다리가 브리지 활

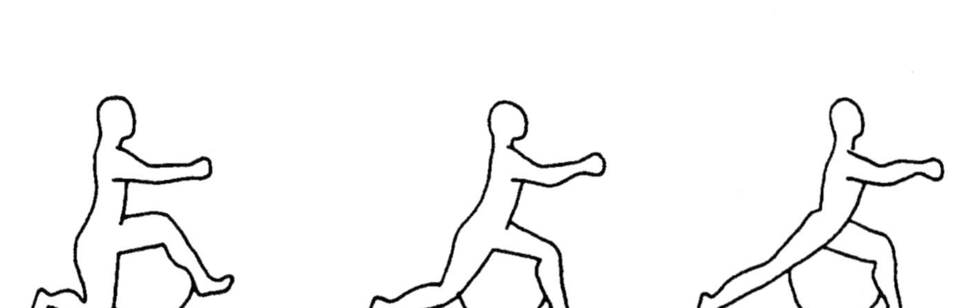

그림 9.26 "부활절의 토끼" 의 운동

동을 하고 있는 동안에, 좌(우)측 발이 바닥에 닿고 좌측 다리는 굽혀 약간 가쪽돌림한다. 우(좌)측 엉덩관절은 지레의 먼쪽부위에 해당하는 "넙다리"가 움직여서 편다. 우(좌)측 발의 위치가 원인으로 우(좌)측 다리는 엉덩관절에서 약간 안쪽돌힘한다.

조건지시

- 골반은 이 운동을 통해서 항상 이마면상에 있다.
- 몸통의 정렬을 갖추지만, 허리뼈의 과폄을 방지하기 위해 몸통을 가볍게 전경시키는 일이 있다.

속도. 환자가 앞으로 내딛는 다리의 힘에 따른 편안한 속도로 시행한다. 제어가 가능한 범위를 넘어서 가속해서는 안된다.

주의사항

- 시작할 때에 몸통이 약간 후경하기 때문에 넙다리네갈래근에 운동갈래로 부하가 걸린다.
- 시작자세로 천천히 되돌아옴으로써, 우(좌)측 다리의 넙다리네갈래근에 상당한 운동갈래 근육활동이 요구된다.
- 의자를 2개 놓고 그 사이에서 이 운동을 할 수 있다. 의자로 견갑대를 지지함으로써 안정화되어 운동을 학습하기 쉬워진다.
- 운동을 용이하게 하려면 약간 작은 볼을 선정한다. 바닥에 좌(우)측 발을 붙인 채로 전방으로 움직인다.
- 운동을 어렵게 하려면 앞으로 된 다리의 발꿈치를 들어 올려 지지 바닥면을 좁게 한다.
- 환자의 골반이 무겁고 폭이 넓은 경우는 균형을 잡는 것이 어려워진다. (의자 사이에서의) 연습이 필요하게 되는 일도 있다.
- 몸통이 길고 팔이 무거운 경우는 균형을 잡는 것이 어려워진다. 양 손을 볼 위에 짚게 함으로써 몸통과 팔을 안정화시키는 데에 도움이 되는 경우가 있다.
- 무릎이 자극을 받기 쉬운 경우는 무릎의 아래에 무언가 패드를 놓는 것도

좋을 것이다[어렇게 만들려면 시트피트(sitfit)를 놓는 경우도 있다].

- 운동을 용이하게 하기 위해서는 최초에 약간 작은 피지오롤로 연습하는 것이 좋을 것이다.
- 최종자세에서 볼 앞에 있는 무릎 쪽으로 궁둥뼈결절을 당김으로써 골반바닥 근육의 근육활동을 끌어낼 수 있다. 이 때, 무릎을 공간에서 움직이지 않도록 한다.

예

- 하지의 스포츠 손상에서 넙다리네갈래근의 근력강화와 정교성을 개선할 필요가 있는 환자.
- 엉덩관절 폄이 불충분하고 몸통의 자세정렬을 개선할 필요가 있는 환자.
- 골반바닥 근육의 근력저하가 있는 환자(그림 11.30a,b).

9.27 "아름다운 모습" (Well Figure)

정위치 운동. 그림 9.27 참조.

목적

- 엉덩관절을 편다.
- 보행에서 볼 수 있는 것처럼 먼쪽의 지레[즉 다리]로부터 엉덩관절을 편다.
- 몸통과 골반을 안정된 다리에 올려놓고 돌리는 연습

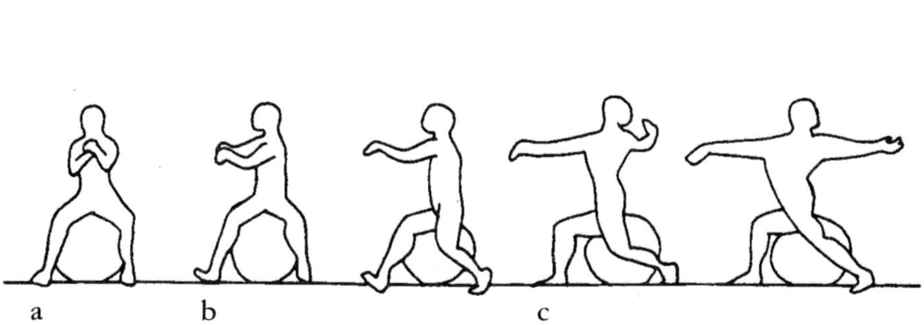

그림 9.27 **a - c.** "아름다운 모습" 의 운동

볼의 크기. "카우보이"에 사용되는 것과 같은 직경 즉, 직경이 바닥에서 무릎까지의 길이보다 약간 긴 것.

시작자세. 운동은 3상(phase)으로 나뉜다. 시작자세에서는 환자는 볼에 앉아 "카우보이"의 운동과 같은 자세를 취하지만, 양발은 떼어놓는다. 무릎과 발은 앞을 향한다. 양팔은 굽혀 양 손을 가슴뼈에 댄다.

제 I 상 (그림 9.27a)

첫 번째 최초로 시행하는 의도적 운동. 최초의 운동은 상지에서 시작된다. 양팔을 횡단면상에서 전방으로 뻗힌다.

첫 번째 반응. 양 다리와 볼로 브리지를 만들고, 볼은 똑바로 뒤로 구른다. 결과 무릎이 얼마간 펴지고 발이 발바닥 굽힘 한다.

제 II 상 (그림 9.27b)

두 번째의 최초로 시행하는 의도적 운동. 운동은 (텐타클의 상태에 있는) 몸통으로부터 시작된다. 안정화된 몸통을 시계방향(반시계방향)으로 돌려, 양팔을 이에 맞춰서 움직이고 우(좌)측 넙다리 위에 수평인 타원을 만든다.

두 번째 반응. 좌(우)측 위앞엉덩뼈가시(anterior superior iliac spine)은 시계방향(반시계방향)으로 수평으로 움직인다. 우(좌)측 발은 발꿈치를 축으로 하여 시계방향(반시계방향)으로 돌리고, 좌(우)측 발가락은 발가락을 축으로 하여 같은 방향으로 돌린다. 볼도 약간의 뒤틀림(twist)을 수반하지만, 시계방향(반시계방향)으로 돌린다. 좌(우)측 무릎은 내하방으로 움직이고, 볼과 신체가 접하고 있는 부분이 변화하다. 이 결과, 우(좌)측 넙다리 또는 볼기의 발등가쪽(dorsal lateral)만이 볼에 접하게 된다.

제Ⅲ상 (그림 9.27c)

세 번째로 최초로 시행하는 의도적 운동. 운동은 텐타클의 상태에서 계속된다. 우(좌)측 팔은 견갑대의 높이의 횡단면상을 시계방향(반시계방향)으로 계속 움직인다. 좌(우)측 팔은 반시계방향(시계방향)으로 우측과 같은 평면상을 움직이고, 양팔 모두 각각 몸통의 측방에서 크게 수평 벌림하는 형태가 된다. 이 때 우(좌)측 손은 손바닥이 위를 향하고, 좌(우)측 손바닥은 아래를 향한다. 머리는 잇달아서 시계방향으로(반시계방향) 돌린다.

세 번째 반응. 볼은 우(좌)측 발꿈치 쪽으로 구른다. 좌(우)측 발꿈치는 다리를 뻗혀서 바닥에 붙인다. 체중이 부하된 하지는 parking position으로부터 지지 활동으로 변화한다. 좌(우)측 넙다리네갈래근은 브리지 활동의 상태가 된다. 우(좌)측 다리의 무릎관절굽힘근(hamstrings)은 볼을 안정시켜 그것을 전방으로 굴러가게 해야 한다.

조건지시

- 최초의 Ⅰ상과 Ⅱ상에서는 양발은 정지한 채로 이다.
- 복장빗장절흔(sternal notch)과 칼돌기(xiphoid process), 배꼽(navel)의 거리는 변화하지 않는다.
- 골반은 제Ⅲ상에서는 이마면상에 있고 운동의 방향에 대해서 직각으로 되어 있다.

속도. 편안하게 할 수 있는 속도로 시행한다. 그렇게 하면 운동의 각 상(phase)을 환자가 학습할 수 있다.

주의사항

- 등받이가 없는 의자에 앉아 운동의 일부를 미리 연습하는 방법도 있다.
- 운동의 각 상(phase)을 부분으로 나눠서 연습할 수 있다.
- 양 다리의 정렬을 반드시 좋은 상태로 갖춰둔다.

- 몸통을 항상 좋은 정렬 상태로 갖춰둔다.
- 제III상에서 환자에게 궁둥뼈결절을 볼 앞에 있는 다리 쪽으로 끌어당기도록 지시함으로써 골반바닥 근육의 근력강화를 도모할 수 있다. 이 때 양 무릎은 공간에서 위치를 바꾸지 않도록 지시한다.

예

앞에서 언급한 운동과 같다.

다음에 하지의 근력이 저하한 환자에게 인기가 있는 운동 두 가지를 소개한다. 이들은 또한, 안쪽넓은근의 강화, 닫힌운동사슬의 상태나 열린운동사슬의 상태의 운동, 그리고 체중부하를 적절히 시행할 필요가 있는 환자에게 적합하다.

9.28 "칵테일파티" (Cocktail Party)

정위치 운동 또는 이동을 수반하는 운동의 어느 쪽도 가능. 그림 9.28 참조.

목적

- 닫힌운동사슬의 상태에서 한쪽 다리에 자동적으로 체중을 부하한다.
- 닫힌운동사슬의 상태에서 안쪽넓은근을 강화한다.

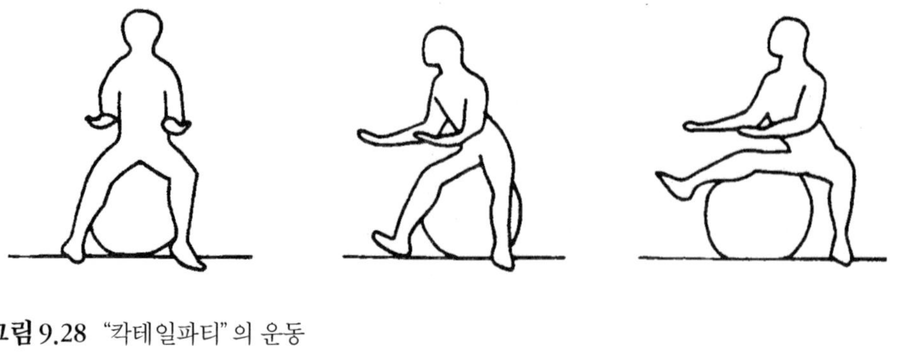

그림 9.28 "칵테일파티"의 운동

- 열린운동사슬의 상태에서 넙다리네갈래근의 근력강화를 도모함으로써 무릎관절굽힘근(hamstrings)의 근육을 신장한다.
- 열린운동사슬의 상태로부터 닫힌운동사슬의 상태로 변화시킴으로써 하지의 근력강화를 도모한다.
- 몸통을 안정화시킨 상태에서 하지의 협동성과 정교성을 개선한다.

볼의 크기. 볼의 크기는 "카우보이"와 같다. 환자의 무릎과 엉덩관절에 제한이 있어 최종가동범위까지 가지 않으면, 약간 큰 볼이 필요하다. 환자가 볼에 앉았을 때 신체를 똑바로 하여 있을 수 있도록 한다.

시작자세. "카우보이"와 같지만, 양 다리를 더 약간 벌림으로 하고, 무릎과 발은 앞을 향하도록 한다. 팔굽관절을 굽혀 아래팔을 수평으로 한다. 손바닥은 쟁반을 들고 있는 것처럼 위를 향하게 한다. 머리, 몸통 그리고 양 위팔은 텐타클(tentacle).

최초로 시행하는 의도적 운동. 운동은 텐타클의 상태에서 시작된다. 몸통을 전우(좌)측 방향으로 기울인다. 이 때 좌(우)측 발은 발가락을 축으로 하여 돌리고, 좌(우)측 발꿈치는 좌(우)측을 향한다.

반응. 볼은 좌(우)측 다리의 뒤에 대각선방향으로 움직인다. 우(좌)측 다리는 바닥에서 떨어진다. 우(좌)측 종아리는 몸통의 무게의 균형을 잡기 위해 반응하여 편다. 우(좌)측 다리의 넙다리네갈래근은 열린운동사슬의 상태에서 반응하여 근육활동을 일으키고, 같은 측의 무릎관절굽힘근(hamstrings)의 근육을 신장한다. 좌(우)측 다리의 넙다리네갈래근은 좌(우)측 다리를 안정화시킨다. 좌(우)측의 안쪽넓은근은 활성화되어 위치를 가지런히 하고 활동한다. 좌(우)측 볼기는 볼에서 떨어진다(그림 6.3).

조건지시

- 두덩결합과 복장빗장절흔의 거리는 항상 일정하게 한다.
- 닫힌운동사슬의 상태에 있는 다리의 정렬을 반드시 갖춘다.

- 아래팔은 항상 공간에서 수평위치를 유지한다.

속도. 환자가 운동을 이해할 때까지는 최초에는 천천히 시행한다. 이상적으로는 텐타클 상태의 부분을 대략 1분간 40회 정도 전후로 움직인다.

주의사항

- 환자의 양 다리에 체중을 부하해도 상관없다.
- 의자를 2개 배열하고, 그 사이에서 미리 이 운동을 연습하는 방법도 있다.
- 환자의 체중이 무거운, 또는 운동을 조금 더 어렵게 만들 필요가 있으면 볼을 약간 딴딴하게 공기를 넣어 사용한다.
- 환자의 골반이 클 때는 약간 부드러운 볼을 사용할 것.
- 볼의 위치를 바꾸면서도 운동을 할 수 있다. 이 경우는 운동의 시작에서는 환자의 양발을 가까이 붙여둔다. 최초로 시행하는 의도적 운동에서 환자는 좌(우)측 다리로 밀어내고, 대각선 방향으로 2보 뒤로 발을 내딛는다. 최초의 1보는 좌(우)로, 다음의 1보는 뒤로 이다. 이 때 양 다리에 걸려 있던 체중을 좌측 다리에만 걸리도록 바꾼다. 최종자세에서는 우(좌)측 다리를 볼의 정점에 둔다. 정교성, 협동성 그리고 타이밍을 잘 맞출 필요가 있다.

예

- 하지의 근력강화, 정교성 그리고 협동성을 개선할 필요가 있는 전십자인대 재건술 후 3에서 6주일 경과한 환자(그림 11.7, 11.9).
- 자세에 문제가 있는 소아. 양 다리에 체중을 건 상태에서 안정화시킨 몸통을 전방으로 기울이는 것을 학습시킨다(이 운동은 후에 이 환자에게 "칵테일파티" 의 운동을 시행시키는 준비로 된다. 그림 11.21b).
- "저울" 의 운동의 다음의 운동으로서.

9.29 "돌고래" (Dolphin)

정위치 운동 또는 이동을 수반하는 운동의 어느 쪽도 가능. 그림 29 참조.

목적

- 좌우로 반응성으로 내딛는 연습
- 번갈아 체중을 부하하는 연습
- 이마면에서 팔을 흔드는 연습
- 하지의 정렬을 자동적으로 갖추는 연습

볼의 크기. "카우보이"와 같다. 직경은 대략 다리의 절반의 길이. 넙다리가 긴 환자에서는 약간 큰 볼이 필요하다. 볼에는 단단하게 공기를 주입한다.

시작자세. "카우보이"의 운동과 마찬가지로 볼에 앉는다. 좌(우)측 팔을 정중 이마면상에서 머리 위로 올리고, 손바닥을 머리 쪽으로 향하게 한다. 우(좌)측 손은 정중 이마면상에서 손바닥을 아래로 향하여 볼에 놓는다.

최초로 시행하는 의도적 운동. 운동은 좌(우)측 팔을 정중 이마면상에서 반원을 그리도록 하여 아래로 내리는 것부터 시작된다. 움직임을 크게 하기 위해서는, 동시에 우(좌)측 팔을 같은 평면상에서 역시 반원을 그리면서 위로 올린다.

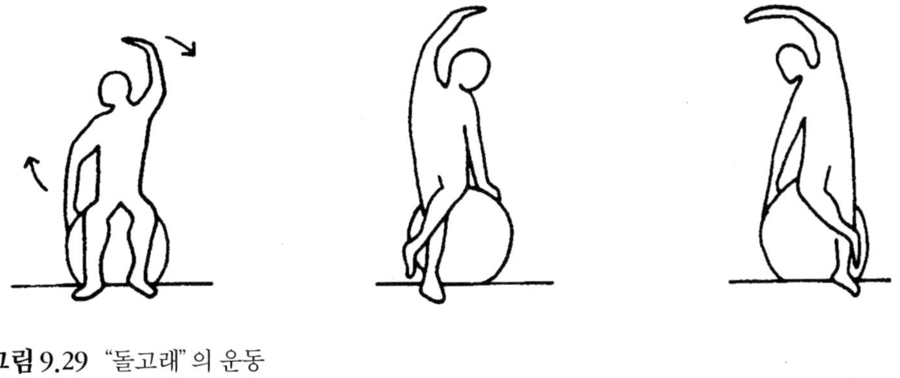

그림 9.29 "돌고래"의 운동

반응. 볼은 우측으로 똑바로 구른다. 우(좌)측 팔을 올리면 운동이 가속된다. 우(좌)측의 궁둥뼈결절은 볼에서 떨어지고, 우(좌)측 다리는 반응하여 발을 1보 내딛어 지지 바닥면을 바꾼다. 좌(우)측 다리는 바닥에서 떨어져 우(좌)측 다리의 앞을 교차하여 지나간다. 좌(우)측 손은 볼에 얹혀있고, 우(좌)측 팔은 정중이마면상에서 머리 위에 있다.

조건지시

- 팔은 정중 이마면상을 움직인다.
- 볼은 좌우로 똑바로 구른다.
- 발, 종아리 그리고 넙다리의 정렬은 반드시 갖춘다.

속도. 최초는 편안하게 시행할 수 있는 속도로 하고, 환자가 기능(skill)을 습득하면 빠르게 한다. 이상적인 것은 1분간에 40회 정도 구르도록 한다.

주의사항

- 환자는 양 다리에 체중을 부하할 수 있는 것이 전제조건이다.
- 최초에 발을 옆굽이로 움직이는 연습을 하는 것도 좋을 것이다. 한쪽을 대략 5보 신속하게 번갈아 발을 내딛는 연습을 하고, 다음으로 반대 측에서 마찬가지로 연습한다.
- 볼에 놓은 손으로 볼의 움직임을 제어한다.
- 골반이 무겁고 폭이 넓은 환자에서는 골반이 볼에서 떠났을 때, 한쪽의 다리에 체중을 싣는 것이 어려워진다.
- 변법으로서 위치를 바꿔서 하는 운동을 시행하는 경우는, 옆굽이로 내미는 1보를 크게 한다. 그렇게 하면 환자는 볼에서 떨어지고, 체중 부하한 다리와 반대 측의 손만이 볼과 접촉하여 있게 된다.

예

- 하지의 스포츠 손상 후에 높은 운동기능을 갖고 있는 환자.
- 하지에 번갈아 체중을 부하하는 것이 어려운 환자. 예컨대, 스포츠 손상 후(그림 11.14).

스위스 볼을 사용한 환자치료나 기능개선의 방법은 아직 많이 있다. 치료사는 이러한 것을 확실히 기억해두기 바란다. 다음 단원부터 임상응용 사례를 소개한다.

9.30 운동의 요약 (Summary of Exercises)

척주를 안정화시키는 운동

- 9.1 카우보이
- 9.2 저울
- 9.3 인도의 불도 수행자
- 9.7 전후로의 훌라춤 (등뼈)
- 9.8 좌우로의 훌라춤 (등뼈)
- 9.10 그네
- 9.13 속보(돌림)
- 9.16 양손으로 걷다
- 9.18 선수상(figurehead)
- 9.19 가위
- 9.21 회전목마
- 9.26 부활절의 토끼
- 9.27 아름다운 모습
- 9.28 칵테일파티

척주를 움직이는 운동

- 9.4 자기 자신이 시행하는 당나귀의 스트레칭 (굽힘과 폄)
- 9.6 갈매기 (폄)
- 9.7 전후로의 훌라춤 (허리뼈의 굽힘과 폄)
- 9.8 좌우로의 훌라춤 (허리뼈의 옆굽힘)
- 9.9 도롱뇽 (옆굽힘)
- 9.11 집오리 (허리뼈의 폄)

- 9.14 섬게 (굽힘)
- 9.15 금붕어 (폄)
- 9.18 선수상 (폄)
- 9.19 가위 (돌림)
- 9.20 인어 (옆굽힘)
- 9.27 아름다운 모습 (돌림)
- 9.29 돌고래 (옆굽힘)

자세개선을 위한 운동

- 9.1 카우보이
- 9.2 저울
- 9.3 인도의 불도 수행자
- 9.7 전후로의 훌라춤
- 9.8 좌우로의 훌라춤
- 9.21 회전목마
- 9.26 부활절의 토끼
- 9.27 아름다운 모습
- 9.28 칵테일파티

배를 치료하는 운동

- 9.1 카우보이
- 9.2 저울
- 9.3 인도의 불도 수행자
- 9.14 섬게
- 9.16 양 손으로 걷다
- 9.22 영구운동
- 9.23 흔들이

골반바닥 근육을 치료하기 위해 변경 가능한 운동 (제14장도 참조)

- 9.1 카우보이

- 9.2 저울
- 9.7 전후로의 훌라춤
- 9.8 좌우로의 훌라춤
- 9.11 집오리
- 9.26 부활절의 토끼
- 9.27 아름다운 모습

등부위폄근을 치료하는 운동

- 9.1 카우보이
- 9.2 저울
- 9.3 인도의 불도 수행자
- 9.21 회전목마
- 9.22 영구운동
- 9.23 흔들이

어깨관절 주위근육의 근력강화와 가동성을 끌어내는 운동

- 9.15 금붕어
- 9.14 섬게(술 취한 섬게, 몸쪽의 지레의 팔의 움직임으로부터 끌어내는 어깨관절의 수평 모음벌림)
- 9.16 양손으로 걷다
- 9.17 나를 밀고 - 나를 당기고
- 9.19 가위(몸쪽의 지레의 팔의 움직임으로부터 끌어내는 어깨관절의 수평 안쪽벌림)
- 9.10 그네
- 9.12 게
- 9.13 속보
- 9.9 도롱뇽(위에 열거한 운동은 어느 것도 닫힌운동사슬의 상태나 지지활동의 상태의 것이다)
- 9.18 선수상(이것과 저울 그리고 돌고래의 운동은 열린운동사슬의 상태나 자유 활동기능의 것이다)

- 9.2 저울(팔의 운동을 추가한 변화형)
- 9.29 돌고래

엉덩관절의 가동성을 끌어내어 안정성을 높이는 운동

- 9.2 저울
- 9.3 인도의 불도 수행자
- 9.4 자기 자신이 시행하는 당나귀의 스트레칭
- 9.5 자기 자신이 스트레칭을 하다
- 9.7 전후로의 훌라춤
- 9.8 좌우로의 훌라춤
- 9.14 섬게
- 9.15 금붕어
- 9.22 영구운동
- 9.23 흔들이
- 9.27 아름다운 모습

보행전 연습을 위한 운동

- 9.1 카우보이
- 9.2 저울
- 9.3 인도의 불도 수행자
- 9.4 자기 자신이 시행하는 당나귀의 스트레칭
- 9.22 영구운동
- 9.26 부활절의 토끼
- 9.27 아름다운 모습

하지의 정렬을 갖추는 운동

- 9.1 카우보이
- 9.2 저울
- 9.3 인도의 불도 수행자
- 9.4 자기 자신이 시행하는 당나귀의 스트레칭

- 9.5 자기 자신이 스트레칭을 하다
- 9.7 전후로의 스트레칭
- 9.22 영구운동
- 9.28 칵테일파티
- 9.29 돌고래

반응성의 내딛기를 위한 운동

- 9.3 인도의 불도 수행자
- 9.4 자기 자신이 시행하는 당나귀의 스트레칭
- 9.21 회전목마
- 9.28 칵테일파티
- 9.29 돌고래

참고문헌 (References)

Carrière B (1993) Swiss ball exercises. PT Magazine Phys Ther 9:92-100

Kenneally M, Rubenach H, Elvey R (1988) Assessment of abnormal movement patterns in musculoskeletal disorders. In: Grant R (ed) Physical therapy of the cervical and thoracic spine. Churchill Livingstone, New York, pp 167-194

Klein-Vogelbach S (1990a) Ballgymnastik zur Funktionellen Bewegungslehre, 3rd edn. Springer, Berlin Heidelberg New York

Klein-Vogelbach S (1991b) Functional kinetics. Springer, Berlin Heidelberg New York

Klein-Vogelbach S (1990c) Functional kinetics: Swiss ball videotape. Springer, Berlin Heidelberg New York

10. 집중치료와 급성기 치료
Intensive and Acute Care

이 단원의 목표	
	• 집중치료와 급성기 치료에서 스위스 볼을 사용하는 목적을 이해한다. • 집중치료에서 스위스 볼을 사용할 때의 주의사항을 알다. • 스위스 볼을 사용하는 것이 유익하다고 생각되는 환자를 선택한다. • 가족을 지도하여 환자와 운동을 시행할 수 있도록 한다.

10.1 서론 (Introduction)

집중치료와 급성기 치료는 물리치료 중에서도 등한히 하는 일이 많은 영역이다. 특히 물리치료사가 된지 얼마 되지 않은 사람에게는 위압적인 기계에 둘러싸이고 경보가 자주 울려 어쩐지 불안을 불러일으키는 것 같은 환경에서 일을 하는 것은 자기에게는 아직 준비부족으로 자신감이 없다고 느끼기 쉽다. 그렇지 않아도 많은 사람은 경험이 없다, 모른다, 치료목표를 생각하기 어렵다는 이유, 또는 단순히 두렵다는 이유로 이러한 환경을 피하려 한다. 젊은 물리치료사에게는 당혹스러운 집중치료나 급성기 치료에 대해서, 격려하고 지도해주는 새로운 관점이나 사고방법이 필요하다.

집중치료와 급성기 치료 분야에서의 물리치료는 최근 수년 동안에 크게 변화하였다. 이제는 의사는 물리치료사에게 단순히 관절가동범위운동(ROM)이나 환자에게 앉은 자세를 취하게 하는 것을 의뢰하는 것이 아니라, 환자를 평가하고 자극하여 감각을 입력하도록 의뢰하고 있다. 오늘날에는, 물리치료사는 중증의 환자관리에 적극적으로 관여하고, 의사, 간호사, 호흡치료사 나아가서는 가족과 팀을 구성하여, 가령 환자가 인공호흡기에 연결되어 있어도, 혼수상태일지라도, 또는 외과수술 후의 회복기인 제1병일부터 환자를 재활 프로그램에 올리도록 한다. 치료사가 환자에게 필요한 지원을 계속해서 주고, 환자가 무엇인가를 하고 싶기 때문에 야기되는 비정상적인 근 긴장이나 과도한 대상성 긴장을 방지하는 데에, 이것은 중요한 일이지만, 운동 그 자체에 의해서 환자는 격려되어 프로그램에 참여하게 된다.

> 물리치료사의 역할은 의료 팀의 다른 어는 구성원과 같이, 환자가 원래 갖고 있는 신체의 항상성(homeostasis)을 재획득하도록 돕는 것이다.

물리치료사의 판단 나름으로 이 실시방법이 극적으로 변화할 가능성이 있다. 집중치료와 급성기 치료에서는 물리치료사는 환자와 함께 하는 치료를 다른 팀 구성원보다 훨씬 오래 연속하여(1일 30에서 45분이 많다) 시행한다.

물리치료사는 언어청각사나 작업치료사보다도 빠른 시기부터 환자에 관여하고, 또한, 간호사나 호흡치료사가 호흡물리치료를 시행하고 있지 않은 시간대라면, 이들 직원과 잘 연계하여 작업을 하게 된다. (Carrière 1993).

> 환자의 재원일수는 구명 응급진료에 물리치료사가 조기부터 관여함으로써 단축될 가능성이 있다(Welch and Anastasas 1996).

치료사가 회복의 변화(예컨대, 혼수상태의 환자가 깨어나다, 근육기능이 회복되다)를 누구보다도 빨리 알아차리는 것은 흔히 있는 일이다. 그리고 이러한 변화는 이른 시기부터의 개입결과로서 초래되는 일도 자주 있다. 물리치료사는 합병증의 징후(예컨대, 심부 정맥혈전, 이소성 골화)도 조기에 알아차려, 의사와 간호사에게 이 중요한 정보를 제공할 수 있다. 또한, 가족과 간호사에게 환자의 올바른 positioning을 지도할 수 있다. 그리고, 가족에게 환자를 운동시키는 방법을 가르치고, 회복의 과정을 이해시키는 데에 중요한 역할을 수행할 수 있다(Carrière 1993).

> 특히 환자가 혼수상태에 있을 때는, 치료사와 가족은 자신들의 불안을 극복하여, 서로 대화를 확립할 필요가 있다. 환자가 보여주는 치료에 대한 반응은 매우 미묘한 경우가 있다. 예컨대, 호흡이나 심박 수의 변화, 또는 입술을 움직이거나 저작하는(chewing) 것 같은 움직임, 그리고 얼굴 표정의 변화와 같은 운동반응, 또는 *굽힘이나 폄 공동운동* 등이 있다(Ziegler 1996).

Glasgow Coma Scale(Teasdale and Jennett 1974; Jennett and Teasdale 1981)은 의식장애와 혼수의 깊이와 그 기간을 사정하기 위해 개발된 것이며, 치료사가 환자를 평가하여 그 변화를 아는 데에 도움이 된다. Glasgow Coma Scale은 눈을 뜨는 것과 운동에 의한 응답과 말에 의한 응답을 평가한다. 최고 합계점수는 15점이고, 이 경우의 환자는 자발적으로 눈을 뜨고, 명령에 따라 신체를 움직이고, 지남력이 있다.

물리치료는 신경생리학과 생리학(제2장 참조)과 운동학습(제3장 참조)의 새로운 식견과 보조를 맞춰 그 내용을 변화시켜왔다. Davies(1994)는 새로운 치료방법을 통합하여, 머리외상이나 중증의 뇌손상 후의 조기 재활에 이제까지의 사고방법을 일신하는 방법을 제창하였다. 이것 이외에도 최근의 많은 출판물은 병원에서 일하는 치료사에게 도움이 된다. 예컨대, Mauritz(1994)는 조기치료도 포함한 뇌졸중 후의 재활에 대해서 언급하였다. Buck와 Beckers(1993)는 척수손상의 재활에 대해서 언급하였다. Umphred(1995)는 신경증 환자의 의료상의 문제를 이해하는 데에 매우 훌륭한 정보와 자원을 제공하였다.

헤아릴 수 없을 만큼의 연구논문이 발표되어 있어, 집중치료나 급성기 치료를 받고 있는 환자가 직면하고 있는 문제를 치료사가 해결하는 데에 도움이 되고 있다. 미국물리치료협회지는, 1996년 5월과 6월호에 심장과 호흡물리치료의 특집호를 편집하였다. 이 특집호에는, Sadowsky(1996)의 심장이식에 관한 훌륭한 총설이 게재되었고, Ciccone(1996)은 심혈관계 약리학의 최신동향을 기고하였다. 이들로부터 치료사는 투약과 그 효과에 대해서 이해를 심화시킬 수 있다. Peel(1996)은 심폐계통과 운동기능 장애에 대해서 언급하였다. 이것을 읽으면 치료사는 호흡곤란의 징후나 심 박출량의 저하 등을 쉽게 이해할 수 있을 것이다. Cahalin(1996)은 심부전과 그 치료효과에 대해서 총괄적으로 해설하였다. 심장호흡 재활의 효과에 관한 논문에서는 Pashkow(1996)가 데이터 결과를 정리하여, 심폐기능장애의 환자에게 운동이 도움이 된다는 견해를 지지하였다. Downs(1996)는 폐 이식의 물리치료를 총괄적으로 해설하였다. Cooper(1995)는 만성호흡기질환 환자의 운동에 대해서 언급하였다. 어느 논문도 치료사가 급성기 환자를 다루는 데에 도움이 된다.

> 골수 이식환자의 운동 프로그램에서는 신체를 움직이지 않는 것과 장기간에 걸친 침대 위 와상에 의한 영향을 어떻게 감소시키고, 심폐기능의 지구성과 근력을 어떻게 유지하는가를 고려해야 한다(Sayre and Marcoux 1992; Adams 1995).

Simionato 등(1988)은, 길랑-바레증후군의 환자에서 볼 수 있는 신경 긴장의 징후(neural tension sign)에 대해서 언급하고, 평가와 치료를 할 때에 환자가 보이는 증상과 징후에 충분히 주의를 기울이는 것이 중요하다는 것을 강조하였다. 이러한 임상사례나 증상사례 보고로부터, 치료사는 급성기의 구명 응급치료에서 직면하는 많은 문제를 이해할 수 있다.

가장 문제가 적은 환자는 다른 의료상의 문제가 없으면, 엉덩관절이나 무릎관절의 전치환술을 받은 환자이다.

의사나 관계되는 치료 팀의 구성원(특히 간호사와 호흡치료사)과 이야기를 나눈 후, 물리치료사는 환자를 평가하고, 결론을 유도하여, 치료를 시작한다. 아래에 스위스 볼의 사용방법의 예, 관찰해야 할 주의할 점, 환자에게 맞는 운동의 선택과 그 방법에 대해서 언급하였다.

10.2 적응 (applications)

아래의 목적을 위해 급성기의 구명 응급진료에서 스위스 볼이 사용된다.

- 수동 또는 능동보조 관절가동범위운동
- 근력강화 또는 근육의 신장

- 심폐기능의 개선
- 신경 구성체의 mobilization
- 근 긴장의 관리
- positioning
- 가족에 의한 운동

주의할 사항

- 스위스 볼을 청결하게 유지한다.
- 볼을 바닥에 두지 않는다. 다시 사용하기 전에 세척한다. 만일 가능하다면 환자마다 전용 볼을 준비한다.
- 환자에게 연결되어 있는 라인(line), 튜브(tube)에 주의를 기울이고, 더욱이 모니터를 주의 깊게 지켜본다.

환자나 가족에 대해서 최초로 시행하는 일

> 환자나 가족에게 이야기를 하여, 치료사가 이제부터 시행하려고 생각한 활동을 환자 등이 받아들이도록 준비한다. 이렇게 함으로써, 그렇지 않아도 스트레스가 많은 환경에 놓인 환자의 불안을 감소시킬 수 있다. 혼수상태에 있는 환자에게도 말을 거는 것이 중요하다. 환자는 우리들의 눈에 보이는 반응은 할 수 없을지 몰라도, 이쪽의 이야기를 듣고 무엇인가를 느끼고 있을지도 모른다.

운동을 시행하는 목적을 가족이 이해하여 어떻게 그것을 시행하면 되는지를 앎으로써, 그들은 보다 좋은 협력자가 되어 치료사를 돕는다. 환자, 가족 그리고 치료사는 목표를 공유해야 한다.

10.3 적응환자의 선택 (Selection of Patients)

스위스 볼은 어떠한 물리치료분야에서도 사용할 수 있으나, 특히 환자의 근력이나 체력의 저하가 현저하고 체중이 무거운 경우에 효과적이다.

10.3.1 신경병학 (neurology)

신경학적으로 문제가 있는 환자의 경우, 볼은 positioning, 관절가동범위운동, 마비된 사지무게의 경감, 근 긴장의 관리, 신경 구성체를 움직이는 등의 목적으로 사용된다.

예	그림 10.1. 11세의 소아환자이다. 천식발작 상태 후, 호흡정지가 되고 혼수상태(Glasgow Coma Scale로 4~5)에 빠져 제뇌자세(decerebrate posture)를 취하고 있다. 통증에는 반응하지만 말을 걸어도 반응하지 않는다. a. b. 호흡정지 후 9일째이다. 물리치료사의 지도를 받은 어린이의 아버지가 스위스 볼을 사용해서, 그다지 강하지 않게 몸통의 돌림(a)과 하지의 굽힘폄 그리고 엉덩관절의 모음벌림(b)을 시행하여, 하지의 관절가동범위운동을 시행하고 있는 장면이다. c d. 그 4일 후이다. 튜브가 제거되고, 환자는 아버지와 물리치료사의 도움을 받아 앉은 자세를 취하기 시작하였다(조기에 자주 물리치료를 시작하고, 만일 증상이 안정되어 있다면 그림에 나타낸 것 같은 앉은 자세부터 시작한다). 스위스 볼을 사용하여 몸통을 똑바로 일으킨 앉은 자세로 가져가서, 온화하게 척주를 폄으로 움직이고(c), 상지에 체중을 걸어 어깨나 팔을 움직여, 몸통을 지속적으로 신장시킨다(d). 이 아버지는 하루에 2, 3회 그리고 주말에도 관절가동범위운동을 시행하고 있다. 가족의 이야기에 따르면, 이 어린이는 1년이 경과하기 전에 완전회복이 되었다고 한다. 그림 10.2. 40세 전후의 환자이다. 중증의 길랑-바레증후군으로 약 6개월간 인공호흡기에 연결되어 집중치료실에서 지냈다. 스위스 볼을 사용해서 하지의 관절가동범위운동을 시행하고, 발목관절의 밑발등 굽힘과 무릎관절 · 엉덩관절의 굽힘폄 및 엉덩관절의 모음벌림을 시행하였

다. 그리고 척주도 움직였다. 이것은 발병에서 104일과 153일 경과하였을 때의 것이다. 환자는 아직 다리를 수의적으로 움직일 수 없다. 상당한 통증이 있고 운동내구성도 불충분하였다. 그는 앉은 자세까지 취할 수 있어 척주를 수의적으로 움직여 즐기고 있었다(a~e). 팔의 무게를 스위스 볼에 맡기면, 팔을 굽힘과 폄으로 수의적으로 움직일 수 있었다(f, g). 손목뼈사이관절은 부목(splint)으로 지지하여 과도한 신장을 방지하고 있다.

그림 10. 3. 43세의 뇌졸중 환자이다. 좌측에 마비가 남았으나 집중치료실에서 스위스 볼을 사용한 운동을 시작하였다. 작은 표식을 마비 측의 손과 무릎과 발에 붙이고, 물리치료사가 수동적으로 움직이는 동안 좌측으로 주의를 돌려 시각적인 공간의 확대를 자극하도록 하고 있다(a, b). 다리를 스위스 볼에 올려놓았으므로 무게가 경감하여 환자는 그 움직임을 주의 깊게 볼 수 있다(c).

편마비 환자에게는 배의 근력이 중요하다. 이것에 의해서 어깨나 어깨뼈 주위근의 안정의 근거가 되는 몸통의 안정성이 확보된다(Klein-Vogelbach 1963; Davies 1990). 따라서, 뇌졸중에 의해서 "영향을 받지 않았던" 측에 머리와 팔을 정중을 넘어 대각선적으로 움직여 배의 근육을 조기부터 자극하면 좋을 것이다(b).

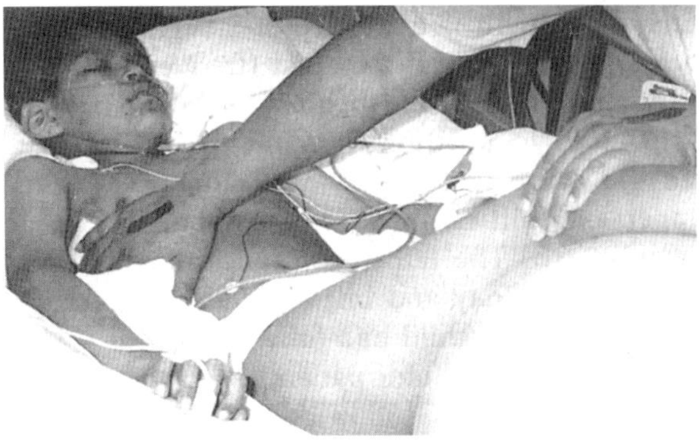

a

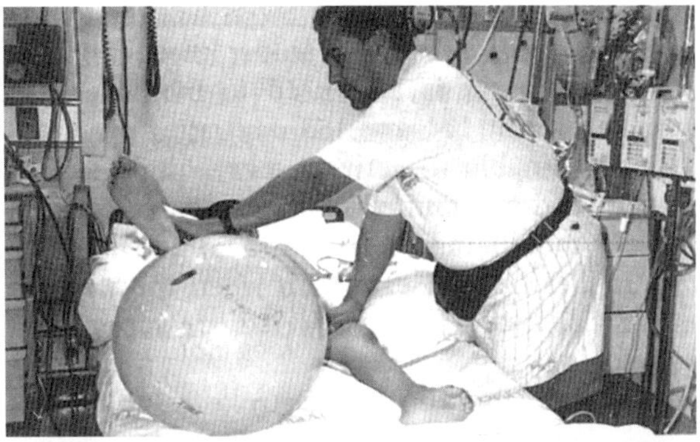

b

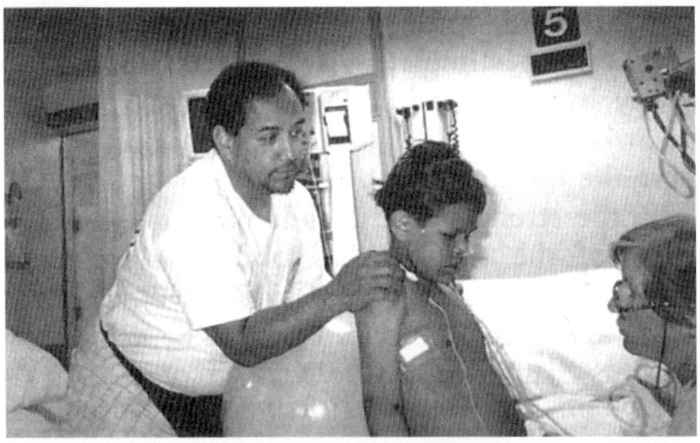

c

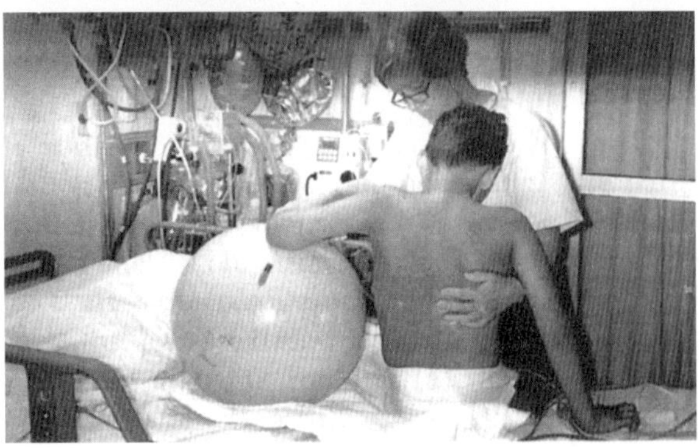

d

그림 10.1 혼수상태의 11세의 어린이. **a.** 몸통을 돌리게 하고 있다. 이 때 다리는 스위스 볼 위에서 지지되어 있다. **b.** 어린이의 아버지가 다리를 움직여 엉덩관절을 모음벌림시키고 있다. **c.** 침대 끝에 앉아 스위스 볼로 몸통을 지지하게 하고, 척주를 폄방향으로 조용히 움직이게 하고 있다. **d.** 스위스 볼을 팔 아래에 놓고, 몸통의 지속적 폄을 도와 좌측 어깨를 움직이고 있다.

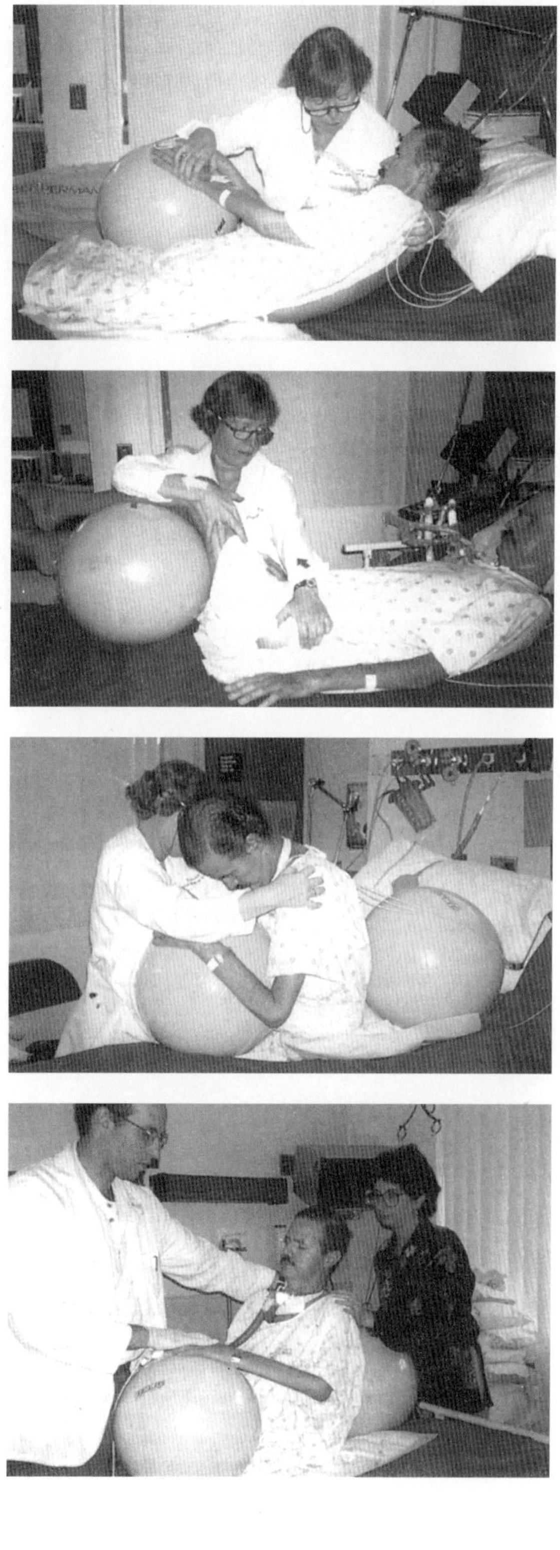

a

b

c

d

그림 10.2 귈랑-바레증후군의 환자이고, 발병 후 104일과 153일 경과하고 있다. **a.** 스위스 볼을 사용해서 상부몸통과 팔이음뼈를 돌려, 척주를 움직이고 있다. **b.** 하부몸통과 엉덩관절을 움직이고 있다. **c.** 앉은 자세에서 척주를 굽힘과 폄으로 움직이고 있다. **d.** 팔을 또 하나의 볼에 올려놓고 앉은 자세를 취하고 있다. **e.** 앉은 자세에서 돌림과 측굴을 조합하여 척주를 움직이는 연습을 하고 있다. **f, g.** 발병에서 153일 후, 스위스 볼에 지지되면서 어깨를 굽힘과 폄으로 자기 자신이 움직일 수 있다.

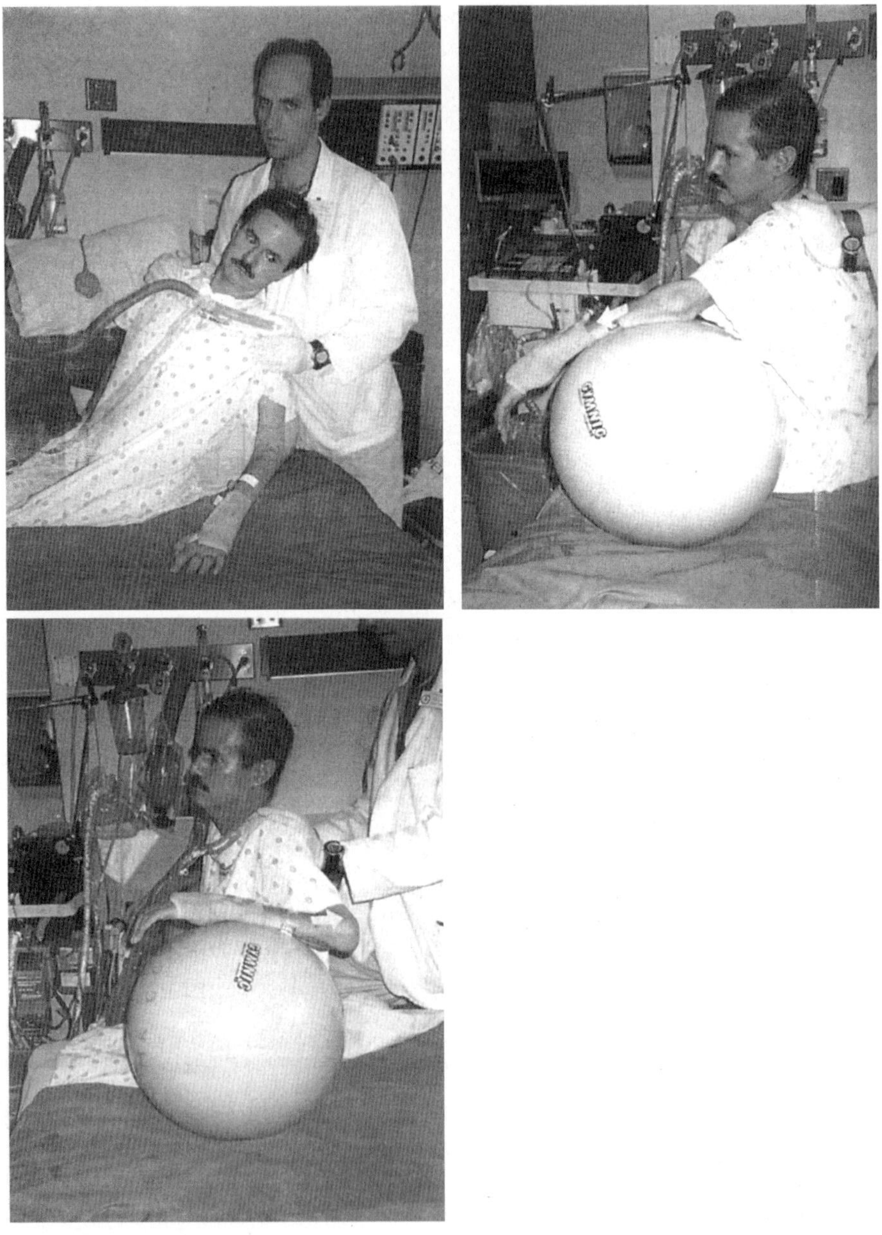

e f g

그림 10.2 e-g

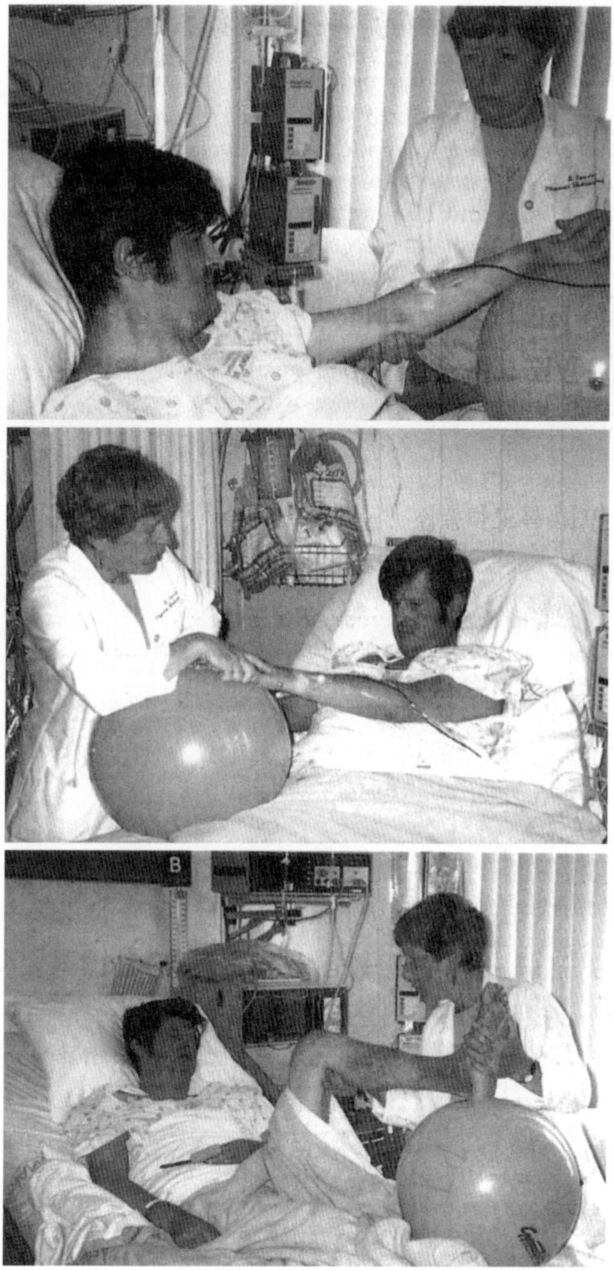

a b c

그림 10.3 **a.** 뇌졸중 환자. 마비된 팔의 움직임을 관찰하고 있다. **b.** 마비된 팔을 몸을 횡단하여 대각선으로 움직이면서 머리를 들어올린다. 이것에 의해서 약한 배 근육의 근육활동을 일으킬 수 있는 경우가 있다. **c.** 마비된 다리를 스위스 볼에 올려놓고, 그 움직임을 환자가 관찰할 수 있다.

10.3.2 심장병학 (Cardiology)

예	그림 10.4. 76세의 환자이다. 심근경색을 일으켜 직시하 심장수술(open heart surgery)을 받고 6주일 경과하였으나, 아직 인공호흡기에 연결되어 있다. 매우 회복이 나빠 약화되어 있어 움직일 수 없으므로 "굳어져" 있다. 앉은 자세를 취하게 하면 눈을 뜨기 시작하여, 근 긴장이 개선되었다. 환자의 딸과 남편은 매일 스위스 볼을 사용하여 환자에게 운동을 시켰다. 딸은 "볼의 덕분으로 내 허리가 아프지 않고 할 수 있었다"라고 놀라운 모양으로 말하고 있었다. a, b. 환자를 침대 끝에 앉게 하여 볼을 사용해서 환자의 등을 지지하고(a), 또한 폄으로 살짝 움직이거나, 한쪽 팔을 볼에 올려놓아 어깨뼈를 벌림 시키고 있다. 그 동안 복수의 튜브가 들어간 손목뼈사이관절은 볼 위에 올려놓는다. c. 환자의 남편이 스위스 볼을 사용해서 좌측 발목관절을 발등굽힘으로 움직이고 있다. 심장이식 후의 환자이다. 장기 제공자를 기다려 수술 전부터 장기간 입원하고 있기 때문에, 상당한 근력저하가 일어나 있다. 스위스 볼은 사지의 무게를 경감하므로, 그것을 사용하여 환자는 이식을 기다리는 동안, 게다가 수술 후의 회복기에도 자기 자신이 운동을 할 수 있다.

10.3.3 내과 또는 외과 (Medical / Surgicall)

만성폐색성 폐질환 환자는 일시적일지라도 인공호흡기에 의존하는 일이 흔히 있다. 인공호흡기로부터 환자를 이탈시키는 과정에서는 환자 스스로 운동을 시행하는 것이 중요한 경우가 있다. 운동을 애써서 하게 하는 것이 아니라, 자기가 능동적으로 하도록 해야 한다. Casaburi 등(1991)은 만성폐색성 폐질환 환자의 운동부하의 효과성에 대해서 생리학적 근거를 제공하고 있다.

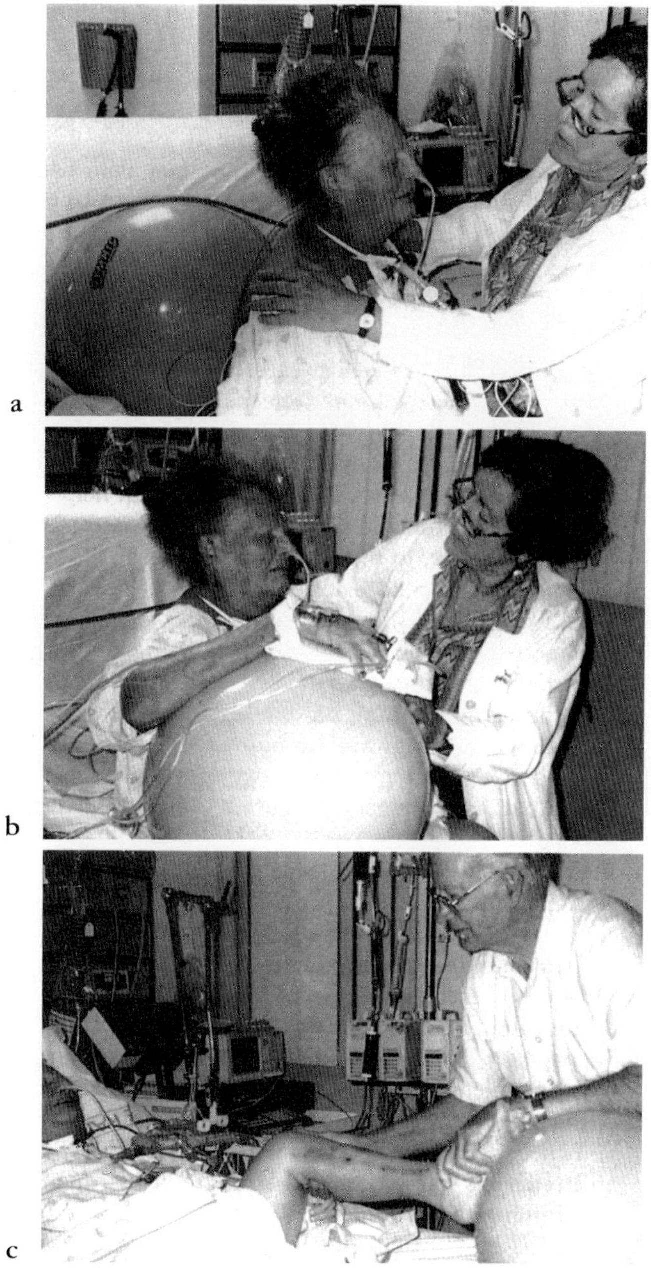

그림 10.4 **a.** 회복이 좋지 않은 심장병환자를 스위스 볼을 사용해서 지지하여 앉히고 있다. **b.** 복수의 선(line)이 들어간 팔을 스위스 볼로 거상하여 지지하고, 어깨의 관절가동범위 개선을 도모하고 있다. **c.** 환자의 남편이 좌측 발목관절 발등굽힘의 가동범위운동을 하고 있다.

! 중요 : 운동에 의해서 호흡을 자극하는 산염기물이 제거되는 경우가 있고, 이것에 의해서 환기수요(ventilatory requirement)를 감소시킬 수 있다.

예

그림 10.5. 5세의 백혈병의 소녀이다. 화학요법을 받고 있었으나 폐렴과 호흡부전을 일으켜 튜브가 삽입되었다. 튜브로부터 벗어난 후 집중치료실에서 물리치료가 시작되고, 이 매우 근력이 저하한 환자의 근력강화와 운동성 개선이 도모되었다. 환자의 근력 테스트에서는 대략적으로 가(fair)단계(3)이었다. 무언가를 붙들면서 걸을 수 있었으나 내구성이 없었다.

스위스 볼을 도구로서 사용하였다. 볼을 사용하면 즐겁지 않은 치료도 재미있게 놀면서 할 수 있게 된다. 볼을 병실의 침대에 가져와서, 그 위에서 볼에 앉거나, 눕거나, 걷어차거나, 던지거나, 나아가서는 마음에 드는 완구인 페트(pet)에게 환자가 "운동을 시킨다".

a. 어린이가 완구인 페트에게 운동을 시키고 있는 동안에, 환자 다리의 근력강화를 도모하여 어깨와 몸통을 움직인다.

b, c. 체중을 좌우로 이동시키고, 그리고 볼을 머리 위로 들어 올리게 하고 있다(그리고 나서 그 볼을 어머니에게 던져준다; b). 한쪽 다리로 서기를 함으로써 우측 다리의 근력강화를 하고 있다;c).

d. 양쪽 다리의 근력강화를 도모한다. 그리고 환자가 양발을 밀쳐내면 등쪽과 양팔이 움직여진다. 볼에 앉아 그것을 튀어 오르게 함으로써 고유수용감각에 입력이 들어가 감각갈래로 중추신경계를 자극한다.

그림 10.6. 35세의 남성. 동종골수이식(allogenic bone marrow transplant)을 받았으나, 이식편 대 숙주병(graft-versus-host disease)에 걸려. 이식 후 60일째에 배의 수술이 필요하게 되었다. 근력저하가 현저하고[근력은 가(fair)단계], 운동 내구성도 저하하였으며, 그리고 불과 5회 반복하여 운동을 하면 지쳐버린다. 몸의 상태가 좋은 날은 1시간 의자에 앉아 있을 수 있다. 환자에게는 수많은 튜브를 삽입하여 격리된 상태가 계속되고 있었다. 환자는 입원 전에는 신체를 움직이는 것을 좋

아하고 운동을 잘 하였다. 배부위 수술 후 5일까지는 복벽에 무리한 힘이 가해지지 않도록 하기 위해 치료를 시작할 수 없었다.
a. 최초의 운동은 스위스 볼을 사용하여 환자 자신에게 무릎굽힘근(hamstrings)의 근육을 신장시켜 배를 긴장시킴이 없이 넙다리세모근의 근력강화를 도모하는 것이었다.
b-d. 입원일수가 다시 수개월간 계속되었다. 환자는 볼을 사용해서 운동을 시행하여 신체 후면 전체를 신장하고, 몸통과 상지를 폄이나 돌림 방향으로 움직였다. 마지막으로는 병실에서 운동치료실에 가는 것이 허락되어, 자전거 에르고미터나 트레드밀을 사용해서 근력을 다시 강화하였다.

스위스 볼을 사용하면, 운동 시에 사지의 무게를 경감시킬 수 있으므로 환자는 무리를 하지 않고 운동을 시행할 수 있다. 그림 10.3c에 나타낸 것처럼 운동을 능동보조로 시행할 수 있다. 또는, 그림 10.2f와 g에서 보여주는 것처럼 능동운동으로 시행할 수 있다.

백혈병환자는 수개월간 격리되어 지내는 일이 많고, 경우에 따라서는 집중치료실에 오랜 동안 머문다. 물리치료 운동 프로그램을 진행하여, 움직이지 않는 것과 장기간의 침대 와상에 의해서 발생하는 문제를 가급적 적게 하고, 심폐기능의 내구성과 근력의 향상 또는 현상유지를 도모한다(Sayre and Marcoux 1992). 에너지를 낭비하지 않는 것이 또 하나의 중요한 점이다. 그 이유는 환자의 상태는 골수이식을 받거나 화학요법을 받거나 한 후 변화하는 경우가 흔히 있기 때문이다(Adams 1995). 골수이식 후의 환자 또는 화학요법을 받은 환자에게 스위스 볼을 어떻게 사용하는가를 아래에 예를 열거하였다. 물론 청결이 가장 중요하다. 환자에게는 새로운 볼을 건네주고, 그것을 항상 환자의 방에 두어, 치료를 할 때마다 청결하게 한다.

치료사는 급성기 구명 응급진료부문에서도 스위스 볼을 사용하여 매우 중증의 환자를 다양하게 치료할 수 있다. 스위스 볼을 사용하면 서서히 체중부하를 할 수 있고, 이에 더해서 조기부터의 능동운동이 가능해진다. 스위스 볼을 사용하였다고 하여 종전의 운동이 불필요하다는 것은 아니며 오히려 환자가 저항운

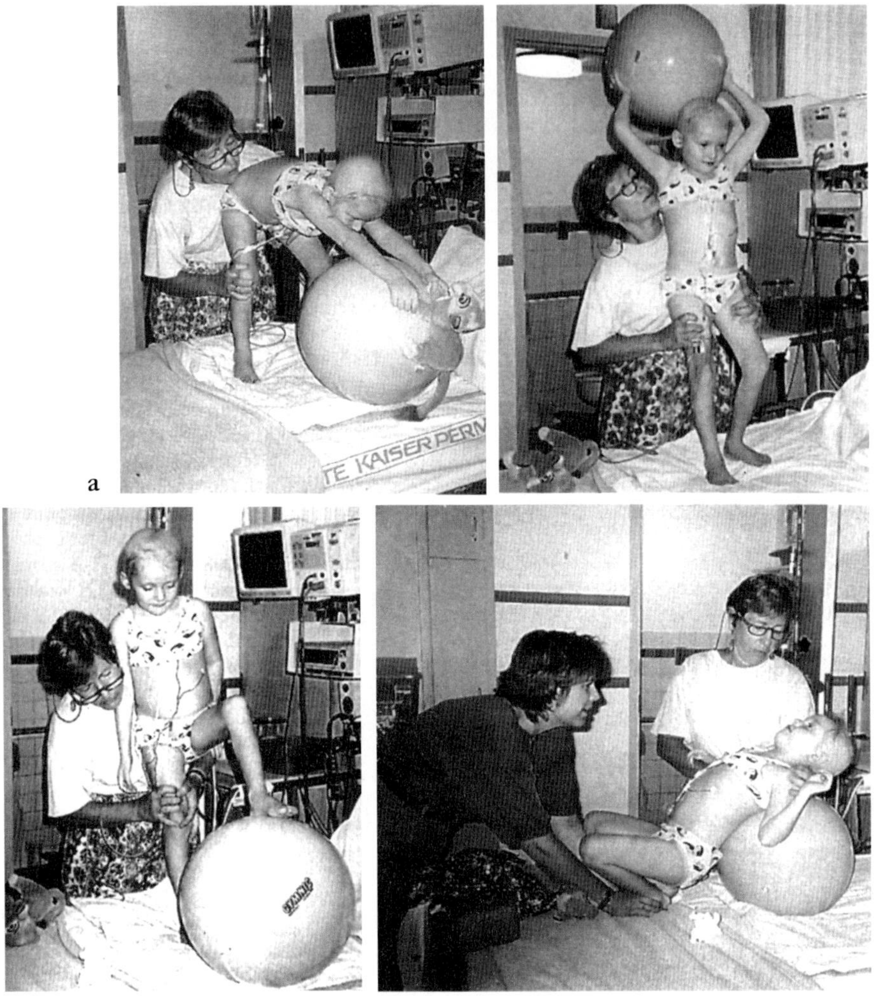

a b c d

그림 10.5 **a-d.** 5세의 백혈병의 어린이. 스위스 볼을 사용해서 놀면서 몸통과 사지를 움직이고, 근력강화를 도모하고 있다.

동을 진행시키는 데에 도움이 된다. 흔히 시행되는 것은 스위스 볼로 운동을 하고 있을 때, 그것에 저항을 가하는 일이다. 운동치료실에서 운동을 할 수 있게 되면, 제9장에서 소개한 수많은 운동을 시행할 수 있다.

다음의 단원에서는 외래환자를 대상으로 한 물리치료를 소개한다.

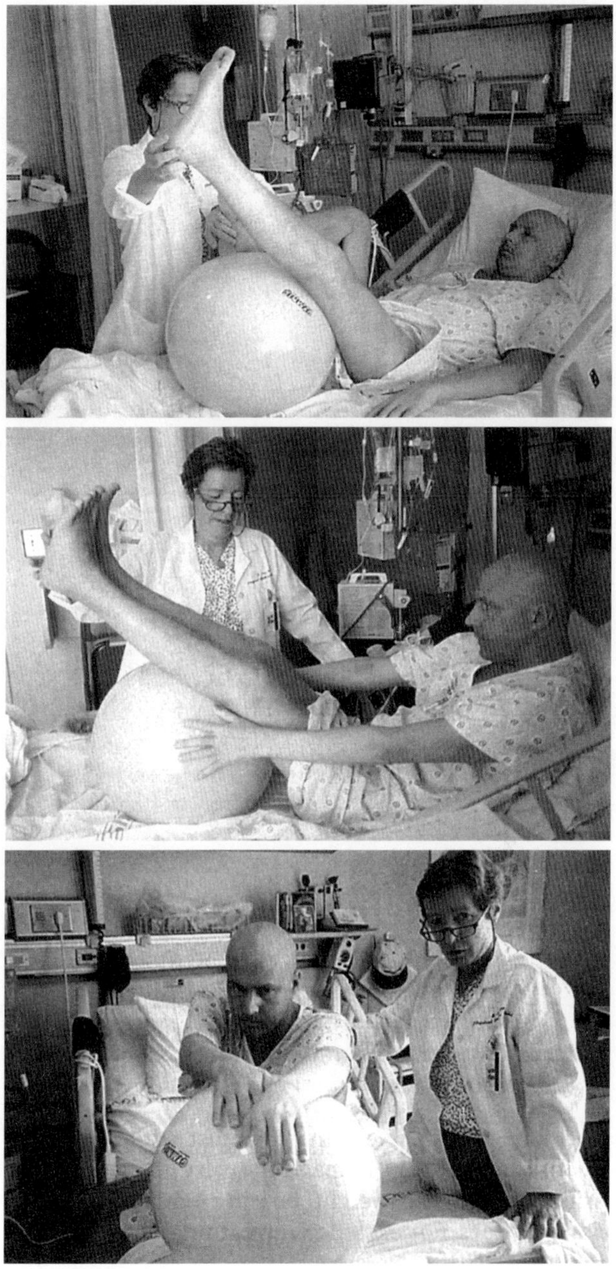

a

b

c

그림 10.6 백혈병환자. **a.** 배 수술 후 7일째. 복벽에 부담이 가지 않도록 하여 무릎굽힘근을 시장하고 있다. **b.** 스위스 볼을 사용해서 다리를 지지하고, 머리, 몸통 그리고 엉덩관절을 굽혀 무릎을 폄으로써(그리고 발의 발등굽힘을 부가한다), 몸통 후면을 신장하고 있다.
c. 침대 끝에 앉아, 양팔을 볼로 지지하여 몸통을 돌리고 있다.

참고문헌 (References)

Adams RC (1995) Bone marrow transplants. Adv Phys Ther 6(44):20, 21, 25

Buck M, Beckers D (1993) Rehabilitation bei Querschnittlahmungen. Springer, Berlin Heidelberg New York

Cahalin LP (1996) Heart failure. Phys Ther 76:516-533

Carrière B (1993) Die Rolle der Krankengymnasten im Team der Neurotraumatologie. Krankengymnastik 7:820-827

Casaburi R, Patessio A, Ioli F, Zanaboni S, Donner CF, Wasserman K (1991) Reduction in exercise lactic acidosis and ventilation as a result of exercise training in patients with obstructive lung disease. Am Rev Respir Dis 143:9-18

Ciccone CD (1996) Current trends in cardiovascular pharmacology. Phys Ther 76:481-497

Cooper CB (1995) Determining the role of exercises in patients with chronic pulmonary disease. Medicine and science in sports and exercise. J Am Coll Sports Med, June:147-157

Davies PM (1990) Right in the middle. Springer, Berlin Heidelberg New York

Davies PM (1994) Starting again. Springer, Berlin Heidelberg New York

Downs AM (1996) Physical therapy in lung transplantation Phys Ther 76:626-642

Jennett B, Teasdale G (1981) Management of head injuries. Davis, Philadelphia

Klein-Vogelbach S (1963) Die Stabilisation der Korpermitte und die active Widerlagerbildung als Ausgangspunkt einer Bewegungserziehung (unter besonderer Berucksichtigung der Probleme des Hemiplegikers). Krankengymnastik 5:1-9

Mauritz K-H (1994) Rehabilitation nach Schlaganfall. Kohlhammer, Stuttgart

Pashkow P (1996) Outcomes in cardiopulmonary rehabilitation. Phys Ther 76:643-656

Peel C (1996) The cardiopulmonary System and movement dysfunction. Phys Ther 76:448-468

Sadowsky HS (1996) Cardiac transplant: a review. Phys Ther 76:498-515

Sayre, RS, Marcoux BC (1992) Exercise and autologous bone marrow transplants. Clin Manage Phys Ther 12(4):78-82

Simionato R, Stiller K, Butler D (1988) Neural tension signs in Guillain-Barre syndrome: two case reports. Aust J Phys Ther 34(4)257-259

Teasdale G, Jennett B (1974) Assessment of coma and impaired consciousness. Lancet 7:81-83

Umphred DA (ed) (1995) Neurological rehabilitation, 3rd edn. Mosby, St. Louis

Welch E, Anastasas M (1996) Critical care, critical choice. PT Magazine Phys Ther 3:75-77

Ziegler A (1996) Kommunikation mit Bewubtlosen. Vereinigung der Bobath-Therapeuten Deutschlands 30:7:2-19

11. 정형외과학과 스포츠의학

Orthopedic and Sports Medicine

이 단원의 목표

- *전십자인대*(ACL) 재건술 후나 다른 하지손상, 수술 후 등에 스위스 볼을 사용한다.
- 스위스 볼을 사용해서 어깨에 급성 또는 만성의 문제가 있는 환자를 치료한다.
- 등쪽의 불안정성이나 자세에 문제가 있는 환자의 치료에 스위스 볼을 사용한다.
- 척추옆굽이증(측만증) 환자의 치료에 적합한 스위스 볼을 사용한 운동을 선택한다.
- 정형외과 환자의 고유수용감각 또는 균형 개선에 스위스 볼을 사용한다.

11.1 서론 (Introduction)

정형외과질환 환자에게 스위스 볼을 효과적으로 사용하려면, 치료사가 그 병태의 기초를 이해하고 있어야 한다. 그리고 그 손상이 어떻게 발생하였는가? 통증을 일으키는 운동은 무엇인가? 휴식할 수 있는 자세나 통증이 경감되는 자세는 어떠한 자세인가를 치료사가 숙지해두는 것도 중요하다. 이렇게 하면 다음에 치료사는 이들 자세를 평가하여 그것을 개선할 수 있다. 환자(개중에서도 등부위통증의 환자)에서는 움직이고 있을 때(보행, 스키, 운동 등)는 통증이 적지만 앉아있을 때나 서 있을 때에 통증이 심해지는 경우가 있다. *스위스 볼은 움직이는 도구*이므로, 경우에 따라서는 이러한 환자의 운동에 사용해볼만한 가치가 있다.

> 치료사는 정형외과적 문제에 고유의 금기사항과 주의사항을 모두 숙지하고 있어야 한다.

미리 주의할 사항은 관절에 따라서 상당히 다른 경우가 있으나, 이것만이 아니라 부상기전이나 그것을 수복하기 위해 시행된 수술에 따라서도 다르다. 사용하는 수기(techniques)도 그 수술을 시행한 의사나 그 의사의 주안점이나 경험에 따라서도 다르다. 치료사는 그 의사가 제시하는 치료실시 순서에 따르도록 요구 받는 경우가 흔히 있다. 유감스럽게도 이러한 치료순서에는 불충분한 것이 상당히 있어, 손상이나 수술 후의 회복에 관한 최신의 식견과도 서로 맞지 않는다. 대개의 치료순서에는 고유수용감각에 대한 치료나 정교성 획득에 관한 치료가 결여되어 있어, 지루하고 환자를 동기부여하기에는 너무나도 빈약한 일이 흔히 있다.

ACL 재건술 후의 증상사례를 재음미해보면, *일련의 치료순서에 따르지 않았던 환자 쪽이 따랐던 환자보다 보다 빨리 회복*하고 있다는 사실이 밝혀졌다. 이것은 별로 놀라운 일은 아니다. 이 식견으로부터 ACL 재건술 후의 치료순서가 대폭 바뀌었다(De Carlo et al 1992; Shelbourne and Nitz 1990; Shelbourne et al 1992). 현재 잘 알려진 치료기법은 ACL 재건술 후의 재활을 더 빨리 진행시키도록 되어있다.

최신의 연구에서는 상하지의 손상이나 수술 후에 고유수용감각이 장애된다는 사고방법이 강조되어 있다(Lephart et al 1992, 1994; Corrigan et al. 1992; Smith and Brunolli 1989). Lephart 등(1994)은 관절운동의 감각(운동각)과 위치각을 전달하는 감각 감각갈래 피드백 기전으로서의 역할을 담당하는 고유수용감각에 대해서 언급하였다. (견관절의) 고유수용감각 기전의 파괴에 의해서 정상적인 신경근 반사가 파괴되어 관절의 안정성이 손상되고, 관절낭이나 인대에 과도한 부하가 걸려, 손상이 영속되는 잠재적 요인으로 되어있을 가능성이 있다고 지적하였다. Alvemalm 등(1996)은 건강한 사람과 어깨관절 앞쪽탈구의 기왕증이 명백한 피험자와의 사이에서는 그 운동각에 의미 있는 차이가 있다는 것을 발견하였다. Glencross와 Thornton(1981)은, 발목관절 손상환자의 위치각을 검사하여, 정교성이 요구되는 행위에서는 고유수용감각 신호가 일그러지기 때문에 정상적인 관절기능이 충분히 작동하지 않는 일이 많다는 것을 발견하였다.

Janda(1996)도 역시, 손상 후의 고유수용감각의 회복이 중요하다고 강조하였다. 그는 관절의 손상은 대체로 피로가 발생하는 스포츠 시합의 마지막에 일어난다 즉, 운동단위의 동원이 한계에 도달하였을 때에 일어난다고 언급하였다. 고유수용감각 입력이 증대하면 중추신경계(CNS)에의 감각갈래 입력이 부활되고, 그 결과, 운동갈래 출력(운동의 질)이 개선되어, 이것에 의해서 더욱더 손상을 예방할 수 있을지도 모른다. 장구(슬리브형 장구) 장착에 의해서 고유수용감각이 개선된다는 식견도 흥미 깊은 것이 있다(McNair et al 1996). 이것이 환자의 대부분이 손상 후 슬리브형 서포터(sleeve-type support)를 애용하고 있는, 또는 염좌(sprain)를 에이스 랩(ace-wrap)으로 장기간 계속해서 보호하는 이유일지도 모른다. 관절의 안정성을 높일 수 있을 뿐만 아니라, 적당한 따스함이 통증의 신경섬유의 발화를 감소시켜, 통증을 어느 정도 경감시키고 있다고 생각된다.

근력이나 근 지구력은 감각신경으로부터의 입력이 변화함으로써 영향을 받는다(Lee 1994). 무릎관절에 극히 약간 침출액이 발생해도 관절낭, 활막 또는 인대의 기계수용기가 자극을 받아, 건강한 사람 또는 무증후성의 사람에서는 안쪽넓은근의 근육활동이 억제된다. Janda(1996)는 말초로부터의 정보가 변화함으로써, 가령 그것이 통증을 수반하지 않는 것일지라도, 중추신경계로부터의 정보가 변용된다는 것을 관찰하고 있었으므로, 이 사고방법을 지지하고 있다. 근 긴장이 영속하여 변화하거나 근 위축이 일어남으로써, 즉, 필연적으로 근육활동에 불균형적인 패턴이 만들어진다.

> 주의 : 정형외과의 환자를 치료하는 치료사는, 관절가동범위 제한이 그 관절 자체에 관계되는 근육 또는 근막 그리고 중추신경계가 관여하는 근 긴장에 의해서 유발되어 있을 가능성을 생각해야 할 필요가 있다. 중추신경계는 관절가동범위에 영향을 준다. 예컨대, 환자는 치료사가 자기에게 무엇인가를 할지도 모른다는 두려움 때문에, 또는 정보가 환자에게 적절하게 주어지지 않음으로써(예컨대, 환자가 근육에 통증을 호소하고 있음에도 불구하고, 의사가 환자의 X선 사진을 본 것만으로

"어디도 나쁜 곳은 없다"라고 알리거나 한 경우 등) 가동범위가 제한된다. 치료사가 환자에게 이야기를 하는 것만으로 환자의 공포심을 불식시킬 수 있는 경우가 있다. 즉, 환자가 통증을 느끼고 있는 것을 치료사가 받아들여 공감함으로써, 그 환자의 가동범위를 개선할 수 있는 경우도 있다.

중추신경계에 문제가 없는 환자의 근력의 문제는, 정말로 근력만이 문제가 된다는 것을 치료사는 숙지해야 한다. 일단 중추신경계의 문제가 수반되면, 그것을 어떻게든 하지 않으면 근력강화만으로는 문제가 해결되지 않는다.

중추신경계는 개개의 근육의 작용을 인식하고 있는 것이 아니고, 단지 운동 패턴을 인식하고 있을 뿐이므로, 개선된 기능의 전이(carryover)는 기능적인 운동패턴에 의존하여 일어난다. 중추신경계가 작용하는 특정 패턴에 치료사가 잘 다가가면, 전이는 일어나기 쉬워진다(Umphred 1997).

적당한 실온의 방에서 즐거운 분위기 속에서 환자와 함께 치료를 시행하고, 신뢰관계를 갖고 환자에게 충실한 시간을 줄 수 있다면, 환자의 중추신경계 전반에 좋은 영향을 주고, 그것이 환자의 기능을 높이는 데에 도움이 된다(Umphred 1995).

Janda(1996)는 중추신경계의 기능개선을 위한 3단계를 재창하였다.

- 감각갈래 입력의 개선 (고유수용감각)
- 좋은 자세나 평형(소뇌, 전정계 그리고 척수투사계의 작용)의 유지
- 반사성 포복(crawling), 반사성 몸 구르기(Vojta 1981), 압점(pressure point)을 밀어서 유발하는 발사성의 운동 등, 계통발생학적으로 오래된 운동을 통해서 몸통 깊은 부위의 고유근의 활동을 높인다.

이들 중에서 특히 세 번째의 점은 등부위통증을 가진 환자에게 중요하다. 깊은 부위 고유배근은 안정화하기 위해 작용하지만, 수의적으로 그 활동성을 높일 수는 없다(Janda 1996). 근육은 서로 연결되어 전체로서 안정성과 균형의 유

지에 관여하므로, 스위스 볼을 사용해서 근육의 반응을 끌어내는 치료는 고유배근(intrinsic back muscles)의 활동을 높이는 작용이 있다. 몸통근을 치료하는 경우(예컨대, 볼 위에서 엎드린 자세가 되었을 때), 운동이 대상운동(evasive movement)이 되어버리거나, 최초부터 대상을 계속하는 것을 방지하기 위해서, 치료사는 반드시 운동을 관찰하여 안정화해야 하는 부위를 겨냥해서 적절한 지시를 내린다. 스위스 볼을 사용해도 사용하지 않아도 등부위를 안정화시키는 운동에서는, 능동적인 운동의 지원활동을 이용하거나(5.8절 참조), 적절한 조건지시(6.4절)를 내리는 것이 특히 도움이 된다(Oehl 1996). "저울" 이나 "선수상" 등의 운동에서는 능동적인 운동의 지원활동이 요구된다.

이제까지 소개한 정보로부터 정형외과질환의 환자 치료에 스위스 볼을 채택하는 중요성이 분명해졌다고 생각한다. 스위스 볼을 사용한 운동은, 환자가 하고 싶은 일을 하면서 치료적 운동도 시행할 수 있으므로 매우 기능적이다. 예컨대, 환자가 볼에 앉아서 TV를 즐기고 있다면, 볼에 앉아서 시행하는 운동은, TV를 볼 때에 필요한 앉기 위한 능력을 획득하는 데에 도움이 된다. 즉 기능적 전이(carryover)를 초래할지도 모른다. 한편, 같은 활동이, 절차적 프로그램이나 자율적인 프로그램을 가동시키기 위해 TV를 시청하는 활동을 인지적으로 주의산만하게 하는 데에 사용할 수도 있다.

> *주의 :* TV를 시청하면서 바로 누운 자세에서 보행속도와 같은 속도로 하지를 번갈아 움직이는 운동을 시킨 경우, 기능적 전이가 일어나도록 다음으로 환자를 서게 하여 반드시 걷게 한다. 환자의 침대나 거실에서 스위스 볼을 사용해서 운동을 할 수 있다면, 환자는 운동을 위해 체육시설에 갈 필요가 없어진다. 그러나, 앞에서 언급한 것처럼 볼에 의한 운동을 한 후에 기능적 활동을 반드시 시행하도록 해야 한다.

스위스 볼을 아래의 목적을 위해 정형외과질환 환자에게 사용한다.

- 전체적 평가를 시행한다.
- 몸통과 사지의 가동범위를 개선한다.
- 몸통과 사지의 근력강화를 도모한다. 닫힌운동사슬(closed kinetic chain)에 의한 운동에 볼은 매우 도움이 되는 도구가 된다.

- 고유수용감각을 개선한다.
- 근육의 사용방법과 균형을 개선한다.
- 장애 측의 사지를 적절한 위치에 둔다.
- 정렬을 갖추는 연습을 한다.
- 신체의 분절이나 그 일부의 무게를 경감한다.
- 반응성으로 근육을 작동시키기 위한 치료를 시행한다.
- 환자에게 동기를 부여한다.
- 도수치료를 시행한다.

제7장에서 스위스 볼을 사용해서 하는 관절가동범위, 근력, 균형, 그리고 정렬(alignment)을 검사하여 개선하는 구체적인 방법을 소개하였다. 제6장에서는 근육활동의 상태와 반응을 이용한 운동(최초로 시행하는 의도적 운동과 반응의 원칙)에 대해서 언급하였고, 제5장에서는 관찰 상의 요점에 대해서 논의하였다. 도수치료에서의 사용방법에 대해서는 8.5절에 그 예를 들었다.

다음 절에서는 전십자인대 재건술과 그 재활을 예로, 하지의 운동에 스위스 볼을 사용하는 것의 이점을 설명한다. 치료사로서 미리 주의해야 할 사항을 알고 있다면, 여기서 소개한 운동의 몇 가지를 무릎관절 또는 엉덩관절 전치환술의 환자에게 응용하는 것은 (그림 7.3도 참조) 그다지 어려운 것은 아니라고 생각한다. 하지의 상태에 따른 운동을 수많이 생각해낼 수 있다. 최근에 무릎넙다리관절에 문제가 있는 환자로부터 다음과 같은 말을 들었다. "치료사가 가정용으로서 준비해준 운동과제는 좋아하지 않지만, 스위스 볼은 줄곧 사용해왔기 때문에 재미가 있고, 그래서 운동을 즐기면서 개선이 되고 있습니다."

11.2 전십자인대 재건술 후 (After ACL Reconstruction)

Stanish와 Lai(1993)는 전십자인대(ACL) 손상환자의 재활에 대해서 총괄적으로 해설하고, ACL 단열에 대한 재건술 후의 재활 프로그램에 대한 과학적 근거를 제시하였다. 이것에 따르면 재활의 최초의 기간(수술 후 0에서 2주)에서는 통증이 가장 문제가 된다. 수술창상(surgical trauma)과 종창에 의한 압력의 상승이 통증의 감각신경섬유를 자극한다. 별개의 저자들도 또한 재활 조기단계에서는 관절 침출액에 대해서 언급하는 것이 중요하다고 일치된 의견을 진술하고 있다. 이것은 무릎뼈를 남긴 자가이식(autograft)으로 재건술을 시행한 경우에도 치환된 동종이계 이식(allograft)의 경우에서도 마찬가지이다(Shelbourne et al. 1992; Mangine and Noyes 1992). 이상의 모든 저자들과 Wilk와 Andrew(1992)의 견해도 일치하고 있으며, 최초의 7일에서 10일에 수동적인 무릎 폄을 가능케 하고, 넙다리네갈래근 세트[무릎뼈를 움직여 무릎뼈 아래의 반흔화(scarring)를 방지하는 수의적 근 수축]에서도 보아서 알 수 있을 정도의 근 수축을 시행할 수 있도록 하여, 무릎을 0°로 로크(lock)한 장구를 착용하여 크러치(crutches)로 안전하게 걸을 수 있도록 해야 한다고 주장하였다.

수술 후의 최초의 2주일에서 적어도 무릎 굽힘 90°를 가능케 해야 한다. Shelbourne 등(1992)은 완전폄이란 정상적인 무릎관절과 같은 정도로 무릎을 젖힘 할 수 있는 것이라 언급하였다. 그들은, 최초의 2주일은 환자의 보행을 제한하고, 하지를 올림위치로 유지시킨다. 수술상처는 환자가 다음 단계로 진행하기 전에 치유되도록 해야 한다. 수술 후 7일까지는 환자는 무릎 고정기(knee immobilizer)를 착용하여 걷고, 다음으로 2축의 접번(경첩)관절부착 무릎 장구를 장착한다(Shelbourne et al. 1992). 회복의 조기단계의 치료에서는 고유수용감각을 위한 운동과 정렬 개선에 관한 운동 그리고 스위스 볼의 사용에 대해서 언급한 저자는 없다.

스위스 볼을 사용하는 이점은 아래와 같은 것이 있다.

1. 환자는 다리를 움직이면서 그 정렬을 유지하도록 자기 자신이 도전해야 한다.
2. 환자가 자기 자신이 운동을 제어한다. 이어서 잘 할 수 있게 되면 보조 없이, 장애 측 다리의 정렬을 양호하게 유지한 채로 굽힘과 폄으로 움직인다.
3. 다리를 굽힘에서 폄으로 똑바로 직선상을 움직일 수 있도록 주의 깊게 보면서 시행함으로써 환자는 피드백을 얻을 수 있다.
4. 볼에 의해서 무게가 경감된 수술 측의 다리를 움직임으로써 자주 통증이 경감된다. 환자는 이것에 의해서 동기부여가 된다.

5. 지속적 수동운동기계(CPM)와는 달리, 스위스 볼은 침대에서 거실이나 서재로, 환자가 좋아하는 장소로 용이하게 옮길 수 있다.
6. 도구로서 매우 좋은 비용대비 효과가 있다.
7. 수술 직후부터 스위스 볼을 사용하여 다리를 올릴 수 있다.

11.2.1 ACL 재건술 후 1주일에서 3주일째
(1-3 Weeks After ACL Reconstruction)

예 그림 11.1a. 16세 여성. 우측 무릎 ACL 재건술 후 7일째이다. 스위스 볼 위에 다리를 올려놓고, 무릎을 수동적으로 펴고 있다. 작은 표식을 무릎과 발에 붙여 정렬에 주의를 기울이게 하고 있다.

이 자세는 중력에 의해서 정맥과 림프의 환류가 도움을 받는 이점이 있다. 볼의 위치를 보다 몸쪽에 놓거나(그림 11.1b) 원위에 놓거나 할 수 있으므로, 환자는 가장 편안한 자세가 되도록 조절할 수 있다. 볼을 보다 원위에 놓으면, 타월로 폄으로 가져간 것과 같은 수동적 무릎 폄의 효과를 기대할 수 있고(De Carlo et al. 1992), 동시에 다리를 올린 상태로 가져갈 수 있는 이점이 있다. 다리를 올린 상태에서 환자가 발목관절을 수의적으로 움직이면 근육펌프작용을 만들어 낼 수 있다.

나는 이 밖에도 환자를 지도하여 자기 자신이 넙다리 안쪽을 문지르게 하여 림프액 유도를 시행하여 림프계를 도수로 활성화하는 방법을 가르치고 있다(Carrière 1988). 물론 이 때 무릎을 얼음으로 냉각시켜도 좋을 것이다. 이 방법은 이제까지 소개한 저자들도 추천하고 있으며, 최근의 연구에서 그 효과가 확정되어 있다(Albrecht et al. 1996).

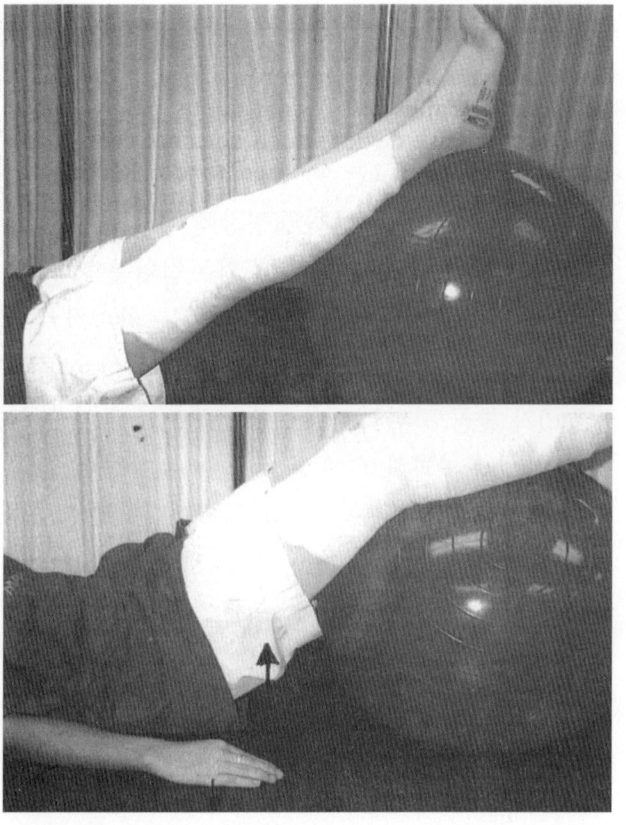

a

b

그림 11.1 a, b. 우측 다리 ACL 재건술 후 7일째의 환자. 종창을 감소시켜 수동적 폄을 도모하기 위해 이 자세를 취하고 있다.

예	그림 11.2. ACL 재건술 후 3주일 경과한 27세의 환자이다. 의자나 소파에 걸터앉아(예컨대, 가정에서 TV를 보면서), 수동적으로 무릎을 폄시키고 있다. 작은 표식을 무릎과 둘째 발가락에 붙여 시각의 피드백을 주어, 무릎과 발부위의 정렬을 갖추도록 만들고 있다. 조기부터 정렬에 주의를 기울이게 하는 것은 중요하며, 이것에 의해서 수술 후의 슬개넙다리부의 문제가 적어진다. 그림 11. 3. 그림 11.1과 11.2에 나타낸 자세는 또한, 무릎을 수의적으로 굽혀 가기 위한 시작자세이다. 스위스 볼로 장애 측 다리의 무게를 경감하고, 비장애 측 다리는 볼을 움직이는 원동력으로서 사용한다. 정렬을 적절히 한 상태에서 수의적인 무릎 굽힘과 폄을 연습한다.

치료사는 볼에 살짝 저항을 주어 무릎굽힘근(hamstrings)의 근육을 보다 작동시키도록 할 수 있다. 한편, 지속적 수동운동기계(CPM)는 수동적 운동 장치이고 정렬을 교정할 수 없다. 또한 기계가 시행한다고 상정되어 있는 것을 반드시 시행할 수 있다고는 할 수 없다. 최근에 이것이 매우 문제가 된 예를 동료가 나에게 들려주었다. 그녀는 [정강뼈 플라토 골절(tibia plateau fracture)에 의한] 무릎의 수술 후, 0° 에서 30° 에 가동범위를 설정한 지속적 수동운동기계(CPM)에 올려놓은 환자를 보았다. 그 환자는 지속적 수동운동기계(CPM)가 무릎관절을 "굽힘" 시키고 있을 때, 잘못하여 경첩형 이음매부착 무릎장구(hinged knee brace)가 줄곧 폄위치로 로크(lock)가 되어 있었다고 한다. 이것은 설정이 된지 몇 시간이나 경과한 후에 발견하였다고 한다.

굽힌 양 무릎을 스위스 볼로 지지하여 엉덩관절 폄근의 활동성을 높이는 브리지 활동을 시행시킬 수 있다. 정상보행에서는 강한 엉덩관절 폄근(그리고 엉덩관절 벌림근)이 필요하다. 이 자세에서 골반이 올리면, 엉덩관절 벌림근은 균형의 유지를 돕기 위해 작동하지 않을 수 없다. 등부위 폄근도 역시 안정화를 위해 작동한다.

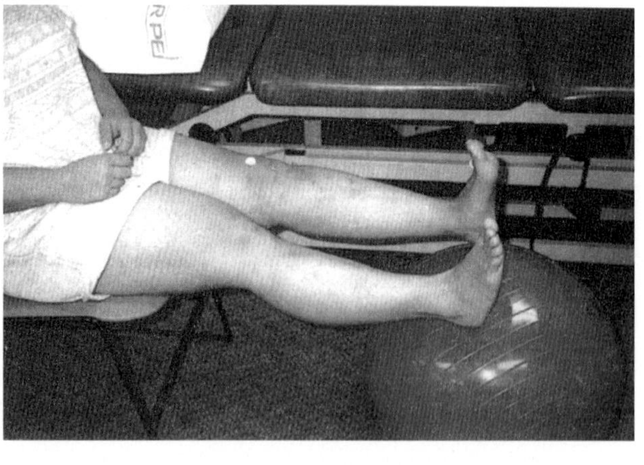

그림 11.2. 좌측 무릎에 ACL 재건술을 시행하여 3주일 경과한 환자. 의자에 앉아서 양 무릎관절과 엉덩관절을 폄(그리고 굽힘)시키고 있다. 양 다리는 스위스 볼로 지지하고 있다.

예	그림 11.1a, b의 환자와 동일 인물이다. 수술 후 7일째이다. 브리지 활동으로 엉덩관절 폄을 시행하고 있다.

의자에 앉을 수 있게 되면, 바로 의자 대신에 스위스 볼을 사용할 수 있다.

> 의자 대신에 스위스 볼을 사용하는 이점은 아래와 같다.
> 8. 균형을 잡도록 노력한다.
> 9. 볼 위에서 균형을 잡으면서 정렬을 갖추는 연습이 된다.
> 10. 양측에 동일하게 체중을 부하하도록 의식을 증가시킨다.
> 11. 온화하게 튀어 오르게 함으로써 고유수용감각의 치료가 된다.
> 12. 먼쪽의 지레의 팔인 종아리로부터 무릎을 굽힘시킬 수 있다.
> 13. 자기 자신이 수정하여 즉각 피드백을 받을 수 있다.

피지오롤은 지지 바닥면이 넓고, 볼이 2개 연결된 형태이므로 옆방향으로 구르는 일이 없다. 불안정한 환자에서는 처음에 피지오롤에 앉게 하는 편이 안심할 수 있을지도 모른다. 스위스 볼을 사용하기로 한 경우는 무릎관절 가동범위 제한과 환자의 신체비율을 고려한 크기의 것으로 해야 한다(Carrière and Felix

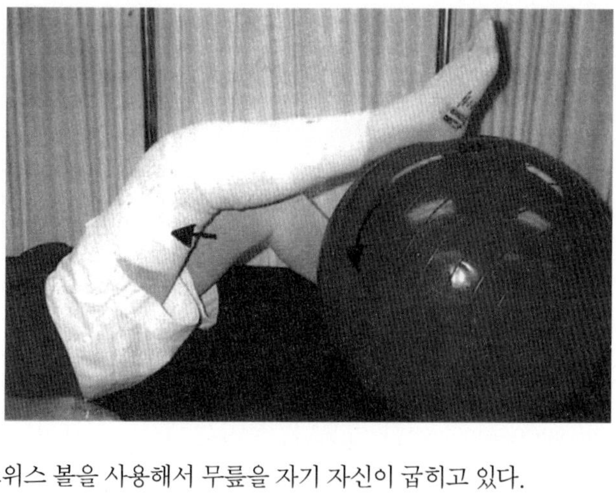

그림 11.3 수술 후 7일째에서 스위스 볼을 사용해서 무릎을 자기 자신이 굽히고 있다.

1993). 환자가 앉았을 때 엉덩관절과 무릎관절이 각각 90°, 90°가 되도록 하는 것이 우선 중요하다. 경우에 따라서는 안전을 위해 양측에 의자를 놓는다. 환자의 정면에 거울을 놓고, 정렬을 환자 자신이 수정할 수 있도록 한다.

예	그림 11.4a. 수술 후 3주일 경과한 환자이다. 정렬불량을 보여주고 있다. 이 정렬불량의 자세로부터 생체역학적 스트레스가 발생하여 무릎넙다리부에 통증을 유발한다고 생각된다. 안쪽넓은근의 근력저하가 있으면 무릎뼈를 바른 방향으로 끌어들일 수 없다. 다리의 정렬이 불량하면 관절의 적합이 최선이 되지 않는 경우가 있다. 이 그림의 닫힌운동사슬(closed kinetic chain)에서의 활동에서는 하지에 대한 체중부하가 좌우가 같지 않다는 것에 주의하기 바란다. b. 환자는 정렬을 수정하여 수술한 다리(좌측)에 대한 체중부하도 수정하였다. 이 자세에서라면 환자는 조용히 볼을 튕겨 올릴 수 있다(고유수용감각의 치료). 그리고 볼을 양발꿈치 쪽으로 끌어당겨서 무릎굽힘근(hamstrings)의 근력강화를 할 수 있다. 비장애 측의 다리로 바닥을 되미는 것, 또는 볼을 수동적으로 뒤로 굴리고, 또한 볼을 앞으로 끌어당기는 것도 가능하다. 정렬을 양호하게 유지한 채로 번갈아 하는 제자리걸음을 습득할 수도 있다.

이 단계에서의 치료에서는, 환자는 또 스위스 볼에 무릎을 올려놓고, 넙다리네갈래근의 수의적 수축을 끌어낼 수도 있다. Shelbourne 등(1992)은 이것에 의해서 무릎뼈가 움직여져 무릎인대를 알맞은 길이로 할 수 있다고 언급하였다. 볼로 양 다리의 무게를 지지한 상태에서 엉덩관절 모음벌림의 연습도 시행할 수 있다.

11.2.2 ACL 재건술 후 3주일째 (3 Weeks After ACL Reconstruction)

제2주의 마지막에는 무릎은 수동적으로 완전 펼 수 있고, 약간의 능동신전부전(extension lag)이 있으나, 환자는 무릎 폄위치에서 편안하게 하지 올림(SLR)이 가능하고, 극히 약간의 종창만 남도록 해야 한다(Shelbourne and Wilckens

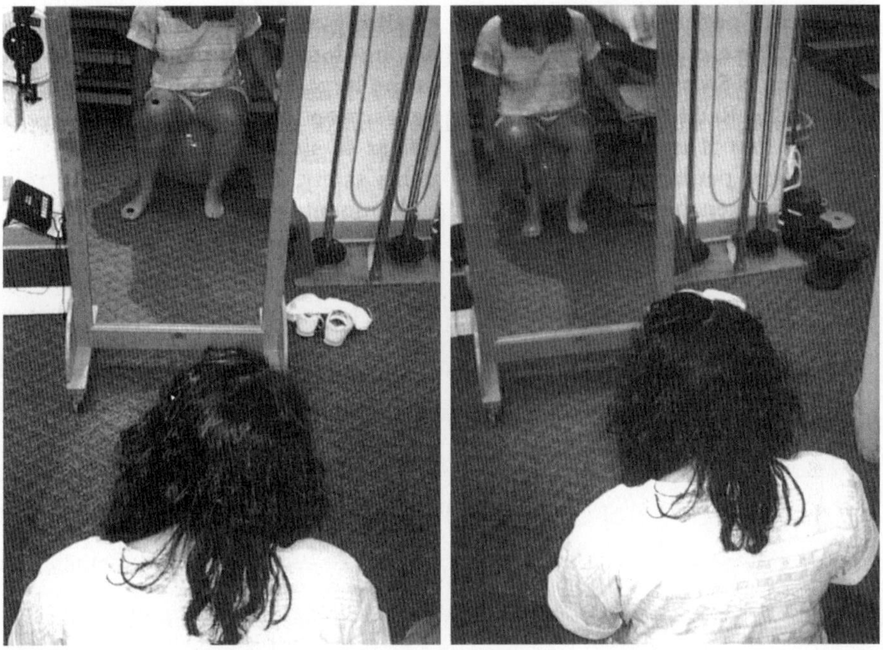

a b

그림 11.4 **a.** ACL 재건술 후 3주일 경과한 환자. 스위스 볼에 앉아 있으나 정렬불량으로 좌우 대칭으로 체중을 부하할 수 없다. **b.** 닫힌운동사슬의 상태에서 고유수용감각 훈련을 시행하기 위해 정렬과 체중부하를 수정하였다.

1990). 제2기(수술 후 2주에서 5주)에서는 굽힘의 가동범위(120° 까지, 또는 제5주까지는 더 크게)를 넓혀, 보행을 보다 기능적인 것으로 하여, 일상생활활동을 재개한다. Shelbourne 등(1992)은 몇 가지의 상(phase)을 재정리하여, 수술의 준비를 위한 제1상, 수술 후 3주까지의 제2상과 그 후의 제3상으로 나누고 있다. 이 시기에서는 보행 보조구 없이 환자는 파행하는(limp) 일이 없이 걸어야 한다(Shelbourne et al. 1992).

고정형 자전거(stationary bicycle)를 젓거나, 계단 승강대와 같은 도구를 사용해서 하는 운동이 이 시기에 도입된다. 환자는 다리 프레스운동(leg press exercise), 발끝서기, 층계차이 오르내리기의 운동을 시작한다. 어떤 사람은 이들의 운동에 더하여 수영과 사이클링을 추천하고 있다(Stanish and Lai 1993). 열린운동사슬(open kinetic chain)에서의 운동이 언제라도 권장되는 것은 아니다. 지금 소개한 저자는 닫힌운동사슬 상태에서의 운동은 넙다리네갈래근과 무릎굽힘근(hamstrings)의 근육의 동시수축을 일으키므로 유익하다는 의견에 찬성하고 있다. ACL에 결함이 있는 무릎에 대한 닫힌운동사슬와 열린운동사슬의 상태에서의 운동을 비교하면, 전자 쪽이 ACL에 걸리는 스트레스를 감소시키고, 이것에 의해서 수동적인 스트레스의 억제로 되어있다(Yack et al. 993). 무릎관절의 안정성을 유지하기 위해 폄근, 굽힘근이 공동운동적으로 작용할 때에 ACL이 수행하고 있는 역할에 대한 연구가 있었고, 그 결과 ACL의 작용에 결함이 있는 환자에서는 무릎굽힘근의 근육이 대상적으로 안정제(stabilizer)로서 작용한다는 것이 발견되었다(Solomonow et al. 1987). 그러나, 보행에서는 일보마다 열린운동사슬의 상태(자유 활동기능)에서 한쪽의 다리를 들어 올려야 하므로, 환자가 정상적으로 보행하는 데에는 열린운동사슬에서의 적절한 제어도 필요하다.

제7장에서 이 회복기의 환자가 시행할 수 있는 운동을 여러 가지 나타냈다(예컨대, 그림 7.18). 무릎굽힘근(hamstrings)의 근력강화나 스위스 볼과 시트피트(Sitfit)를 조합한 고유수용감각을 치료하는 방법을 소개하고 있다(그림 7.24~7.26). 운동을 끌어내기 위해 등(back)으로 스위스 볼을 벽에 밀어붙여 기대면서 미니스쿼트(mini-squat)(0° 에서 40°)도 시행할 수 있다(Wilk and Andrew 1992; 그림 12.2c). 이제까지 소개하지 않았던 ACL 재건술 후 3주일 경과한 환자의 운동을 아래에 소개한다.

예	그림 11.5. a. 그림 11.2에 등장한 환자이다. 엎드린 자세에서 스위스 볼을 사용하여 좌측 다리의 운동을 하고 있다. 무릎굽힘근과 발목관절 발등굽힘근의 활동성을 높여, 무릎 굽힘을 증가시키고 있다. b. 볼을 밀어냄으로써 브리지 활동을 만들어 넙다리네갈래근의 근력강화를 도모하고 있다. 그림 11.6. 같은 환자가 정렬을 양호하게 유지하도록 주의를 기울이면서 "영구운동"의 연습(9.22절 참조)을 하고 있다. 목표는 양 다리를 번갈아 보행속도와 같이 움직일 수 있도록 하는 것이다. 그림 11.7. 같은 환자가 "칵테일파티"의 운동(9.28절)을 연습하고 있다. 우측 다리는 닫힌운동사슬, 좌측 다리는 열린운동사슬의 상태에서 스위스 볼 위에서 균형을 잡고 있다. 치료사가 환자를 돕고 있다. 그림 11.8. 좌측 무릎 ACL 재건술 후 3주일 경과한 36세의 환자이다.

> "흔들이" 운동(9.23절)을 안정성을 높이기 위해 사용하고 있다. 막 수술을 끝냈으므로 볼에 올려놓은 우측 다리(비장애 측)에 대해서 시행하고 있다.

치료목표는 브리지 활동에 있는 비장애 측 엉덩관절 벌림근과 열린운동사슬의 상태(자유 활동기능)의 반대 측의 벌림근의 근력강화이다. 운동은 우선 바로 누운 자세에서 엉덩관절을 들어 올린다. 이것에 의해서 몸통근이 신체를 안정화시키는 한편, 엉덩관절 주위의 "회전근덮개(rotator cuff)" 의 어느 근육활동도 높아진다.

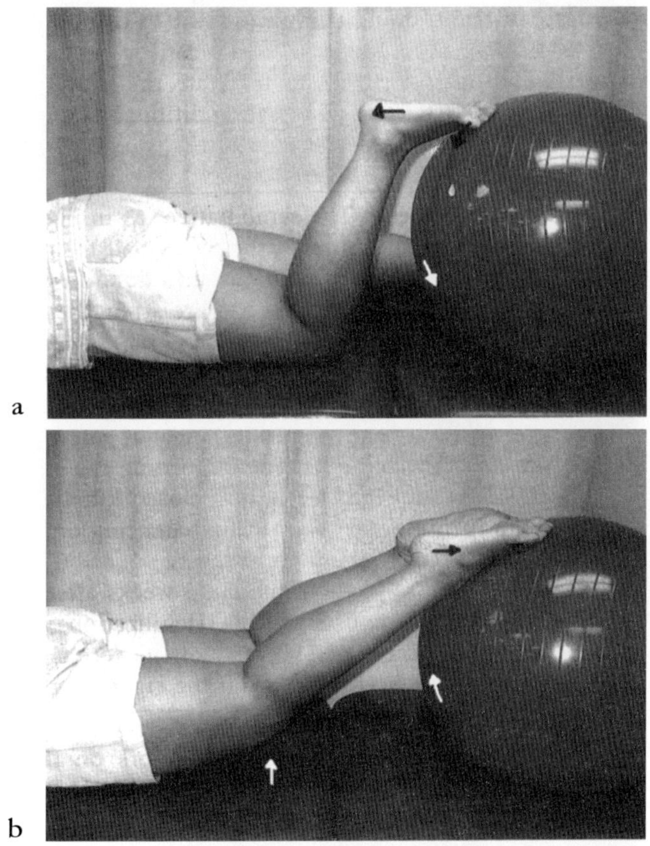

그림 11.5 **a.** ACL 재건술 후 3주일 경과한 환자. 무릎굽힘근(hamstrings)과 발등굽힘근(dorsiflexer muscles)의 근력강화를 수의운동으로 시행하고 있다. **b.** 엎드린 자세가 되어 브리지 활동의 상태에서 넙다리네갈래근의 근력강화를 도모하고 있다.

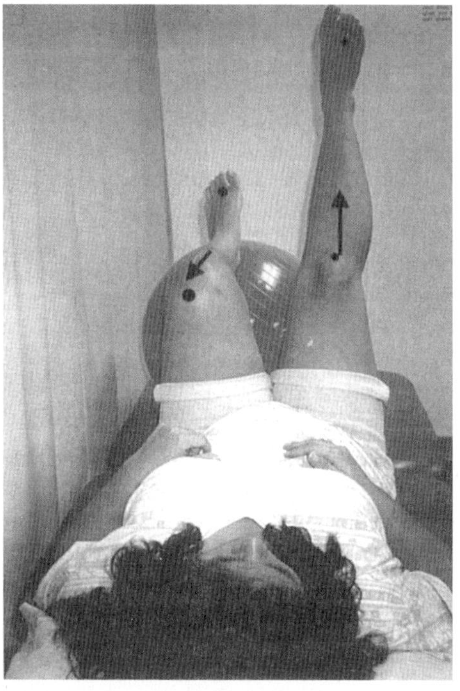

그림 11.6 정렬을 양호하게 유지하는 것에 주의하면서 "영구운동"의 연습.

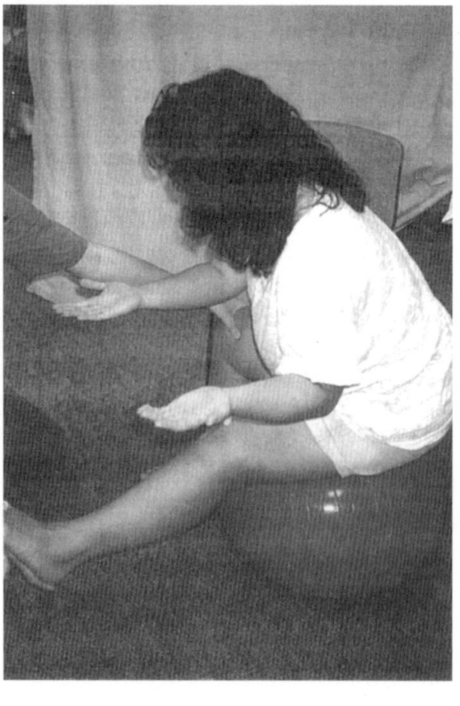

그림 11.7 한쪽의 다리는 열린운동사슬의 상태에서, 반대 측은 닫힌운동사슬의 상태에서 근력강화를 위한 "칵테일파티"의 운동을 학습하고 있다.

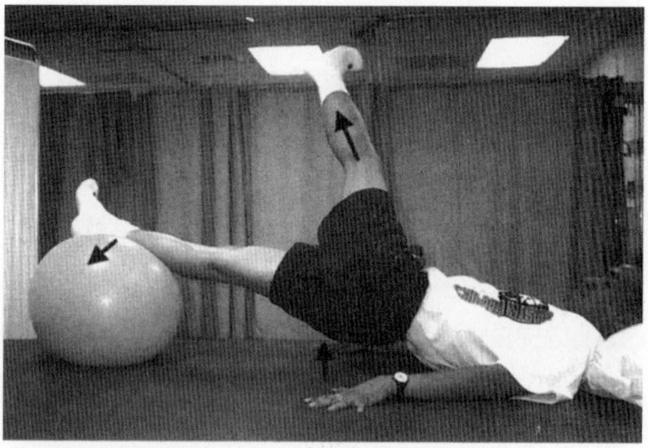

그림 11.8 환자는 "흔들이" 운동의 하나인 안정성을 높이는 방법을 시행하고 있다 (Carrière(1993) Swiss ball exercise PT magazine. Phys. Ther. Ther. 9;92-100에서 APTA의 허가를 받아 전재).

11.2.3 ACL 재건술 후 5주일이상 경과 (More than 5 Weeks After ACL Reconstructiion)

수술 후 5주에서 재활의 최종단계에 들어간다. 이 시점에서 장애 측의 다리 근력은 비장애 측의 약 70%에 도달하도록 해야 한다. 이 시점에서 Shelbourne 등(1992)은 달리기(running), 카리오카(cariocas), 줄넘기(rope jumping), 그리고 옆방향 반복 뛰기(lateral shuffles)를 시작하고 있다. Wilk와 Andrew(1992)는 수술 후 2에서 6주에서 무릎 폄위치 하지올림(SLR)을 어느 운동면 위에서도 시작시키고, 넙다리네갈래근의 근력이 반대 측의 60%에 도달한 시점에서 장구 없이 하는 보행을 시작한다. O' Meara(1993)는 특히 넙다리네갈래근, 모음근 그리고 무릎굽힘근의 weight training을 추천하고 있다.

그러나, 이러한 운동은 어느 것도 정교성의 개선이 불충분하다. ACL 환자그룹의 교실에서 정교성 개선의 방법을 소개한 일이 있다. 환자 중 몇 사람은 수술 후 6주 또는 그 이상 경과하였고, 인원수는 소수였으나 weight lifting을 이미 시행하고 있고, 장구 없이 보행도 연습하고 있었다. 나의 환자가 스위스 볼로 운동을 하고 있는 것을 보고, 자기들도 그것을 해보려고 하였으나 실패하였다. 그것은 그 환자의 능력이 아직도 여전히 정교성과 협동성이 결여되어 있었기 때문이다. 이 환자들이 운동을 바르게 시행할 수 있도록 학습하는 데에 시간과 노력을 필요로 하였다.

그림 11.1, 그림 11.3 그리고 그림 11.9부터 그림11.14에 등장하는 환자는 나의 치료를 3회 받았다. 수술 후 7일째, 3주째 그리고 대체로 6주째이다. 환자들은 매회 ACL 환자교실에 출석하였고, 이 밖에 가정에서도 나의 운동을 연습해왔다. 환자는 신체에 대한 직감력이라고도 말할 수 있는 알아차림이 매우 좋았고, 즐기면서 운동을 시행하여 순조롭게 회복되었다.

우측 무릎 ACL 재건술 후 5에서 6주째

예	그림 11.9. 16세의 환자이다. "칵테일파티"의 운동(9.28절)을 하고 있다. 우측 다리는 닫힌운동사슬, 좌측 다리는 열린운동사슬의 상태이다. 균형을 유지하기 위해 양쪽의 넙다리네갈래근이 반응성으로 작동해야 한다. 환자가 한쪽 하지에서 반대 측으로 체중을 옮겼을 때, 정렬을 적절히 취함으로써 고유수용감각이 개선된다. 그림 11.10. "가위"의 운동(9.19절)에서는 상이한 운동면상에서 무릎 폄위치에서의 하지 올림이 요구된다. 즉, 양 다리는 자유 활동기능의 상태이다. 이 운동의 최종시점에서 위가 된 다리의 벌림근이 단련되고 아래가 된 다리의 모음근이 단련된다. 각각의 근육은 반응성으로 활동하고 있다. 그림 11.11. 환자는 "선수상"의 운동(9.18절)을 하고 있다. 중력에 저항하여 무릎이 아주 잘 펴하고 있다. 그림 11.12. "섬게"의 운동(9.14절)을 연습을 하면서, 환자는 먼쪽의 지레의 팔부터 운동을 시작함으로써 수의적으로 무릎과 엉덩관절의 굽힘을 시행하고 있다. 수술 측의 다리를 자기가 조금씩 크게 움직일 수 있게 될 때까지 비장애 측의 다리로 주로 움직임을 만든다. 그림 11.13. "자기 자신이 시행하는 당나귀의 스트레칭"의 운동(9.4절)은, 볼 위에서 바로 누운 자세가 된 자세에서 볼에 기댄 자세로 변화하는 가운데, 닫힌운동사슬의 상태에서 무릎보다 몸쪽의 지레의 팔을 사

용하여 무릎 굽힘의 움직임을 확대한다.
그림 11.14. "돌고래"의 운동(9.29절)은 정렬을 양호하게 유지한 채로 외측의 다리를 옆방향으로 바꿔서 디뎌야 한다. 또한 볼 위 앉은 자세에서 한쪽 다리서기 선 자세로 자세를 바꿔야 한다. 스텝을 밟을 때마다 끊임없이 열린운동사슬에서 닫힌운동사슬의 상태로 변화한다.

주의사항을 지키면, 앞에서 언급한 모든 운동(그림 7.24에서 7.26의 운동도 추가하여)은 치료계획 순서에 편성된다. 치료사는 항상 환자의 안전을 생각해야 한다. 통증이 심해지는 일이 있어서는 안된다. 회복기에 도수치료를 시행하는 것이 좋은 경우도 있다. 구체 사례를 그림 8.14에서 8.16에 나타냈다.

Silfverskiold 등(1988)은, 운동선수의 ACL 재활의 연구에서 "요리책"과 같은 틀에 박힌 비법의 재활을 시행해서는 안된다는 결론을 내리고 있다. 재활은 재미있는 것으로 해야 한다는 것이 그들의 결론이다. 궁극의 목표는 항상 환자의 건강이고, 직업과 운동 활동으로 안전하게 복귀하는 일이다. 이것은 매우 중요한 일이며, 치료사를 분발시켜 새로운 운동을 시도하는 기분을 만들어준다.

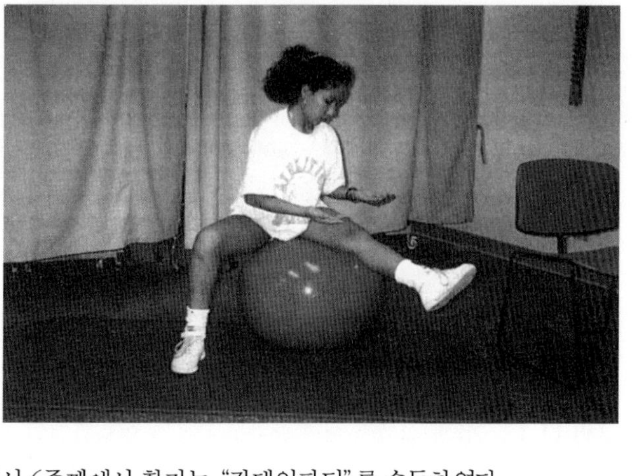

그림 11.9 ACL 재건술 후 약 5에서 6주째에서 환자는 "칵테일파티"를 습득하였다.

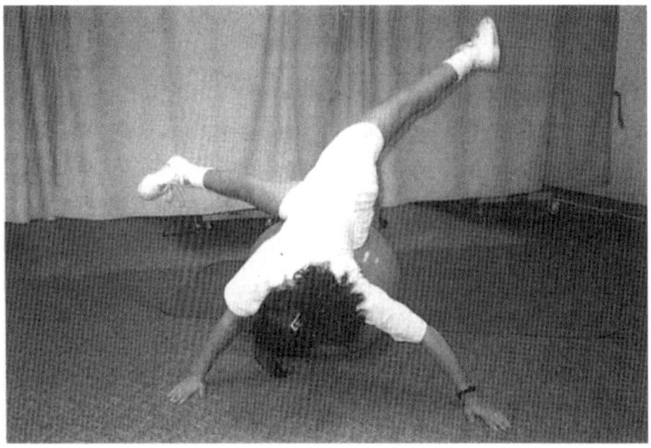

그림 11.10 "가위" 에서는 모든 운동 면에서 하지가 단련된다.

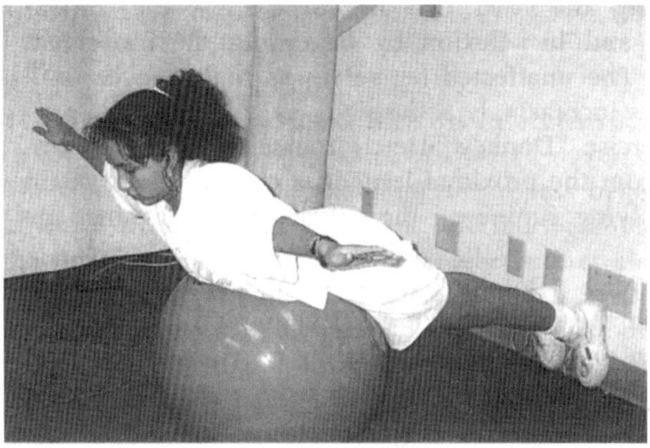

그림 11.11 이 "선수상" 에서는 하지는 닫힌운동사슬 상태에서의 운동으로 되어있다.

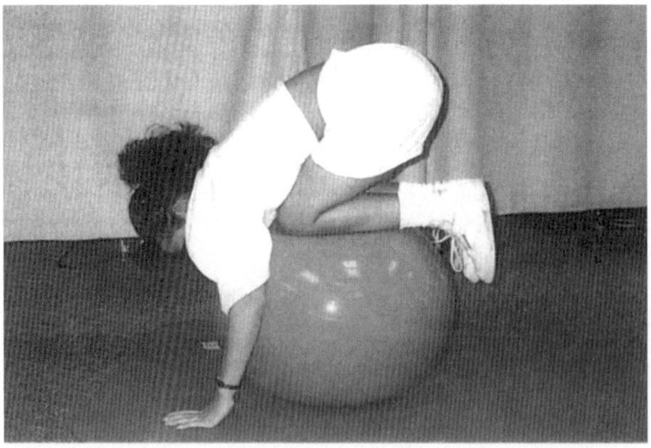

그림 11.12 "섬게"의 운동에서 환자는 무릎과 엉덩관절의 가동범위를 넓히고 있다. 장애 측의 다리로 볼을 움직일 수 있게 될 때까지 비장애 측의 다리로 볼을 움직인다.

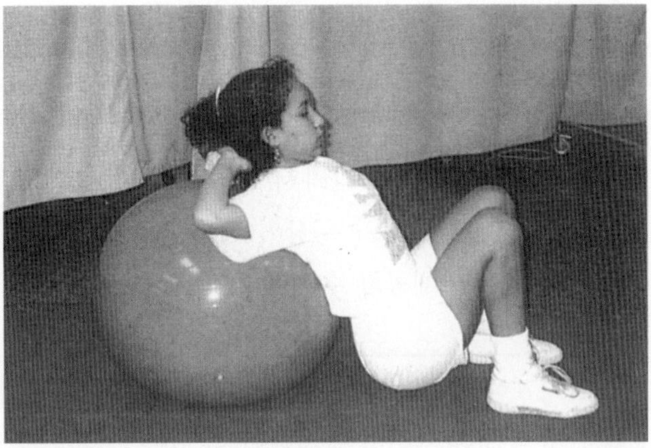

그림 11.13 "자기 자신이 시행하는 당나귀의 스트레칭"은 다리의 몸쪽 측 지레의 팔을 사용해서 무릎의 굽힘을 확대한다.

그림 11.14 "돌고래"의 운동은, 정렬을 양호하게 유지한 채로 열린운동사슬에서 닫힌운동사슬의 상태로 변화하면서, 한쪽의 다리에서 반대 측으로 체중이동을 하는 운동이다.

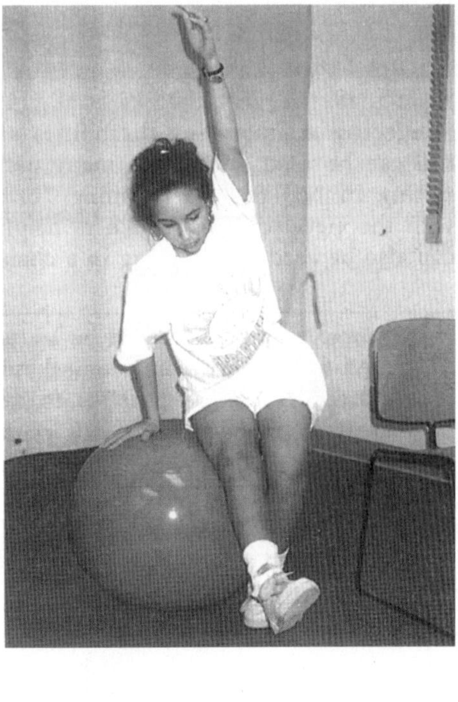

11.2.4 운동의 변경 (Adaptation of Exercises)

이 책에서 소개하고 있는 대부분의 운동은 환자의 연령, 전신상태, 회복의 상태, 그리고 주의사항에 따라서 변경이 가능하다. 또한, 이것을 엉덩관절, 무릎관절, 그리고 발부위 등의 손상이나 수술 후의 환자에게 가정에서 시행하는 운동 프로그램으로서 제공할 수 있다.

> 가정에서 시행하는 프로그램은 환자가 자기의 집에서 감시 없이 안전하고 동시에 용이하게 시행할 수 있는 것으로 해야 한다(Sashika et al. 1996).

수술 후 6에서 48개월 경과한 엉덩관절 전치환술 후의 환자의 6주일 가정 프로그램의 효과를 연구한 Sashika 등(1996)은 그 프로그램이 엉덩관절 전치환술 후의 능력 장애의 개선에 효과가 있었다고 결론을 내리고 있다. 환자의 대부분은 스위스 볼을 안전하게 사용할 수 있다(예컨대, "브리지"를 시행하거나, 올린 다리로 굽힘 폄의 운동을 시행한다). 이것은 노인 환자에게 도움이 된다. 스위스 볼은 또한 의자에 앉으면서도 사용할 수 있다.

> 환자의 수술계획이 정해지기 전이라도, 적절한 정렬을 유지하는 운동을 시행해야 한다. 무릎뼈 운동 상의 문제, 종창의 증대, 무릎의 통증과 염증, 그리고 무릎관절 주위근의 불균형을 적게 하기 위해, 관절을 생체역학적으로 정상적인 상태로 가급적 빨리 화복하는 것이 요구된다.

환자가 좋은 정렬로 걷거나 바닥에 발을 붙이도록 학습하는 것도 중요하다(그림 11.15). 양 무릎과 발부위에 작은 표식을 붙이고, 좋은 정렬로 앉거나 일어서거나 하는 연습도 좋을 것이다. 고정식 자전거(stationary bicycle)나 여러 가지 운동기기의 정면에 거울을 놓고, 정렬에 주의하면서 운동을 하는 것도 좋은 일이다.

> 정렬 불량은 유감스럽게도 잘 발생하는 문제이다. 물리치료사도 자주 그것을 간과하고 있다.

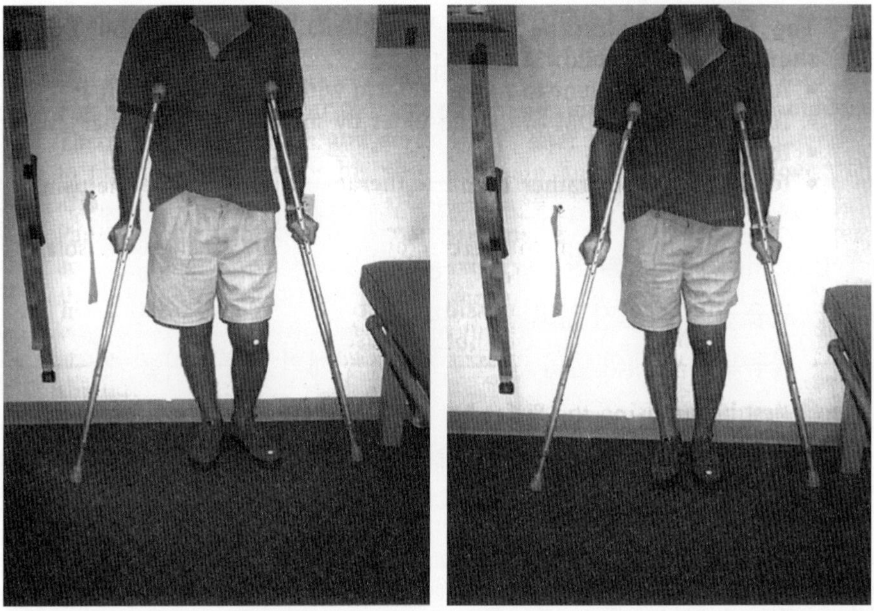

a b

그림 11.15a, b. 목발(crutches)로 서 있는 환자. 정렬에 문제가 있는 것과 그것이 수정된 것.

11.3 어깨의 손상과 수술 후 (After Shoulder Injuries and Surgeries)

11.3.1 서론 (Introduction)

걷고 있을 때나 움직여 돌아다닐 때, 상지는 주로 열린운동사슬의 상태에서 사용된다. 아마도 이것 때문에 열린운동사슬의 기능을 가진 "흔들이"의 운동은 유럽과 미국에서 인기가 있다. 운동을 할 때에 앞으로 기울게 함으로써 팔은 아래로 늘어뜨려져 어깨위팔관절에서 신연(distraction)이 일어나 환자의 통증이 경감되는 일이 있다. "흔들이"의 운동은 손상된 어깨를 최초에 움직이기 시작할 때에 흔히 사용된다(Kisner and Colby 1990). 이 밖에도 여러 가지 운동을 시행할 수 있다. Kisner and Colby(1990), List(1996) 그리고 Bronner와 Gregor (1992)가 이들 운동을 소개하고 있다. 스위스 볼을 정형외과나 스포츠 장애의 환자에게 사용하는 것에 대해서 언급하고 있는 Posner-Mayer의 책(1995)으로부터도 치료사는 다양한 공부를 할 수 있다. 양 손으로 걷거나 무거운 물건을 밀거나 할 때에는 상지는 닫힌운동사슬 상태의 활동이 요구된다.

> 스위스 볼을 아래와 같은 목적을 위해 급성기나 유착성어깨관절낭염(frozen shoulder)의 환자에게 사용한다.
> - 팔을 들어 올리지 않고 움직인다.
> - 몸쪽부의 지레의 팔을 움직임으로써 어깨의 가동범위를 개선한다.
> - 통증을 경감한다.
> - 치료사가 아니라, 환자 자신에게 통증이 있는 자기의 팔을 들어 올려 운동시킨다.
> - 환자가 가정에서 소파에 앉거나 테이블 앞에 서서 운동을 시행할 수 있도록 한다.
> - 보통에서는 통증을 증대시키지 않는 정도의 약간의 압축을 가한다(손에 걸리는 체중을 증가시킨다).

수년전 상지가 손상된 환자에게 처음으로 스위스 볼을 사용하기 시작하였을 때, 환자가 이 운동을 좋아하게 되어 기꺼이 운동을 하는 이유를 나는 몰랐었다. 몇 년인가 경험을 쌓아 그 이유를 어느 정도 알게 되었다.

> 상지의 손상 후에 스위스 볼을 사용하는 운동이 중요한 경우가 있다. 그것은 아래와 같은 이유에서이다.
> - 운동을 가정에서 마음 부담이 없이 시행할 수 있으므로 운동이 보다 기능적이 되고, 게다가 환자는 자기의 진보를 알 수 있다.
> - 어떠한 손상이나 수술에서도 그 후에 고유수용감각이나 신경근이 관여하는 관절의 안정성이 장애를 받는다. 이들을 회복시키기 위해 기계수용기를 자극하여 관절압축을 가하는 것이 중요하다(Smith and Brunolli 1989; Lephart 1994).
> - 상지를 닫힌운동사슬로 가져감으로써, 대항근(길항근)과 작용근이 함께 작동하게 되고, 운동에 따라서는 열린운동사슬에서의 운동보

다도 손상이 된지 얼마 안된 관절을 더 잘 보호할 수 있다.
- 근력이 강화되고, 이것에 의해서 닫힌운동사슬에서의 활동을 시행한 후의 열린운동사슬에서의 능동적인 관절가동범위가 확대한다.

다음의 절에서 소개하는 예에서는 이상의 이점을 보여주고 있다.

11.3.2 수술을 시행하지 않는 급성기의 어깨관절 손상 (Acute Nonsurgical Shoulder Injury)

예

그림 11.16. 추락으로 좌측 어깨를 손상한 36세 남성. 골절은 없고, 수일 후 어깨관절의 통증과 팔을 움직일 수 없기 때문에 물리치료를 소개받았다.

a. 환자는 매우 불안하고 신경질적으로 되어있었다. 초회 검사측정에서의 좌측 어깨의 능동적인 관절가동범위는 굽힘 20°, 벌림 0° 이었다. 환자의 좌측 팔을 수동적으로 작은 스위스 볼(45㎝)에 들어 올려놓았더니 반대 측 팔의 도움에 의해서 어깨관절을 굽힘, 수평벌림 · 모음으로 움직일 수 있었다.

그리고, 볼을 움직이지 않고 그대로 몸통을 볼에서 떼도록 환자에게 지시하였다(우선 몸쪽부의 지레의 팔에 해당하는 몸통을 움직여 어깨를 굽힌다).

b. 자기가 자신의 팔을 움직일 수 있고, 또한 치료사가 통증을 일으키지 않게 한다는 것을 알게 되었을 때, 환자는 자신감을 갖고 동기부여가 되어 기분이 전환되었다. 이 최초의 같은 치료기간 중에, 환자는 이어서 직경 55㎝의 볼에 올라타고, 닫힌운동사슬의 상태(지지기능)에서 팔굽혀펴기(push-ups)의 운동을 극히 약간 시행하도록 지시하였다. 이때의 볼의 크기는 환자의 팔의 길이에 맞춰져 있다.

c. 연습을 시작하여 최초의 약 10분에서 가동범위가 능동적인 굽힘에서 약 35° 로 개선되었다.

d. 양손으로 "앞으로 걷기"의 운동에서, 양 어깨에 걸리는 부하를 증가시켜 양팔의 근력강화를 하였고 동시에 균형을 잡도록 도모하였다.
e. 다음으로 스위스 볼에 좌측 팔을 올려놓고, 이것으로 팔의 중량을 감소시켰다. 이것은 손상된 팔을 열린운동사슬의 활동(자유 활동) 중에서 사용시키는 "연습 프로그램"을 위해서이다. 이와 같이 스위스 볼을 사용함으로써 자기 팔은 이제는 올릴 수 없는 것은 아닌가라고 불안하게 생각하는 일이 없도록 한다. 이어서 엄지손가락을 위로 향하게 하거나 아래로 향하게 하거나 환자의 손의 위치를 바꿈으로써, 상측이 된 위팔(상완)의 근육활동을 높인다.
f. 환자가 볼로 벽 굴리기를 시작하였다.
g, h. 최초의 치료종료 시에 능동운동의 가동범위는 대략 50°로 개선되고(g), 좌측 어깨뼈에 극히 약간 대상에 의한 움직임(evasive movement)이 있었으나, 수동운동에서는 80°를 초과하였다(h). 이 환자는 직경 55㎝의 스위스 볼을 자기 집으로 가지고 가서, 지시된 대로 연습을 계속하였다.

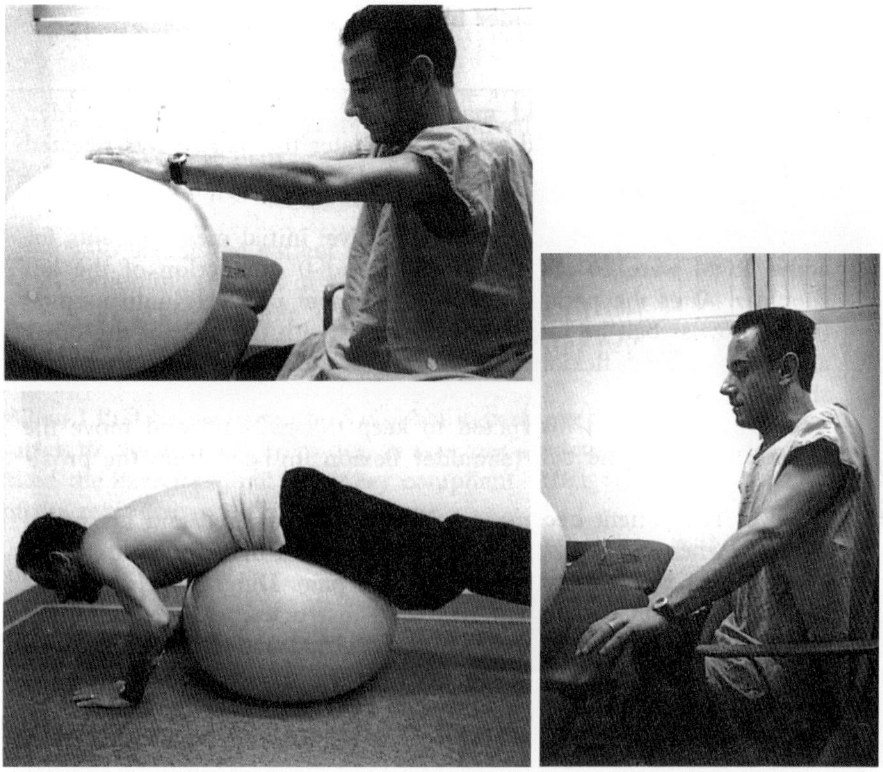

a b c

그림 11.16 **a.** 좌측 어깨로부터 넘어진 환자. 넘어진 후 대략 4일째에 스위스 볼(45㎝)을 사용해서 운동을 시작하였다. **b.** a와 마찬가지로 치료시간에 직경 55㎝의 스위스 볼 위에서 엎드린 자세가 되어 닫힌운동사슬에서의 운동(지지기능)을 환자에게 시행시킨다. **c.** 대략 10분의 운동으로 관절가동범위는 앞쪽 굽힘이 25° 에서 약 35° 로 개선되었다. **d.** 좌측 상지에 부하를 가하고, 한쪽 어깨의 운동을 시키면서 몸통의 균형을 잡게 하여, 환자에게 더욱 어려움 과제에 도전시키고 있다. **e.** 팔을 볼에 올려놓음으로써 팔의 무게를 감소시키도록 도모하여 열린운동사슬에서의 좌측 상지의 근력강화를 시작하였다. **f.** 중력에 대항하여 볼을 벽 위에서 굴린다. **g.** 최초의 치료시간의 종료 시에 증가한 능동 관절운동범위를 보여주고 있다. **h.** 수동적 관절가동범위가 개선된 것을 보여주고 있으나, 좌측 어깨뼈에 아직도 약간의 대상운동이 관찰된다.

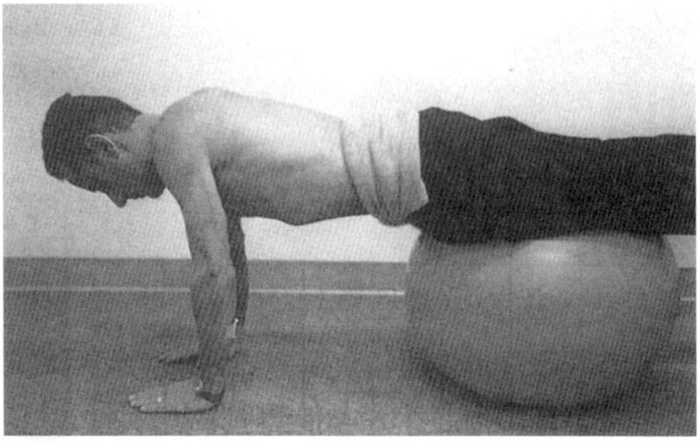

d

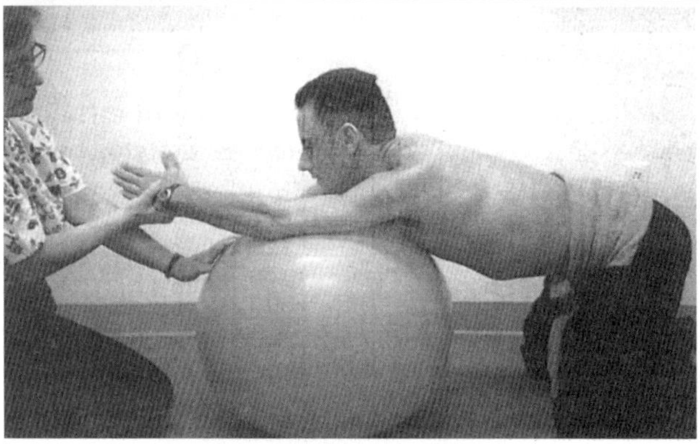

e

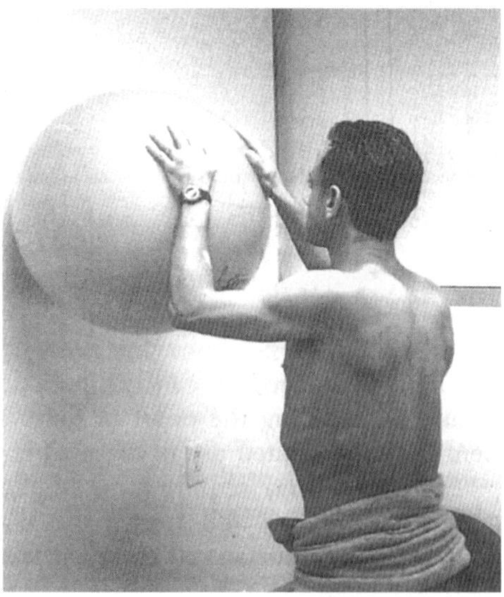

f

그림 11.16 d-f.

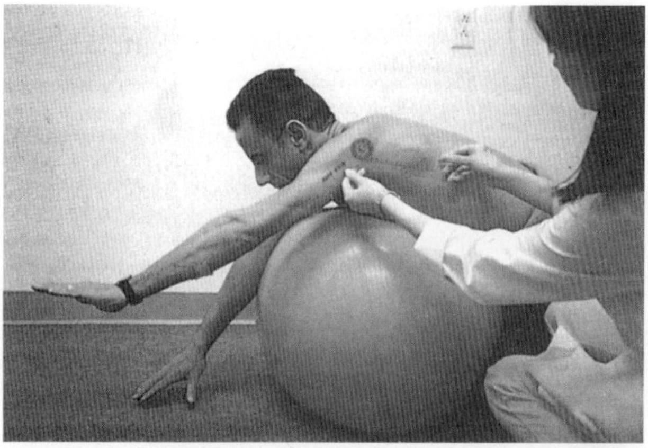

e

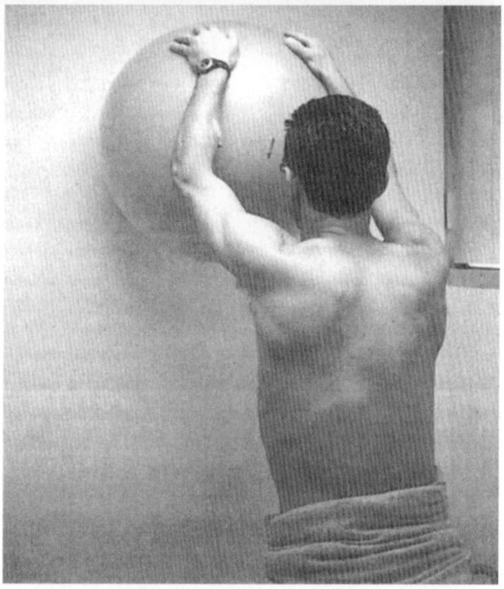

그림 11.16 g, h. f

11.3.3 유착성어깨관절낭염(동결견)

[frozen shoulder(adhesive capsulitis)]

환자가 자기 어깨의 통증이나 운동제한의 정확한 원인을 모르는 일은 왕왕 있다. 통증에 앞서 어깨를 손상하거나 좌상이 있었던 일을 기억해낼 수 있는 환자는 극히 드물다. 이러한 것으로부터 환자는 기분이 침울해져, 팔의 사용을 제한하기 때문에 상태가 더욱 악화된다.

팔의 근력강화와 “동결된” 위치보다 더 앞까지 팔을 펴 거기서 유지하는 스트레칭 이외에, 관절과 연부조직의 mobilization이 필요한 환자도 있다. 중요한 것은 어떤 치료도 온화하게 시행하여 손상을 더 악대시키지 않도록 하는 일이다. 스위스 볼은 동결견에 유익한 치료도구이다. 환자는 볼을 사용하는 것이 즐거워지고 그것을 사용한 운동을 재미있어 한다. 수년전까지는 어깨의 치료에 스위스 볼을 사용하는 것은 거의 알려져 있지 않았으나, 내가 담당한 환자 그룹은 다양한 스위스 볼을 사용해서 운동을 시행하고 있었다. 치료를 기다리고 있었던 어떤 환자가 이 그룹이 운동을 즐기고 있는 상황을 보고, 관리국에 환자가 운동을 하지 않고 놀고 있다는 불만을 호소한 일도 있다.

여기서 열거한 어떤 운동도 동결견을 포함한 다양한 어깨 상태의 환자가 시행할 수 있다. 도수치료가 효과적인 환자도 있다. 그림 8.17에는 도수치료에 스위스 볼을 사용하는 방법을 나타냈다. 이 제8장에는 환자가 진보하여 보조구를 사용할 수 있게 되었을 때의 사용 사례를 열거하였다.

11.3.4 어깨관절 수복수술 후 (After Surgical Repair of the Shoulder)

> 35세 이상과 이하에서는 보통 환자의 어깨관절 기능장애의 병리학이 다르다. 치료사는 이것을 이해하고 있어야 한다.

젊은 운동선수는 머리 위에서의 운동에서 손상을 일으키는 일이 흔히 있다. 이것이 어깨의 불안정성, 아탈구, 회전근덮개 단열의 원인이 되는 경우가 있다. 한편, 고령자의 경우는 연령에 따른 퇴행성 변화에 따라 어깨의 장애가 일어나는 것이 일반적이다(Jobe and Pink 1993).

회전근덮개 손상이나 어깨관절 수복수술 후의 환자는 보통 다음과 같은 치료 실시 절차에 따른다.

> 어떤 재활 프로그램에서도 중요한 것은, 관절의 동적 안정성이 획득되기까지는 위팔뼈머리가 과도하게 앞쪽이동하지 않도록 하는 것이다 (Brewster and Moynes Schwab 1993).

보통 초기에는 흔들이 운동과 굽힘, 벌림의 수동적 관절가동범위운동이 허락되지만, 이것에 더하여 팔꿈치 폄위치에서 팔을 체측에 붙인 자세에서의 가쪽 · 안쪽 돌림의 운동도 시행할 수 있다. 능동적인 관절가동범위운동은 수술 후 4주에서 6주 후에 시작된다(Kisner and Colby 1990; Brewster and Moynes Schwab 1993). 가쪽 · 안쪽 돌림, 벌린 상태에서 굽힘방향 또는 폄방향의 움직임에 대한 등척성 근력강화도 역시 이 시기에 공통적으로 시행되는 프로그램이다. 각 진료소에는 각각의 독자적인 치료실시 절차가 있다. 치유를 적절하고 확실한 것으로 하려면, 스위스 볼 운동을 치료에 사용하기 전에 치료사는 금기가 되는 운동을 알고 있어야 한다.

예	그림 11.17. 좌측 어깨 돌림근덮개 수복술 후 9주를 경과한 환자이다. 앞쪽 굽힘과 벌림의 가동범위 개선과 어깨관절 주위근의 근력강화가 치료목표이다. 환자는 피지오롤을 사용하고 있다. 이것은 지지 바닥면이 넓고, 이에 더해서 롤 중앙의 움푹 들어간 곳(groove)이 유도장치로 작용하여, 여바닥기로 구르는 것이 아니라 두 방향으로 밖에는 구르지 않으므로 환자가 안심할 수 있다. a. 환자가 피지오롤에 왼팔을 올려놓고 벌림방향으로 움직이고 있다. 돌림근덮개 수복술 후 9주째의 초반이다. 최종위치에서 어깨세모근의 근력강화를 위해, 볼에 걸리는 팔의 무게를 줄이도록 노력하고 있다. 환자는 또한 피지오롤과 마주보고 한쪽 또는 양측의 팔을 그 가장 높은 곳에 두고 양팔이나 몸통을 움직여 어깨를 앞쪽으로 굽힌다. b. 환자는 피지오롤 위에서 엎드린 자세를 취하고 좌측 다리와 우측 팔을 올려 좌측 팔에 걸리는 하중을 증가시킨다. 이어서 환자는 양 다리를 올려 우측 팔과 좌측 팔에 번갈아 하중을 건다. 그리고 그 자세에서 양손으로 "앞으로 걷기"를 한다. 이것에 의해서 견갑대가 지지하는 하중이 증가한다. "팔굽혀펴기"를 시행하는 경우, 조건지시를 적절하게 시행하면 관절이 보호된다.

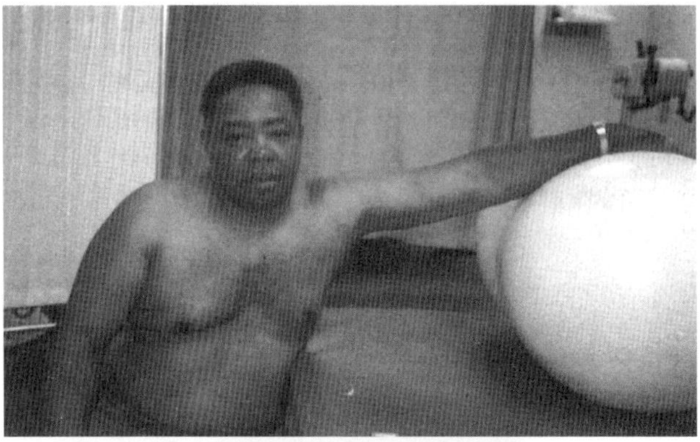

a

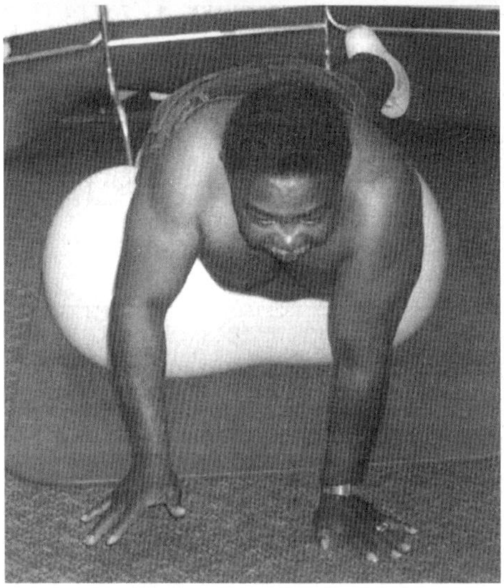

b

그림 11.17 a. 돌림근덮개 수복술 후 9주의 환자. 피지오롤을 사용해서 어깨관절 벌림의 가동범위를 확대하고 있다. **b.** 팔의 근력강화. 좌측 팔은 닫힌 운동사슬, 우측은 열린운동사슬의 상태에 있다.

> **!** **위팔뼈머리의 앞방향으로의 과도한 이동을 방지하기 위해서는, "팔굽혀펴기" 에서 팔꿈치를 굽힐 때, 절대로 팔굽관절보다 아래에 어깨를 가져가지 않는 것이다**(Brewster and Moynes Schwab 1993).

상지에 체중을 부하한 경우, 환자는 양손을 바닥에 꽉 붙이고 볼과 몸통을 팔에서 멀리 하도록 민다. 이 동안, 볼은 뒤로 굴러서 양 어깨관절을 하방으로 내려 어깨의 앞쪽 굽힘의 가동범위를 확대한다. 환자가 이 운동을 습득하여 자신감을 갖고 시행할 수 있게 되면, 스위스 볼에 올라타서 하는 운동으로 진행시킨다. 이것은 대체로 최초의 치료시간에 할 수 있게 된다(그림 12.1 참조).

11.3.5 어깨관절에 시행하는 기타의 운동 (Additional Exercises for the Shoulder)

이상 언급한 운동 이외에 어깨의 치료에 수반하여 시행할 수 있게 되는 운동이나 정교성 향상 또는 근력강화를 위한 치료가 있다. 이러한 운동이나 치료가 특히 이하의 운동 프로그램 중에서 강조되고 있다. "금붕어"(9.15절), "섬게"(9.14절), "술 취한 섬게"(몸쪽의 지레의 팔의 움직임에서 어깨관절 수평모음 벌림을 끌어내다), "양손으로 걷다"(9.16절), "나를 밀고 - 나를 당기고"(9.17절), "가위"(9.19절), "그네"(9.10절), 그리고 "도롱뇽"(9.9절)이다. 이들의 어떤 운동도 닫힌운동사슬의 상태 또는 지지기능의 상태에서 시행된다. "선수상"(9.18절), "저울"(9.2절, 이것은 팔의 운동의 변화형), 그리고 "돌고래"(9.29절)의 운동은 열린운동사슬 상태나 자유 활동기능 상태의 것이다. 환자의 스포츠 복귀가 허락되기 전에, 치료사는 이들 운동 중에서 환자가 시행하는 데에 안전하다고 생각되는 운동을 선택하여 시행시키면 좋을 것이다(제9장 참조).

주의사항에 주의하기만 하면, 스위스 볼은 회전근개 손상의 재활환자만이 아니라, 어깨관절 전치환술 후의 환자에게도 효과적으로 사용된다. 치료사는 최신의 치료실시 절차를 숙지하고 있어야 한다(Brems 1994).

> 내가 치료한 Neer의 인공관절 치환술 후의 환자는 누구나가 중증의 연부조직의 손상을 받고 있었다. 인공관절 자체보다도 그 손상이 큰 문제였다.

> 어깨의 손상이나 수복술 후의 재활에 스위스 볼을 사용한 치료를 도입하는 이점은 몸통이 피지오롤이나 스위스 볼에 지지되어 있어, 정확히 운동을 시행한다면 어깨관절의 전면에 스트레스가 걸리지 않는다는 것이다.

회복의 초기단계에서는 고유수용감각에 주의를 돌리면 좋을 것이다. 이를 위해 신경근의 작용에 의해서 관절의 안정성의 회복을 돕는 등척성 운동에도 대처한다.

> **!** 현재 시행하고 있는 치료의 치료개념을 바꾸는 경우는 치료사는 자기 자신이 판단을 내려야 한다. 치료사는 치료목적과 그 도달목표를 이해하여 집도하는 의사와 수술에 의한 개선점에 대해서 서로 이야기를 나눠야 한다.

11.4 자세 (Posture)

11.4.1 서론 (Introduction)

어깨나 목의 기능이 회복하였을 때는 자세도 좋아진다. 몸통이 안정하고 정렬이 갖춰져서 비로소 견갑대와 목는 확고한 기반을 가질 수 있다. 견갑대에 이 확고한 기반이 있으면, 어깨 주위근에 스트레스가 걸리지 않고 근육의 불균형이나 대상운동 패턴이 일어나지 않는다.

자세만이 원인으로 통증이 발생하는 환자는 극히 드물지만, 우선 자세의 요소를 배제한 다음에, 그 내재하는 기계적 통증의 원인을 동정(identification)해갈 필요가 있다(Grant and McKenzie 1994). Sahrman(1993)은 생체역학적 요인 이외에 근골격계와 신경계의 인자를 확인하는 것이 특히 중요하다고 언급하였다.

> 운동계의 균형을 잘 조정할 수 있으면, 근골격계의 통증을 치료할 수 있다.

Sahrman(1993)은 근육의 길이-장력 특성의 변용(alteration)은 근골격계의 기본적 요소의 이상(base element fault)이라는 것, 그리고 운동계의 다양한 요소의 상호작용이 매우 중요하다는 것에 관해서 언급하였다. 근육의 길이-장력 특성이 바뀜으로써 근골격계의 기본적 구성요소에 이상이 발생한다. 신경계에 이상이 발생하면, 공동근의 동원(recruitment of synergies)이 변화한다. 한편, 생체역학적(운동학적) 이상은 생체에 대한 중력의 작용과 근육의 동원 패턴에 편위(deviation)를 가져온다. White와 Sahrman(1994)은 "불량한 정렬과 근골격계에 전파하는 힘에 이상이 있는 경우, 그 양자 또는 그 어느 쪽일지라도 근골격계의 요소는 부적합을 일으킨다. 조기의 단계에서 운동학적으로 바르게 되도록 교정함으로써 골과 관절의 정상발달이 촉진된다"라고 언급하였다.

소아의 경우, 근육의 불균형은 보통 신체의 상부에 시작된다(성인에서는 하부이지만). 아마도 이것은 크고 무거운 머리를 비교적 약한 목의 근육으로 지지하기 때문에, 또한 소아의 머리의 중력중심이 앞쪽에 위치하여 있기 때문이다(Janda 1994). Janda(1986)는 또한 활동저하의 결과 야기되는 어떤 일부의 근육이 약한 것이 운동패턴을 변용시켜, 운동조정과 운동행위를 변화시키는 경우가 있다고 언급하였다. 중추신경계에서의 운동 프로그램의 장애는 만성 동통증상을 일으키는 필수조건 중에서도 가장 중요하다고 생각한다. 즉, 전신의 근 긴장의 변화가 통증에 반영되고 있다고 생각한다(Janda 1991).

> 자세의 정렬불량과 근군 간의 불균형을 알아차렸을 때는 가급적 빨리 그것을 수정해야 한다.

정렬이 갖춰진 몸통은 공간에서 무언가에 반응하여 잘 움직여진다. 따라서, 바람직한 직립자세를 획득하는 치료요소가 포함되어 있는 "카우보이"(9.1절), "저울"(9.2절), "인도의 불도 수행자"(9.3절)의 운동은 중요하다.

11.4.2 자세의 장애 (Postural Deficits)

그림 11.18에서 11.21의 환자는 6세의 소년이다. 자세불량 때문에 물리치료에 소개되어 왔다. 선 자세에서는 머리는 양발부위 위에 있으나 앞쪽으로 전위한 자세이다. 몸통은 뒤쪽으로 기울고 좌측으로 회전하였으며 어깨는 앞쪽돌출하고 있었다. 양 하지는 과폄하고 우측 다리는 가쪽돌림, 그리고 우측 종아리는 우측 넙다리보다도 돌림하여 정렬불량으로 되어있었다. 배의 근육은 과도하게 신장하여 약화되고, 가슴근육은 단축하여 있다. 등세모근 가운데 섬유도 역시

매우 약화되어 있다. 엉덩관절 굽힘근은 팽팽하게 긴장된 상태이고, 엉덩관절 폄근의 근력이 저하하여 있었다. 등뼈 중앙부는 폄이 부족하여 있다(그림 11.18a. 초회 때). 이 소년은 활달하고 잘 놀고 있었으나, 어딘지 모르게 부끄러움을 잘 타고 자기 자신의 신체에 대한 알아차림이 나빠 균형과 협동성이 저하하여 있었다.

아래의 목적을 위해, 치료의 초기목표는 스위스 볼을 사용해서 어린이와 친해지는 일이었다.

- 엉덩관절과 척추의 양호한 가동성(어떤 방향에 대해서도)을 얻는다.
- 팽팽하게 긴장된, 또는 단축된 근육을 놀면서 신장한다.
- 배의 근육의 근력강화
- 등부위 폄근과 척추를 안정시키는 내재근의 근력강화
- 특히 등세모근 가운데 섬유의 근력강화를 도모하여 가슴근육을 신장한다.
- 몸통을 좌우대칭으로 한다.
- 신체에 대한 알아차림을 촉진하여 고유수용감각을 개선한다.

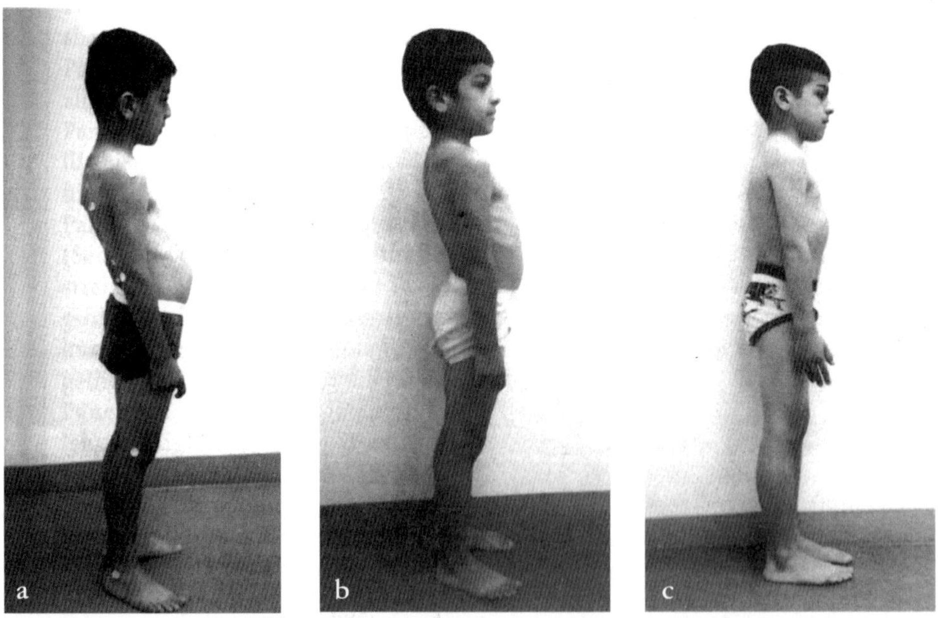

그림 11.18 a-c. 6세 어린이의 자세. 치료 시작 시와 최초의 치료로부터 약 1개월 후와 4개월 후의 자세.

환자에게 가정에서의 운동용으로 45㎝의 스위스 볼을 건네주었다. 그러나 대부분의 운동은 작은(적색의) 피지오롤로 시작하였다. 이것은 환자의 균형과 협동성이 불량하기 때문이다. 치료할 때에 어머니가 와있을 때는(때로는 환자의 형이 와있었으나), 인지한 것이나 치료목표를 정보로서 전달하였다. 수주일 간격으로 사진을 촬영하고, 가정용 운동 프로그램은 치료할 때에 수정을 가하고 있었다.

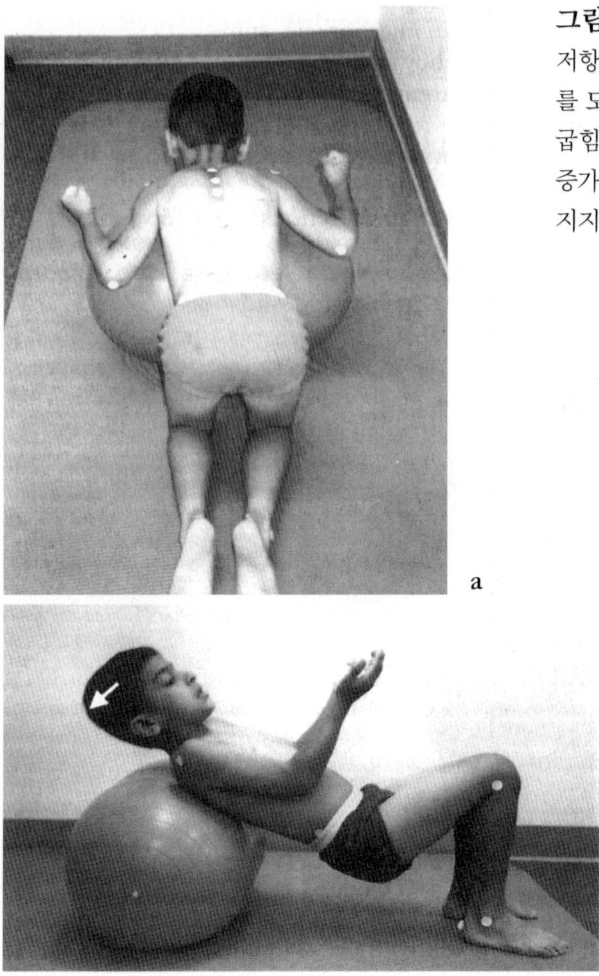

a

b

그림 11.19 1회째의 치료. **a.** 중력에 저항하여 등뼈 가운데 근육의 근력강화를 도모한다. **b.** 배부위 근육과 목부위 굽힘근의 근력강화를 도모한다. 지지를 증가시키기 위해 피지오롤로 어린이를 지지한다.

예

그림 11.19. 초회 치료. a. 작은 피지오롤로 몸통을 지지하고 굽힘 가쪽 돌림한 양팔을 중력에 저항하여 들어 올려서, 등뼈 가운데 근육의 근력 강화를 시행한다. (환자는 또한 엎드린 자세에서 자기의 정면에 놓은 볼 위에 양팔을 맡기고, 굳어진 견갑대를 신장하여 척추를 편한다).

b. 피지오롤에 기댔을 때에도 몸통에 실린 머리의 정렬은 불충분하다. 어깨는 앞쪽 돌출하여 있다. 양팔의 위치는 배부위 근육의 활동성을 높이는 데에 도움이 된다. 목부위 배쪽의 근육(ventral neck muscles)과 배부위 근육은 중력에 저항하여 머리의 무게를 유지해야 한다.

그림 11.20. a. 초회 치료. 환자가 "금붕어"의 운동을 시행하였을 때이다(9.15절 참조). 척추폄의 부족, 어깨와 몸통근이 긴장하여 짧아져 있거나 근력저하가 있는 것이 분명하다. 작은 피지오롤이라면 환자는 자기 자신이 운동을 시행할 수 있다.

b. 대략 4, 5개월 후이다(제4회째의 치료). 환자는 스위스 볼 위에서의 움직임이 좋아져 있다. 폄한 다리를 올릴 수 있고, 등부위의 폄은 개선되었다. 팔의 앞쪽 굽힘도 확대되어 있다.

그림 11.21. 초회 내원하였을 때부터 수주일 후, 이 소년은 더 진전된 단계의 지도를 받기 위해 내원하였다. 자세는 개선되었고(그림 11.18b. 제2회째의 치료), 이에 더해서 환자는 자기 자신이 운동을 고안해내고 있었다. 그림 a-f는 제2회째의 치료이다.

a. 볼을 자기 자신이 적극적으로 사용하여 척추를 폄하고, 어깨를 신장하여, 중력에 저항하여 머리를 들어 올리고 있다.

b. 좋은 정렬로 머리를 볼에 올려놓고 양 어깨를 신장하고 있다.

c. 작은 피지오롤로 몸통을 지지하고, 머리 뒤에 양손을 놓고 벌림. 올린 팔을 중력에 저항하여 들어 올린다.

d. 스펀지 롤을 사용하여, 몸통의 아래에 다리를 끌어들여 "섬게"의 운동(9.14절)을 시도하고 있다. 이 운동에서는 특히 아랫배부위의 근육과 견갑대의 근력강화를 시도한다. 양 무릎을 떼고 지지 바닥면을 넓게 하고 있는 것에 주의하기 바란다(제4회째의 내원 시에는 몸통의 아래에 양 다리를 끌어들일 때 양 무릎을 합치고 할 수 있었다).

e. 스펀지 롤 위에 누워 볼에 올려놓은 다리로 균형을 취하여 정중위(midline orientation)를 유지하는 정렬을 취하도록 하게 하여, 몸통근의 근력강화를 도모한다.
f. 환자(좌측)는 자기의 형제와 놀면서 목부위 굽힘근과 배부위의 근육 그리고 무릎굽힘근의 근력강화를 도모하고 있다.
g. 스위스 볼에 앉아서, 정렬을 갖춰 안정된 몸통을 앞쪽으로 기울여 움직이는 것을 학습하고 있다(제4회째의 치료).

최초의 내원으로부터 대략 4, 5개월에서 다음의 치료기간이 되고, 그리고 다시 자세가 개선되었다(그림 11.18c 제4회째의 치료). 이 어린이는 다시 여러 번 내원하여, 가정에서 시행하는 운동의 세부사항을 조정하였다. 환자에게 근력이

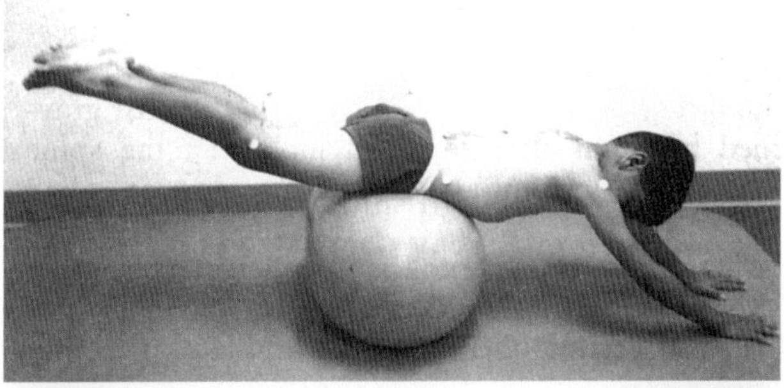
a

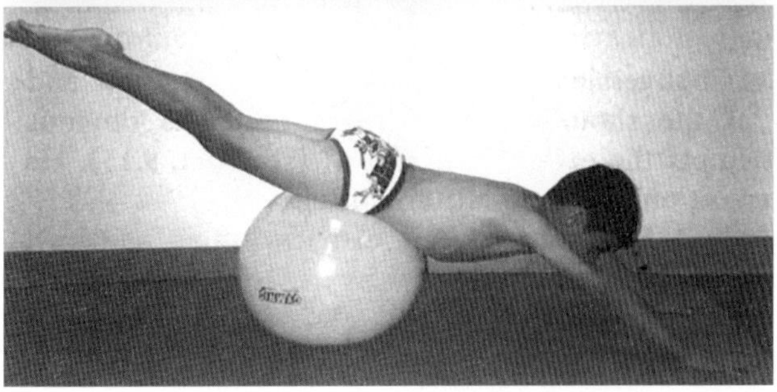
b

그림 11.20 a. 제1회째의 치료. 환자는 "금붕어"의 운동에 어려움이 있다. 몸통근육, 엉덩관절 굽힘근, 어깨 앞쪽올림근의 단축, 팽팽해진 긴장, 근력저하를 나타낸다. **b.** 4, 5개월 후, 근력, 가동성, 균형능력이 개선되었다. 스위스 볼 위에서의 운동이 개선되었고, 특히 엉덩관절 폄과 어깨 앞쪽 굽힘이 개선되었다.

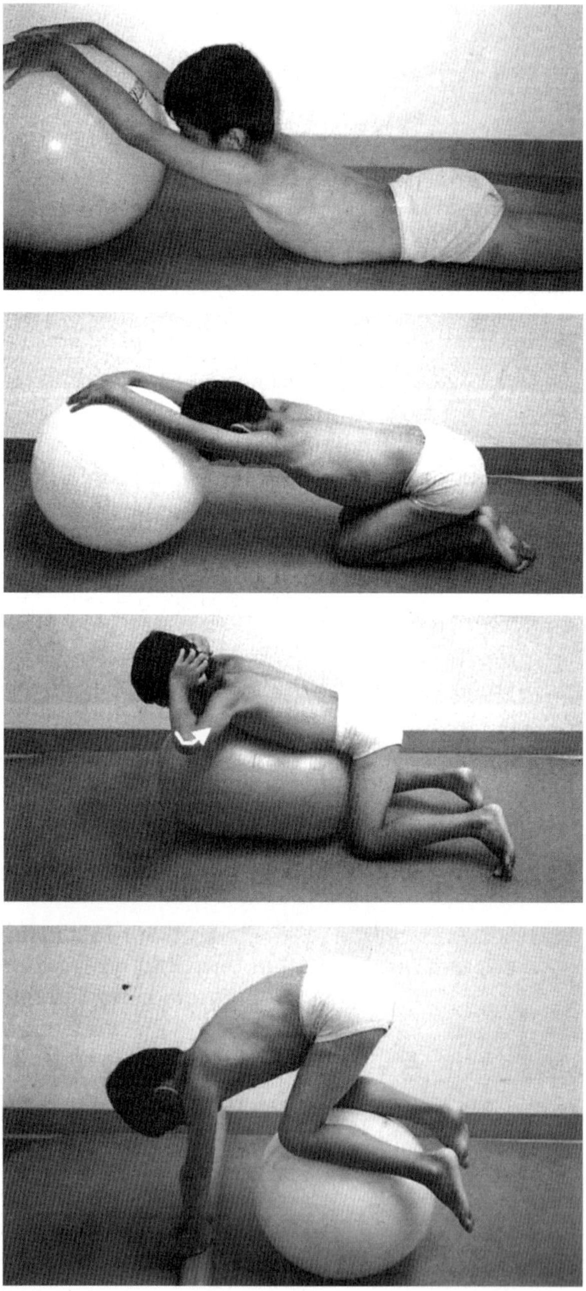

a

b

c

d

그림 11.21 a-f. 제2회째의 치료. **a-c.** 자기 자신이 운동을 “고안하여” 척추를 펴고 있다. **d.** “섬게“의 운동을 지지 바닥면을 넓게 하여 시행하고 있다. **e.** 볼에 올려놓은 다리로 균형을 잡고 스펀지 롤(foam roll) 상에서 몸통근의 근력강화를 하고 있다. **g.** 제4회째의 치료. 스위스 볼에 앉으면서 정렬을 갖추고 안정화시킨 몸통을 앞쪽으로 움직이는 것을 학습하고 있다.

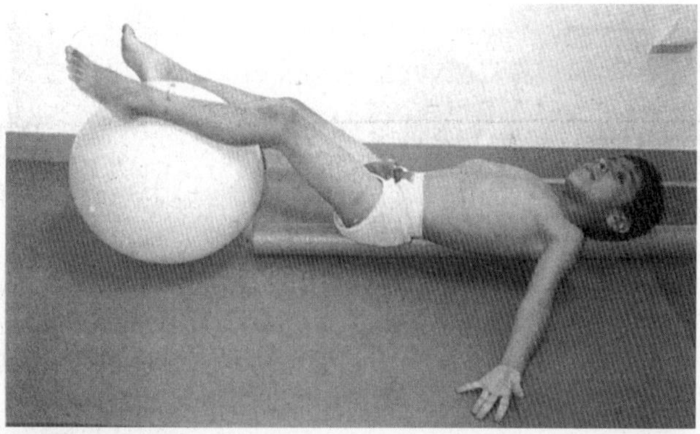
e

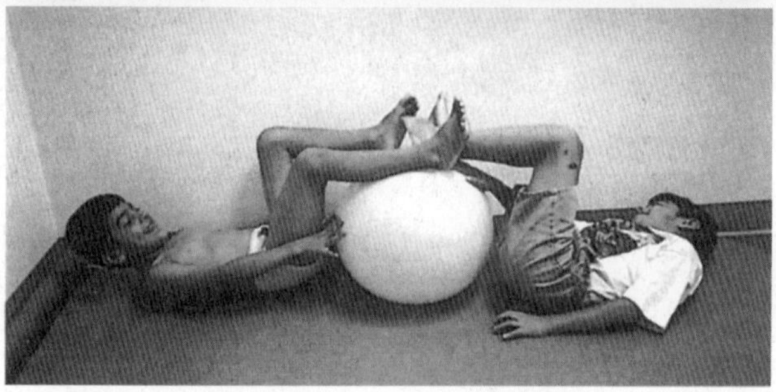
f

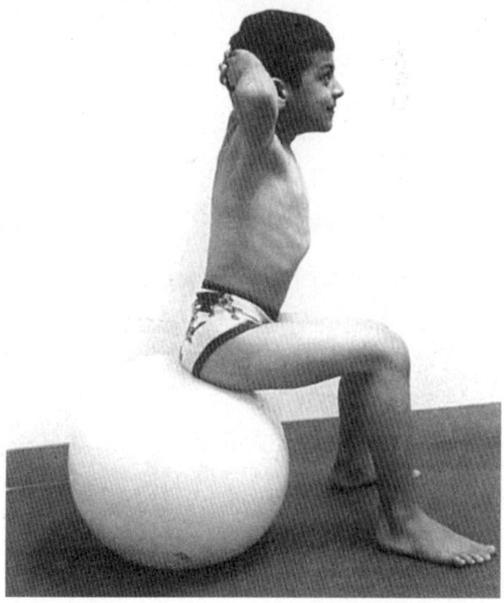
g

그림 11.21 e-g.

붙었으므로 운동을 한층 대담하고 어렵게 하고, 세라밴드(Thera-Band)와 같은 보조구를 사용하거나 지지 바닥면을 좁게 하였다.

자세에 문제가 있는 성인에서도 이들 운동의 대부분을 시행할 수 있다. 운동으로 통증이 발생하는 일이 있으면 그 운동은 금기가 된다.

11.5 등부위의 기능장애 (Dysfunction of the Back)

11.5.1 서론 (Introduction)

> 허리등부위통증(LBP)의 환자를 위한 정해진 치료실시 절차는 없다. 치료사는 환자의 이야기를 주의 깊게 듣고, 개개의 환자 고유의 문제에 대해서 개별 운동 프로그램을 작성해야 한다. 언제나 제시된 진단명에 의존해서 치료를 시행할 수는 없다. 그러나, 대부분의 증상사례에서는 특히 환자가 중증의 통증을 호소하고 있는 경우, 안정화를 목적으로 한 운동부터 시작하는 것이 안전하다.

Hamilton(1997) 및 Hamilton과 Richardson(1997)은 척추의 불안정성과 요통에 관해서 새로운 관점을 제시하고, 허리부위의 심배근(deep musculature of the lower back)의 기능과 기능장애에 대해서 설명하였다. 심배근을 치료하는 중요성을 역설하고 있다.

운동에 의해서 통증이 증가해서는 안된다. 치료사는 또한 요통을 일으키는 원인에는 다양한 병상이 있다는 것을 이해하여야 한다. Dreyer와 Dreyfuss (1966)는, 요통은 허리뼈 추간판 허니아(.lumbar disc herniation) 만이 원인이 아니라, 생각할 수 있는 수많은 병인이 복잡하게 얽힌 전체에 걸친 증상이 원인이라 생각된다. 즉, 통증은 척추사이관절[zygapophysial(facet) joints], 엉치엉덩관절(sacroiliac joints), 척추에서 나와 있는 신경근(nerve roots), 인대, 근육, 내장, 그리고 척수에 기인하지 않는 기타의 요인 등에 의해서 야기된다.

11.5.2 치료목표 (Treatment Goals)

위에서 언급한 원칙은 어느 것도 등부위의 치료에 적용된다. 치료목표는 아래와 같다.

- 등부위의 과가동성의 부분을 안정화한다.
- 등부위의 저가동성의 부분의 가동성을 끌어낸다.
- 등부위 폄근, 깊은 내재근, 그리고 배부위 근육의 근력강화를 도모한다.
- 자세 정렬을 갖춘다, 또는 가장 좋은 타협책을 생각한다.
- 통증을 경감하고, 기능을 개선한다.
- 신경 구성체에 걸리는 불리한 기계적 장력을 경감시킨다.

변화된 운동패턴을 개선하려면, 치료사는 철저한 평가를 시행하고, 위에서 언급한 문제점에 주의를 기울여야 한다.

11.5.3 치료사례 (A Nonsurgical Patient)

비수술적 치료의 환자

59세 여성. 중증의 등부위통증으로 물리치료를 받으러 왔다. 통증 때문에 앉아 있을 수 있는 시간은 불과 몇 분이었다. 진단은, 좌측 샅굴부위(groin) 좌상 또는 염좌, 허리부위 신경근염 의심, L4-L5의 척추탈위증(spondylolisthesis), 퇴행성 변화, 그리고 진구성(old) L2 압박골절이었다. 환자는 좌측 엉덩관절의 가동범위 저하와 상당한 통증을 호소하고 있었다. 근육이완제와 진통제를 사용해도 등부위에서 우측 발로 통증이 방산하고 있었다. 기능적 치료목표는 30분간 연속해서 앉아 있을 수 있을 것과 집에서 세탁물을 운반하고 계단을 오르내릴 수 있는 일이다. 환자는 매우 의욕적이고 운동에 의해서 일을 계속할 수 있다면 하고, 기꺼이 운동 프로그램에 따랐다.

우선 제일 먼저 해야 할 일은 통증을 경감시키고, 허리등부위를 안정화시켜, 통증이 나타나지 않는 운동을 발견하는 것이었다. 내재근(intrinsic muscles)의 활동을 끌어내기 위해 몸통의 균형 또는 근육 연쇄의 활동성을 높이도록 시도하였다. 환자에게 도움이 된 운동의 일부를 아래에 소개한다.

예	그림 11.22a. 환자는 바로 누운 자세가 되어 스위스 볼에 양 다리를 올려놓는다. 머리를 들어 올려 가로면상에 벽을 상상하여 그것을 양팔로 민다. 허리뼈는 중간위치이거나 약간 뒤쪽으로 기운 상태에서 배부위의 근력강화를 시행한다.

독일의 물리치료사 Brunkow는 "프레스 운동(press exercise)"으로 알려진 치료를 개발하였다. 이것은 직립자세에 관련되는 근육의 안정성을 끌어내는 것이다(Bold and Grossmann 1989). 이 치료개념을 이 환자의 치료에 도입하였다. 손목관절을 최대한 손목 굽힘 위치로 유지한 채로, 손목관절의 장측부로 공상적인 벽을 민다(이것이 다리라면 발목 부위를 배굴하여 발꿈치로 민다). 이렇게 하면 아무런 구두지시를 주지 않고 팔을 올렸을 때와 상이한 근육활동(등척성 운동과 유사한 동시수축)을 유도해낼 수 있다. Brunkow의 지시는 먼쪽에서 몸쪽에로이다. 즉, 이것으로 전체의 근육연쇄의 활동을 끌어낼 수 있다.

예	그림 11.22b. 몸통의 안정성을 유지한 채로 한쪽의 다리를 올림으로써, 환자는 신경 구성체도 움직인다(Butler 1991). 이것은 등부위가 지지되어 있으므로 "슬럼프 자세(slump position)(Maitland 1986)의 일종이다. 환자의 통증이 증가하지 않으면, 발목관절의 발등 굽힘을 추가하여 이것을 더 심한 운동에 도전할 수도 있다.

이 환자는 55㎝의 스위스 볼 위에서 엎드린 자세가 되어 몸통을 지지하고 한쪽의 팔과 반대 측 다리를 올리는 연습도 할 수 있다(그림 7.8). "선수상"의 운동(9.18절 참조)을 일부 변경하여, 무릎서기가 되고 피지오롤에 기대서 신체를 맡겨, 허리등부위를 지지하고, 양팔을 중간 이마면상에 올릴 수도 있다. 팔을 정중 이마면상에 올릴 때 팔꿈치를 굽힘하여 아랫팔을 뒤침시킴으로써 팔의 지레의 팔의 길이를 짧게 할 수 있다. 이것에 의해서 등부위가 안정화되어야 하는 무게가 감소한다.

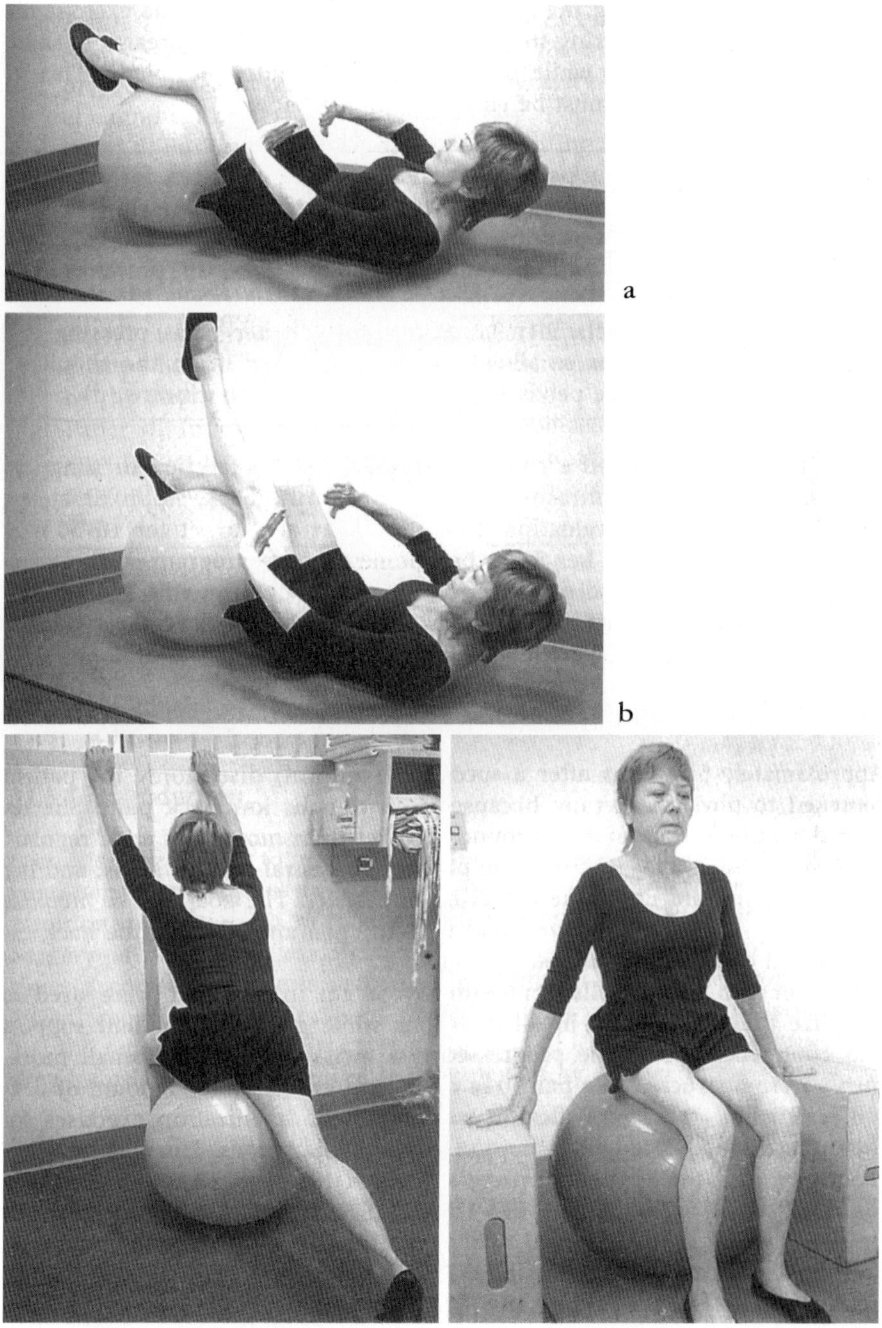

그림 11.22 **a.** 등부위에 다양한 문제를 가진 환자. Brunkow의 운동과 스위스 볼을 조합하여 몸통의 근력강화와 안정성을 도모한다. **b.** 위쪽 몸통을 굽히면서 한쪽의 다리를 올리고 신경구성체를 조용히 움직이기 시작한다. **c.** 창문의 아래 틀을 잡고 볼에 앉으면서 환자 자신이 등부위를 견인한다. **d.** 양측에 놓은 상자에 양 손을 올려놓고 자기 자신을 지지하여 등부위의 부담을 경감시키면서 '훌라춤"의 운동을 한다.

예	그림 11.22 c, d. 이 환자는 자기 자신이 운동을 "고안"하고 있다. 예컨대, 자기가 자신을 견인하면서 통증을 경감시킬 수 있다(c). 스위스 볼에 앉은 채로 양 손으로 창문틀을 잡고 한쪽 다리를 펴 꼬리쪽으로 끌어당기도록 한다. 이 환자는 "카우보이" "저울" "도롱뇽" "그네", 이어서 "훌라춤"의 연습을 하였다(상세한 것은 9.1, 9.2, 9.7-9.10절을 참조). 이 때 양팔을 2개의 의자 또는 상자에 올려놓고 아래로 밀어붙여 등부위를 견갑대로 "매달도록" 하고, 골반을 좌우 또는 전후로 움직인다(d).

이 환자는 카이로프랙터(chiropractor)에게도 진료를 받고 있었고, 견인과 sling suspension 치료 그리고 등부위에 초음파치료를 받고 있었다. 초회 평가부터 대략 4주 후, 10분에서 30분간 앉아있을 수 있게 되었다. 그 후도 스위스 볼을 사용한 가정에서의 운동을 계속하고, 이 앉은 자세를 취하는 것이 괴로운 시간이었지만 일할 수 있게 되었다. 대략 8개월 후에 환자는 엉덩관절 전치환술을 받고, 물리치료를 여러 번 받았으나, 등부위의 상태는 양호하였다.

수술을 받은 환자

척추사이원반 절제(수술)가 잘 되고 약 5개월 경과하였으나, 요통이 계속되기 때문에 다시 물리치료를 받으러 왔다. 보행 시에는 지팡이가 필요하고, 약제나 "보통의" 요통운동으로는 통증이 제거되지 않았다. 신경 신장징후가 출현하여 움직이는 것이 두려웠으므로 운동이 어려웠다. 그래서 치료목표는 신경 구성체와 연부조직을 움직여, 등부위의 폄근과 배부위 근육의 근력강화와 안정성을 도모하기로 하였다.

스위스 볼의 운동으로 진행시키기 전에, 직경 약 55㎝의 피지오롤을 1개 내지 2개를 사용하여, 환자를 지지하여 안심감을 주면서 척추를 조용히 온갖 방향으로 움직였다. 최초는 통증이 없는 범위에서 조금씩 움직이도록 지시하고, 차츰 굽힘, 폄 그리고 옆 굽힘으로 움직이는 범위를 확대시켰다. 바로 누운 자세와 엎드린 자세에서 척추를 안정화시키는 운동을 지도하였다. 치료기간 중에 환자의 운동은 그림 11.22 b-d와 7.4c에서 보여준 운동으로부터 "섬게"의 운동(피지오롤 상에서 시행하고 척추 전체의 굽힘이 필요한 운동, 9.14절)으로 진행시켰다. 등부위를 펼 수 있는 운동 세 가지를 아래에 보여준다. "선수상"(9.18절), "금붕어"(9.15절) 그리고 "자기 자신이 시행하는 당나귀의 스트레칭"(9.4절)의 운동의 일부를 변경한 것이다.

예	그림 11.23. a. 환자는 양발로 밀어내면서, 중력에 저항한 폄을 연습한다. 근력강화를 위해서는, 차츰 양팔을 중력에 저항하여 올려서 머리의 자세정렬을 바르게 한다. b. 양 하지를 올리면서 양 손으로 밀어 볼을 굴린다. 허리부위의 근육으로 양 다리의 무게를 안정화시켜야 한다. 최초에는 이 운동을 엎드린 자세에서 시행하고 한쪽 다리를 올린다. 이어서 한쪽 다리와 반대 측의 팔을 그림 7.8에 보여주는 것처럼 올린다. c. 환자는 피지오롤 위에 바로 누운 자세가 되어 상부몸통을 신장한다. 엉덩관절 굽힘의 정도를 조절하여(중력의 도움을 받아) 허리부위를 폄한다. 이어서, 환자는 양발로 바닥을 밀어 자기 자신을 밀어내는 것처럼 굴려서 피지오롤에 지지된 등부위를 편다. d. 옆으로 누운 자세에서 옆 굽힘으로 작용하는 중력의 도움을 받아 신경 구성체를 움직인다. 이 자세로부터 환자는 중력에 저항하여 몸통 옆 굽힘근을 작동시켜 근력강화를 도모한다(그림 7.11 참조).

이 환자는 이들의 운동을 매우 인내심 있게 시행하였다. 그 결과, 걸어서 집에 돌아갔고 연습할 때는 지팡이를 잊고 있는 일도 있었다(그림 2.12도 참조). 피지오롤에서의 운동을 학습하고, 가정에서 스위스 볼을 사용한 운동을 계속하였다.

11.6 척추옆굽이증(척추측만증) (Scoliosis)

11.6.1 서론 (Introduction)

척추옆굽이증(scoliosis)의 원인은 여러 가지 생각할 수 있으나, 잘 알려진 것부터 아직 불명인 것까지 다양하다. 치료방법은 그 원인과 같은 정도로 여러 가지가 있다. 독일에서 종전부터 시행되고 있는 척추옆굽이증의 치료에서는, 상당한 중증 사례에서도 보존적 요법을 사용한다. 수술은 다른 많은 나라와 같이 자주 시행되지 않는다. 운동 이외에 코르셋(corset)이나 장구(brace)가 사용되는 일도 있다. Weiss(1992, 1994a)는 특발성 척추옆굽이증 환자의 남녀비율은 여성 4에 대해서 남성이 1이고, 10° 이하 측만의 증상사례에서도 그 비율은 변화가 없다고 보고하였다. 측만의 진행은 척추옆굽이증의 종류와 환자의 연령에 따라서 영향을 받는다고 생각되고 있다.

> 환자의 연령이 젊을수록 척추옆굽이증이 진행될 위험성이 커진다 (Weiss 1992, 1994a).

Hanke(1991)는 발달학적 운동학적 근거에 기초하여 물리치료기술을 발전시켰다. 그는 소아의 치료에 사용되고 있던 Vojta(1981)의 치료개념을 대략 25년 전부터 척추옆굽이증이나 자세에 장애가 있는 성인에 사용하기 시작하였다. 반사성 이동운동과 등부위 내재근의 근력강화에 기초한 자신의 치료개념으로 시행한 척추옆굽이증 환자의 치료 성공률은 높았다고 보고하고 있다(사신). Vojta와 Peters(1992)는 소아에 사용하고 있던 자기들의 치료원칙을 현재는 척추옆굽이증 환자도 포함하는 성인 환자에게 사용하고 있다.

Hardt(1994)는 척추옆굽이증 환자의 치료에 Vojta의 개념을 사용한 경험으로부터, 척추옆굽이증 환자는 등부위 근육의 협동성과 안정성이 불충분하고, 신체에 대한 알아차림과 균형반응도 부족하다고 언급하였다. 공간에서의 자동적 생리학적 자세제어의 결여도 문제이다. Weiss(1991)는 비대칭적인 자세일지라도 척추의 굽힘, 옆 굽힘, 돌림으로부터 운동을 시작하면, 갈비사이근, 등부위 내재근 그리고 배부위 근육의 활동이 개선된다고 지적하였다.

Schneider(1994)는 고유수용성 신경근 촉진기법(PNF)으로 치료한 53명의 환자의 치료결과를 보고하였다. 그 중의 32명은 치료 전에 Chêneau 코르셋을 장착하고 있었다. 치료에 의해서 가동성이 개선되고, 특히 등뼈부위에서의 개선이 뚜렷하고 대칭성이 좋아져 자세와 운동에 대한 알아차림도 개선되었다. 치료시작 시에는 어느 환자에게도 엉덩관절의 굽힘, 폄, 돌림의 운동장애가 있었

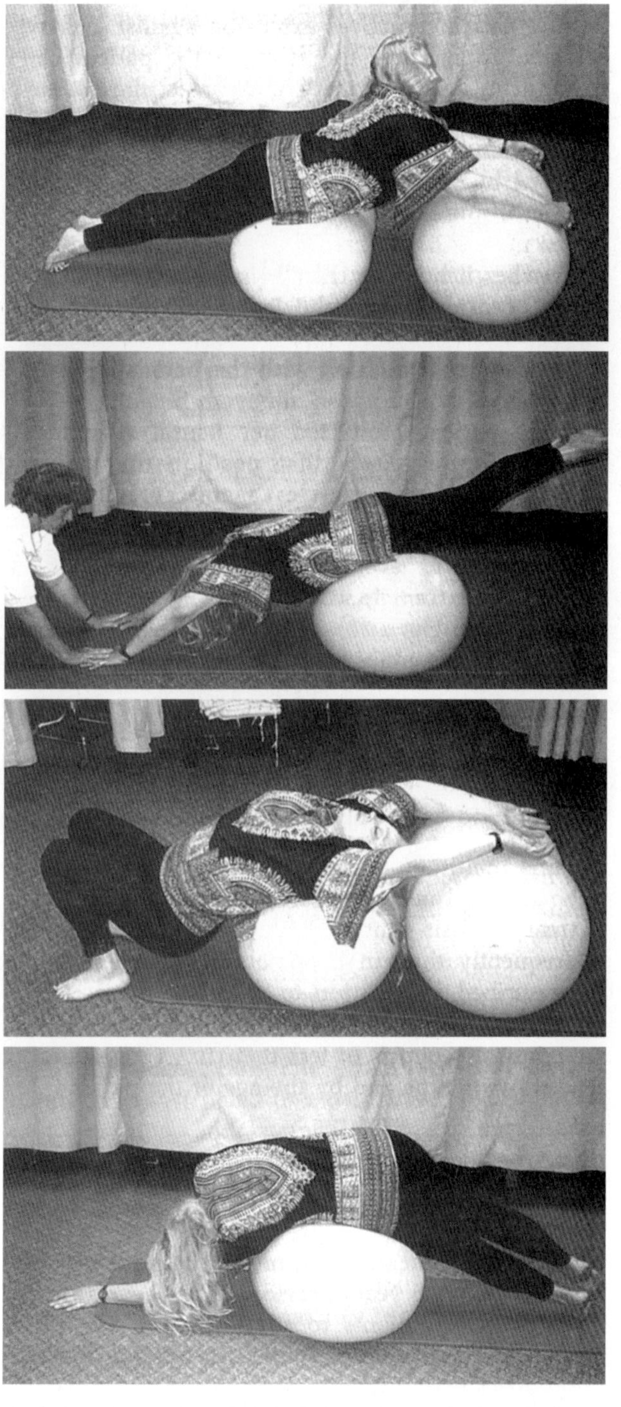

a

b

c

d

그림 11.23. 척추사이원반 절제의 허리부위 수술 후 5개월의 환자(그림 2.12와 같은 환자). **a.** 피지오롤 2개를 사용해서 중력에 저항하여 등부위를 움직인다("선수상" 의 운동을 변경). **b.** 허리등부위가 지지된 상태에서 중력에 저항하여 양 다리를 올려 허리부위의 근력강화를 도모한다("금붕어" 의 운동). **c.** 등부위가 지지된 상태에서 중력의 도움을 받아 등부위를 펴서 움직인다. **d.** 등부위가 지지된 상태에서 중력의 도움을 받아 옆 굽힘으로 움직인다.

으나, 이들도 치료와 더불어 개선되었다. 폐활량도 개선되고 있었다. Ozarcuk(1994)는 척추옆굽이증 환자에게 고유수용성 신경근 촉진기법(PNF)을 사용한 임상사례를 소개하였다.

Schroth(Hennes 1994; Lehnert-Schroth 1975, 1991, 1992; Weiss 1994b)의 치료체계는 독일에서는 널리 인지되어 있으며, 1921년 이전부터 사용되고 있다. 이 치료는 3개 분야로 나뉜다. 우선 치료기간 중에 일상생활을 지내는 방법을 습득시켜 척추옆굽이증의 진행을 촉진하는 것 같은 행동이나 운동을 피하도록 시킨다. 또한, 척추와 사지의 가동성과 안정성을 증가시키기 위해 개개의 특성에 맞춘 운동을 학습시킨다. 그리고 정신적 훈련(mental training)을 받게 한다. 호흡자극과 호흡운동은 척추옆굽이증 치료의 일부로 되어있다.

> Schroth의 치료체계는 감각운동계에 대한 운동감각의 개선이고, 감각운동계의 피드백 기전을 이용하고 있다(Weiss 1994b).

Weiss(1994b)는 양호한 치료결과를 보고하였다. 그것에 따르면 181 증상사례 중(여성 156명, 남성 25명) 25% 이하의 증상사례에서 6° 이상의 측만이 서서히 진행하고, 57%에서 변화가 없이 안정되며, 18%에서 6° 이상의 만곡의 저하가 관찰되고 있다. Weiss는 또한 Katharina Schroth 진료소에서 4에서 6주간의 치료를 시행하고 그 전후의 X선 사진의 변화를 107명의 환자에서 평가하여 44%의 증상사례에서 5°의 개선을 보았다. 심폐기능에서는 폐활량이 400~500 ㎤ 증가하고 이에 더해서 통증이 의미 있게 감소하였다.

20세기의 초두에 Klapp(1990)이 고안한 척추옆굽이증 치료를 위한 포복운동(crawling exercise)은 독일의 물리치료사에게는 매우 친숙한 것이다. 오늘날의 치료에서는 척추옆굽이증을 과교정하는 것보다 안정성을 높여 좌우 대칭성을 중요시하는 것에 중점을 두고 있으나, 이들의 운동은 여전히 좋은 치료가 된다. 일부의 치료사는 Beckers(1987)가 제창하고 있는 등척성 운동을 시행하고 있다. 이것은 금세기 초에 척추옆굽이증 환자를 치료한 von Niederhöffer의 생각에 기초하고 있다. Ociepka(1944)는 척추옆굽이증의 볼록(凸)측의 근육의 근력강화에 expander와 같은 기구를 사용하였다. 그는 Boston brace나 Chêneau 코르셋을 장착 중인 환자에게도 이 도구를 사용시키고 있다.

11.6.2 치료목표와 방법 (Treatment Goals and Approaches)

어떤 치료를 시행한 경우에도 공통의 목표는 아래와 같다.

- 특히 배부위와 등부위의 내재근의 근력강화에 의해서 척추의 안정성을 높인다.
- 신체에 대한 알아차림을 높여, 잘못된 자세와 습관을 자기 수정한다.
- 척추 또는 가슴우리와 사지의 가동성을 높인다.
- 좌우 대칭성을 획득한다.
- 폐활량을 증가시킨다.
- 통증을 경감시킨다.

당연하지만 환자를 지도하여 장애와 더불어 사는 것과 매일을 활동을 이에 따라서 맞추는 것도 학습시킨다.

아래와 같은 치료방법이 있다.

- 신체에 대한 알아차림(awareness)을 높이는 연습
- 고유수용감각의 개선
- 균형과 협동성의 운동
- 관절가동범위운동
- 도수치료
- 연부조직 mobilization
- 근력강화운동
- 호흡운동

스위스 볼은 가정에서 사용하기 쉬우므로, 척추옆굽이증을 치료하는 데에 도움이 되는 도구로 되어있다. 볼은 불안정하므로 운동 중에 환자는 좌우를 대칭으로 하도록 대응을 강요당한다. 균형과 협동성이 반드시 필요하고, 아울러서 근력과 가동성을 함께 치료할 수 있다. 환자는 통증이 경감하였다고 보고하였다. 또한, 보통은 그 사람의 필요에 따라 운동을 개별화하므로 운동에 대한 의욕이 향상된다고 느끼고 있다. 아래에 몇 가지의 예를 보여준다.

11.6.3 치료사례 (Treatment Examples)

예	그림 11.24 58세의 환자이다. 척추옆굽이증이 원인이 되어 2차적으로 발생한 등부위통증의 치료를 위해 물리치료에 소개되었다. 환자의 목표는 등부위통증을 완화하기 위한 가정에서의 운동을 습득하는 것이다. 선 자세에서는 몸통과 머리의 좌우 비대칭성이 관찰된다. a. 등부위의 피부의 주름이 좌우 비대칭이고, 팔과 허리부위의 몸통 옆방향이 만드는 삼각형이 좌우가 같지 않다. 이에 더해서 머리, (팔이 좌우가 같지 않고 아래로 늘어져 있다) 견갑대 그리고 골반이 각각 다른 방향으로 돌고 있다. b. 몸통 전면의 가슴우리의 좌우 대칭성이 상실되어 있다.

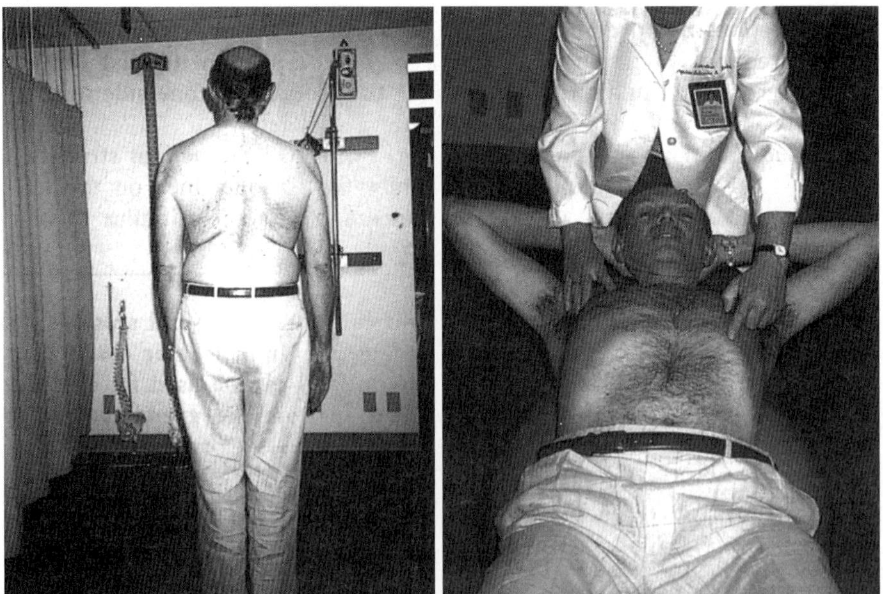

a b

그림 11.24 **a.** 척추옆굽이증 환자. 뒤쪽에서 보면 선 자세에 명백한 비대칭성이 있다. **b.** 몸통 전면의 가슴우리의 대칭성이 상실되어 있다.

가정에서의 운동 프로그램에는 다음과 같은 운동이 포함되어 있다.

- 좌우 대칭성을 실현하여 근육의 균형을 개선한다.
- 딱딱하게 긴장된 근육을 신장한다.
- 몸통근의 근력강화

포지셔닝(positioning)에 대해서도 환자와 이야기를 나누고, 자세의 치우침(deviation)을 환자에게 알아차리게 한다. 호흡을 관찰하고, 필요에 따라 운동을 지도한다.

예	그림 11.25. a. 몸통 양측의 균형을 잡기 위해 "양손으로 걷다" 운동(9.16절 참조)을 환자에게 시행시킨다. 치료사는 환자에게 촉각에 의한 단서를 제공하고 있다. 이 환자에게는 볼을 똑바로 굴리고, 스위스 볼 위에 양 다리를 유지하는 것은 어렵다. b. 환자가 몸통 아래에 양 다리를 끌어들여 "섬게"(9.14절 참조)의 자세가 되었다. 다음으로 이 자세를 약간 바꿔 "술 취한 섬게"를 시행시킨다. 이 자세에서 양 무릎을 한쪽에서 한쪽으로 움직여 볼을 좌우로 굴리고, 골반과 하부몸통을 돌림시킨다. 환자는 바로 어느 쪽으로 움직이는 것이 어려운지 알아차리고, 양측을 같게 움직이려고 노력한다. c. "섬게" 운동의 최종자세에서 환자에게 양 무릎을 굽히게 하고, 치료사가 몸통 후면의 연부조직 mobilization을 시행한다. 환자도 몸통 후면의 신장된 부분에 숨을 들이마시도록 하면 좋을 것이다. d. 치료사는 환자에게 촉각에 의한 단서를 제공하고, 양 어깨를 하방으로 내리게 하여, 등부위를 펴고 양 하지를 올린다(9.15절 "금붕어"를 참조). 근력과 정교성과 균형이 요구된다. e. 환자가 "그네"의 운동(9.10절)을 시행하고, 고유수용감각의 치료를 위해 좌우 대칭의 자세에서 척추에 부하를 걸거나 부하를 제거하거나 한다. f. 몸통을 신장하기 위한 Klapp 운동을 변경한 것이다. 우측 팔과 머리를 큰 스위스 볼에 올려놓고 우측 다리를 반대방향으로 당긴다. 치료사는 우측 팔과 다리의 운동방향을 수정하여 교정이 가장 잘 이루어지도록 한다. 그리하고 나서 반대방향으로 운동을 시행한 경우와 비교하면

좋을 것이다. 잘못된 운동을 교정하여 좌우 대칭을 실현함에 있어 한쪽 만의 운동을 시행하는 편이 좋은 경우도 있다.
g. 큰(65㎝) 스위스 볼 위에서 바로 누운 자세를 취하게 하고 이 환자의 배부위 근육의 근력강화를 시행한다. 특히 좌측의 배빗근을 단련시키고 있다. 치료사는 근육기능의 개선을 도모하기 위해 저항과 촉각자극을 가하고 있다.

이들 이외에도 여러 번의 치료에서 환자가 학습할 수 있는 운동이 수많이 있다. 예컨대, "카우보이"(9.1절), "저울"(9.2), "인도의 불도 수행자"(9.3), "선수상"(9.18), "가위"(9.19)를 사용할 수 있다. 추(weight)나 정항 없이 환자가 운동을 시행할 수 있게 된다면 8.3절에 언급한 것 같은 세라밴드를 사용한 운동을 시행하는 것도 좋을 것이다.

예

그림 11.26. 앞과는 별개의 성인 환자이고 중증의 척추옆굽이증이 있으며 호흡능력이 저하하여 있다.
a. 앉은 자세에서 척추 변형이 분명이 관찰된다.
b. 몸통의 좌측을 지속적으로 신장하기 위해 55㎝의 스위스 볼을 사용하고 있다. 환자는 왼손으로 스위스 볼을 앞쪽으로 밀고, 다시 거기서부터 약간 우옆방향향으로 굴려서, 몸통이 보다 좌우 대칭이 되도록, 또한 폐의 좌측 하엽(lower lobe)의 환기(ventilation)를 증가시키려고 하고 있다.
c. 환자의 몸통은 스위스 볼로 지지되어 있다. 우측 팔은 아랫팔을 뒤침하고, 팔굽관절에서 굽혀 어깨 돌림을 하고 있다. 좌측 팔은 앞쪽으로 펴고 몸통의 좌측은 지속적으로 신장되어 있다.
그림 11.27. a. 뇌성마비이고 중증의 척추옆굽이증이 있는 18세의 환자.
b. 치료사는 자기가 치료하기 쉽도록 스위스 볼을 사용하여 앉은 자세에서 환자의 몸통의 폄과 지속적 신장을 도모하고 있다.
c. 환자는 지지되어 편안하게 앉아있다. 치료사는 몸통과 머리를 조절할 수 있고, 그리고 호흡운동을 시행하고 있다(측면에서).

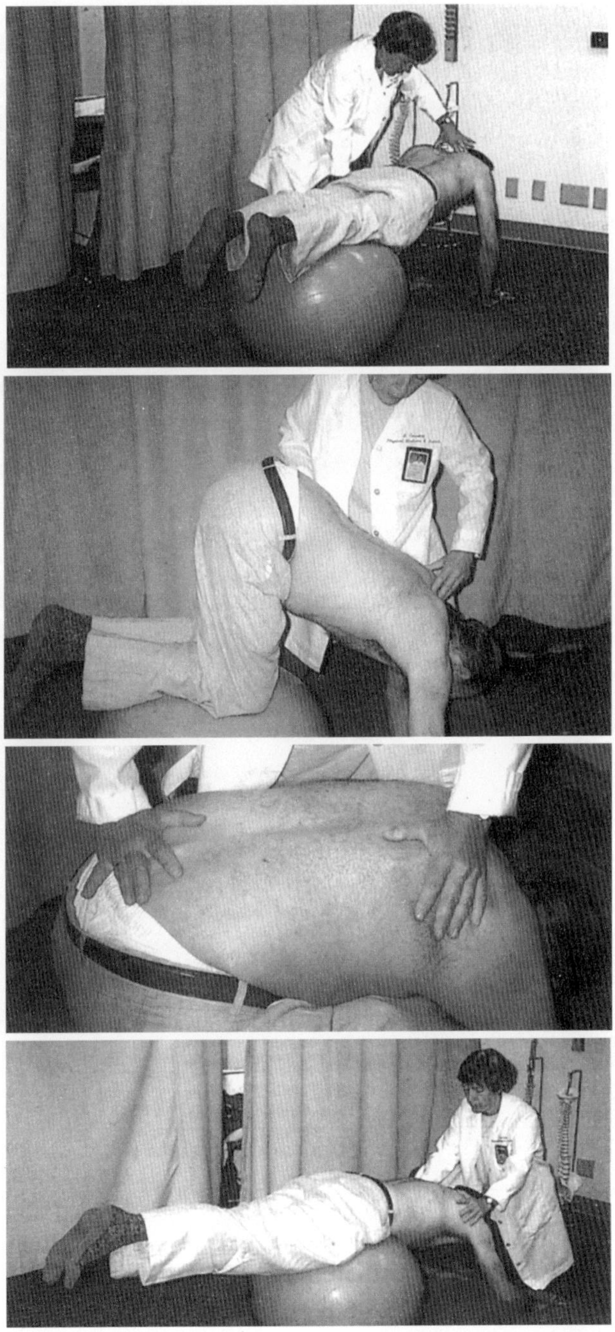

a

b

c

d

그림 11.25. **a.** "양손으로 걷다" 운동을 시행하여 몸통근으로 균형을 잡으려고 한다. **b.** 배의 근육을 치료하기 위해 환자는 몸통 아래에 양 다리를 끌어들이고 있다. **c.** "섬게"의 운동의 최종자세에서 연부조직의 mobilization을 시행할 수 있다. **d.** 촉각을 단서로 환자는 양 어깨를 아래로 내려 등부위와 양 다리를 편다. **e.** "그네"는 척추의 고유수용감각을 치료하는 좋은 방법이다. **f.** Klapp운동을 변경하여 몸통을 신장하고 있다. **g.** 스위스 볼 위에서 바로 누운 자세가 되어 배의 근육을 중력에 저항하여 단련하고 있다.

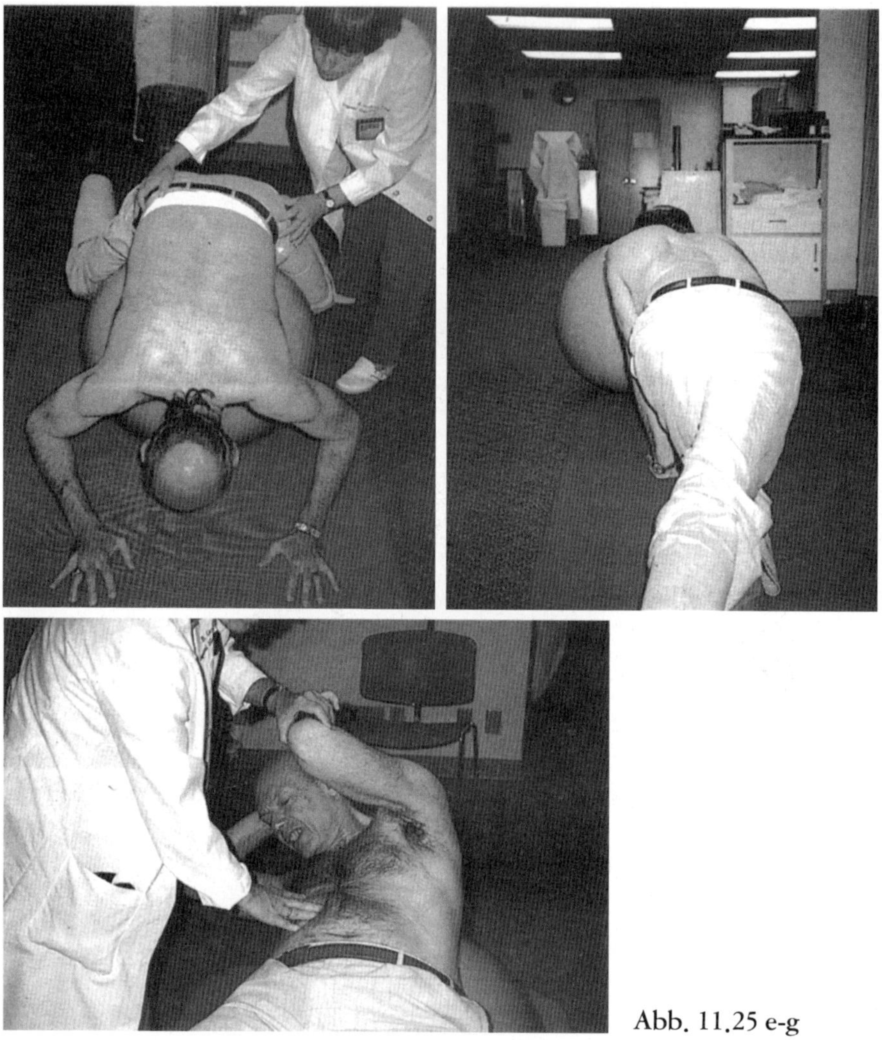

e f g

Abb. 11.25 e-g

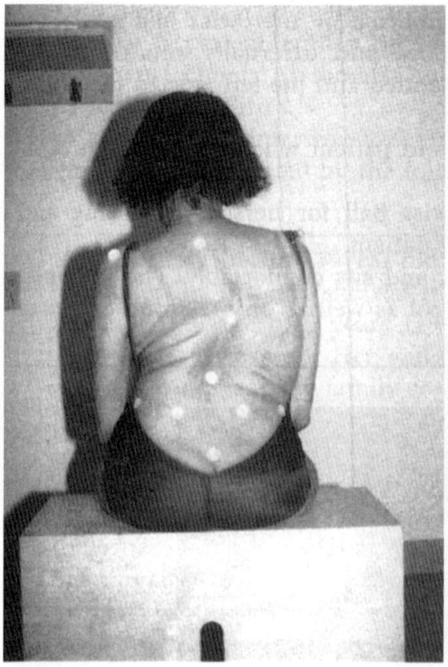

a

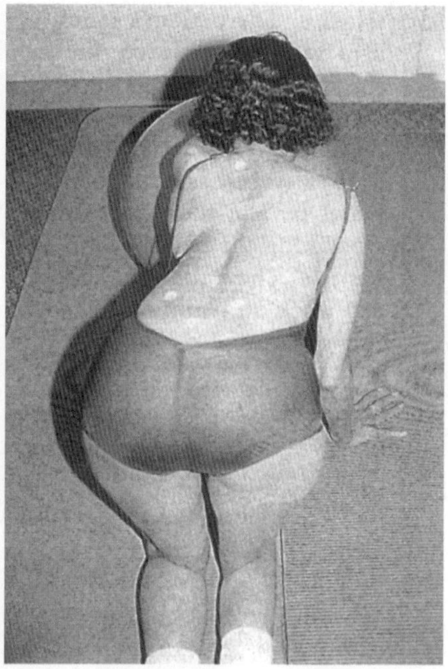

b

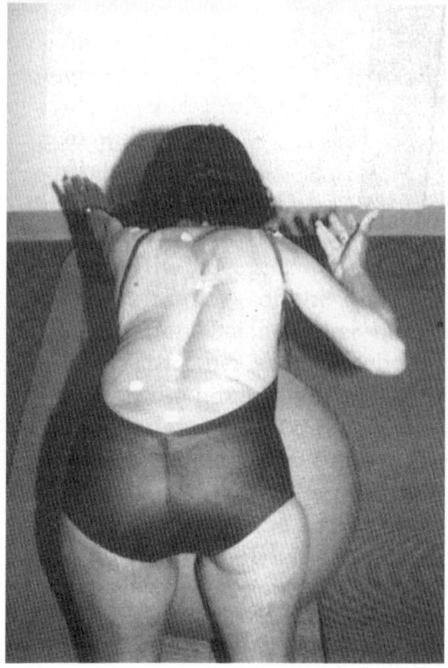

c

그림 11.26 **a.** 중증의 성인 척추옆굽이증 환자의 앉은 자세. **b.** 오른팔로 자기의 신체를 지지하면서 스위스 볼을 사용해서 좌측을 펴고 있다. **c.** 볼로 몸통을 지지하고 좌측을 지속적으로 신장하여 상부몸통의 근력강화를 도모하고 있다. (출처 : Flynn TW(1996) The thoracic spine and rib cage 중의 Carrière B(1996) Therapeutic exercise and self correction programs, Butterworth-Heinemann, Boston).

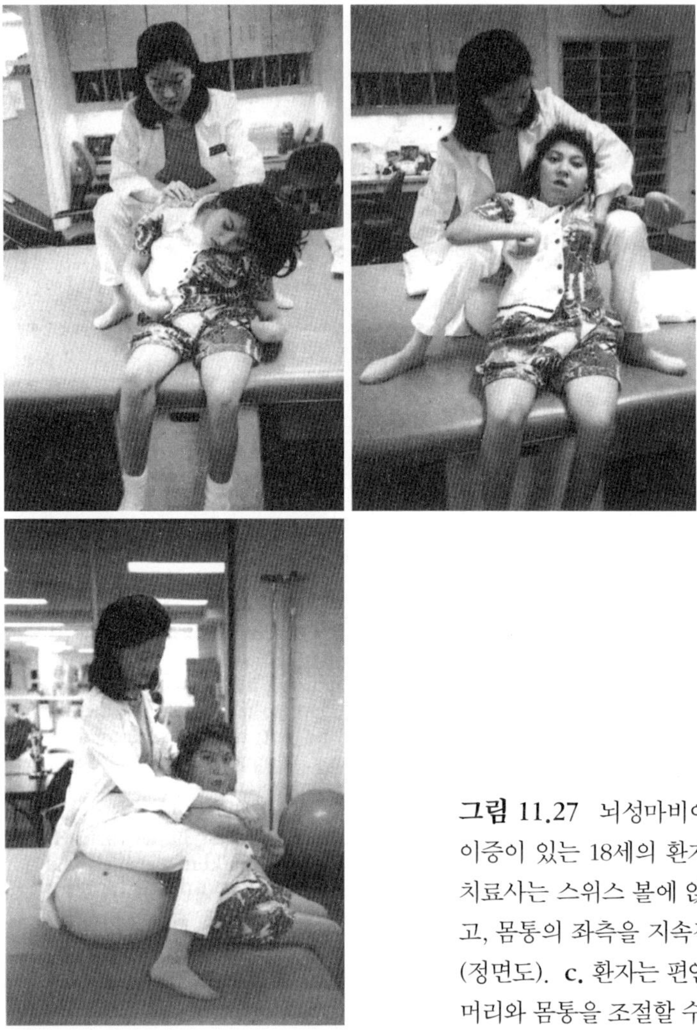

a b c

그림 11.27 뇌성마비이고 중증의 척추옆굽이증이 있는 18세의 환자. **a.** 앉은 자세. **b.** 치료사는 스위스 볼에 앉아 환자의 몸통을 펴고, 몸통의 좌측을 지속적으로 신장하고 있다(정면도). **c.** 환자는 편안하게 앉고, 치료사는 머리와 몸통을 조절할 수 있다(측면도).

척추옆굽이증 환자 치료를 위한 스위스 볼을 사용한 운동은 이 밖에도 아직 많이 있다. 대부분의 치료사는, 생각이 다른 다양한 치료방법으로부터 운동방법을 선택하여 환자의 능력과 필요에 따라서 이들의 운동을 그 환자에게 조합하여 제공하고 있다.

정형외과, 신경학 그리고 부인과의 문제가 매우 복잡하게 얽힌 증상사례 연구를 아래에 나타냈다.

예

다음에 보여주는 것 같은 병력을 가진 9세의 소녀가 물리치료를 수진하였다. 그녀는 이제까지 건강(이 때 찔끔증(요실금)은 문제가 되지 않았다)하였다. 소녀는 5세 때(1993) 공원의 monkey bar에서 떨어졌다. 보행과 자세가 조금씩 악화하여, 다음 해 가족은 정형외과 의사에게 상담하였다. MRI에서는 L4-L5-S1에 척추전위증과 척추염이 관찰되었다. 증상이 악화하였으므로 척추고정술을 1995년에 시행하였다. 소변이나 대변실금은 관찰되지 않았다. 제1회째의 수술이 잘 되지 않아 환자의 보행과 자세가 다시 악화하였으므로, 1996년 8월에 2회째의 수술을 하였다. 2회째의 수술 후에 마미증후군(cauda equina syndrome)이 출현하였다. 그 4개월 후, 소녀가 물리치료 평가를 받았을 때는 배부위 영역과 S2와 S3영역에 감각탈출(loss of sensation)이 인지되었다. 배뇨를 위해 1일 4회의 카테터(catheter) 도뇨가 필요하게 되었다. 어머니에 따르면 항문조임근의 수의수축이 없어 배변조절을 할 수 없었다. 걸을 수는 있었으나 그 보행방법은 근육퇴행위축증 환자와 유사하였다. 무릎 폄근의 근력은 대략 2+와 5, 엉덩관절 굽힘근과 폄근은 3과 5, 엉덩관절 벌림근은 3+와 5였다. 발목관절 밑 발등굽힘근(dorsi-/plantar flexors)의 근력은 정상범위 내이고, 무릎 굽힘근 특히 무릎굽힘근(hamstrings)에 의존해서 신체의 균형을 잡고, 양 어깨가 앞쪽 돌출하여 있었다. 허리부위에는 통증도 있었다.

환자와 그 가족은 매우 열심이고, 적극적으로 주 2, 3회 물리치료를 받으러 왔다. 환자는 치료일기를 가지고 와서 새로이 시행한 운동을 기록하여 가정에서 시행하기 위한 운동의 메모로 하였다. 또한 그녀는 카테터 사용을 기록하여, 치료시작 후 수개월에서 학습하여 자기 자신이 그것을 시행할 수 있게 되었다. 치료시작 시부터 근력이 저하한 근육, 특히 골반대 근군이나 하지 근육의 치료만이 아니라, 소변과 대변 실금의 문제해결을 향해서 중점적으로 운동을 시행하였다.

환자의 부모와 상담한 다음에 환자에게 골반바닥이 그려진 그림을 주었다. 환자가 근육을 시각적으로 이해할 수 있도록 골격모형을 사용해서 근육의 위치나 그 작용을 설명하였다. 제14장에서 보여준 운동을 지도하고, 이에 더해서 골반바닥 근군의 근력강화와 골반바닥을 감각적으로 의식할 수 있도록 환자와 함께 그 이외의 운동도 고안하였다. 근력강화운동의 대상에 골반바닥 근육도 채택하여 호흡운동과 조합해서 시행한 것이 매우 도움이 되었다. 골반바닥 근육의 의식적인 이완(relaxation)도 연습하였다. 운동에 자기가 생각한 이름을 붙이게 하여, 환자가 기능적으로 시각화된 이미지(image)를 가질 수 있도록 하였다. "몸통을 전경시켜 볼을 굴리다(Lean Forward and Roll)"가 "짧은 배에 긴 배(Short Belly - Long Belly)"가 되었다(그림 11.28). 바로 누운 자세에서의 골반바닥 운동은 "골반을 바르게 하다(Pelvic Situp)", "집오리(Duck)"의 운동으로부터 만든 별개의 골반근육의 운동은 "무서운 고양이(Scary Cat)"라 이름 붙였다. 환자는 또한 "우로 가서 멈추고, 좌로 가서 멈추다(Right Stop - Left Stop)"를 연습하였다(그림 11.29). "부활절의 토끼"의 운동을 사지와 골반바닥 근육의 근력강화운동으로서 사용하였다(그림 11.30). 골반바닥 근육의 근력강화를 시행하면서 근력저하가 있는 넙다리네갈래근의 근력강화를 도모하기 위해 "걷어차고, 걷어차고(Kick and Kick)"의 운동을 사용하였다(그림 11.31).

대략 4주간 치료하여 최초로 관찰된 개선점은 여전히 좌약을 사용해야 하지만, 대변의 조절이었다. 이 시점에서는 거의 수의적 배뇨는 없었다. 잔뇨량이 많은 상태였다. 물리치료를 거의 3개월 시행한 시점에서 방광이 가득 찬 것을 느끼면 이전보다도 자주 자발적으로 배뇨를 하게 되었다. 잔뇨량은 카테터 배뇨 때보다 적어지는 것이 잘 관찰되었다. 어머니의 말에 따르면 좌약을 사용할 때 항문 조임근에 약간의 수축이 관찰되었다. 배뇨는 특히 치료 후 개선되었다. 패드가 젖거나 축축해져 있는 것은 3, 4일에 1회로 감소하였다. 이전에 검사한 근력은 어느 것도 개선되고, 무릎굽힘근의 길이가 개선되었으므로 자세와 보행이 개선되었다. 자기 자신을 지지하기 위해 단축된 근육에 의존하지 않아도 괜찮게 되었다. 전체적으로 가동성이 개선되고 등부위통증을 호소하지 않게 되었다. 복학하였으나, 사지와 몸통근의 근력강화와 골반바닥 치료를 위해 물리치료는 계속하였다.

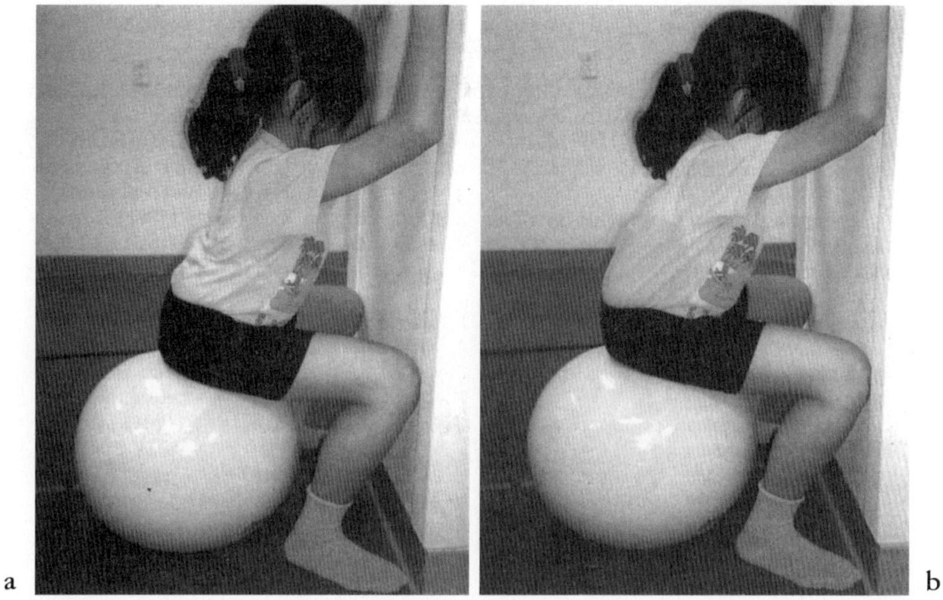

그림 11.28 "긴 배와 짧은 배(long Belly - Short Belly)"[제14장 "앉아서 굴리다(Roll On)" 참조]. **a.** "긴 배". 흡기(inhalation)와 허리뼈 폄을 골반바닥 근육의 이완과 조합하여 시행한다. **b.** "짧은 배". 호기(exhalation)와 골반바닥 근육 수축을 조합하여 시행한다. 가슴우리와 양 무릎은 공간에서 고정하여 움직이지 않도록 한다. 운동은 궁둥뼈결절로부터 시작하도록 한다. 볼은 마루면을 전후로 구른다.

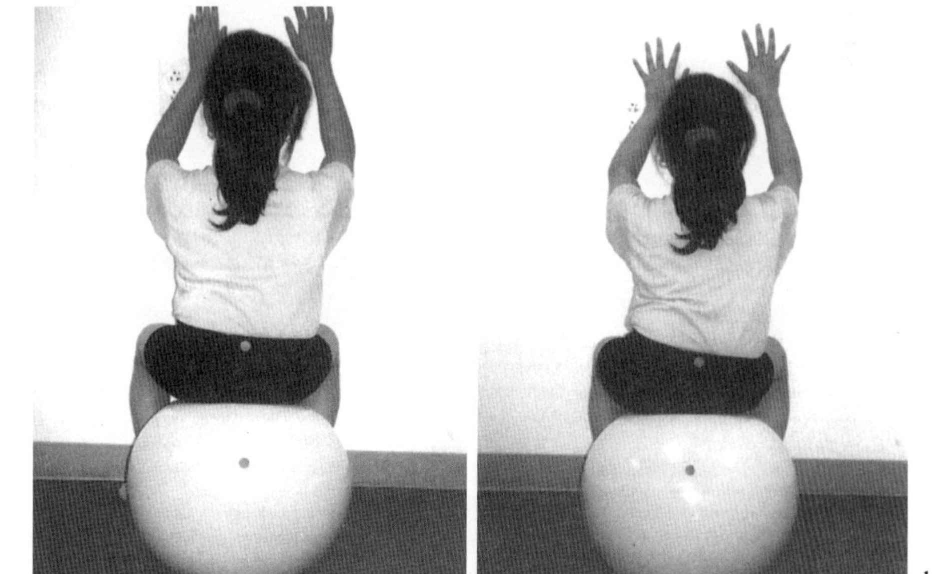

그림 11.29 a. b. 환자는 그림 11.28a에 나타낸 것과 같은 시작자세를 취하고 이마면상을 좌우로 볼을 굴린다. 이것은 중앙으로부터 좌로 움직이고 있다. 이 경우도 마찬가지로 좌골결절에 의해서 운동이 시작된다. (14장 '우로 가서 멈추고, 좌로 가서 멈추다" 참조).

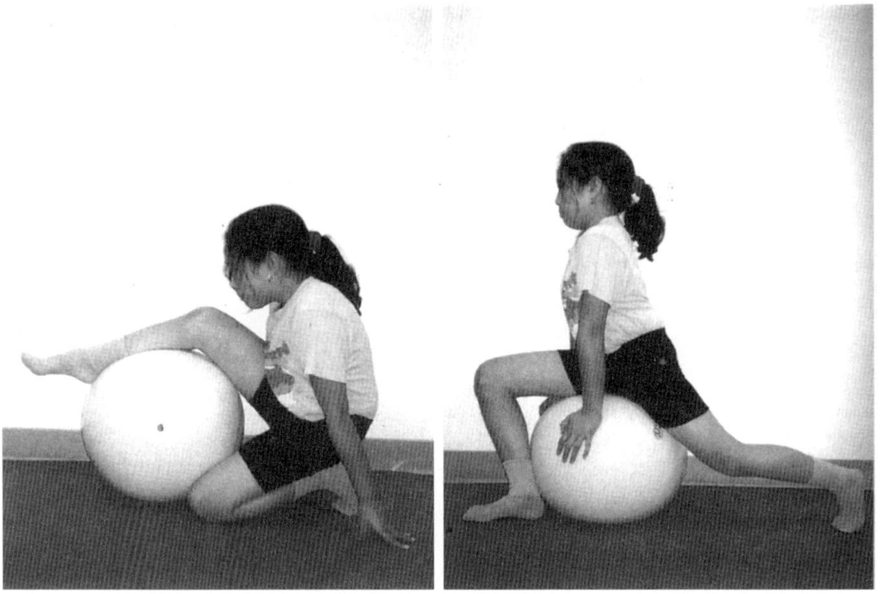

a b

그림 11.30 a, b. "부활절의 토끼" 의 운동(9.26절)에서는 볼을 마루면에서 앞뒤로 굴린다. 그리고 넙다리네갈래근의 운동갈래과 감각갈래의 근육활동을 끌어낸다(최종자세는 브리지 활동). 궁둥뼈결절을 사용하여 볼을 공간에서 고정한 앞쪽의 무릎 쪽으로 굴림으로써 골반바닥 근육의 근육활동을 끌어낸다.

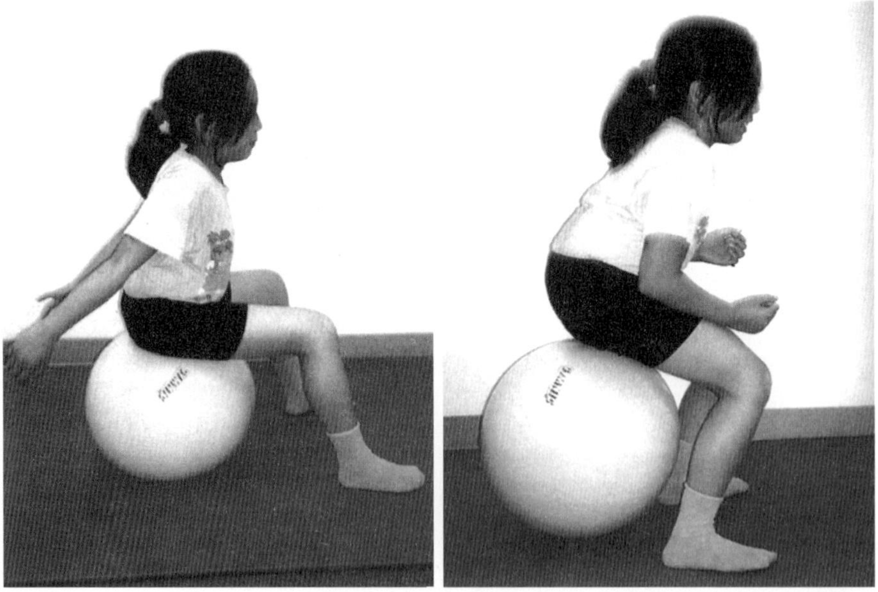

a b

그림 11.31 a, b. "걷어차고, 걷어차고" 의 운동(제14장 참조)의 변경판(adapted version)을 연습하고 있다. 이것으로 넙다리네갈래근의 근력을 강화하고 허리뼈를 굽힘 폄으로 움직여 골반바닥 근육의 속근섬유(fast-twitch fibers)를 치료한다.

참고문헌 (References)

Albrecht S, Köhler V, Hardt F, Rossignol C, Le Blond R, Schluter S (1996) Effiziens der kontinuierlichen Kryotherapie in der Frührehabiliation nach elektivem, endoprothetischen Hüftgelenkersatz. Krankengymnastik 48(8):1194-1202

Alvemalm A, Furness A, Wellington L (1996) Measurement of shoulder joint kinaesthesia. Manuelle Ther 1:140-145

Becker E (1987) Skoliosen-und Diskopathienbehandlung, 10th end. Fischer, Stuttgart

Bold RM, Grossmann A (1989) Stemmfuhrung nach R. Brunkow, 5th edn. Enke, Stuttgart

Brems, JJ (1994) Rehabilitation following total shoulder arthroplasty. Clin Ortho Relat Res 307:70-85

Brewster C, Moynes Schwab DR (1992) Rehabilitation of the shoulder following rotator cuff injury or surgery. J Orthop Sports Phys Ther 18(2):422-426

Bronner O, Gregor E (1992) Die Schulter und ihre funktionelle Behandlung, 2nd edn. Pfaum, Munchen

Butler DS (1991) Mobilisation of the nervous system. Churchill Livingston, New York

Carrière B (1988) Edema: its development and treatment using lymph drainage massage. Clin Manage Phys Ther 8(5):19-21

Carrière Carrière B (1996) Therapeutic exercise and self correction programs. In: Flynn TW (1996) The thoracic spine and rib cage. Butterworth-Heinemann, Boston

Corrigan JP, Cashman WF, Brady MP (1992) Proprioception in the cruciate deficient knee. J Bone Joint Surg Br 74:247-250

De Carlo MS, Shelbourne KD, McCarroll JR, Retting AC (1992) Traditional versus accelerated rehabilitation following ACL reconstruction: a one year follow up. J Orthop Sports Phys Ther 15(6):256-364

Dreyer SJ, Dreyfuss PH (1996) Low back pain and the zygapophysial (facet) joints. Arch Phys Med Rehabil (77):290-300

Glencross D, Thornton E (1981) Position sense following joint injury. J Sport Med 21:23-27

Grant RN, McKenzie (1994) Mechanical diagnosis and therapy for the cervical and thoracic spine. In: Grant RN (ed) Physical therapy of the cervical and thoracic spine, 2nd edn. Churchill Livingstone, New York, pp 359-377

Hamilton C (1997) Segmentale Stabilisation der LWS. Krankengymnastik 49(4):614-622

Hamilton C, Richardson C (1997) Neue Prerspektiven zu Wirbelsauleninstabilitaten und lumbarem Kreuzschmerz: Funktion and Dysfunktion der tiefen Ruckenmuskeln. I. Manuelle Ther 1:17-24

Hanke P (1991) Unterrichtsskript Krankengymnastische Behandlung auf entwicklungskine-siologischer Grundlage (unpublished)

Hardt I (1994) Behandlungsprinzipien und Wirkungsmechanismen der

Skoliosebehandlung nach Vojta. In: Weiss HR (ed) Wirbelsaulendeformitaten. Fischer, Stuttgart, pp 41-45

Hennes A (1994) Behandlungsprinzipien und Wirkungsmechanismen der dreidimensionalen Skoliosebehandlung nach Schroth. In: Weiss HR (ed) Wirbelsaulendeformitaten. Fischer, Stuttgart, pp 67-72

Janda V (1986) Muscle weakness and inhibition (pseudoparesis) in back pain syndromes. In: Grieve GP (ed) Modern manual therapy of the vertebral column. Churchill Livingstone, New York, pp 197-201

Janda V (1991) Muscle spasm – a proposed procedure for differential diabnosis. J Manual Med 6:136-139

Janda V (1994) Muscles and motor control in cervicogenic disorders: assessment and management, 2nd edn. In: Grant R (ed) Physical therapy of the cervical and thoracic spine. Churchill Livingstone, New York, pp 195-215

Janda V (1996) Assessment of movement patterns in musculoskeletal disorders. Presented at the Workshop "Key Links to Musculoskeletal Dysfunction" at Kaiser Permanente Hospital, Los Angeles, 16-17 June, 13-14 August

Jobe FW, Pink M (1993) Classification and treatment of shoulder dysfunction in the overhead athlete. J Orthop Sports Phys Ther 18(2):427-432, 263-271

Kisner C, Colby LA (1990) Therapeutic exercises. Davis, Philadelphia

Klapp B (1990) Das Klappsche Kriechverfahren, 12th edn. Thieme, Stuttgart

Lee HWM (1994) Progressive muscle synergy and synchronization in movement patterns: an approach to the treatment of dynamic lumbar instability. J Manual Manipulative Ther 2(4):133-142

Lehnert-Schroth C (1975) Die Behandlung der Skoliose nach dem System Schroth. Krankengymnastik 9:322-327

Lehnert-Schroth C (1991) Dreidimensionale Skoliosebehandlung, 4th edn. Fischer, Stuttgart

Lehnert-Schroth C (1992) Introduction to the three-dimensional scoliosis treatment according to Schroth. Physiotherapy 78(11):810-815

Lephart SM, Kocher MS, Fu FH, Borsa PA, Harner CD (1992) Proprioception following ACL reconstruction. J Sports Rehab 1:188-96

Lephart SM, Warner JJP, Borsa PA, Fu FH (1994) Proprioception of the shoulder joint in healthy, unstable, and surgically repaired shoulders. J Shoulder Elbow Surg (3):371-80

List M (1996) Krankengymnastische Behandlung in der Traumatologie, 3rd edn. Springer, Berlin Heidelberg New York

Mangine RE, Noyes FR (1992) Rehabilitation of the allograft reconstruction. J Orthop Sports Phys Ther 15(6):294-302

McNair PJ, Stanley SN, Strauss GR (1996) Knee bracing: effects on proprioception. Arch

Phys Med Rehabil 77(3):287-289
O' Meara PM (1993) Rehabilitation following reconstruction of the anterior cruciate ligament. Orthopedics 16(3):301-306
Ociepka R (1994) Skoliose-Korrekturgurt – ein neues Hilfsmittel zur Kräftigung der Muskeln der konvexen Seite der Verkrummung. Krankengymnastik 46(7)925-928
Oehl M (1996) Die Bedeutung der aktiven Widerlagerung zur Stabilisation der Wirbelsaule. Krankengymnastik 48(5):694-701
Ozarcuk L (1994) Grundlagen der Skoliosebehandlung mit der proprioceptiven neuromuskulären Fazilitation in Weiss HR (ed) Wirbelsäulendeformitäten. Fischer, Stuttgart, pp 11-30
Posner-Mayer J (1995) Swiss ball applications for orthopedic and sports medicine. Ball Dynamics International, Denver
Sahrman SA (1993) Movement as a cause for musculoskeletal pain. In: Singer KP (ed) Integrating approaches. Proceedings of the Eighth Biennial Conference of the Manipulative Physical Therapists Association of Australia, 23-27 November, pp 69-74
Sashika H, Matsuba Y, Watanabe Y (1996) Home program of physical therapy: effect on disabilities of patients with total hip arthroplasty. Arch Phys Med Rehabil 77(3):273-277
Schneider G (1994) Behandlungsergebnisse der Skoliosebehandlung nach PNF in Weiss HR (ed) Wirbelsäulendeformitäten. Fischer, Stuttgart, pp 31-40
Shelbourne KD, Klootwyk TE, De Carlo MS (1992) Update on accelerated rehabilitation after anterior cruciate ligament reconstruction. J Orthop Sports Phys Ther 15(6):303-308
Shelbourne KD, Nitz (1990) Accelerated rehabilitation after anterior cruciate ligament reconstruction. Am J Sports Med 18(3):292-299
Shelbourne KD, Wilckens JH (1990) Current concepts in anterior cruciate ligament rehabilitation. Orthopaedic review XIX (11):957-964
Silfverskiold JP, Steadman JR, Higgins RW, Hagerman T, Atkins JA (1988) Rehabilitation of the anterior cruciate ligament in the athlete. Sports Med 6:308-319
Smith RL, Brunolli (1989) Shoulder kinesthesia after anterior glenohumeral joint dislocation. Phys Ther 69:106-112
Solomonow M, Baratta R, Zhou BH, Shoji EH, Bose W, Beck C, D' Ambrosia R (1987) The synergistic action of the anterior cruciate ligament and thigh muscles in maintaining joint stability. Am J Sports Med 15(3):207-213
Stanish WD, Lai A (1993) New concepts of rehabilitation following anterior cruciate reconstruction. Clin Sports Med 12(1):25-28
Umphred DA (1995) Limbic complex. In: Neurological rehabilitation, 3rd edn. Mosby, St. Louis, pp 92-117
Vojta V (1981) 3rd edn. Die zerebrale Bewegungsstorungen im Säuglingsalter. Enke,

Stuttgart 114-146

Vojta V, Peters A (1992) Das Vojta-Prinzip. Springer, Berlin Heidelberg New York

Weiss HR (1991) Elektromyographische Untersuchungen zur skoliosespezifischen Haltungsschulung. Krankengymnastik 43(4):361-369

Weiss HR (1992) The progression of idiopathic scoliosis under the influence of a physiotherapy rehabilitation programme. Physiotherapy 78(11)815-821

Weiss HR (1994a) Der Verlauf unbehandelter idiopathischer Skoliosen, eine Literaturubersicht. In: Weiss HR (ed) Wirbelsäulendeformitäten. Fischer, Stuttgart, pp 1-9

Weiss HR (1994b) Behandlungsergebnisse der dreidimensionalen Skoliosebehandlung nach Schroth in der stationären Rehabilitation. In: Weiss HR (ed) Wirbelsäulendeformitäten. Fischer, Stuttgart, pp 73-80

White SG, Sahrman SA (1994) A movement balance approach to management of musculoskeletal pain, 2nd edn. In: Grant R (ed) Physical therapy of the cervical and thoracic spine. Churchill Livingstone, New York pp 339-357

Wilk KE, Andrew JR (1992) Current concepts in the treatment of anterior cruciate disruption. J Orthop Sports Phys Ther 15(6):279-293

Yack JH, Collins CE, Whieldon TJ (1993) Comparison of closed and open kinetic chain exercise in the ACL deficient knee. Am J Sports Med 21(1)49-53

12. 내과나 외과의 외래환자의 치료

Medical/Surgical Outpatient Care

이 단원의 목표	
	• 스위스 볼을 유방절제나 종양절제 후의 환자에게 사용한다. • 수술 후에 자세장애가 출현한 환자를 치료한다. • 뼈엉성증(골다공증)의 환자에게 스위스 볼을 사용한다. • 강직척추염의 환자에게 적응이 되는 운동을 선택한다.

12.1 외과 환자 (Surgical Patients)

12.1.1 서론 (Introduction)

불의의 사고나 예측하지 못한 수술로 외상을 받음으로써, 정서면에 스트레스가 걸려 통증이 발생하거나, 자기 이미지가 왜곡되거나 하는 일이 있다. 또한, 외상에 의해서 발생한 신체상의 제한에 의해서 장기간에 걸쳐 직업복귀가 방해를 받거나, 생계유지를 빼앗기거나, 취미를 추구할 수 없게 되거나, 일상생활 활동에 지장이 생기거나 한다. 예컨대, 암에 의한 비정형적 또는 정형적 유방절제나 종양절제를 시행한 후, 화학요법이나 방사선요법과 같은 추가치료가 이루어져 회복경과가 길어지는 경우이다. 그 동안, 환자는 부종과 같은 합병증이나 암의 재발을 두려워한다. 이전에는 자립하고 있던 환자가, 일시적이나마 다른 사람에게 치료에 데려다 주도록 부탁하거나, 도움을 받아 가정생활을 하게 되는 일도 있다.

특히 큰 수술(예컨대, 배부위의 수술)을 받은 환자에서는, 경우에 따라서는 체중이 상당히 감소하고 가슴부위주위에 뻣뻣함이나 근력저하 그리고 뻗히는 느낌이 생기거나 한다. 가슴우리(흉곽)을 넓히기 어려운 경험을 한다. 감각장애, 운동감각에 의한 인식의 저하, 통증, 종창, 근력과 근지구력 저하가 일어난다. 불량 자세는 환자의 정서의 상태에 따라서 야기기는 것도 있는가 하면, 외상 후의 수술이나 가슴부위나 몸통을 수복하기 위한 수술 또는 그 양쪽을 목적으로 한 수술에 의해서 그 반흔(scars)이 당겨서 자세불량이 되는 일도 있다.

이러한 환자를 치료하는 치료사는 환자가 놓인 상태에 공감하는 것과, 치유경과와 관련된 조직의 치료에 대한 깊은 지식이 요구된다.

치료사는 환자가 갖고 있는 공포를 빨리 알아차려, 환자가 호소하는 것을 잘 들어주는 사람이고 관찰자이어야 한다. 어떤 환자는 통증과 공포를 감추려고 한다. 또 다른 환자는 잘 되는 것일까라고 지나치게 염려하고, 차츰 치유되고 있은 조직의 손상을 방지하기 위해 치료를 더 천천히 진행시킬 필요가 있는 것은 아닌가라고 생각하는 경우도 있다.

12.1.2 **평가** (Evaluation)

수술 후의 환자 평가는 다음과 같은 것을 시행한다.

- 피부를 좋은 상태로 유지하기 위해 반흔(scar)과 그 주위의 조직을 잘 검사한다.
- 피부온도와 종창이나 부종을 잘 검사한다.
- 감각 즉, 고유수용감각이나 운동감각의 장애를 확인한다.
- 관절가동범위를 측정한다.
- 연부조직, 신경조직의 긴장을 평가한다.
- 근력과 그 지구력을 평가한다.
- 자세를 평가한다.
- 할 수 있었던 기능적 운동과 할 수 없었던 것을 명확히 한다.

치료사는 환자가 가진 다른 의학적 문제, 통증, 복용하고 있는 약, 나아가서는 환자의 동기부여를 위한 취미에 대해서도 알고 있을 필요가 있다. 이러한 정보가 있으면 목적을 분명히 하게 하여 운동을 선택하고, 이것에 의해서 통증이 심해지지 않도록 계획할 수 있다.

> 환자가 일상생활에 복귀하여 다시 자립하기 위한 기능적 활동을 획득한다는 목표를 환자와 치료사는 공유하고, 쌍방 모두 그 실현을 향하여 최대한 노력해야 한다.

목표를 공유하게 되면 프로그램을 수행하는 가운데, 언제나 환자는 지시에 따라 적극적으로 참여한다.

이 책의 이제까지의 단원에서 수많은 치료방법을 소개하여왔다. 그것들은 이와 같은 환자의 치료에 도움이 된다. 표면에 나타나지 않은 잠재하는 외상 후의 문제나 의학적 문제에 대해서는, Flynn(1996), Cyriax(1982), List(1996), Travell과 Simon(1983, 1992), 그리고 Umphred(1995)가 언급하고 있다. 더 상세하게는 제10장도 참조하기 바란다.

12.1.3 치료방법 (Treatment Goals)

치료목표

- 자세와 정렬을 원상 복귀한다.
- 관절, 연부조직 그리고 신경조직의 가동성을 확대한다.
- 근력과 협동성의 개선을 도모한다.
- 고유수용감각을 회복한다.
- 가정에서의 치료 프로그램을 혼자의 힘으로 시행할 수 있게 한다.
- 일상생활활동에 복귀하여 취미생활을 재개할 수 있도록 한다.

치료계획

치료계획은 평가, 평가결과, 그리고 많은 시스템간의 상호작용의 통합과 해석에 기초하여 입안한다.

- 몸통과 사지의 근력강화운동
- 관절, 연부조직 그리고 신경구성체의 mobilization
- 근력강화운동과 조합된 균형과 협동성 운동
- 고유수용감각의 개선
- 가정에서의 운동 프로그램의 지도

주의사항

- 조직을 당기거나 파열시키거나 하지 않고, 창상과 반흔이 적절하게 치유되도록 한다.
- 수술 후 수개월 이상 경과해도 배출관(drain)이나 튜브를 삽입하고 있는 경우가 있으므로 이들을 확인한다.
- 방사선치료를 받은 조직은 정상적인 촉감이 상실되어 간단히 파열되므로 주의하여 온화하게 다룬다.
- 큰 수술이나 외상 후는, 자세를 갑작스럽게 변경하거나, 강한 힘으로 신속하게 반복하여 시행되는 치료에 환자는 불안해하거나 또는 견딜 수 없어 한다. 경우에 따라서는 혈압, 심박수 그리고 호흡을 감시할 필요가 있다.
- 통증을 일으키지 않도록 한다. 환자의 정서면의 상태에 배려한다.
- 환자가 새로운 운동을 처음으로 학습할 때는 지지 바닥면을 넓게 잡는다.
- 안전한 환경을 마련한다.

금기사항

> ! 림프절을 제거한 환자에게는 온열용 패드를 대거나 온열기기를 사용해서는 안된다. 림프부종을 일으킨다. 욕탕에 들어가거나 샤워를 하는 것만으로도 위험성이 있으며, 림프부종을 일으키는 계기가 되어버린다(Carrière 1988). 예컨대, 겨드랑림프절(axillary lymph)을 제거한 환자에게 스위스 볼을 사용해서 스트레칭을 시행할 때 어깨에 핫팩(hot pack)을 대서는 안된다.

12.1.4 치료 사례 (Treatment Examples)

다음에 2명의 환자의 치료를 소개한다. 1명은 유방절제술을 받고, 또 한사람은 교통사고로 전면적 개복수술을 받은 환자이다. 두 증상사례 모두 운동의 제한과 자세장애가 현저하게 되어서 비로소 환자(또는 그 가족)가 물리치료를 요청하게 되었다.

유착성어깨관절염은 보통 정형외과의사가 치료하므로, 그 치료사례는 제11장에서 소개하였다. 제11장에서 언급한 어깨관절 질환의 환자에게 사용되는 운동은 어느 것도 유방절제 후의 환자에게 사용할 수 있으나, 수술을 시행하였으므로 치료사는 어깨의 환자보다 치료를 천천히 진행시켜야 하는 경우가 있다. 최근에 수술방법이 바뀌어, 침습이 이전보다 적어졌지만(가슴근육군은 현재는 보통 그대로 온존되어 있다), 근본 치료적 유방절단의 환자에서는 여전히 침습이 광범위하게 걸쳐있다.

치료사는 특히 주의하여 앞톱니근(serratus anterior muscle)의 검사를 해야 한다.

> *겨드랑림프절 제거 후*에 일시적으로(경우에 따라서는 영속적인) *앞톱니근 마비*가 되는 환자가 있다. 이것은 수술 중에 긴가슴신경(long thoracic nerve)이 손상되기 때문이다.

이 마비는 가역성의 것이 많고(Duncan et al 1983), 액와 곽청을 수반한 선상부분절제를 받은 환자보다 비정형유방절제 환자에게 흔히 관찰된다(Gutman et al 1990).

유방절제 후

유방절제술(오른쪽)을 받고 2개월 반이 경과한 50세의 환자가 오른팔의 부종이 심해져 물리치료를 받으러 왔다. 수술 후의 가정 프로그램을(간호사가 건네준 지시서에 따라서) 시행하여 왔으나, 부종이 출현한 것에 더하여 오른쪽 어깨관절의 가동성이 저하하였다.

환자는 우선 림프 부종의 치료를 받고, 그리고 어깨의 가동성 개선과 근력강화를 도모하기 위해 스위스 볼을 사용한 운동을 지도받았다. 당초 환자는 오른쪽 어깨관절이 경직된다고 호소하였다. 관절가동범위는 대략 앞굽힘이 130°, 가쪽돌림이 70°로 제한되고, 근력은 전체적으로 양(fair)[3] 정도였다. 환자는 키가 보통인 사람이었기 때문에 직경 55㎝의 스위스 볼을 건네주고, 제11장(그림 11.16, 11.17)과 제2장(그림 2.11)의 운동을 시행하게 하였다. 초회 평가로부터 4주 후(수술로부터 3개월 반 후) 환자의 기능적 운동과 근력은 개선되고 일상생활활동에 복귀할 수 있었으나, 수술실에 근무하는 간호사로서의 업무에는 화학요법이 계속되고 있었기 때문에 아직 복귀하지 못하고 있다.

예

그림 12.1. a. 환자는 먼쪽의 지레의 팔로부터 상지를 움직인다(5.7절도 참조). 팔의 무게는 스위스 볼에 맡긴다.

b-d. 환자는 몸쪽의 지레의 팔과 먼쪽의 지레의 팔과 지지점(어깨관절)으로부터 각각 움직임을 만들고 있다. 손바닥을 위로 향하거나 아래로 향하거나 함으로써 운동에 돌림을 가하고 있다(b, c). 환자는 무릎을 꿇고 앉은 자세에서 오른쪽으로 다리를 비스듬히 풀고 앉음으로써 몸쪽의 지레의 팔(몸통과 견갑골)로부터 돌림을 가한다(d; 운동방법에 대해서는 5.7절 참조).

e-g. 환자는 스위스 볼을 등부위(back)로 돌린다. 이것은 신변동작을 위해 기능상 필요해지는 가동범위를 획득하는 데에 도움이 된다. 이 운동을 몸통의 주위를 오른쪽돌림과 왼쪽돌림의 양방향으로 시행한다.

h. 환자와 벽 사이에 볼을 놓고 기대어, 어깨 벌림, 척주 폄과 돌림의 연습을 한다. (역자 주 : 볼을 몸통의 돌림으로 굴리면 척주의 폄 · 돌림이 강조되고, 볼을 발의 이동으로 굴리면 어깨의 벌림 가쪽돌림이 보다 강조된다).

i. 견갑대를 확고하게 고정하여 몸통을 돌림시킨다. 몸쪽의 지레의 팔이 움직여 오른쪽 어깨관절이 수평벌림 한다.

j. 양 아래팔으로 신체를 지지함으로써 대상운동(evasive movement)이 적어지도록 한다. 환자는 먼쪽 측의 고정점인 팔꿈치관절은 바닥에 붙인 채로로 하고, 몸쪽의 지레의 팔과 지지점을 움직인다. 이 자세는 손목관절로 자기의 체중을 지지할 수 없는 환자를 치료하는 경우에도 편리하다.

k. 스위스 볼 위에서 바로 누운 자세를 취함으로써 중력의 도움을 얻어 상지를 앞굽힘으로 움직이는 운동을 시행할 수 있다. 여기서는 환자는 왼쪽 팔로 운동을 돕고 있다. 움직였을 때에 안정성을 유지하기 위해 지지 바닥면을 넓게 잡도록 하고 있는(양발을 넓게 벌린다) 것에 주의하기 바란다.

이 자세에서 치료사는 환자의 머리 쪽으로 서서 양 손목관절을 잡고, 환자에게 엉덩이부위를 발꿈치 쪽으로 당기도록 시킬 수도 있다. 환자가 몸쪽의 지레의 팔을 당김으로써 어깨의 앞굽힘의 가동범위가 개선된다. 양 손목관절이 고정점이 된다(그림 6.5).

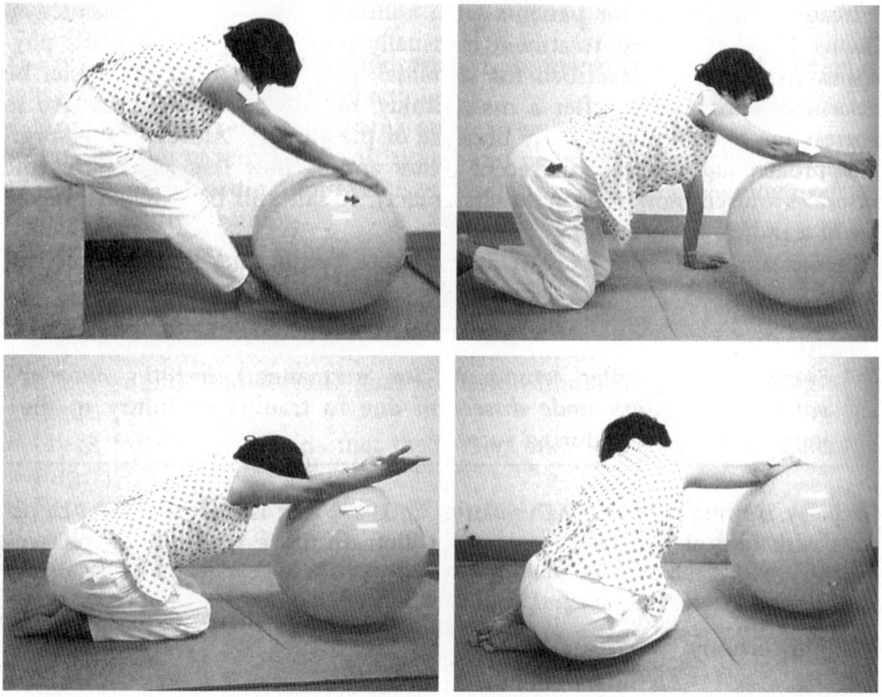

a b c d

그림 12.1 a. 환자는 먼쪽의 지레의 팔에서부터 상지를 움직이고 있다. b-d. 어깨관절의 가동성을 각각 몸쪽의 지레의 팔과 먼쪽의 지레의 팔, 그리고 지지점으로서의 어깨관절을 움직임으로써 끌어내고 있다. e-g. 스위스 볼을 등부위로 굴리면서 돌리고 있다. 이 운동은 신변동작에 필요한 기능적 운동 가동범위를 획득하는 데에 도움이 된다. h. 환자와 벽 사이에 볼을 놓고 기대서 어깨 벌림과 가쪽돌림, 척주 펴기 연습을 한다. i. 오른쪽 견갑대를 안정시키고, 그 위에서 몸통을 돌림시킨다(어깨 수평벌림). j. 양 아래팔으로 신체를 지지하여 대상운동이 일어나지 않도록 한다. 환자는 몸쪽의 지레의 팔과 지지점을 움직인다. 먼쪽의 고정점이 되는 팔꿈치는 바닥에 짚은 채로 한다. k. 스위스 볼 위에서 바로 누운 자세를 취하면, 중력이 상지의 앞굽힘을 돕는 편리하고 좋은 자세가 된다.

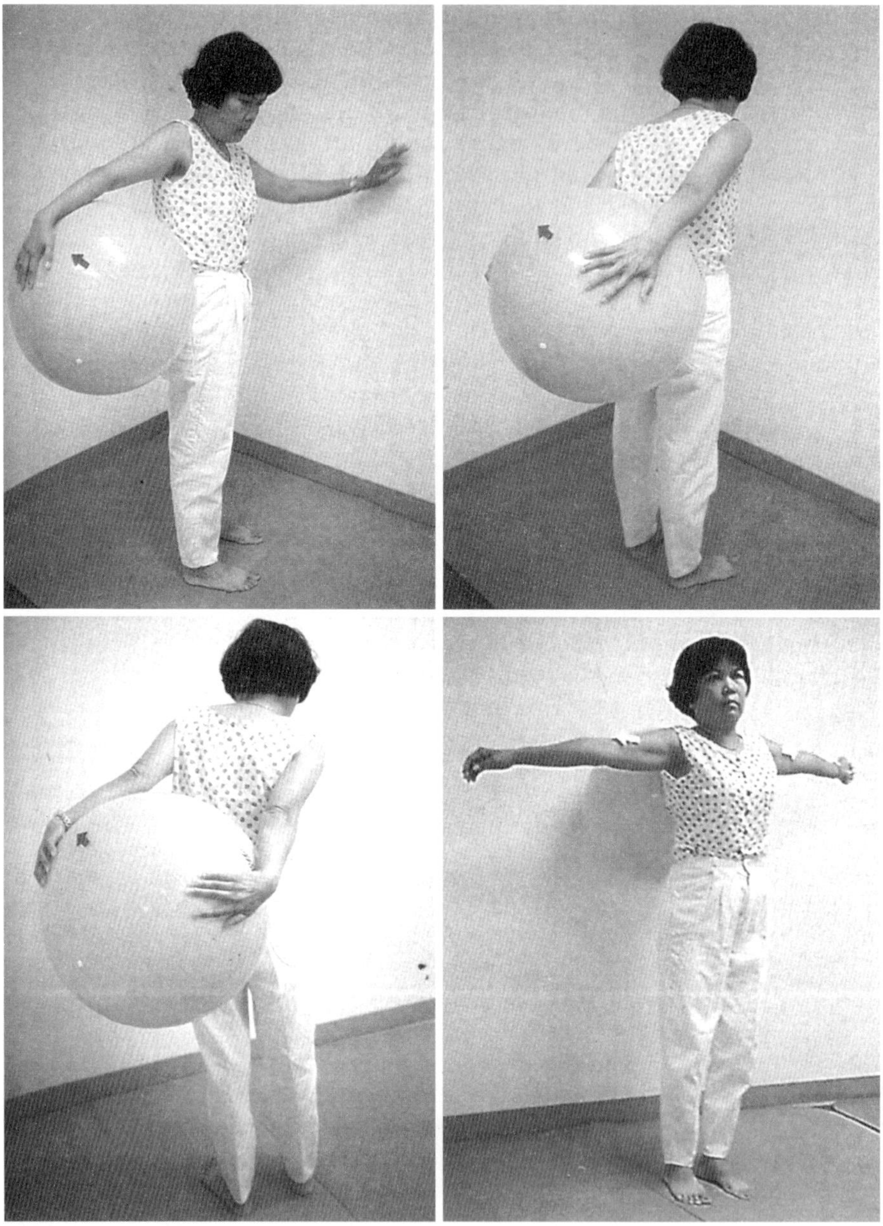

e f g h

그림 12.1 e-h.

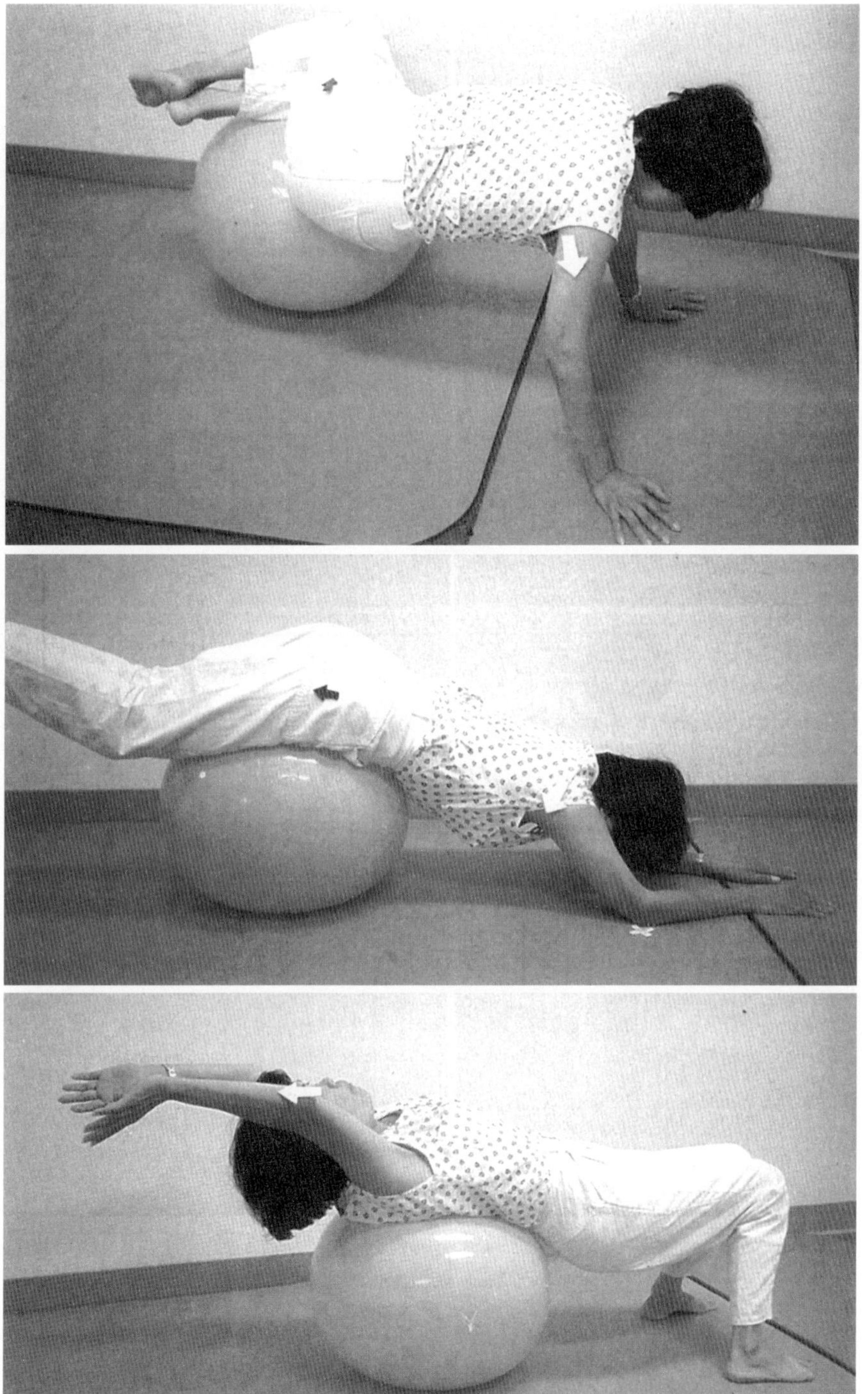

i

j

k

그림 12.1 i-k.

이들 스위스 볼을 사용한 운동 이외에도, 물론 여러 가지 치료가 가능하다. 환자의 견갑골을 도수로 움직이는 것도 그 하나이다. 에어로빅 활동은 환자의 생활 전반을 관리하는 감각을 재획득하는 데에 도움이 되는 프로그램의 하나이다(Miller 1992). 팔과 견갑골의 패턴을 사용한 고유수용성 신경근 촉진기법(PNF)도 좋은 치료법이다(Voss et al 1985 ; Adler et al 1993). Feldenkrais법은 "운동을 통해서 신체의 인식"을 넓혀가는 것으로, 환자에 따라서는 효과적이다(Feldenkrais 1972 ; Nelson 1989). 스펀지 롤(foam roll)을 사용한 운동(Parker 1992)을 스위스 볼과 조합시켜 시행할 수 있다. 그리고, 제8장에서 소개한 시트피트(Sitfit)나 자조장구를 사용해도 운동을 시행할 수 있다. Klein-Vogelbach (1991)는 이러한 환자에게 응용할 수 있는 다양한 치료운동을 제안하고 있다. 어느 치료개념을 보아도, 예로서 거론한 운동 이외에 아직 수많은 운동방법이 있다는 것을 알 수 있다.

치료의 일환으로서 스위스 볼을 사용하는 이점은 아래와 같다.

- 가정에서 운동을 시행할 수 있는데다가, 그 진전(progress)을 모니터할 수 있다.
- 근력강화운동과 더불어, 고유수용감각과 균형의 개선 그리고 관절, 연부조직 그리고 신경조직의 mobilization을 조합시킬 수 있다.
- 운동 자체가 즐거우므로 가정에서의 프로그램을 계속하기 쉬워진다.
- 담당 치료사는 여유시간을 다른 치료접근을 위해서 사용할 수 있고, 또는 환자의 가정운동 프로그램의 재조정을 하는 것에만 사용할 수 있다.

배부위의 수술 후

생명예후가 나쁜 이자염에 걸려 병원에서 수개월을 지낸 환자를 최근에 만났다. 이 남성 환자는 손가락을 완전 펼 수 없고, 어깨 앞굽힘과 몸통폄이 불충분하였다. "배부위 수술을 받았을 뿐인데, 아직도 이러한 어떤 운동에도 제한이 있고, 게다가 이자염에 걸려 11개월이나 지나서 이러한 상태인 것에 놀랐다"라고 언급하였다. 이 이야기에는 환자와 의사와의 쌍방이 자주 간과하기 쉬운 사실을 시사한다.

> **!** **수술이나 중증의 질병 후 운동제한이 장기간 계속되는 경우가 있다. 이 경우, 치료를 하지 않고 있으면, 환자가 원래 갖고 있어야 할 운동능력을 두 번 다시 회복할 수 없는 경우가 있다. 후천적으로 생긴 자세장애의 문제로부터 새로운 문제가 파생되는 일조차 있다.**

> **예**
>
> 그림 12.2 a, b 건강하였던 17세 소년이 교통사고로 배부위가 심하게 손상되고 폐가 찌부러졌다. 집중치료실에서 몇 주일인가 지내고 30에서 40파운드 체중이 감소하였다. 수술 후 약 4,주일 후에 가족으로부터 자세불량과 전신적인 근력저하가 있으므로 물리치료를 받고 싶다는 요청이 있었다.
>
> a. 환자는 똑바로 설 수 없다.
>
> b. 물리치료를 시작하여 대략 4개월 경과하였다. 환자의 자세는 상당히 개선되었다. 체중이 증가하고 학교에 복학하였다. 가족에 따르면 교통사고로부터 14개월 지난 지금도 아직도 개선이 관찰된다는 것이었다. 학교에서는 물리치료를 전공하고, 라켓볼에서는 동급생을 능가하고 있었다.

이 책의 다른 부분에서도 이 환자는 증상사례로서 소개되어 있다. 그림 2.6과 그림 8.21에서는 척주의 mobilization의 증상사례로서 등장한다.

> 이것은 가설이지만, 척주의 mobilization을 모든 방향으로 온화하게 시행함으로써 부교감신경과 교감신경(즉, 자율신경계)의 조절을 정상화하는 데에 도움이 되는 것은 아닌가라고 생각한다. 이러한 자율신경의 조정기능은 내장이 크게 손상된 후에 영향을 받는 경우가 있다.

Butler(1994)는 교감신경계에 기인하는 통증 패턴의 특징에 대해서 보다 상세하게 아래와 같이 언급하였다.

교감신경계가 관여하는 통증 패턴은 아래와 같다.

- 혈류가 변화한다(반사성으로 발적하거나, 창백해지거나, 경우에 따라서는 얼룩진 피부색이 된다).
- 발한(sweating)의 변화
- 종창(swelling)이나 부어오른 느낌이 있다
- 영양상태의 변화(예컨대, 빤짝이는 피부)
- 배부위 팽만
- 가슴부위의 통증이나 뻣뻣해짐
- 턱을 내밀고 머리가 앞으로 나오는 것 같은 가슴부위를 과굽힌 자세
- 이제까지 언급한 것 같은 징후가 없음에도 불구하고, 환자가 통증이나 뻣뻣해짐을 호소한다.

교감신경 부진 검사(slump test)는 교감신경간에 기계적 자극을 주지만, 이것에 의해서 말초 교감신경계의 기능이나 표적이 되는 조직의 감수성이 변화한다(Slater et al. 1994 ; 교감신경 슬럼프 테스트의 적응에 대해서는 그림 2.6b에 나타냈다).

이러한 환자의 평가와 치료는 앞의 단원에서 그림으로 나타냈다.

- 그림 7.14a. 환자는 몸통을 펼 수 없다(전신적인 근력저하에 의해서 일어난 것).
- 그림 7.14b. 6회의 치료로 환자가 획득한 근력을 나타냈다. 환자는 중력에 저항하여 몸통을 펼 수 있고, 양팔을 정중 이마면상으로 유지하고 있다.
- 그림 7.16. 몸통폄이 결여되어 있다.
- 그림 8.20, 8.21. 스펀지 롤을 사용한 운동과 연부조직의 mobilization.

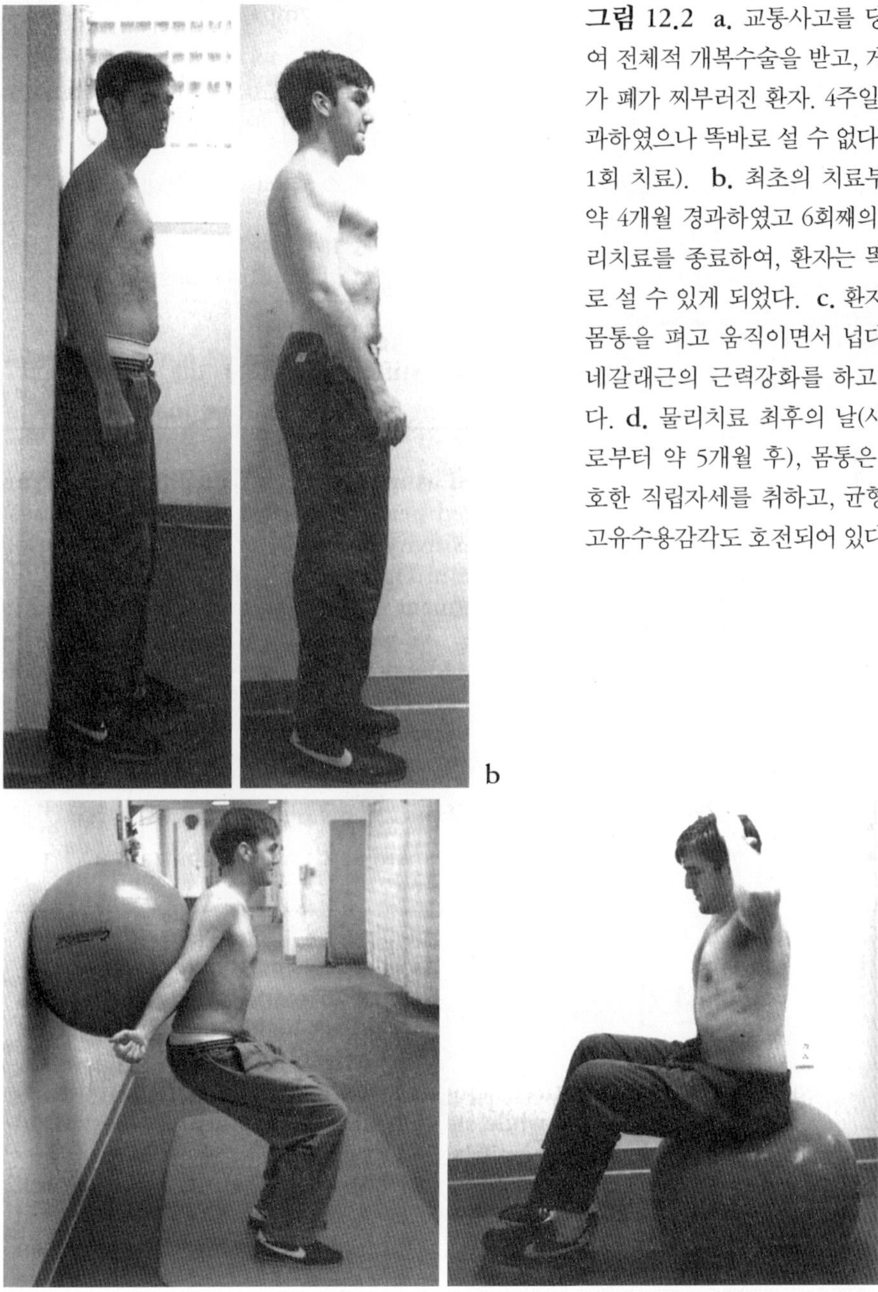

a b c d

그림 12.2 **a.** 교통사고를 당하여 전체적 개복수술을 받고, 게다가 폐가 찌부러진 환자. 4주일 경과하였으나 똑바로 설 수 없다(제1회 치료). **b.** 최초의 치료부터 약 4개월 경과하였고 6회째의 물리치료를 종료하여, 환자는 똑바로 설 수 있게 되었다. **c.** 환자는 몸통을 펴고 움직이면서 넙다리네갈래근의 근력강화를 하고 있다. **d.** 물리치료 최후의 날(사고로부터 약 5개월 후), 몸통은 양호한 직립자세를 취하고, 균형과 고유수용감각도 호전되어 있다.

예	그림 12.2c, d. 당초의 이 환자의 물리치료 목표는 척주를 조용히 온갖 방향으로 움직여 연부조직의 신축성을 향상시키는 것이었다. 전신의 조정과 근력강화는 이 운동 프로그램에 포함되어 있다. 이 환자는 매우 열심이고 가정에서의 운동용으로 65㎝의 스위스 볼을 건네받았다. c. 선 자세를 취하고 벽에 기대서 양 하지의 근력강화를 시행하면서, 몸통의 자세정렬을 개선하는 운동을 시행하고, 아울러서 스쿼트(squatting)를 연습하고 있다. d. 2회째의 치료 시에, 가정에서 시행하는 프로그램에 세라밴드, 시트 피트 그리고 스펀지 롤을 사용한 운동을 추가하였다. 이어서 그 후의 3회째의 물리치료에서는, 연습할 때에 자기의 움직임을 감시하고 안전하게 운동기구를 능숙하게 사용할 수 있도록 환자에게 사용방법을 지도하고 가르치는 데에 주안점을 두었다. 이 치료에서는 신체의 재조정을 특히 중요시하였다.

이 환자의 치료는 시작 후 대략 4개월 경과한 6회째의 진료에서 종료가 되었다. 이때까지에 환자의 근력, 내구력 그리고 가동성은 현저하게 개선되었다. 충분한 근력, 정교성, 균형능력 그리고 고유수용감각을 획득하였다(그림 12.2 b, d).

12. 2 내과 환자 (Medical Patients)

스위스 볼을 사용할 수 있는 병상은 여러 가지로 수많이 있다.

> **환자가 운동을 필요로 하고 동시에 매우 쇠약하여 있는 경우, 신체분절 또는 그 일부의 중량을 감소시키는 것이 목표가 되는 경우가 있다.**

심폐기능의 상태가 저하하여 있는 환자나 이자염, 백혈병, 암 그리고 에이즈와 같은 장기간에 걸친 질환의 환자가 이에 해당한다.

대부분의 환자에겐 심혈관계의 작용을 개선하거나 폐렴이나 피떡(혈전) 또는 기타의 합병증을 회피하는 데에 운동은 여전히 중요하다. 환자는 운동에 의해서 가능한 한 오래 자립을 유지할 수 있다(제2,4,10장도 참조). 경우에 따라서는 완화 치료(palliative treatment)가 되는 경우도 있으나, 그럼에도 이러한 치료에 의해서 환자는 존엄성이 주어지고, 자기가 없어서는 안 되는 존재라는 것을 느끼게 해준다. 높은 수준에서의 심신 양면의 건강을 획득하는 것은 "양호한 상태"를 유지하는 데에 중요한 요소가 된다(Toot 1992; Snyder 1992a, b). 치료사는 환자를 에워싸는 문제 전반에 걸쳐 충분히 알고, 또한 이해하여 환자와 대면하고, 그리고 자기 이외의 보건의료 제공자와 잘 연계하여야 한다. 이러한 환자에게 걸맞은 운동에 대해서는 제10장에서 언급하였으므로, 환자의 능력과 필요성에 맞춰서 이들을 조절하면 될 것이다.

뼈엉성증과 강직척추염은 특히, 주의를 요하는 병상이므로, 여기서 예로서 채택한다. 소개하는 운동의 태반은 다른 병상의 환자에게도 응용할 수 있다.

12.3 뼈엉성증(골다공증) (Osteoporosis)

12.3.1 서론 (Introduction)

뼈엉성증은 스위스 볼 이용에 의해서 그 병상이 잘 개선된다. 뼈엉성증은 비교적 이른 연령부터 발병하는 소수의 질환이지만, 여기서 소개하는 것은 이 단원에서 언급하여온 다른 치료와 같다. 성인에서 관찰되는 I형의 뼈엉성증은 폐경 후의 부인에게 관찰되지만, 한편 II형은 연령과 관계가 있고, 70세 이상의 남성과 여성 쌍방에 관찰된다. 다만 여성의 발생빈도는 남성의 2배이다(Shipp 1993). 통증을 제어하고 움직이는 것에 자신감을 회복시키는 것이 몇 단계나 있는 뼈엉성증 환자의 치료에서 우선적으로 최초에 시행하는 일이다(Shipp 1993). 움직여 돌아다니는 것에 자신감을 가질 수 없으면 환자는 늘 앉아있기를 좋아하게 된다. 이것에 의해서 뼈밀도가 감소하고, 게다가 근력, 운동협동성 그리고 균형능력이 상실되므로 넘어질 위험성이 증가한다. 뼈엉성증이 진행된 환자의 대부분은 넘어짐에 의해서 골절한다. 그 이상의 뼈의 감소를 예방하기 위해 환자가 운동을 실제로 해야 할 때에, 통증에 의해서 환자의 활동성이 저하해버리므로 악순환이 일어난다. 치료를 받지 않은 뼈엉성증 환자는 골절하기 쉽거나 만성 통증을 가질 뿐만 아니라, 증상경감을 위해 의사에 진료를 받는 빈도가 증가한다(Ritson and Scott 1996).

넘어짐의 방지가 뼈엉성증 환자의 치료에서 가장 유의해야 할 점이다.

과거 5년에서 10년 사이에 뼈엉성증 환자의 치료에서 크게 변화한 점은, 인식(awareness)이 개선되었다는 것이다(Shipp and Lindsey, Woods의 인용에서 1996).

체중부하운동은 골량(bone mass)을 유지하는 데에 중요하다.

이것 이외의 치료목표로서는, 몸통과 사지의 자세 정렬을 건강한 상태로 하고, 척주뒤굽이 자세(kyphotic posture)를 최소한으로 억제하며, 몸통과 사지의 충분한 근력을 획득하는 일이다.

운동은 골절하기 쉬운 영역에 표적을 정해서 시행할 필요가 있다. 그리고, 최종적으로 골량이 증가하였는지가 아니라, 골절의 발생이 감소하였는지 아닌지 음미하는 것이 중요하다(Rutherford 1990). 골절의 방지에는 균형, 협동성 그리고 운동제어의 개선이 필요한데, 이러한 것이 뼈엉성증 환자를 치료하는 데에 매우 중요하다(Dannbeck and Auer 1996). 질환이나 운동 그리고 영양에 관한 교육도 역시 매우 중요하다.

치료에 관한 수많은 다양한 상이한 사고방법이 있으며, 그 중에서 치료사는 운동을 선택할 수 있다. 예컨대, 폐경 후의 여성을 위한 프로그램에서는 Presinger와 Wernhardt(1996)는, Brügger(1990)나 Klein-Vogelbach(1990) 그리고 Brunkow(Bold와 Grossmann 1978이 소개한) 또한 고유수용성 신경근 촉진기법(PNF) (ADler et al. 1993)의 사고방법에 기초한 운동을 도입하였다. 대각선 패턴을 제어하고 협동하여 시행하기 위해 세라밴드도 사용할 수 있다. 1주일에 최저 3회, 가능하면 매일 20분에서 30분간 규칙적으로 운동을 시행할 것을 추천한다.

뼈엉성증 치료를 위한 운동은 그룹으로도, 개별적으로도 또는 양방을 조합해서도 시행할 수 있다.

12.3.2 치료방법 (Treatment Approach)

치료목표

- 굳어진 신체 구성체의 가동성을 개선 또는 유지한다.
- 가능한 한 최선의 자세를 획득한다.
- 몸통과 견갑대의 근력을 강화한다.
- 균형과 협동성 그리고 정교성을 향상시켜 넘어짐을 예방한다.
- 가정용 치료 프로그램을 사용하여 자기관리 할 수 있도록 한다.

치료계획

- 굳어진 신체 구성체를 조용히 신장하여 움직인다.
- 근력강화운동, 고유수용감각 개선 그리고 체중부하운동
- 균형과 협동성의 개선.
- 가정용 치료 프로그램을 가르친다.

주의사항

- 안전한 환경을 마련한다.
- 앉은 자세나 바로 누운 자세 그리고 볼 위에서 엎드린 자세를 취하는 운동을 시행하는 경우, 환자의 척주의 유연성(flexibility)이 매우 적은 경우는, 약간 큰(적어도 직경 65㎝) 스위스 볼을 사용한다.
- 환자가 바닥에 누워서 하지의 운동을 시행하는 경우에는, 운동용 볼은 약간 작은 것을 사용한다.
- 환자가 안전하게 시행할 수 있는 운동을 선정한다. 보다 안정성이 있는 피지오롤 상에서 운동을 시작한다. 벨트를 사용해서 환자를 견고하게 유지한다.
- 통증을 일으키지 않도록 한다.
- 체중을 부하하지 않는 준비운동(warm-up) 운동부터 시작한다.

금기

!	뼈엉성증이 진행된 환자나 판단력이 저하한 환자에게 스위스 볼을 사용케 해서는 안된다.

12.3.3 치료사례 (Treatment Example)

65세의 뼈엉성증 환자이고 척주 뒤굽이가 있다. 매우 치료에 열심이다. 척주 뒤굽이 자세가 그 이상 악화하는 것을 방지하고 근력을 강화하기 위한 가정에서 할 수 있는 치료 프로그램을 찾고 있었다. 환자는 판단력이 있고 균형능력에는 문제가 없었다. 자전거운동과(운동기구를 사용한) 신체운동에 더해서, 스위스 볼을 사용한 운동을 습득하였다. 이 환자의 치료목표는 가정에서의 운동 프로그램을 시행할 수 있게 하는 일이다.

예	그림 12.3 a. 환자가 볼에 기대어 양팔을 무리가 없는 범위에서 등(back) 쪽으로 폈을 때(결코 힘을 가하는 것 같은 운동을 하지 말 것!), 등뼈의 척주뒤굽이가 분명히 관찰된다. 안전에 불안이 있는 환자에서는 피지오롤을 사용하는 것이 좋을 것이다. 머리(경우에 따라서는 한쪽의 팔 또는 양측)를 정렬이 양호한 상태에서 볼에서 떼어 거상하도록 노력함으로써 머리와 위쪽 등부위(upper back)의 신근의 근력강화를 시행할 수 있다. b. 환자는 가슴을 볼로 지지하고, 아래팔을 뒤침하여 팔꿈치를 굽히고 가쪽돌림한 팔을 정중 이마면상으로 가져간다. 운동은 항중력위치에서 시행된다. 팔을 중력에 저항하여 들어 올림에 따라 볼이 불안정하게 되므로 몸통근 모두를 사용해서 안정시킬 필요가 있다. 이 운동은 환자가 의자에 앉은 상태에서도 시행할 수 있다. 이 경우 벽과 환자 사이에 큰 볼을 놓고 그것에 기댄다. 이 운동은 그림에 나타낸 것 같은 무릎서기 자세에서 시행하는 것보다 신체를 가능한 한 수직위치로 가져간 앉은 자세에서 시행하는 편이 용이하다. 그 이유는 중력에 저항하여 들어 올

려야 하는 지레의 팔의 길이가 짧아지기 때문이다(무릎서기 자세를 매트 위에서 시행할 때 무릎이 불쾌하게 느껴지는 경우는 베개를 무릎 아래에 깐다).
c. 여기서 환자는 "자기 자신이 시행하는 당나귀의 스트레칭" 운동(9.4절)의 제2상(phase)을 시행하여 보여주고 있다. 중력의 도움을 받아 척주의 폄을 끌어내기 위해 이 운동을 사용한다. 이 환자는 균형능력이 좋으므로 이 운동을 시행할 수 있다. 가정에서 소파의 곁이나 의자 사이에서 시행한다. 그것을 지지로 할 수 있으므로 보다 안전하게 이 운동을 시행할 수 있다. 머리나 허리부위에 베개를 대는 것에 의해서 접촉하는 표면의 길이를 크게 할 수 있고, 직경이 큰 볼을 사용한 것과 같은 효과를 낼 수 있다.
그림 12.4. 세라밴드를 스위스 볼과 조합하여 사용하고 있다. 어느 운동도 몸통근의 근력강화와 조합하여 자세 정렬의 개선을 촉진하고 있다. 스위스 볼에 의해서 지지되고, 한편 볼이 움직이므로 동시에 안정을 위해 근육을 사용하지 않을 수 없다. 세라밴드의 작용으로 사지의 근육에 저항이 걸린다. 세라밴드는 환자의 근력에 적합한 것으로 한다.

! "자기 자신이 시행하는 당나귀의 스트레칭" 운동은 균형능력이 저하한 환자에게는 추천할 수 없다!

시상면에서의 운동이라면, 어느 것이라도 처음으로 운동을 습득할 때는 피지오롤 상에서 시행할 수 있다. 환자와 치료사의 목표에 들어맞는다면, 제9장에서 채택한 운동과 이 책 전체 안에서 나타낸 대부분의 운동은 응용할 수 있으므로, 그것을 환자의 능력에 맞춰서 조절한다. 양호한 직립자세에서 볼에 앉아 조용히 튀어 오르게 함으로써 고유수용감각의 개선이 되고, 게다가 척주에 생리학적인 압축을 가할 수 있다(9.1절 "카우보이" 참조).

스위스 볼에 앉을 수 없는, 또는 상기의 운동을 시행할 수 없는 뼈엉성증 환자라면, 바로 누운 자세에서 "영구운동"(9.22절)의 운동을 일부 변경해서 시행하여, 근력, 균형 그리고 협동성을 개선할 수 있다.

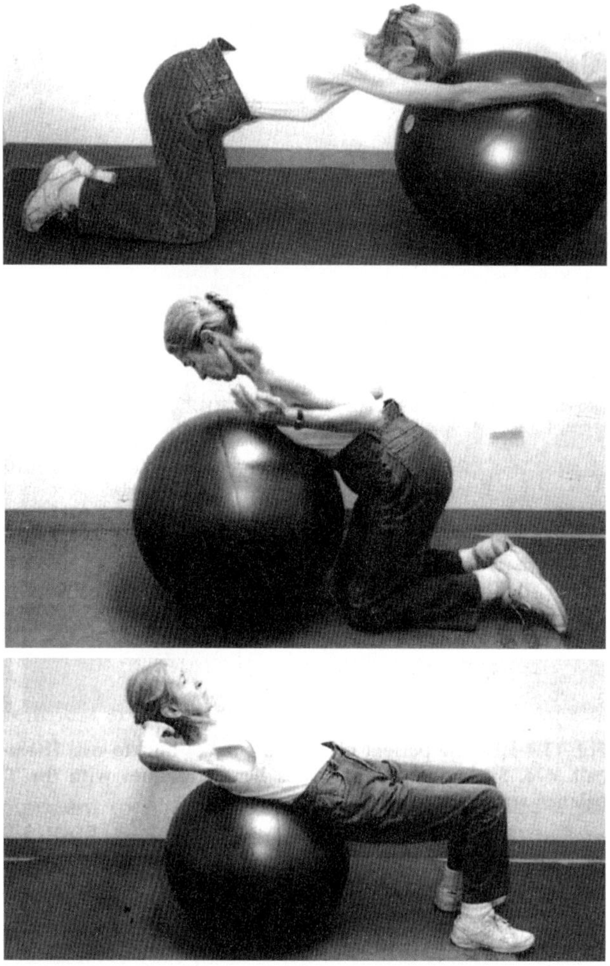

a

b

c

그림 12.3 뼈엉성증의 환자. **a.** 엎드린 자세에서도 뒤굽이 자세가 명백하다. **b.** 스위스 볼에 기대어 중력에 저항하여 양팔의 무게를 들어 올림으로써 가슴부위 중앙부근의 근력강화를 도모하고 있다. **c.** 스위스 볼 위에서 바로 누운 자세를 취함으로써 중력의 도움을 받아 척주를 펴고 있다. 척주의 폄이 적으므로 큰 볼을 사용하고 있다.

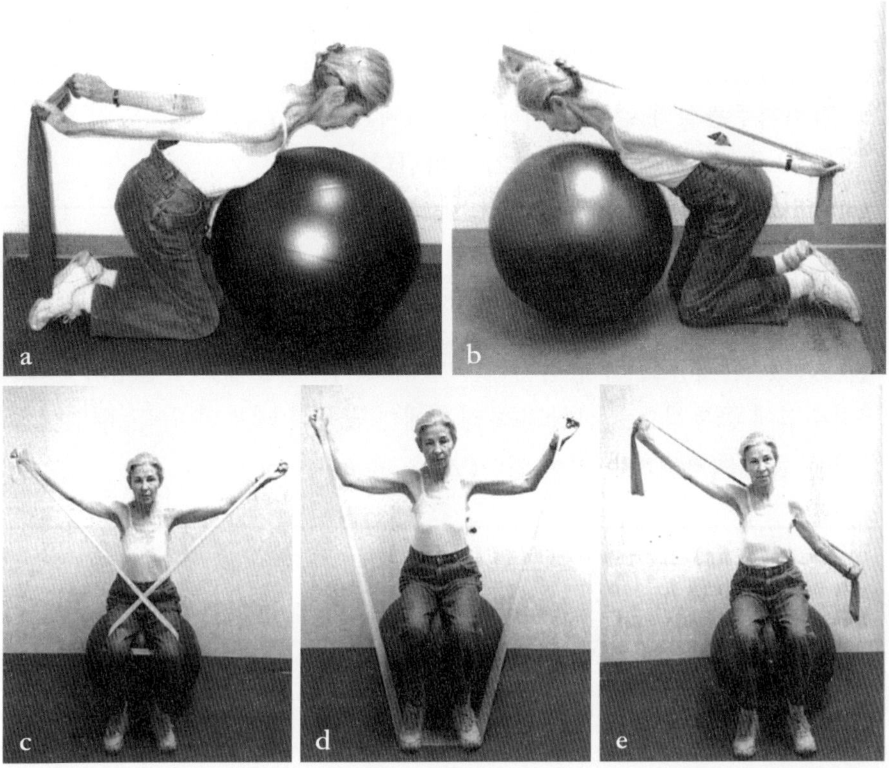

그림 12.4 **a, b.** 스위스 볼 위에서 엎드린 자세를 취한 자세에서의 세라밴드를 사용하는 방법. **c-e.** 앉은 자세를 취하고 세라밴드로 사지의 근력강화를 도모하면서 균형과 자세 정렬의 개선을 도모하고 있다.

12.4 강직척추염 (Ankylosing Spondylitis)

12.4.1 서론 (Introduction)

강직척추염(ankylosing spondylitis)[AS ; 스트륌펠-마리병(Strümpell-Marie disease)]은 류마티스 척추염이라고 흔히 일컬어지는 경우가 있다. 그러나, 이 병에서는 류마티스 인자는 음성이므로 이것으로는 오해를 불러일으킬 염려가 있다(Reid 1996). 강직척추염은 척추 원발성 활막조직의 무균염증성 질환(aseptic inflammatory disease)이다. 탄성조직의 섬유화와 석회화가 2차적으로 일어나고, 척추의 어느 운동 면에서의 움직임도 영향을 받는다.

> **!** 갈비척추관절의 골화에 의해서 갈비뼈과 가슴우리의 움직임이 감소하는 것이 중요하므로 잊지 말기를 바란다.

Viitanen과 Suni(1995)는 강직척추염의 물리치료에서의 관리원칙에 대해서 설명하고, 이 질환에 의해서 영향을 받는 모든 기관(organs)에 관한 철저한 해설을 전개하였다. 내장도 역시 침해되는 일이 있다. 염증세포가 활성화됨으로써 강직척추염에 공통적으로 관찰되는 징후에는 근육과 피부의 위축, 뼈엉성증 나아가서는 쉽게 피로해지는 일이 있다(Viitanen and Suni 1955).

> 통증보다 피로를 우선적으로 문제로 삼는 환자가 많지만, 피로의 증상에 대해서는 별로 주의를 기울이지 않고 있다. 또한 환자의 대부분은 자기 자신의 주요 문제로서 뻣뻣함(stiffness)을 들고 있다(Calin et al. 1993).

강직척추염의 환자는 발병 후 짧은 경우에도 3개월 동안 가까이, 등부위통증(back pain)을 호소하는 일이 많고, 게다가 엉치엉덩관절염(sacroiliitis)이 자주 발생한다. 말초관절의 호소는 엉덩관절과 어깨관절에 많이 관찰된다. 이 질환에서는 인대가 뼈에 부착하는 건 부착부가 관여하므로, 발꿈치힘줄이 침해되는 일도 있다(Reid 1996).

가끔 X선 사진 상에서 엉치엉덩관절이나 척주의 유합(fusion)이 인지됨으로써 진단된다.

강직척추염 환자의 95%에 인간백혈구항원 W27이 인지된다. 그러나, 이 항원을 가진 사람의 약 20%만이 이 질환을 발병한다. 남녀비율은 10 : 1이다(Calin and Fries 1975). 최근의 연구에서는 여성의 발병률이 올라가 남성이 유리하게 되어 2.5 : 1로 되어 있으나, 여전히 성별차이는 이 질환에 두드러진 특징이다. 여성의 경우 보통 진단이 늦어지고, 또한 그 진행은 남성에 비해서 느리다. 더욱이 그 병상의 정도도 남성보다 경증으로 된다. 수반하는 말초관절 질환이나 두덩뼈염(치골 골염)은 남성보다 여성에 공통적으로 관찰된다(Calin 1993).

강직척추염에는 유전적 인자가 관계한다. 하나의 예이지만, 수년전에 나는 전형적인 원배자세(stooped posture)를 취하는 강직척추염의 환자를 만났다. 어떤 치료사가 물리치료과의 학생에게 대기실에 앉아 있는 환자가 용이하게 알 수 있는 "전형적인" 강직척추염 환자라고 가르쳐주었다. 환자의 이름을 호명하니까, 강직척추염의 환자라고 생각하였던 사람의 이웃에 앉아 있던 별개의 환자가 일어섰으므로 그 치료사는 깜작 놀랐다. 처음에 그 치료사는 당황하였다. 나타난 환자에게 관절굳음증(ankylosis) 같은 것이 눈에 띄지 않았기 때문이다. 그러나 이 환자가 밖에서 기다리고 있는 형도 강직척추염에 걸려 있는데, 치료에 참여할 수 있는가라고 물어왔으므로 의혹이 풀렸다. 이것으로 아까 대기실에서 본 중증의 관절굳음이 있는 남성이 강직척추염이라는 것을 알았다. 이 중증의 관절굳음이 있는 남성은, 같은 가족의 몇 사람인가의 형제가 이미 강직척추염에 걸려 있었으므로, 동생에게도 치료에 참여하도록 조기부터 권유하고 있었던 것이다.

이 질환의 관리를 위해, 강직척추염의 환자는 보통 비스테로이드계의 항염증약제가 처방되고, 게다가 가장 중요한 일이지만, 규칙적인 운동 프로그램을 시행하도록 권장된다(Viitanen and Suni 1995). 가동성을 개선하고 유지하기 위한 면밀한 물리치료의 중요성에 대해서는, 포괄적 재가 물리치료의 효과에 관한 연구(Kraag et al. 1994)와 강직척추염 환자를 대상으로 한 집단물리치료의 비용 대 효과에 관한 연구(Bakker et al. 1994) 안에서 보여주고 있다. 집단치료를 시행하기 위한 추가비용은 1년간에 1인당 환자에서 409 미국달러라고 계산되어 있다. (Bakker et al. 1994) 장기적으로 QOL(quality of life)의 개선을 할 수 있다는 것을 고려한 경우, 소비되는 이 금액은 극히 약간이라고 생각할 수 있다. 이 연구에서는 환자는 3시간의 치료[운동, 스포츠 그리고 수치료(hydrotherapy)]를 받고 있다. 만일 예컨대 환자가 운동만을 시행하고, 그 다음에 배구나 배드민턴과 같은 집단 스포츠 활동에 참여하고 있다면 비용은 더 적어졌을 것이다.

필자의 경험으로는 강직척추염 환자는 일반적으로 매우 열심이고 협력적이다.

> 집단 활동은 또한 환자가 자기의 장애를 잘 대처하는 것을 사회적 측면에서 지원한다. 즉, 환자는 거기에서 자기 혼자가 아니라는 것, 뻣뻣해짐이나 피로 그리고 통증은 환자 누구나가 매일의 생활 속에서 극복해야 하는 문제라는 것을 학습한다.

12.4.2 **치료방법** (Treatment Approach)

평가

- 무릎관절굽힘근(hamstrings)과 엉덩관절 굽힘근은 단축하여 있는 일이 많다. 이것은 환자가 뻣뻣해진 척주의 균형을 잡기 위해 무릎과 엉덩관절을 굽히고 있는 일이 많기 때문이다.
- 운동을 하고 있지 않는 강직척추염 환자의 대부분에, 골반의 후경(posterior tilt)과 허리뼈 앞굽이의 감소가 예상된다.
- 등뼈와 갈비척추관절의 뻣뻣해짐이 호흡을 할 때의 가슴우리의 확장을 감소시킬 뿐만 아니라, 어깨관절에서의 팔의 앞굽힘을 제한한다.
- 환자는 머리가 자주 앞으로 전위한 자세를 취한다.
- 근육의 통증이나 근력저하가 있다.
- 뼈엉성증이나 피로감을 수반하는 경우가 있다.

치료목표

- 양호한 자세를 유지한다.
- 몸통과 사지의 근력을 가급적 강하게 유지한다.
- 척주의 가동성을 가능한 한 유지하고, 척주와 엉덩관절이 굽힘위치로 고정되지 않도록 한다.
- 가슴우리의 가동성을 양호한 상태로 유지한다.
- 폐활량을 양호한 상태로 유지한다.
- 재가에서의 운동 프로그램을 혼자 힘으로 시행할 수 있도록 한다.
- 기능적인 활동에 참여할 수 있는 능력을 획득한다.

이들의 목표가 달성되었을 때 비로소 환자는 기능적으로 자립할 수 있다.

치료계획

- 가급적 직립한 양호한 자세를 획득하고 그것을 유지하기 위해 근력강화운동을 시행한다.
- 굳어진 구조물(연부조직, 근육, 신경조직 그리고 관절)을 조용히 움직인다.
- 가슴우리를 움직인다.
- 호흡운동
- 균형과 협동성을 개선 또는 유지한다(넘어짐 방지를 위해).
- 가정에서의 운동을 혼자 힘으로 한다.
- 스포츠 활동에 참여한다.

주의사항

- 강직척추염 환자는 통증에 대한 내성이 높은 일이 많다. Hunter와 Dubo(1983)는 5단의 계단을 헛디디어 넘어져, 목뼈를 골절하였으나, 의사에게 보고하기 전의 6일간 오리사냥에 간 환자의 예를 소개하였다.
- 골절에 의해서 강직척추염은 악화하는데, 이것은 약간의 넘어짐으로 일어난다(Hunter and Dubo 1983). 몇 가지 예의 증상사례에서 볼 수 있는 이러한 넘어짐은 엉덩관절의 부분적 또는 완전한 관절굳음에 의한다고 저자들은 생각하고 있다. 골절이 가장 잘 일어나는 부위는 목뼈이다.
- 가동범위 제한, 근력저하 그리고 뻣뻣해짐 때문에, 환자는 쉽게 균형을 상실한다.
- 신체를 서로 부딪치는 스포츠는 피하기 바란다. 배구와 같은 스포츠를 일부 변경하여 안전성을 높이고, 이것에 적합한 환자를 주의 깊게 선정한다.
- 척주, 엉덩관절 그리고 어깨관절의 가동범위의 저하에 맞추고, 운동에서는 오히려 약간 큰 스위스 볼(적어도 직경 65㎝)을 상용하기 바란다. 베개를 목부위나 허리등부위(low back)의 아래에 넣고, 굳어진 척주에 맞추도록 사용한다.
- 환자가 급성 염증기에 있을 때는 주의가 필요하다.

금기

!	• 유합한 관절을 움직여서는 안된다. • 비정상적으로 가동성이 커진 목부위를 움직여서는 안된다.

12.4.3 물리치료 (Physical Therapy)

	강직척추염 환자의 운동은 매일 시행해야 한다.

질환이 상당히 진행하기 전이고 균형이 양호한 상태라면, 수영과 수중운동은 효과적이다. 에어로빅 스포츠, 예컨대 cross-country skiing이나 배구와 같은 것은 효과적이지만, 응분의 주의가 필요하다. 강직척추염이 더 진행된 단계의 환자에서는, 넘어짐의 위험성이 수반하는 스포츠는 금기가 된다(Lindner 1989; Vom Bruch 1991). 관절이 굳고, 그러나 아직 유합하지 않은 환자는 도수치료가 좋다고 흔히 일컬어진다(Schauer 1989). 필자는 Klein-Vogelbach(1991)가 언급한 등뼈와 갈비척추관절을 위한 mobilization기술을 사용하고 있다. Plüss(1989)는 Klein-Vogenbach의 기능적 운동역학의 방법에 기초한 치료에 대해서 설명하고 있다. Göhring(1989)은 호흡운동을 시행함으로써 환자의 폐활량을 증가시키는 것을 돕는 방법을 실제로 보여주었다.

척주와 사지의 가동성을 높이고 근력을 강화하는 치료는 주의사항을 알고 있으면 어떠한 것으로도 시행해도 좋을 것이다.

12.4.4 강직척추염 환자에게 사용하는 스위스 볼 운동 (Swiss Ball Exercises in AS)

볼은 다양한 적응성을 갖고 있으므로 기능적인 도구가 된다. 근육이나 연부조직 그리고 신경조직을 움직이는 것과 근력강화운동 그리고 균형의 연습을 한번에 조합하여 시행할 수 있다. (몸통의 돌림과 옆굽힘을 조합시킨) 척주의 유연성 개선의 운동은 척주가 유합하여 있지 않으면 시행할 수 있다.

이 단원에서 보여준 어떤 운동도, 질환의 중증정도에 따르지만, 강직척추염의 환자에 사용해도 지장이 없다. 피지오롤은 환자의 안정성에 문제가 있는 경우는 편리하고, 척주를 옆굽힘으로 움직일 수 있다(그림 11..23 참조). 스펀지롤을 사용한 운동은 굳은 척주의 환자가 자기 자신이 mobilization을 시행하는 데에 도움이 된다. (8.2절; 그림 8.21 참조).

강직척추염의 환자는 흔히 집단으로 운동을 시행한다. 집단의 경우의 스위스볼을 사용한 운동은 13.5.1절의 그림 13.1~13.9에서 설명하고 있다. 제13장에서 소개하는 환자도 강직척추염 환자와 마찬가지로 척주와 가슴우리의 가동성의 유지향상이 필요하고, 운동에서는 특히 척주의 폄이 강조되고 있다. 어느 쪽 환자도 운동을 하는 경우, 호흡운동을 도입해야 한다. 물론 이러한 운동이 도움이 되는 환자는 이러한 질환 이외에도 많이 있다. 특히 몸통의 가동성, 균형 그리고 근력강화가 치료목표로 되어있는 경우가 적응이 된다.

참고문헌 (References)

Adler SS, Beckers D, Buck M (1993) PNF in practice. Springer, Berlin Heidelberg New York

Bakker C, Hidding A, van der Linden S, van Doorslaer E (1994) Cost effectiveness of group physical therapy compared to individualized therapy for ankylosing spondylitis. A randomized controlled trial. J Rheumatol 21:264-268

Bold RM, Grossmann A (1978) Stemmfuhrung nach Brunkow. Enke Stuttgart

Brügger A (1990) Gesunde Körperhaltung im Alltag, 3rd edn. Brügger, Zürich

Butler DS (1994) The upper limb tension test revisited, 2nd edn. In: Grant R (ed) Physical therapy of the cervical an thoracic spine. Churchill Livingstone, New York

Calin A (1993) Ankylosing spondylitis. In: Maddison PJ, Isenberg DA, Woo P, Glass DN (eds) Oxford textbook of rheumatology. Oxford University Press, Oxford, pp 681-690

Calin A, Fries JF (1975) Striking prevalence of ankylosing spondylitis in "healthy" W27 positive males and females. N Engl J med 293(17):835-839

Calin A, Edmunds L, Kennedy G (1993) Fatigue in ankylosing spondylitis – Why it is ignored? J Rheumatol 20(6):991-995

Carrière B (1988) Edema: its development and treatment using lymph drainage massage.

Clin Manage Phys Ther 8(5):19-21

Cyriax J (1982) Textbook of orthopaedic medicine, 8th edn. Baillière Tindall, London

Dannbeck S, Auer C (1996) Osteoporose: Therapiekonzept zur Vermeidung von Stuzen. Krankengymnastik 48(3):358-366

Duncan PW, Lotze MT, Gerber LH, Rosenberg SA (1983) Incidence, recovery, and management of serratus anterior muscle palsy after axillary node dissection. Phys Ther 63(8):1243-1247

Feldenkrais M (1972) Awareness through movement. Harper & Row, New York

Flynn TW (1996) The thoracic spine and rib cage. Butterworth-Heinemann Boston

Göhring H (1989) Krakengymnastische Möglichkeiten zur Verbesserung und Erhaltung der Thoraxbeweglichkeit und der Atembewegung bei Morbus Bechterew. Krankengymanstik 41(1):47-53

Gutman H, Kersz T, Barzilai T, Haddad M, Reiss R (1990) Achievements of physical therapy in ptiients after modified radical mastectomy compared with quadrantectomy, axillary dissection, and radiation for carcinoma of the breast. Arch Surg 125:389-391

Hunter T, Dubo HIC (1983) Spinal fractures complicating ankylosing spondylitis. Arthrtis Rheumat 26(6):751-759

Klein-Vogelbach S (1990) Ballgymnastik zur funktionellen Bewegungslehre, 3rd edn. Springer, Berlin Heidelberg New York

Klein-Vogelbach S (1991) Therapeutic exercises in functional kinetics. Springer, Berlin Heidelberg New York

Kraag G Stokes B, Groh J, Helewa A, Goldsmith CH (1994) The effects of comprehensive home physiottherapy and supervision on patients with ankylosing spondyliitis - an 8 month followup. J Rheumatol 21:261-263

Lindner W (1989) Gruppentherapie und Sport mit Bechterew Patienten. Krankengymnastik 41(1):14-19

List M (1996) Krankengymnastische Behandlung in der Traumatologie, 3rd edn. Sringer, Berlin Heidelberg New York

Miller LT (1992) Postsurgry breast cancer outpatient program. Clin Manage Phys Ther 12(4):50-56

Nelson Sh (1989) Playing with the entire self: the Feldenkrais method and musicians. Semin Neurol 9(2):97-104

Parker I (1992) Beyond conventional exercises. Phys Ther Forum 7:4-7

Plüss A-G (1989) Funktionelles Rückenmuskeltraining bei Morbus Bechterew. krankengymnastik 41(1):38-46

Preisinger E, Wernhardt R (1996) Osteoporoseprävebtuib 0 eub Übungsprogramm für Frauen nach der menopause. Krankengymnastik 48(3):344-356

Reid ME (1996) Bone trauma and disease of the thoracic spine and ribs. In: Flynn TW

(1996) The thoracic spine and rib cage. Butterworth-Heinemann, Boston, pp 87-105
Ritson F, Scott S (1996) Physiotherapy for osteoporosis. Physiotherapy 82(7):390-394
Rutherford OM (1990) The role of exercise in prevention of osteoporosis. Physiotherapy 76(9):522-526
Schauer U (1989) Spezifische Mobilisation bei Morbus Bechterew (manuelle Therapie). Krankengymnastik 41(1):25-30
Shipp KM (1993) To manage fragility. Phys Ther 1(10):70-75 and 98-100
Slater H, Vicenzino B, Wright A (1994) 'Sympathetic slump': the effects of a novel manual therapy technique on peripheral sympthetic nervous system function. J Manual Manipulative Ther 2(4):156-162
Snyder R (1992a) Coping: you and your patient with cancer. Clin Manage Phys Ther 12(4):64-69
Snyder R (1992b) Physical therapy in terminal illness Clin Manage Phys Ther 12(4):96-100
Toot JL (1992) Tapestry of care. Clin Manage Phys Ther 12(4):9-10
Travell JG, Simons DG (1983) Myofascial pain and dysfunction: the trigger point manual. Williams & Wilkins, Baltimore
Travell JG, Simons DG (1992) Myofascial pain and dysfunction: the trigger point manual, Vol 2. Williams & Wilkins, Baltimore
Umphred DA (ed) (1995) Neurological rehabilitation, 3rd edn. Mosby, St. Louis
Viitanen JV, Suni J (1995) Management principles of physiotherapy in ankylosing spondylitis - which treatments are effective. Physiotherapy 81(6):322-329
Vom Bruch H (1991) Sporttherapie bei Spondylitis ankylosans (Morbus Bechterew) unter besonderer Berücksichtigung des Volleyballspiels. krankengymnastik 43(4):340-345 (I), 5:475-480 (II), 6:577-588 (III), 7:718-727 (IV)
Voss DE, Ionta MK, Myers BJ (1985) Proprioceptive neuromuscular facilitation, 3rd edn. Harper & Row, New York
Woods EN (1996) managing and preventing osteoporosis Phys Ther 4(5):40-46

13. 신경병 외래환자의 치료

Neurological Outpatient Care

이 단원의 목표	
	• 신경병 외래환자의 평가와 치료에 스위스 볼을 사용하는 이유와 사용방법을 이해한다. • 스위스 볼 운동을 파킨슨병 환자에게 응용하는 방법을 안다. • 반마비 환자의 치료에 스위스 볼을 사용한다. • 다발성경화증 환자의 운동을 선택한다. • 근육퇴행위축증 환자의 고유수용감각 개선의 방법을 이해한다. • 신경학적인 문제를 가진 소아의 치료에 스위스 볼을 사용한다.

13.1 서론 (Introduction)

신경병에는 실로 다양한 질환이나 손상이 있으며, 중추신경계(CNS)나 말초신경계(PNS)에 나쁜 영향을 미친다. 이것에는 근육퇴행위축증(MD)과 같은 유전병, 어떤 형태의 뇌성마비(CP), 원인불명이고 서서히 발병하는 다발성경화증(MS), 파킨슨병, 알츠하이머병, 소뇌위축과 같은 변성질환도 포함된다. 종양도 역시 잠행성 발병(insidious onset)이고 중증의 신경학적 장애의 원인이 된다. 이 밖에 신경병학적 상태에는 예컨대, 색전이나 출혈 또는 허혈에 의한 뇌졸중 등 내과적 사건이 계기가 되어 갑자기 발병하는 것도 있다. 신경병학적 문제가 감염이나 자기면역반응의 결과로서 발생하는 일도 있다. 궐랑-바레증후군은 말초신경에 그 문제가 나타나고, 알코올중독증(alcoholism)과 같은 대사성 질환에서는 바닥핵에 영향을 주고, 암의 전이에서는 뇌나 척수가 크게 손상된다. 외상에 의해서 중추신경계나 말초신경계가 손상되는 일도 있으며, 머리외상이나 척수손상, 또는 양자를 합병하는 일도 있다. 외상은 총격(gun shots)이나 자창(wounds) 또는 사고에 의해서도 자주 발생한다. 출생 시에 중추신경계나 말초신경계가 손상되는 일도 있다[예컨대, 뇌성마비나 에르브 마비(Erb' s palsy)].

13.2 증상 (Symptoms)

신경계의 어느 영역도 영향을 받을 가능성이 있다(제2장도 참조). 오로지 하나의 영역만이 장애를 받는 경우도 있는가 하면(예컨대, 파킨슨병), 중추신경계 전체가 영향을 받는 경우도 있다(예컨대, 다발성경화증). 말초신경계에 한정되는 일도 있다(예컨대, 길랑-바레증후군).

증상에 따라 중추신경계나 말초신경계의 어느 영역이 어느 정도 침해되어 있는지가 시사된다. 이것은 의사가 의학적 진단을 내리는 단서가 된다. 만일 의학적 진단이 신경계 전체의 상태를 반영하고 있다면, 그 환자가 나타내는 고유의 능력 장애와 기능장애는 그 의학적 진단과 일치해야 할 것이다. 아래에 증상사례를 제시한다.

13.2.1 소뇌손상 (Cerebellar Injuries)

전형적 증상과 일어날 수 있는 증상

소뇌는 말초로부터의 감각입력과 겉질로부터의 운동출력을 받는다(Urbscheit and Oremland 1995). 이전에 받은 감각입력이나 운동출력의 기억에 기초하여 수의적 운동기능을 프로그램화하거나 모델화하는 예측적 피드포워드 제어계(feedforward control system)로서의 작용이 소뇌에 있다고 생각된다(Ito 1970). 운동을 이미지하는 능력도 역시 소뇌의 작용이다. 소뇌와 그 개재부분은 근 긴장을 조정하지만, 이것은 고유수용기와 안뜰으로부터의 입력 그리고 고위 중추조정 기전으로부터의 입력에 의존한다(Umphred 1995).

소뇌의 손상은 운동장애를 일으키지만, 손상된 부분과 같은 측에 아래와 같은 것이 몇 가지 동시에 발생한다.

- 낮은 근 긴장(근 긴장의 저하)
- 50% 이하의 근력저하(무력증)
- 몸통과 사지, 또는 그 어느 쪽인가의 협동운동 결여(운동실조)
- 운동 목표를 정확히 계측하는 것이 곤란(측정이상 즉, 환자는 운동을 목적하는 부분에서 멈추지 못하고 지나쳐버린다, 또는 거기까지 도달하지 못한다)
- 신속한 운동의 타이밍을 잡는 것이 곤란(반복 길항운동 불능)
- 단순한 운동의 시간과 순서를 원활한 운동으로 변환하는 것이 어렵다(운동 분해)
- 비틀거리는 보행(staggering gait)

환자는 또한 균형, 언어(구음장애) 그리고 발성[전조(modulation) 감소]에 문제가 발생하는 일이 있다. 환자에 따라서는 떨림(tremor)이 관찰된다. 이것은 파킨슨병의 떨림과는 다르다. 소뇌성 떨림은 그 주파수가 비교적 높고, 운동계가 의도한 프로그램을 시행하지 않을 때는 출현하지 않는다. 안구운동의 제어에서도 문제가 발생하는 일이 있다[반대 측으로의 편위(deviation), 안진증, 안구진탕증(nystagmus) ; Urbscheit and Oremland 1995].

이 밖의 계통에 결함이 있는 예컨대, 고유수용감각의 저하나 겉질영역의 손상 등을 합병하면 소뇌는 바른 입력을 받지 못하고, 따라서 그 출력이 영향을 받으므로 문제가 더욱 복잡해진다.

예	젊은 치과의사가 다발성경화증이라는 진단을 받았다. 이 환자에게는 측정이상, 균형 장애, 언어의 문제 그리고 비틀거리는 보행이 있었다. 조기의 단계에서는 환자가 술이 취한 상태인 것처럼 보이는 증상이 있었다. 환자가 이 때 자립하여 보행을 유지하려고 열심히 노력하고 있었을 뿐인데도, 유감스럽게도 그것을 본 주위사람들은 그 상태에 대해서 잘 생각하지도 않고, 그 환자에게 주제넘고 엉뚱한 충고를 하고 있었다.

많은 치료사가 이제까지 수많은 증상을 나타내는 환자를 관찰하여 왔으나, 그 어느 증상도 중증의 장애를 일으킨다.

생각할 수 있는 치료방법

아래와 같은 목적을 위해 소뇌손상 환자에게 스위스 볼을 사용한다.

- 근 긴장을 높인다[고유수용성 입력을 증가시킴으로써. 예컨대, "카우보이" (9.1절), "그 네" (9.10절), "도롱뇽" (9.9절)]
- 근력강화를 도모한다[예컨대 "선수상" (9.18절)의 브리지 운동]
- 몸통과 사지의 협동성을 촉진한다[예컨대, 정중위 정위(midline orientation)나 정렬 개선을 위해 "카우보이" (9.1절), "영구운동(9.22절), "돌고래" (9.29절), "칵테일파티(9.28절), "가위" (9.19절)와 같은 운동]
- 운동의 정확성, 그 속도, 협동성 그리고 원활성을 촉진한다.
  [예컨대, "영구운동" (9.22절), "그네" (9.10절), "게 "(9.12절)]
- 보행 전 운동으로서 보행의 어떤 요소를 도입한 운동 즉, 번갈아 하는 다리의 운동을 운동하면서 정렬을 갖추고, 또는 보행속도로 시행한다.
  [예컨대 "영구운동" (9.22절), "카우보이" (9.1절), "저울" (9.2절)]
- 균형능력을 높인다[환자를 볼에 앉혀서 다양한 운동을 시행한다.
  [예컨대, "카우보이" (9,1절), "저울" (9.2절), "칵테일파티" (9.28절), "돌고래" (9.29절)]

부분운동의 평가

어떠한 복잡한 운동도 복수의 부분운동의 조합으로 성립되어 있다. 예컨대 보행에는 운동의 흐름이 있고, 이것에 의해서 일정한 속도로, 똑바로, 같은 보폭으로, 그리고 몸통을 직립자세로 유지하고 팔을 번갈아 흔들면서(보행속도가 매우 느린 경우에는 팔의 흔들음이 없고 신체에 평행으로 늘어뜨린 채로) 걷는다. 부분운동이 연속하는 운동의 각 구성요소가 된다.

> 부분운동을 평가함으로써, 중요함에도 불구하고 간과하고 있던 운동과정의 상세한 것이 밝혀진다. 상세한 것을 알면 환자는 되먹임 되는 정보를 잘 사용해서 수정할 수 있게 된다.

부분운동을 되먹임에 기초하여 수정하는 것은 운동과제를 습득하는 데에 필요한 기능(skill)을 획득하여 그것을 유지하는 능력에 영향을 주지만, 연습이 증가하면 이 운동에 시간이 소요되지 않아도 된다(Adams and Pratt 1993).

스위스 볼을 사용해서 부분운동의 전체 영역을 평가할 수 있다. 또한 부분운동의 연습에 사용할 수 있다. 이 부분운동에는 팔이나 다리를 직선상에서 움직이는, 일정한 속도로 사지를 움직이는, 운동을 원활하게 하도록 노력하는, 볼에 앉았을 때 신체를 그 중심에 두도록 하는 등이 있다. 환자는 볼을 튀어 오르게 하여(같은 장소에서) 제자리 걸음을 하는 그리고 튀어 오르게 하여 균형을 잡으면서 양팔을 흔드는 등의 연습을 할 수 있다.

> 운동의 흐름 속에 부분운동을 단계적으로 부가해가고, 마지막으로 연습의 성과를 올리기 위해 환자가 전체의 운동을 통해서 연습하고, 그리고 기능적 활동을 시행시켜 운동의 마무리로 해야 한다. 기능적 활동에는 안정된 면 위에서의 보행이나 균형과 같은 활동이 있다.

치료용 볼을 사용한 운동이 기능적 효과를 발휘하기 위해서는, 운동효과를 실행으로 옮기는 것이 매우 중요하다.

"환측이 아닌" 쪽의 부분운동을 평가하는 것이 그 쪽이 정말 장애가 없는지, 환자의 문제는 어느 정도까지인지를 치료사가 판단하는 데에 도움이 된다.

파킨슨병이나 헌팅턴병(Huntington' s disease)과 같이 최초에 바닥핵이 침해되는 질환과 알코올중독증(alcoholism)에 의한 질환은 소뇌손상과 다르다.

> 바닥핵의 장애에서는 질환에 따라 그 증상은 다르지만, 항상 근 긴장의 장애가 일어나, 불수의운동이 영향을 받는다(Melnick 1995).

예컨대, 파킨슨병의 환자에서는 운동의 시작과 운동 및 자세의 제어가 곤란해진다.

13.2.2 파킨슨병 (Prkinson' s Disease)

전형적 증상과 일어날 수 있는 증상

파킨슨병 환자에서는 바닥핵의 장애에 의해서 아래와 같은 전형적 증상이나 일어날 가능성이 있는 증상이 출현한다 :

- 자동적 운동의 결여[운동불능증(akinesia)], 운동완만(bradykinesia), 운동의 감소
- 강직(rigidity)[사지의 톱니바퀴모양 운동(cogwheel-type movement)]
- 보행 시작이 곤란하고, 걷기 시작하면 멈추거나 방향전환 하는 것이 곤란하여 가속보행(앞쪽 돌진과 뒤쪽 돌진 또는 그 양쪽)이 된다.
- 자세의 불안정성(감각정보처리능력의 저하와 위에 기술한 증상에 기인한다고 생각한다)
- 떨림(tremor) (1초간에 4~7회). 특히 먼쪽(손)에 뚜렷하고 정지 시에 지속해서 인지되며, 운동 시에 감소한다.
- 주의 및 학습장애[특히 진술적 학습(declarative learning), 이것은 비교적 후기에 출현한다].

시상하부 등 중추신경계의 다른 중요한 부분과 교감신경계가 장애를 받는 일이 있으므로, 환자는 발한(perspiration)이나 건조피부, 지성피부(지루증)가 되는 일이 있다.

생각할 수 있는 치료방법

파킨슨병의 환자에게 스위스 볼을 아래와 같이 사용한다.

- 볼을 걷어차거나, 던지거나 받거나 함으로써 무의식적으로 자율적 운동을 끌어낸다.
- 다리나 팔을 볼에 올려놓고 굽힘 폄이나 모음 벌림의 움직임을 끌어낸다(환자가 움직이지만, 사지는 스위볼에 지지되어 있으므로 그것을 공간에 들어 올리는 일은 하지 않는다).
- 척주를 펴도록 자세운동을 촉진한다[예컨대, "선수상" (9.18절), "갈매기" (9.6절), "자기 자신이 시행하는 당나귀의 스트레칭 (9.4절)]

- 균형 개선과 조합으로 자세의 정렬을 갖추는 운동[예컨대, "카우보이" (9.1절)]
- 부분운동의 연습(위에서 언급한 것과 같이).

13.2.3 **뇌혈관장애** (Cerebral Vascular Accidents)

일반적으로 "뇌졸중"으로서 알려져 있으나, 뇌혈관장애(CVA)의 환자에게는 졸중이 일어난 뇌나 뇌줄기의 장소와 그 손상의 넓이에 따른 징후가 출현한다. 대뇌겉질은 바닥핵이나 소뇌와 "통지와 동의(advice and consent)"의 관계를 유지하고 있으므로(Umphred 1995), 대뇌겉질의 손상은 마찬가지로 이들 부위에도 영향을 미치게 된다. 장애는 뇌혈관장애 후의 수초, 수분, 수시간, 경우에 따라서는 수일 후에 출현하고, 그 장애의 조합으로부터 의사는 장애부위와 그 확산 정도를 찾아낼 수 있다(Ryerson 1995).

전형적 증상과 일어날 수 있는 증상

- 발병 시의 낮은 긴장 및 그 후의 경련을 수반하는 반마비
- 감각장애
- 시야의 결손
- 언어상실증[전체실어(global aphasia), 수용성 실어(receptive aphasia) 또는 표출성 실어(expressive aphasia)와 구음장애 또는 그 하나
- 정신장애와 지적 장애
- 자세 제어능력의 결여

이 밖에 행위상실(증)(apraxia) (운동을 수행하는 데에 perception의 장애)이나 촉각 · 진동각 · 위치각의 저하 그리고 성대근(vocal cords)의 근력저하와 같은 다양한 증상을 나타내는 일이 있다.

보통은 손상과 반대 측의 기능이 보다 장애를 받지만, 손상과 같은 측의 반응시간, 속도, 안정성, 안정된 운동능력, 무작위 추적(random tracking), 스텝 추적(step tracking), 추적의 조합(combination of tracking)도 장애를 받는다. Jones

등(1989)은 뇌졸중 후 1년간의 경과관찰 기간 중에 이것을 발견하였다. Smutok 등(1989) 등도 역시 한쪽의 뇌가 손상된 환자를 조사하여, 운동기능은 손상 측과 같은 측에서도 장애를 받으므로, 반마비 측이 아닌 측에 대한 치료를 종합적 치료계획 중에 편성해야 한다고 결론을 내렸다.

생각할 수 있는 치료방법

반마비 환자에게 스위스 볼을 아래와 같이 사용한다.

- 환자가 수동 또는 능동운동을 관찰할 수 있도록 마비 측의 사지를 적당한 위치에 둔다(특히 시야결손이 있는 경우, 작은 표식을 붙임으로써 환자는 과제에 주의를 기울일 수 있다).
- 자극을 줄 목적으로 빠른 운동을 시행하는가, 천천히 하는 율동적인 이완(relaxation)을 목적으로 한 운동을 선택하는가에 의해서 근 긴장을 조정한다.
- 사지의 분리[운동]을 연습한다(예컨대, "영구운동"(9.22절)의 운동에서는 한쪽 다리를 굽히고 다른 쪽 다리를 펴며 그리고 그것을 번갈아 협동시켜 박자를 맞춰서 시행한다).
- 보행의 전단계의 운동으로서, 그 부분운동과 운동의 흐름을 연습한다(예컨대, 다리를 번갈아 양호한 정렬로 보행속도에 맞춰서 움직이는 것을 학습한다).
- 상지 하지의 근력강화를 도모하여 근력저하가 있는 환자가 한쪽의 사지를 들어 올리지 않고 움직일 수 있도록 한다(선택적 운동을 촉진한다).
- 균형과 몸통의 안정에 작용한다.
- 고유수용감각을 개선한다("카우보이"(9.1절), "그네"(9.10절), "도롱뇽"(9.9절)이나 기타의 운동).

일반적으로 운동기능 장애(경련)는 반마비의 가장 두드러진 징후이지만, 감각장애와 언어상실증은 환자의 문제를 복잡하게 한다. 이러한 것이 가장 문제가 되는 경우도 흔히 있다.

> 시각에 의해서 정확히 유도되어 운동을 시행하는 능력은 중요한 운동 기능이다(Grafton et al 1992). 치료사는 환자가 자기 자신이 움직이려고 하는 신체부분을 환자 자신이 볼 수 있도록 자세를 갖추는 것을 잊지 말아야 한다.

촉각(만지다, 문지르다, 가볍게 신속하게 두드리다)을 사용하거나 시각을 사용해서(발, 무릎 또는 손에 색깔이 있는 작은 표식을 붙여) 주의를 환기시킴으로써, 경우에 따라서는 환자가 신체의 부분을 동정(identification)하거나 움직인다는 과제에 집중할 수 있다. 치료사는 또한 환자가 정보를 처리할 수 있도록, 그리고 계획된 운동을 시각화 하여 그것을 실시할 수 있도록 하기 위한 시간을 주어야 한다.

> **예** 걸을 수 있고 양팔을 상당히 잘 움직일 수 있는 환자가 있었다. 가장 큰 문제는 팔에 감각 즉 운동각이 없다는 것이었다. 어느 날 환자가 자기 아내를 불러 누군가가 자기의 목을 죄고 있다고 주장하였다. 실제는 "마비 측"의 손으로 자기의 목을 죄고 있었던 것이지만, 그것을 알아차리지 못한 것이다.

13.2.4 **다발성경화증** (Multiple Sclerosis)

전형적 증상과 일어날 수 있는 증상

다발성경화증은 예측이 곤란한 신경학적 질환의 하나이다. 뇌와 척수가 침해되는 영역과 그 진행은 예측하기 어려운 것이 있다. 젊은 나이의 성인의 능력을 빼앗고, 그 가족 전원을 낙담시키고, 깊은 슬픔과 불행을 초래한다. 환자는 반마비, 대마비, 사지마비 또는 단마비의 징후를 나타내는 일이 있다. 일어날 수 있는 증상은 다방면에 걸쳐 경련, 실조, 떨림, 근력저하, 감각장애, 균형능력, 시각 그리고 방광기능의 문제 등 각각 악화하면서 출현한다. 환자에 따라서는 그 평생에 극히 몇 번 발작이 있을 뿐이고, 증상도 약간에 그쳐 원래의 기능으로 회복하지만, 재발을 자주 반복하고, 또한 동시에 질병이 지속성으로 진행하는 경우도 있다. 시각장애와 방광장애가 다발성경화증의 초기증상과 아울러서 흔히 발생한다. 환자는 쉽게 피로해지고 운동을 할 때는 휴식시간이 필요하다.

에너지 소비를 억제하는 것이 매우 중요하다.

Frankel(1995)은 다발성경화증의 환자를 치료하는 데에 치료사로서 필요하고 상세한 정보를 제공해주었다.

생각할 수 있는 치료방법

이 단원에서 거론한 스위스 볼의 사용방법은 어느 것도 다발성경화증 환자의 치료에 사용할 수 있다. 예컨대, 반마비, 균형의 문제 그리고 대마비 등의 문제가 있다는 것을 규명해냈으면, 어느 운동이 환자에게 좋은지를 결정한다. 스위스 볼은 또한 다음과 같이도 사용할 수 있다.

- 가족을 지도하고 환자를 도와 관절가동범위 운동이나 스트레칭 운동을 시행시킨다.
- 현재의 근력을 유지한다(근육의 효과적 사용방법).
- 근력강화를 위한 운동에 균형과 협동성을 위한 운동을 조합시킨다.
- 환자를 위한 가정에서의 운동 프로그램

위에서 언급한 것처럼 소뇌의 관여는 다발성경화증의 환자에서 드문 일은 아니다. 치료사는 재발할 때마다 환자를 재평가하여, 운동을 환자의 새로운 상태에 끊임없이 맞춰야 한다. 환자와 가족에게는 정서면에서의 원조를 주고, 이 질병에 현실적으로 대처하여가는 데에 필요한 질환에 대한 이해를 심화시키도록 지도한다. 필요에 따라서 사회적 서비스도 이용해야 한다.

13.3 기능의 회복 (Restoration of Function)

환자의 생활양식(life-style) 전반, 연령, 전신상태, 사물에 대한 태도가 질환의 회복이나 그 진행의 속도에 영향을 주는 경우가 있다. 뇌의 가소성(plasticity)과 행동 면에서의 요인이 상실된 기능의 회복에 상당한 영향을 미친다.

13.3.1 뇌의 가소성 (Plasticity of the Brain)

다행하게도 뇌의 가소성에 대한 새로운 식견(3.5절도 참조)에 의해서 많은 환자나 치료사에게 희망이 생겼다. 특히 중추신경계의 손상 후, 많은 환자는 그것에 계속 이어지는 3~18개월 사이에 마비나 감각의 상실 그리고 인지장애에 변화가 없어도 운동기능이 개선된다. 이것은 가역성으로 발생한 부종이나 대상성으로 억제된 조직에 자연회복이 일어나기 때문이다. 확고한 동기부여, 환자를 지지하는 환경(그리고 보조구) 그리고 대상행동의 학습(compensatory behavioral training)도 역시 회복에 기여하는 요인이다. Dobkin(1993)은, *"수많은 관절운동을 신속하고 정확하게 또한 동시에 고도의 유연성을 갖고 제어하기 위한 다양한 정보조작이 필요하며, 다수의 평행계(parallel systems)가 공동하여 작용하여 이것을 시행하고 있다. 이 평행계가 회복에 기여하고 있으며, 이들 회로가 기능의 자연회복과 치료에 의한 기능회복의 하나의 요인이 되어있을 가능성이 있다"*라고 설명하였다.

신경병 환자 치료의 경험이 풍부한 치료사 누구나가 명언하고 있는 것처럼, 중추신경계의 손상의 회복이 여러 해에 걸쳐 계속되는 환자가 있다. Bach-Y-Rita(1987)는 뇌의 가소성이란 표면에 나타나지 않았던 신경경로가 나타나, 손상을 받지 않은 세포로부터 신경지배가 상실된 영역으로 부행 발아(collateral sprouting)하는 능력이라고 상세하게 언급하고 있다. 중추신경계의 체제와 기능을 수식하는 능력이 예컨대, 뇌졸중 후의 환자의 회복을 돕는다. Brodal(1973)은 뇌졸중 후 오른쪽에 마비가 남은 환자의 회복에 대해서 매우 상세하게 기술하였다. 그의 관찰에 따르면, *"중추신경계 전체의 신경섬유 연락에 대한 상세한 연구로부터 다음과 같은 것을 확신을 갖고 말할 수 있게 되었다. 즉, 형태학적으로 보아 뇌의 어느 부분으로부터의 임펄스가 우회로(circumvential routes)를 지나서 전달될 수 있는 또는 복잡계를 중추신경계의 다른 부분에 임시로 변경하는 것이 가능하다!"*

어떤 종류의 치료는 손상을 받은 뇌의 가소성에 적극적으로 작용한다. 뇌졸중 또는 그 이외의 뇌손상 후의 회복과정 중에서 뇌의 신경회로는 노년에 이르기까지 새로운 연락망을 충분히 형성할 수 있다(Winstein 1995).

매우 어린 어린이의 경우에서는 뇌의 가소성의 도움을 받아 운동 프로그램이 발전하여 기능을 개선한다(예컨대, 뇌성마비아의 경우).

> 중추신경계의 주요 시스템은 어느 것도 서로 중첩되고, 서로 의존하며 결코 다른 것으로부터 고립하여 있는 일은 없다. 즉, 회복 시에는 이들이 상호 협동하여 작용하는 것이 매우 중요하다. 중추신경계에 영향을 미치는 진행성인 질환에서도 상호 협동하여 작용하는 것을 촉진하여, 가급적 장기간에 걸쳐 기능적 자립을 유지하도록 시도한다(Umphred 1995).

> 의미 있는 목표를 설정한 다음의 능동적인 참여와 연습은, 가소성 즉 운동기능의 회복에 영향을 주는 행동 면에서의 요인이다(Winstein 1995). 이것이 스위스 볼이 도움을 주는 도구가 되는 이유이다.

13.3.2 **변연계의 기능** (Limbic System Function)

> 상실된 기능을 재획득하려고 하는 동기부여는 변연계(limbic system)에 의해서 주어진다. 따라서 이것이 환자의 회복에 주요 역할을 수행한다.

변연계에 대해서는 제2장에서 언급하였다(또한, Umphred 1955 참조). 그 기능은 아래와 같다.

- (운동) 시작을 위한 발동성(intentional drive)을 준다.
- 전체입력(total input)을 통합한다.
- 운동 표출에서도 가치판단과 같은 중요한 역할을 한다.

변연계는 또한 자율신경계와 체성감각운동계의 제어에 주요 역할을 수행하고 있다.

> 환자의 정서가 불안정하고 발동성이 없는, 또는 동기부여가 되어있지 않은 경우, 많은 치료사는 그것이 환자에게 나쁜 영향을 미친다는 것을 알아차리고 있다. 경험이 있는 치료사라면 변연계의 기능장애에 의한 증상을 구분할 수 있고, 또한 이에 따라서 치료를 조정할 수 있다.

예컨대, 치료사는 운동의 목적을 설명하는 데에 충분한 시간을 소비하면 좋을 것이다. 이 때, 환자가 가지는 공포나 욕구불만의 징후를 간파하여야 한다. 그렇게 하면 치료사는 고정화된 운동 프로그램을 단지 계속해서 시행하게 하는 것만이 아니라 환자를 안심시키고 이해하면서, 환자로서는 즐거운 운동을 선택할 수 있다.

> 또한, 치료사는 환자와 공통의 목표를 갖기 위해 환자의 관점에서 질병을 보는 것도 중요하다.

Brodal(1973)은 뇌졸중 후의 자기관찰을 시행하였다. 환자가 운동을 제어하거나 시작하거나 하는 것이 곤란하다는 것을 경험하였을 때, 또는 극히 사소한 과제를 수행하는 데에 매우 심리적 노력을 필요로 하였을 때의 기분을 통찰하는 데에 그의 자기관찰은 도움이 된다.

스위스 볼은 변연계의 기능을 지지하는 데에 사용할 수 있다. 아래의 이유로부터 스위스 볼은 환자의 동기부여에 사용할 수 있다.

- 스위스 볼의 감촉과 색깔은 기분이 좋다.
- 운동을 보다 용이하게 시행할 수 있다(욕구불만이 적어도 되고, 성공체험을 얻을 수 있다).
- 환자는 자기가 운동을 어떻게 시행하였는지 바로 되먹임을 얻을 수 있다.

13.3.3 운동기능의 회복을 돕기 위한 스위스 볼의 사용방법 (Swiss Ball Application to Aid Recovery of Motor Function)

스위스 볼을 아래와 같이 사용할 수 있다.

- 환자가 수행할 수 있는 운동을 설계한다. 스위스 볼은 마비된 사지의 중량을 감소시킬 수 있다. 따라서 환자는 적극적으로 운동에 참여할 수 있다.
- 환자에게 의미 있는 목표에 도달하는 것을 가능케 하는 것 같은 특정 과제의 부분운동을 선택하여 연습한다.
- 정교성을 연습한다. 환자는 최초에 비마비 측으로 운동을 시행하고, 그것이 마비 측으로 전이되는 것을 기대한다. 그 다음에 운동이 어떠하였는지를 비교한다.
- 환자에게 결과의 지식과 되먹임을 제공한다.
- 담당하는 치료사는 환자의 기능향상에 맞춰서 스위스 볼을 사용한 운동을 끊임없이 수정함으로써 환자의 기능(skill)을 연속적으로 높여간다.
- 환자에게 가정에서의 운동 프로그램을 제공한다.

치료사는 신경학적 질환의 환자를 치료할 때, 관여하는 복잡한 문제를 다루는 데에 있어서의 특수한 기술, 지식 그리고 경험이 도움이 된다. 인내력, 예리한 관찰력 그리고 이야기를 들어주는 기능(skill)도 치료사에게는 중요하다.

> 어떠한 신경학적인 손상일지라도, 환자의 인생은 영원히 바뀌어버린다. 환자가 갖는 문제를 "신속하게 고치는" 것은 불가능하다. 따라서 기능면에서의 최선의 결과를 얻기 위해서는, 인내와 불굴의 노력이 환자와 그 가족 그리고 치료사에게 요구된다.

13.4 신경학적 장애에 대한 물리치료 (Physical Therapy in Neurological Deficits)

상이한 치료방법과 사고방법을 추구하여 실천함으로써 여러 가지 치료가 가능해진다. 신경학상의 문제를 가진 외래환자의 치료를 시행하는 치료사는 수많은 연구를 사전에 알아볼 수 있다. Umphred(1995)는 온갖 신경학적 질환의 환자에게 사용하는 치료와 그 배경이 되는 정보를 제공하였다. Bobath(1983)는 성인 반마비의 평가와 치료에 대해서 의미 있는 시사를 제공하였다. Davies (1985, 1990)는 반마비 환자를 주로 치료하는 치료사에게 초심자의 지도서를 제공하였다. 그녀는 자기 자신의 치료와 Klein-Vogelbach의 기능적 운동역학에 기초한 방법을 통합하였다. 또한, 뇌졸중 환자를 대상으로 한 스위스 볼을 사용한 운동(Davies 1990)이나 머리외상 후의 조기 재활에서 사용하는 스위스 볼의 운동(Davies 1994)에 대해서도 언급하였다. Buch와 Beckers(1993)는 척수 손상 환자의 치료를 시행하는 치료사에게 지도를 하였다. 그리고 Ziégler와 Bleton(1992, 1993)은 파킨슨병 환자를 대상으로 한 훌륭한 치료개념을 완성시켰다.

13.4.1 평가 (Evaluation)

신경학적 질환의 환자를 치료할 때, *근력과 관절가동범위에 더하여 운동의 질을 평가해야 한다*. 앉은 자세, 선 자세 또는 보행에서의 근 긴장의 평가와 운동 패턴은 각각의 자세와 균형 평가와 아울러 중요한 것이다.

환자의 이해나 협동성 그리고 기억의 정신적 능력과 쉽게 피로해지는 것도 평가해야 한다. 이러한 것이 치료계획을 세워 기능적 목표를 설정하는 데에 중요하다. 시각, 청각, 언어의 장애도 고려한다. 감각, 운동각, 고유수용감각의 장애는 기능에 영향을 미치므로 평가해야 한다.

담당 치료사는 또한 환자의 기능 즉, 무엇을 할 수 있고, 무엇을 하고 싶어 하는가를 확인해야 한다. 침대 위에서의 운동, 옮겨타기(transfer) 능력, 과제수행 능력은 어떠한가.

중추신경 또는 말초신경의 어느 시스템이 장애되어 있는가를 분별할 필요가 있다. 이 장애가 확산하는 방법에 따라 치료사의 치료계획은 정해진다. 중추신경계가 손상됨으로써 다른 시스템이 직접 장애를 받는 일도 있으며, 시스템의 상호작용의 결과 다른 시스템이 간접적으로 장애를 받는 일도 있다.

> 환자의 지원자(가족이나 친구)가 환자의 재활에 적극적으로 참여할 수 있다면, 이러한 것이 환자의 회복에 큰 역할을 수행한다.

스위스 볼은 근력, 관절가동범위, 근 긴장, 균형, 정렬, 운동의 질, 그리고 속도 등을 전체적으로 평가하는 데에 도움이 되는 도구이다. 근력을 검사할 때, 특히 신경학적 질환 환자의 경우, 어떤 운동 패턴에 의해서 발휘된 근력이 패턴이 다른 경우에도 같은 세기로 발휘될 수 있다고는 할 수 없다. 평가의 예를 제7장에 나타냈다.

어떠한 장애가 발견된 경우, 더 상세하게 평가할 필요가 있다.

13.4.2 치료방법 (Treatment Approach)

보다 고도의 기능을 달성하기 위해, 모든 환자에게 적용되는 것은 아니지만, 환자와 치료사가 목표를 같이 하는 것이 반드시 필요하다.

치료목표

- 근 긴장을 정상화한다.
- 관절가동범위의 개선, 연부조직가 신경조직의 신축성의 향상
- 몸통의 양호한 안정성을 획득한다.
- 양호한 균형의 획득과 중간 지향(midline orientation)의 개선
- 몸통과 사지의 정렬 개선
- 운동의 질(효율)의 개선
- 운동 속도의 정상화
- 최대한의 자립의 달성

치료계획

- 근 긴장을 바꾼다.
- 관절, 연부조직, 신경조직을 움직인다.
- 몸통과 사지의 근력강화

- 균형과 평형의 개선
- 정렬과 운동속도의 개선
- 고유수용감각, 촉각운동각 그리고 운동각의 입력
- 선택적 운동이나 부분운동의 연습
- 충분한 되먹임(지나치게 많거나 적지 않고, 환자를 위험에 노출시키지 않을 정도의 오류는 허용한다)
- 환자나 가족이 수행할 수 있는 현실성 있는 가정운동 프로그램

주의사항

- 안전한 환경을 준비한다. 필요에 따라서 환자의 허리에 벨트를 감는다.
- 볼에 앉아서 안전하다고 확인할 수 있을 때까지 바로 누운 자세나 매트부착 플랫폼(mat table) 위에서 앉은 자세를 취하여 운동을 시작한다.
- 두려워하는 환자에게는 납득하기 전에 스위스 볼에 앉혀서는 안된다. 앉히는 경우에는 충분한 지지를 제공한다.
- 보다 안정성을 필요로 하는 환자에서는 처음에는 피지오롤을 사용한다.
- 의학적으로 지시된 주의를 고려한다(예컨대, 항상 거상위치를 유지한다, 사지에 하중을 걸지 않는다).
- 거울을 사용할 때는 주의 깊게 시행한다. 공간운동감각장애가 있는 환자에서는 거울에 비친 자기를 보고 혼란해하는 경우가 있다.

> 상식으로 판단하기 바란다. 모든 환자를 스위스 볼에 태우는 것은 아니다.

금기

> **!**
> 판단력에 장애가 있는 환자를 볼에 앉히는 경우, 항상 근접감시가 필요하다.
> 어린이에게 스위스 볼을 사용하는 경우, 방임해서는 안된다. 항상 떨어질 가능성이 있다.

13.5 파킨슨병의 물리치료
(Physical Therapy in Parkinson' s Disease)

13.5.1 집단운동 (Group Exercises)

일반적으로 파킨슨병이라 진단이 확정되는 시점에서는 일측성의 장애만이 나타난다. 진단확정 전의 시기에서는, 환자는 뻣뻣해짐을 느끼거나 근육통이나 굽힘자세 그리고 근 긴장의 항진을 호소하고, 침대 위에서 신체의 방향을 바꾸는(몸 구르기를 하는) 것이 어렵다(Lang 1996). 이러한 시기의 환자에게는 실제로는 집단치료가 도움이 되지만, 환자 본인이 참여를 꺼려하는 경향이 있다. 이것은 자기보다 중증인 환자와 함께 있는 것을 희망하지 않기 때문이다. 이러한 중증환자는 자신의 운명을 미리 나타내고 있다고 생각하는 것인지도 모른다. 대개의 파킨슨병 환자는 이 질환의 징후가 명백한 시점에서 비로소 집단치료에 참여하게 된다.

이 질환의 초기단계에서는 환자에 따라서는 그래도 스포츠, 춤 그리고 체조와 같은 집단 활동에 참여할 수 있다. 이러한 활동은 치료로서도 훌륭한 것이므로, 시각자극, 청각 단서, 리듬 그리고 즐거움을 준다. 어느 것이나 좋은 운동이고, 또한 사회성을 낳게 한다. 이제까지의 단원에서 보여준 운동(예컨대, 뼈엉성증 치료를 위한 운동)은 개인으로도 할 수 있으나, 본인이 싫어하지 않는다면, 처음부터 파킨슨병 환자와 함께 시행할 수도 있다.

> **!** **집단운동의 시간에 참여할 수 있는 대상자는, 안전상의 이유 때문에 혼자 걷기가 가능하고 판단력이 충분히 있는 환자에 한정된다.**

> 1명의 치료사가 적절하게 운영하고 지도할 수 있는 집단의 인원수는 6에서 8명이다. 가족을 참여시키는 일도 흔히 있다.

13.5.2 치료방법 (Treatment Approach)

치료목표

- 척주, 연부조직 그리고 신경조직의 전체 운동면상에서의 가동성을 개선한다(보통, 척주의 폄과 돌림이 상실되어 있다).
- 스위스 볼을 사용해서 몸통의 돌림을 시행함으로써 근 강직(rigidity)을 경감하고 기능적 운동을 개선한다(적어도, 식사시간이나 배변 시와 같은 시간대는 긴장을 낮출 필요가 있다).
- 상지의 앞쪽굽힘을 개선한다.
- 가능한 한 최선의 직립자세를 유지한다.
- 항중력근, 특히 등쪽폄근의 근력강화를 도모한다.
- 균형능력을 개선한다.
- 운동속도와 운동방향을 바꾸는 능력을 개선한다.

이에 더해서,

- 기능적 자립을 유지한다(일상생활 활동, 옮겨타기 유지).
- 폐활량을 개선한다(호흡운동).

치료계획

- 필요에 따라 연부조직, 신경조직 그리고 척주와 사지의 관절에 mobilization을 시행한다.
- 스트레칭 운동
- 몸통과 사지, 특히 항중력근의 근력강화운동
- 균형과 협동성의 운동
- 고유수용감각 개선
- 보행을 위한 부분운동의 치료(이 단원의 처음에 언급하였다)
- 호흡운동
- 일상생활활동의 연습

주의사항

- 치료시간의 처음에 워밍업(warm-up)을 위한 운동을, 마지막에 쿨링다운(cool-down)의 운동을 시행하기 바란다.
- *환자가 지쳐버리지 않도록 한다*. 특히 약효가 저하하고, 차차 없어질 때에.
- 파킨슨병에 의한 장애가 중증이 되고, 안정된 운동 자세를 취할 수 없고, 동시에 가족이 환자의 안전을 위해 도울 수 (예컨대, 그림 13.5와 13.6에서와 같이 환자가 볼을 움직이고 있을 때 그 뒤에 선다) 없는 경우는 보통 스위스 볼은 운동용구로서 적합하지 않다.

13.5.3 운동 예 (Exercise Examples)

예	그림 13.1. 파킨슨병 환자가 각각의 자기 페이스로 볼을 움직여 상지를 앞쪽굽힘하고 있다. 허리의 기계적 과로를 피하기 위해, 볼에 머리를 올려놓거나 한쪽 무릎을 매트에 대는 것도 좋을 것이다. 그림 13.2. 두 사람의 환자가 하나의 볼을 사용하여 서로 밀거나 당기거나 하는 것도 좋을 것이다. 이것에 의해서 어깨의 앞쪽굽힘과 상지의 근력강화를 시행하고 있다. 한쪽 팔은 신체의 무게를 지지하고 있다. 그림 13.3. 6명의 집단으로 "볼을 서로 당기기"를 하고 있다. 이것은 균형, 근력, 가동성의 치료이다. 근육을 작동시켜 몸통을 안정화시키고 있다. 그림 13.4. 벽에 놓은 스위스 볼에 기대서 양팔을 가쪽돌림하여 척주의 시전을 개선하고 있다. 가쪽돌림에 의해서 운동이 척주폄으로 연계된다(중앙의 사람을 보기 바란다). 양팔을 벌림시켜 좌우로 척주를 돌림시키는 연습도 할 수 있다. 왼쪽의 사람을 보기 바란다. 안정성을 얻기 위해 방의 모퉁이를 사용하고 있다. 웅크리면서 볼을 굴려 척주를 펴고 하지의 근력강화를 도모하고 있다. 그림 13.5. 벽이나 방의 구석을 향하여 중력에 저항해서 척주 폄을 연습하고 있다. 그림 13.6. 환자는 팔을 뻗어 머리너머로 볼을 뒤로 보내는 연습을 하고 있다. 정교성과 협동성에 더하여 균형의 연습으로도 된다.

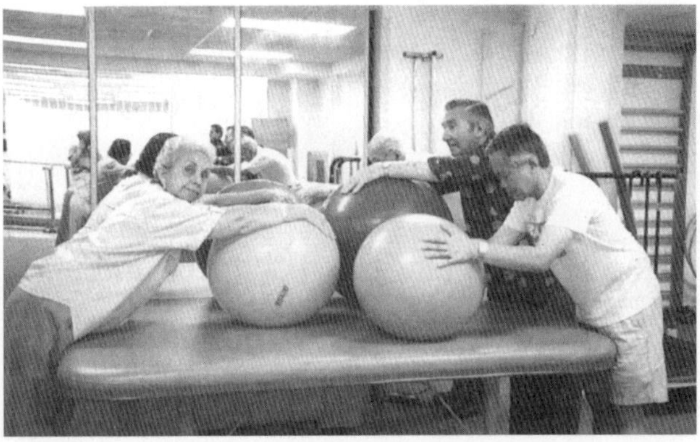

그림 13.1 파킨슨병 환자가 각각 볼을 자기 자신의 페이스로 움직여 앞굽힘을 시행하고 있다.

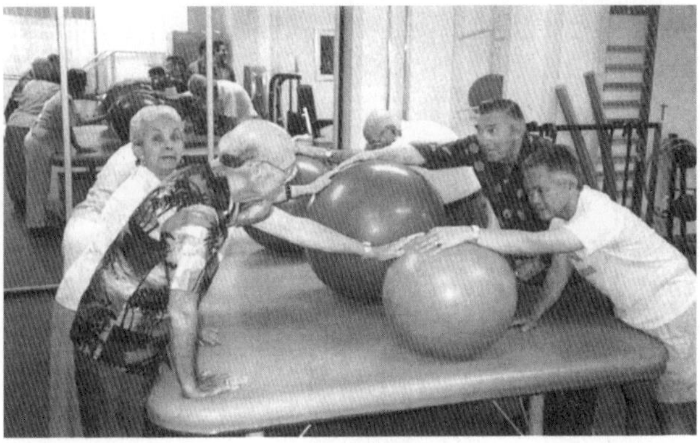

그림 13.2 두 사람의 환자가 하나의 볼을 사용하여 서로 밀거나 당기거나 하고 있다. 이것에 의해서 어깨의 앞굽힘과 팔의 근력강화를 하고 있다.

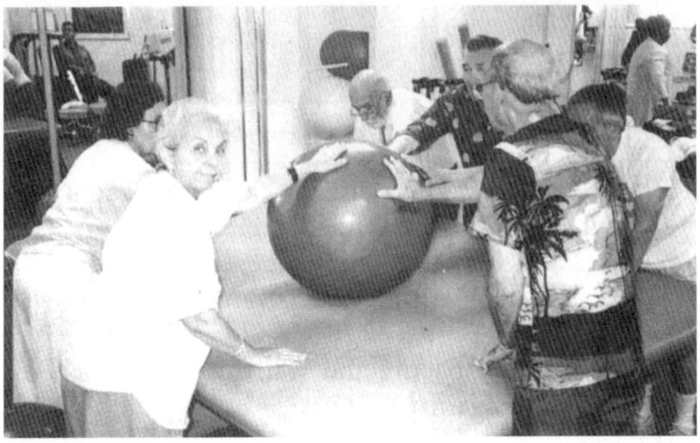

그림 13.3 6명의 집단으로 "볼을 서로 당기기"를 하고 있다. 균형, 근력, 가동성의 치료이다.

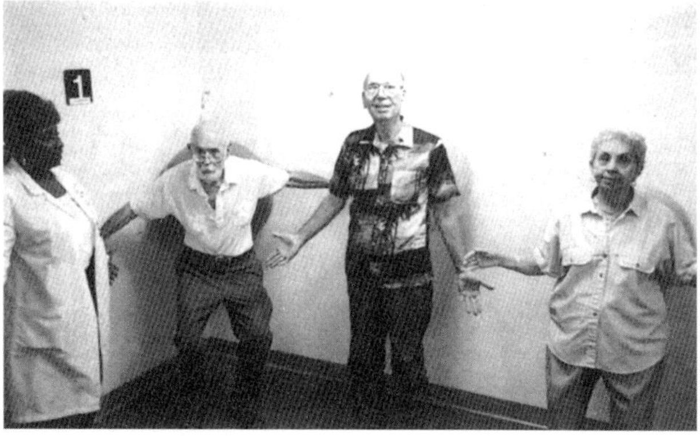

그림 13.4 벽에 놓은 스위스 볼에 기대서 척주의 폄을 개선하고 있다. 이때 양팔을 가쪽돌림한다. 이것에 의해서 운동이 연결되어 척주를 편다(중앙의 사람을 보기 바란다). 왼쪽의 사람은 보다 안정성을 얻기 위해 방의 구석을 사용하고, 웅크리고 앉는 연습을 하면서 척주를 펴고, 하지의 근력강화를 도모하고 있다.

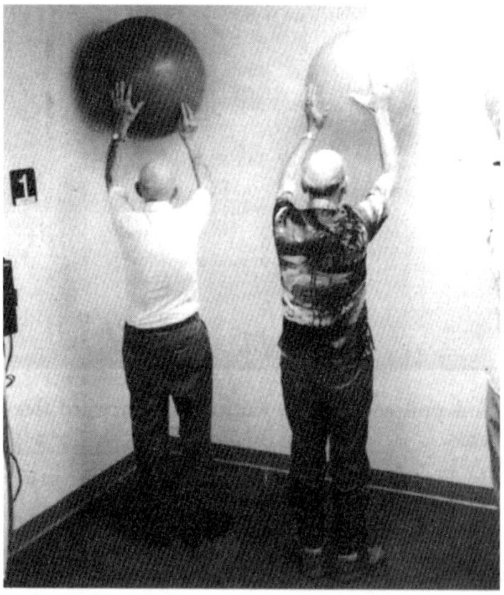

그림 13.5 벽이나 방의 구석을 향하고, 환자는 양팔을 앞굽힘 하여 중력에 저항한 척주 폄을 연습하고 있다.

환자는 빙 둘러앉아서(원형으로 앉아서) 번갈아 서거나 앉거나 하여 볼을 이웃 사람에서 이웃 사람에게 건네준다, 또는 볼을 마주본 반대 측 사람에게 굴리거나 던진다. 시트 위에 볼을 놓고, 참가자 전원이 시트의 끝을 잡고 그것을 들어 올려 움직이는 것도 좋을 것이다. 여러 가지 방법을 생각할 수 있다. 환자 자

그림 13.6 환자는 머리너머로 팔을 뻗혀서 볼을 뒤로 보내는 연습을 하고 있다.

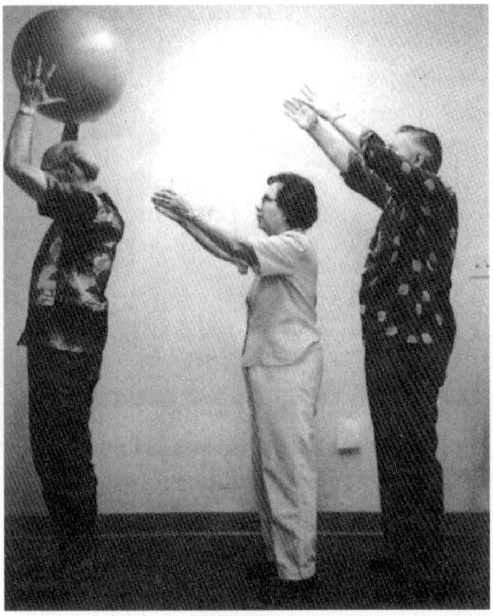

신이 집단으로 시행하는 새로운 운동을 고안해내는 일도 흔히 있다.

예	그림 13.7. 스위스 볼 위에서 엎드린 자세가 되고, 환자는 상지와 몸통을 중력에 저항하여 펴는 연습을 한다. 볼이 (체중의 무게의) 지지가 되지만, 한편 불안정성의 요소도 부가한다. 그림 13.8. 의자에 걸터앉아 엉덩관절을 굽히고 어깨를 앞쪽굽힘 하는 연습을 할 수 있다. 집단으로 원을 만들어 다른 사람에게 볼을 밀거나 걷어차 굴려서 건네주는 것도 좋을 것이다. 그림 13.9. 척주를 안정화하기 위해 몸통과 팔의 근육을 사용하면서, 환자는 엉덩관절 폄근의 근력강화를 하고 있다.

환자는 물론 스위스 몰(또는 피지오롤)에 앉아서 균형의 연습을 하거나, 볼을 튀어 오르게 하거나, 팔 또는 다리를 움직이거나, 몸통을 전경(anterior tilt)시키거나, 후경(posterior tilt)시키거나, 세라밴드를 사용하거나 하여 연습할 수 있다. (앞의 단원을 참조). 처음에 약간 천천히 한쪽의 다리를 굽히거나 펴고, 다음으로 약간 빠르게 움직이는, 또는 보행전에 볼을 튀어 오르게 하면서 번갈아 다리를 움직이는 등, 운동의 흐름의 일부분 또는 부분운동을 연습함으로써 운

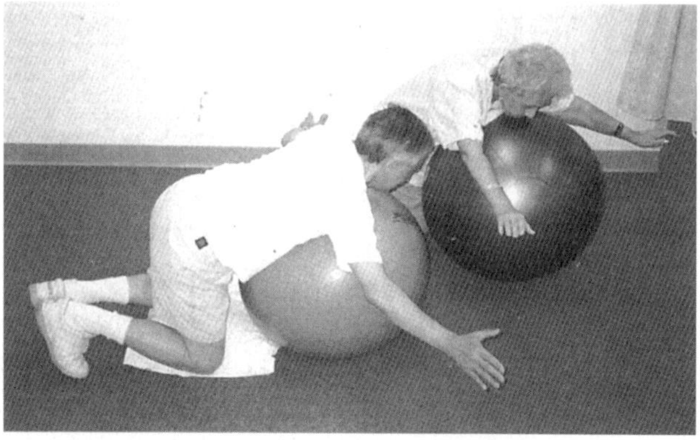

그림 13.7 스위스 볼 위에서 엎드린 자세가 되고, 환자는 팔과 몸통을 중력에 저항하여 펴는 연습을 한다.

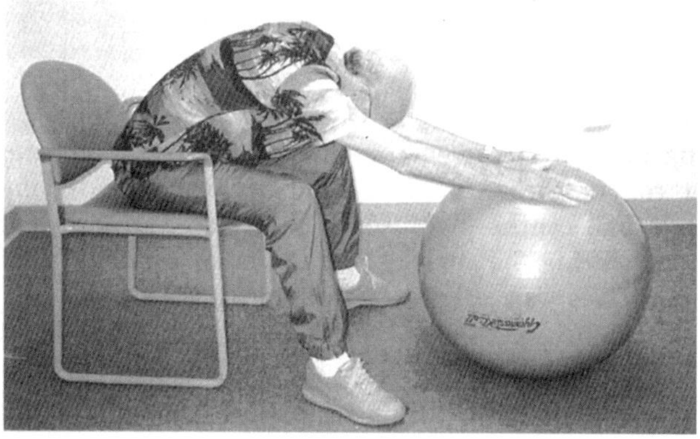

그림 13.8 의자에 걸터앉아 엉덩관절을 굽힘, 어깨를 앞굽힘으로 움직이는 연습을 할 수 있다.

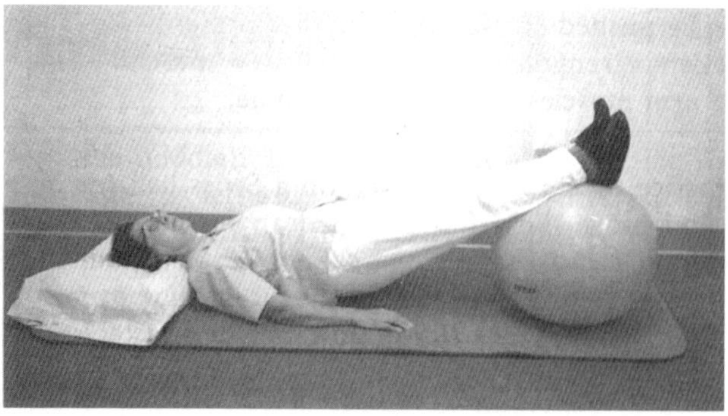

그림 13.9 골반을 들어 올리면서 중력에 저항한 엉덩관절 폄과 몸통의 안정성의 치료를 하고 있다.

동기능의 개선을 도모할 수 있다.

안전을 위해 운동은 개개의 집단의 능력에 맞춰야 한다.

스위스 볼을 사용한 운동의 대부분은 가정에서도 안전하게 시행할 수 있다.

13.6 뇌혈관장애 후의 물리치료 (Physical Therapy After Cerebral Vascular Accidents)

앞에서 언급한 것처럼 스위스 볼은 반마비 환자의 치료에 도움이 되는 도구이다. 몸통의 정렬을 양호하게 유지하고 그것을 제어하는 것의 중요성은 오랜 세월에 걸쳐 인정되어 왔다. Klein-Vogelbach(1963)는 신체중심의 안정성이 마비 측의 상지를 재교육하는 데에 매우 중요하다고 생각하고 있었다. Davies(1990)도 역시 몸통의 안정성이 중요하다고 강조하였다. Fisher(1987)는 몸통과 하지의 예지적 근육활동이 상지의 운동에 앞서 일어나고 있다고 기술하였다.

"갈매기" 의 운동(9.6절)은, 신경학적 질환 환자의 척주를 피면서 움직이고, 환자의 치료사가 좋은 자세정렬로 움직일 수 있도록 고안되었다. "카우보이" (9.1절)는 균형이나 자세 정렬에 작용하는 경우에 사용된다. 시트피트 위에 앉아서(7.8절 참조) 몸통을 안정화시키는 근육의 활동을 끌어낼 수도 있다. 환자가 잘 할 수 있게 되면 더 어려운 운동에 도전시킨다.

13.6.1 평가 (Evaluation)

69세의 사람이 정년 후 바로 졸중이 되어 장애가 남았다. 병원에 단기간 입원하여 수주일간 재활치료를 받았다. 오른쪽 뇌에 비출혈성 뇌혈관장애가 일어난 6주 후에 외래치료의 지시가 내려졌다.

최초에 볼 수 있었던 소견은 아래와 같다.

- 신체 왼쪽의 경련, 다리보다 팔이 더 장애를 받았다.
- 왼쪽 팔의 감각저하는 왼쪽 다리보다 중증이었다.

- 균형이 저하하여 있었다. 눈을 감은 선 자세에서 뒤쪽이나 왼쪽으로 기울었다.
- 보행에서는 보폭은 일정하지 않지만, 4점 지팡이(quad cane)를 사용하면 70m를 천천히 걸을 수 있었다.

환자는 매우 열심이었고, 또한 가족도 열심히 가정에서의 운동 프로그램 실시를 도왔다.

13.6.2 치료방법 (Treatment Approach)

치료목표

- 왼쪽의 근 긴장을 감소시킨다.
- 몸통의 안정성을 획득한다.
- 중간지향(middle orientation)과 균형을 획득한다.
- 신체의 알아차림을 개선한다.
- T형 지팡이(single pointed cane)로 안전하게 걷는다.
- 바닥에서 물건을 집어 올리는 것 같은 기능적 동작이 가능하다.
- 가정운동 프로그램을 혼자 힘으로 시행한다.

치료계획

- 근 긴장을 정상화한다.
- 몸통과 사지근육의 근력강화운동
- 균형과 중간지향을 위한 운동
- 신체의 알아차림을 개선하기 위한 촉각이나 언어적 단서를 제공한다.
- 보행운동
- 기능적 활동의 연습
- 가정운동 프로그램의 지도

Blenton이 1994년 6월 4일에서 6일에 걸쳐 거행된 WCPT 유럽회의에서 제시하고, 또한 사신(1994) 안에서도 밝힌 인지적 운동감각 면에서의 알아차림을 개선하는 운동도 물리치료에 도입하였다. 이 운동은 Perfetti의 사고방법(Oberleit 1996)에 기초한 운동과 유사하고 매우 도움이 된다는 것이 증명되었다. Bobath(1983) 개념과 고유수용성 신경근 촉진기법(PNF) (Adler et al 1993)에 기초한 운동도 역시 사용하였다. 이들에 더해서 아래에 몇 가지를 예시하지만, 스위스 볼을 앉은 자세나 선 자세의 연습에 사용하였다.

13.6.3 운동 예 (Exercise Examples)

엉덩관절 폄근의 근력강화, 하지의 정렬을 갖추는, 엉덩관절 굽힘, 폄, 벌림, 모음의 선택적 운동을 개선하는, 그리고 운동의 속도를 증가시키는 등을 위해 바로 누운 자세에서 스위스 볼을 사용한 운동을 시행하였다(운동에 대해서 언급한 제7, 10, 11장도 참조). 배부위 근육의 근력강화운동도 시행하였다(그림 7.18, 10.3b 참조).

앉은 자세에서는 "갈매기"의 운동(그림 13.21)을 선정하고, 척주의 운동성을 개선하여 좋은 자세정렬을 끌어내도록 하였다. 왼쪽 상하지의 운동성을 확대하고, 또한 이들에 체중을 부하하기 위해 아래에 언급하는 운동을 시행하였다.

예	그림 13.10. 환자는 왼쪽 다리로 서서 오른쪽 다리를 매트부착 플랫폼(mat table)에 올려놓고 무릎서기가 되어, 어깨를 앞쪽으로 굽히고 팔꿈치와 등부위를 편다. 그림 13.11. a. 뻣뻣하게 긴장된 왼쪽 손을 충분히 벌리고, 처음에 환자는 스위스 볼을 사용해서 몸통을 지지한다. b. 익숙해지면 환자에게 오른손으로 볼을 앞으로 밀게 하고, 왼손에 체중을 실어 몸통을 불안정하게 한다. 그림 13.12. 더 진보가 되면, 오른발 아래에 스펀지 롤 조각을 넣어 오른쪽 다리를 불안정하게 한다. 그림 13.3 a-e. 바닥에서 물건을 집어 올릴 수 있도록, 또한 바닥에서 일어서거나 바닥에 앉을 수 있도록 하기 위해, 환자는 치료사로부터 촉각

의 단서와 구두지시를 받아 연습한다. 또한, 볼을 집어 올리는, 집어 올린 볼을 양발을 움직이지 않고 신체의 반대 측에 두는, 바닥에서 2개의 물건(볼과 가방)을 들어 올려 움직이는 등과 같이 문제해결 기능(skill)이 요구되는 과제를 환자에게 준다.
그림 13.14. 환자는 치료사의 도움을 받아 "도롱뇽"의 운동(9.9절)을 시행하고, 한쪽에서 한쪽으로의 체중이동과 체중부하를 연습한다.
가정에서도 스위스 볼을 사용한다. 바로 누운 자세에서 "흔들이"(9.23절)와 "영구운동"(9.22절)의 운동을 응용한 다리의 운동을 연습한다.
그림 13.15. 볼(직경 45 또는 55㎝) 위에 마비 측의 팔을 얼마나 편안하게 올려놓고 가정에서 TV를 보고 있는지를 보여주고 있다.
그림 13.16. a. 자기의 소파에 앉아 좌우로의 체중이동과 왼팔의 벌림 연습을 하고 있다.
b. 몸통을 왼쪽 앞쪽으로 기울일 수도 있다.
집에 또 하나의 볼(직경 65㎝)이 있고, 그 위에 앉아 균형과 중간지향을 위한 치료에 이용하고 있다. 큰 쪽의 볼은 환자의 다리 길이에 맞춰져 있다.
그림 13.17. a, b. 식탁 앞의 볼에 앉아, 몸쪽의 지레의 팔을 움직이고(5.7절 참조), 그리고 볼과 신체를 앞뒤방향으로 똑바로 움직임으로써 균형과 어깨의 앞굽힘을 연습한다.
c. 환자의 아내가 곁에 붙어서 "일어서기나 앉기"의 연습을 안전하게 시행할 수 있도록 하고 있다.

뇌졸중부터 2년 후, 환자의 개선은 아직 계속되고 있었다. 지팡이 없이 짧은 거리를 걸을 수 있게 되었고, T형 지팡이를 사용하여 더 먼 거리(집 부근)를 걸을 수 있게 되었다. 환자는 집 부근의 체육시설에서 트레드밀과 자전거 에르고미터를 사용해서 운동을 하고 있다. 왼쪽 상지에 개선이 관찰되었으나, 감각장애가 남아 기능은 제한되었다.

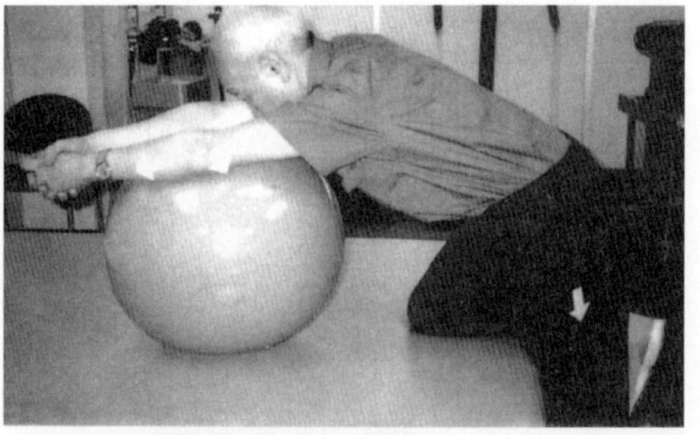

그림 13.10 환자는 왼쪽 다리로 서서 오른쪽 다리를 매트부착 플랫폼(mat table)에 올려놓아 무릎서기가 되고, 어깨를 굽히고 팔꿈치와 등부위를 편다.

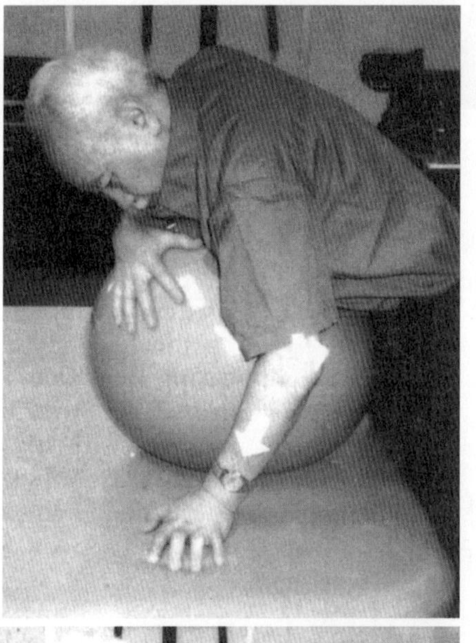

a

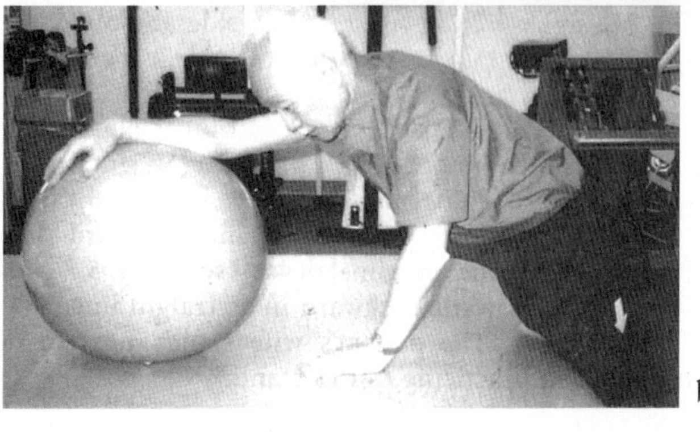

b

그림 13.11 a, b 뻣뻣하게 긴장한 왼손을 충분히 벌리고, 처음에 환자는 스위스 볼을 사용하여 몸통을 지지한다. 다음으로 왼손에 체중을 걸고 오른손으로 볼을 앞으로 밀어 몸통을 불안정하게 한다.

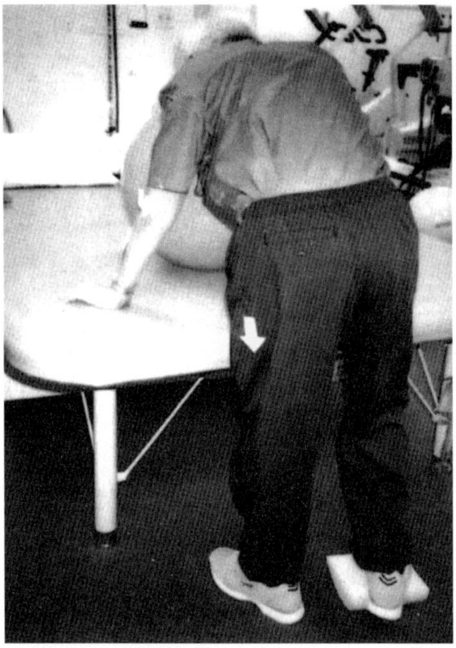

그림 13.12 그리고 익숙해지면, 오른발의 아래에 스펀지 롤 조각을 넣어 오른쪽 다리를 불안정하게 한다.

13.7 다발성경화증의 물리치료 (Physical Therapy in Multiple Sclerosis)

아래에 보여주는 사진의 젊음 여성 환자는 이 질환에 고통을 받고 있다. 30세가 지나서부터 비틀거리는 보행(staggering gait)이 시작되고, 균형을 상실하여 넘어지지 않도록 끊임없이 분투하고 있었다.

13.7.1 평가 (Evaluation)

환자는 다리의 근력저하를 호소하고 있었다. 오른쪽 다리의 근력(단계 3 fair)이 왼쪽 다리(단계 4 good)보다 저하하여 있었다. 허리에 척추사이원반에 기인하는 질환이 의심되었다. 감각의 결손만이 아니라, 본인의 이야기에 따르면 마치 "자기의 다리가 철망(chickenwire)"과 같이 느껴지는 감각의 변용(altered

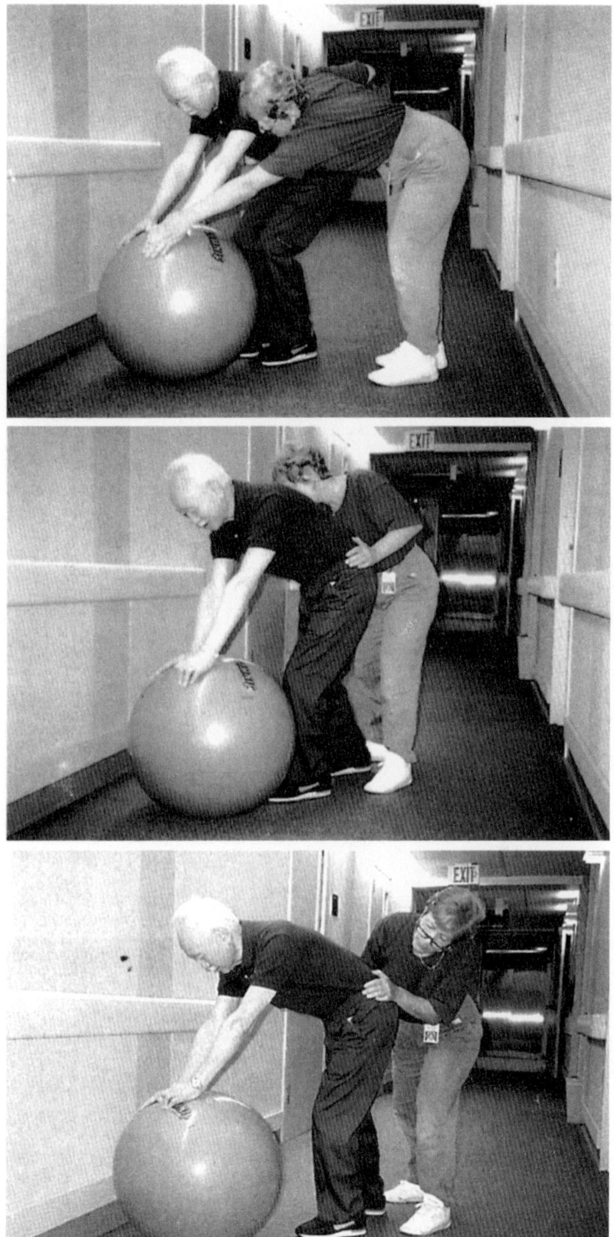

a

b

c

그림 13.13 a-e. 바닥의 물건을 집어 올릴 수 있도록, 그리고 바닥에서 일어서거나 바닥에 앉을 수 있도록 하기 위해, 환자는 치료사로부터 촉각의 단서와 구두지시를 받아 연습한다.

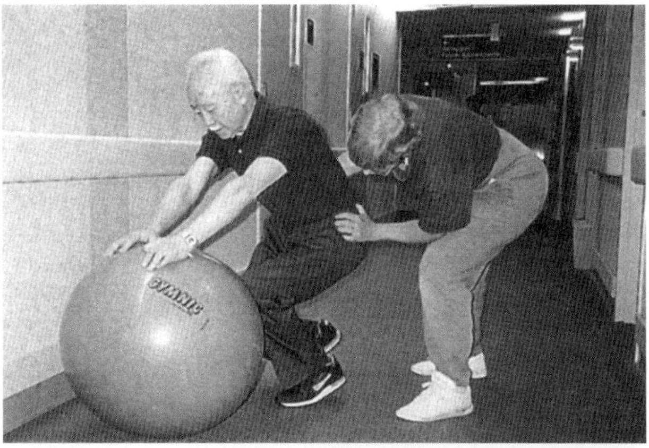

그림 13.13 d

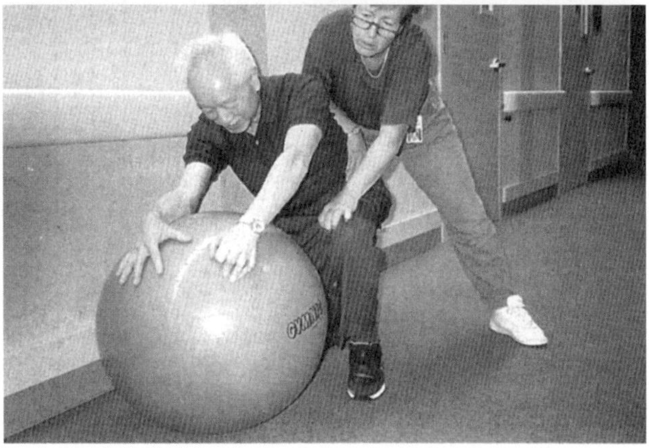

그림 13.13 e

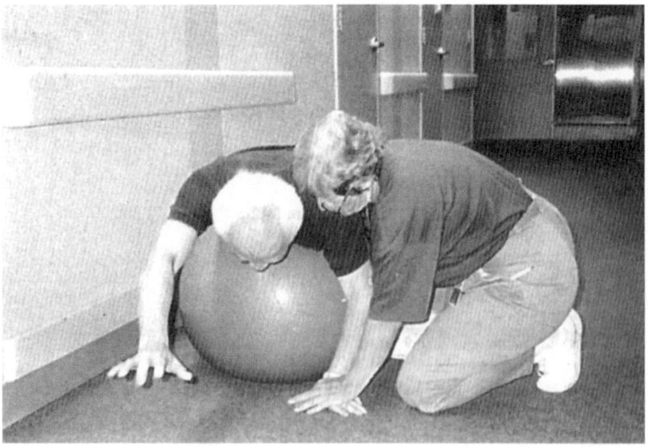

그림 13. 14 환자는 치료사의 도움을 받아 "도롱뇽"(9.8절)을 연습하고, 한쪽에서 한쪽으로의 체중이동과 체중부하를 시행한다.

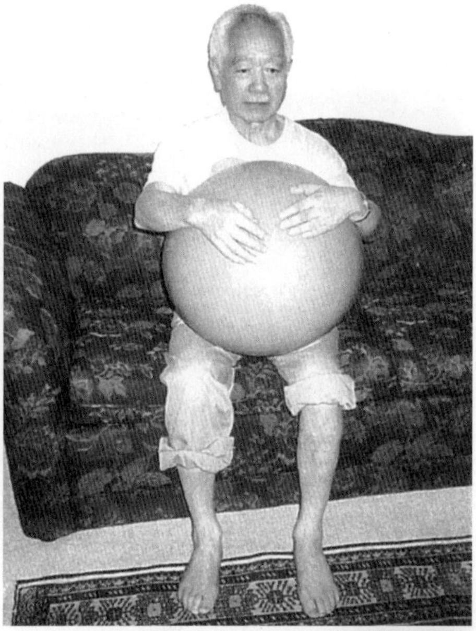

a

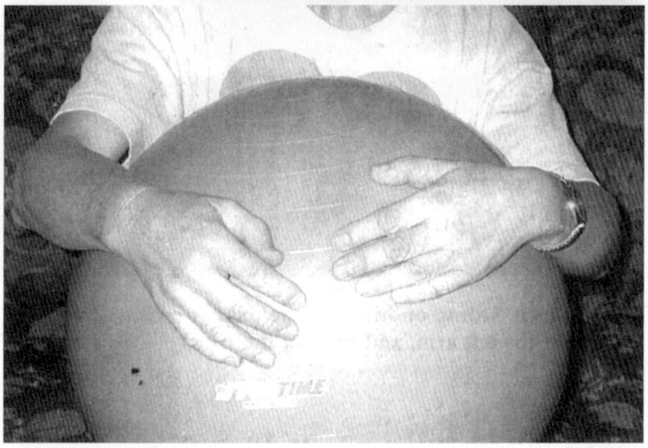

a

그림 13.15 a, b. 볼(직경 45 또는 55㎝) 위에 마비 측의 팔을 얼마나 편안하게 올려놓고, 집에서 TV를 보고 있는지를 보여주고 있다.

sensation)을 경험하고 있었다. 환자는 또한 오른쪽 다리와 등부위에 "예리한" 통증을 호소하고 있었다. 이 통증의 세기는 변화하였다. 몸통은 근력이 저하하고, 움직일 때 안정성이 상실되어 있었다. 게다가 방광과 시각의 문제도 갖고 있었다.

사회생활은 곤란하였다. 다발성경화증 때문에 환자의 경력이 손상되어 있었

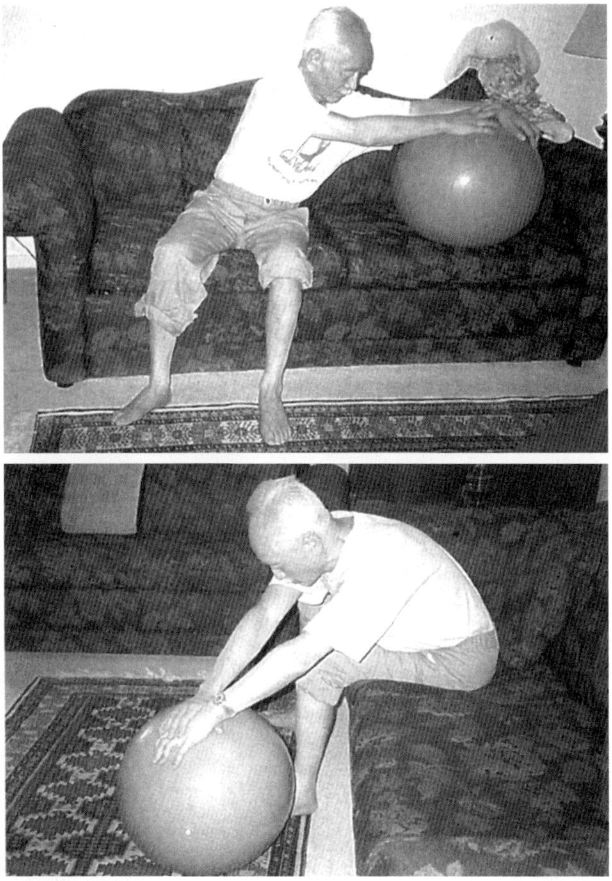

a

b

그림 13.16 a, b. 자기의 소파에 앉아 좌우로의 체중이동과 왼팔의 벌림 연습을 하고 있다. 그리고 몸통을 왼쪽 앞쪽으로 기울이고 있다.

다. 이제는 자동차도 운전할 수 없다. 이러한 것이 그녀로서는 가장 사회적 불이익으로 되어있었다. 그녀는 생활을 자립하여 걸을 수 있게 되려고 열심히 노력하였으나, 감정 면에서 마음이 뒤흔들린 것도 무리가 아니었다. 치료사로서도 관련되는 모든 문제에 대처하는 것은 쉬운 일이 아니었다.

환자는 보통 치료에 친구를 동석시켜, 가정에서 그녀를 어떻게 돕는가를 학습시키고 있었다. 스위스 볼을 사용한 운동 중 몇 가지는 일시적인 상태의 개선에 도움이 되었다. 환자의 보행이 몇 시간동안 개선된 일이 있었다. 이것은 아마도 고유수용감각의 입력이 증가하였기 때문이다.

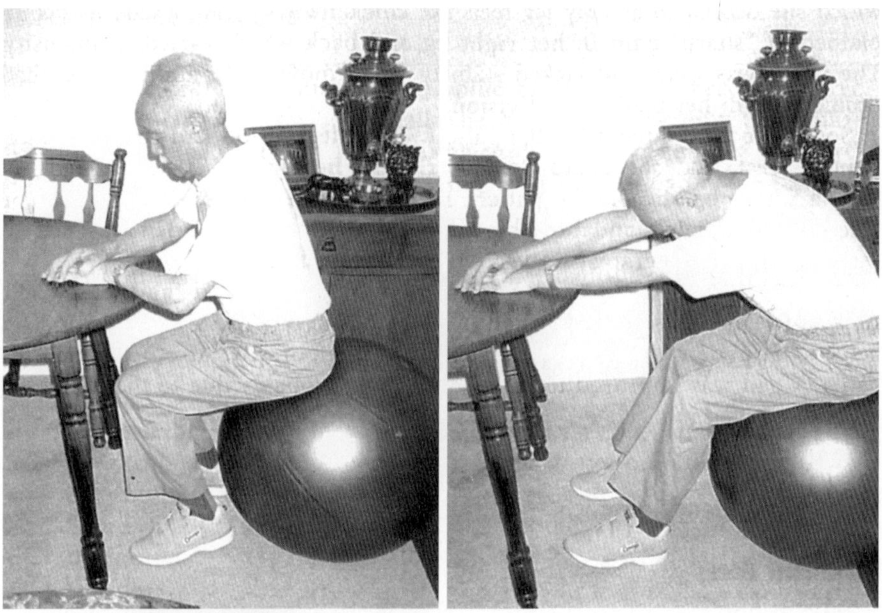

a b

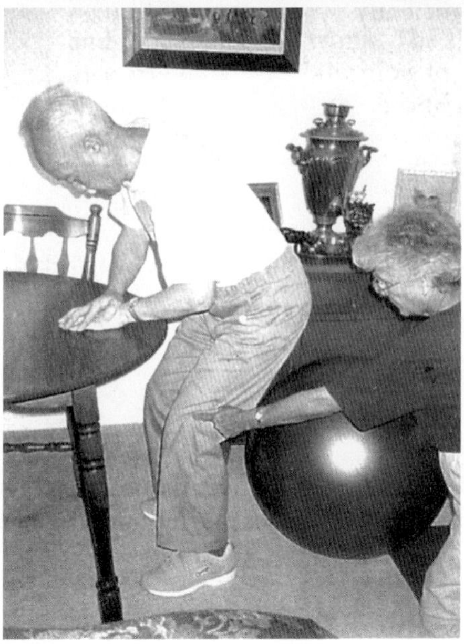

c

그림 13.17 a, b. 식탁 앞의 볼에 앉아, 볼과 신체를 앞뒤방향으로 똑바로 움직임으로써 균형과 어깨의 앞굽힘을 연습한다. c. 환자의 아내가 곁에 붙어서 "일어서기나 앉기"의 연습을 안전하게 시행할 수 있도록 하고 있다.

13.7.2 치료방법 (Physical Therapy in Multiple Sclerosis)

치료목표

- 효율적으로 몸통과 사지의 근력을 강화한다.
- 고유수용감각 입력을 준다.
- 중간 지향을 획득한다.
- 보행의 안정성을 증가시킨다.
- 가정에서 프로그램을 시행할 수 있도록 한다.

치료계획

- 몸통의 안정성을 증가시키는 운동
- 하지의 효율적인 근력강화운동
- 고유수용감각을 입력한다.
- 균형과 협동성의 개선
- 보행개선
- 가정에서의 운동 프로그램

연부조직 mobilization(결합조직 마사지 ; Teirich-Leube 1990)도 시행하였다. 이것에 의해서 오른쪽 다리의 감각의 증상의 일부가 경감하였다.

주의사항

> ! 운동과 운동 사이의 휴식이 중요하다. 환자를 지나치게 피로하게 하지 않도록 한다. 안전한 환경을 준비하기 바란다.

13.7.3 운동 예 (Exercise Examples)

예	그림 13.18. 환자는 바로 누운 자세를 취하고 양 다리를 직경 55㎝의 스위스 볼 위에 올려놓는다. 치료사는 환자의 양 다리를 안정시킬 뿐이고 들어 올릴 필요는 없다. 그 동안, 환자의 무릎과 종아리를 양손으로 가볍게 두드리거나 누르거나 하여 하지에 고유수용감각을 입력한다. 그림 13.19. 치료사가 스위스 볼에 앉아 환자의 다리를 자기의 넙다리에 올려놓는다. 이 자세라면 치료사의 손이 자유로워져 고유수용감각에 입력을 가하거나, 팔과 다리에 등척성 저항을 가하거나, 고유수용성 신경근 촉진기법(PNF)과 유사한 대각선 패턴을 끌어내는 데에 사용할 수 있다. 환자는 양 무릎을 자기의 오른쪽 또는 왼쪽 어깨 쪽으로 당기고, 이에 대해서 치료가 충분한 저항을 가한다. 환자의 다리가 치료사의 다리 위에 올라가지만, 치료사는 그것을 들어 올리고 있을 필요가 없으므로, 하는 방법에 따라서는 환자만이 아니라 치료사도 운동으로 피로해지지 않는다. 그림 13.20. 치료사의 도움을 받아 환자가 "영구운동"(9.22절)의 연습을 한다. 이 때 환자에게 촉각자극과 단서를 제공한다. 그림 13.21. "갈매기"의 운동(9.6절)은 몸통의 가동성과 안정성의 양쪽을 끌어내기 위해 사용한다. 볼에 앉은 치료사가 어깨 또는 어깨뼈, 경우에 따라서는 머리에 저항을 가하여 몸통에 (율동적) 안정화(stabilization)를 시행한다[고유수용성 신경근 촉진기법(PNF)에서 변경; Adler et al. 1993].

환자의 균형능력, 불쾌감 그리고 통증의 정도가 수시간, 경우에 따라서는 더 장시간에 걸쳐 상당히 개선되었다.

이 환자에게 시행한 이것 이외의 운동은 제7장에 제시하여 있다.

- "흔들이"의 운동(그림 7.10)은 근력, 균형 그리고 협동성을 개선한다.
- "카우보이"의 운동(그림 7.23)은 중간지향, 균형, 협동성 그리고 고유수용감각 입력을 촉진한다.

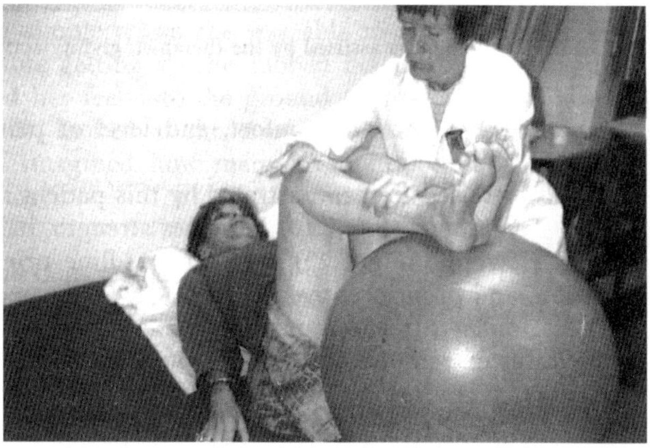

그림 13.18 치료사는 환자의 양 다리를 단지 안정만 시키고 들어 올릴 필요는 없다. 그리고 나서 환자의 고유수용감각에 입력을 준다.

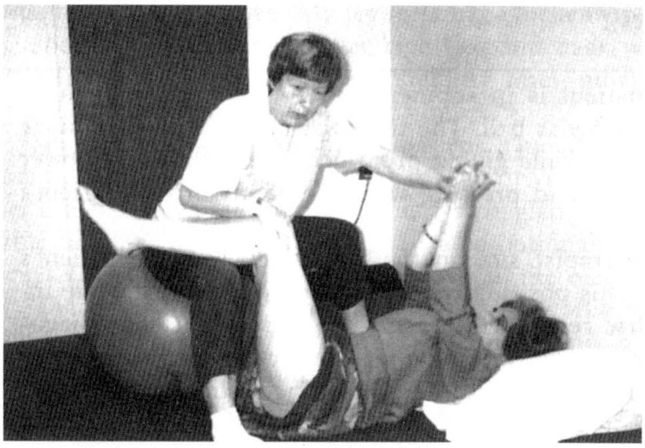

그림 13.19 치료사가 스위스 볼에 앉아 환자의 다리를 자기의 넙다리에 올려놓는다. 이 자세라면 치료사의 손이 자유로워져, 손으로 고유수용감각 입력을 주거나 팔과 다리에 등척성 저항을 가하거나 할 수 있다.

- "자기 자신이 시행하는 당나귀의 스트레칭"(그림 7.22)은 하지의 근력강화를 돕고, 중간지향(midline orientation)과 정렬(alignment)의 개선에 작용한다.

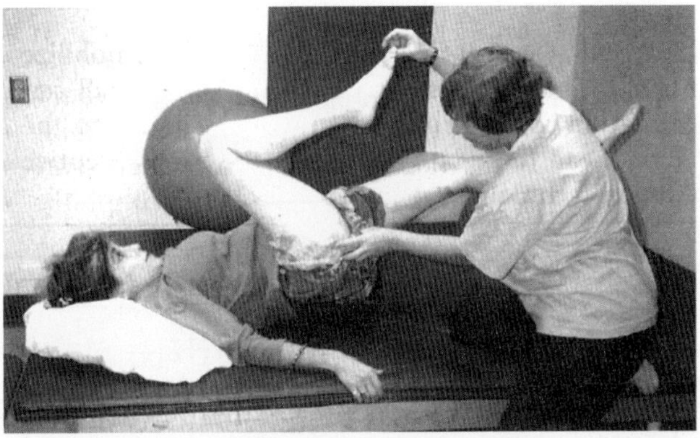

그림 13.20 치료사가 촉각자극과 단서를 제공하여 환자를 돕는다.

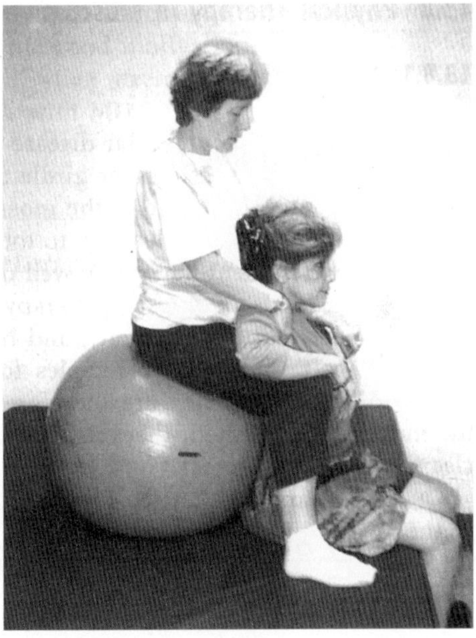

그림 13.21 몸통의 가동성과 안정성의 양쪽을 끌어내기 위해 "갈매기"(9.6절)를 사용한다(Carrière(1993) : Swiss Ball exercise. PT magazine Phys Ther 9:92-100에서 APTA의 허가를 받아 재게재).

어느 운동도 제9장에 더 상세하게 기재되어 있다. 또한 Klein-Vogelbach의 책(1990a)이나 비디오테이프(1990b)에도 스위스 볼을 사용한 운동에 대해서 상사하게 기술되어 있다.

소뇌도 침해된 환자에서는 스위스 볼을 사용한 운동에서 보행으로 옮길 때, 일어서기 전에 지면에 발을 가볍게 대고, 그리고 목적으로 하는 운동이 눈에 보이도록 함으로써 효과를 얻을 수 있다.

예 신체적 또는 심리적 준비가 없으면, 보통은 비틀거림 보행(staggering gait)이 되는 환자가 아래에 언급하는 심리적 치료에 의해서 좋은 효과가 나온 것을 최근에 경험하였다. 극히 약간의 고안으로 환자는 균형이 개선되어 걸을 수 있게 되었다. 이것은 일어서기 전에 환자의 양 넙다리부를 문지르고(감각입력), 발부위를 바닥에 가볍게 대거나 눌러(관절압축과 고유수용감각의 입력), 이제부터 걸어가려고 하는 문 쪽을 보게 하고, 그리고 거기까지 몇 걸음으로 갈 수 있는지를 상상시킨다(운동계획).

중증의 환자가 가급적 장기간에 걸쳐 최대의 기능을 유지하기 위해서는 충분히 휴식시간을 설정한 규칙적인 운동이 도움이 되는 경우가 있다는 것에 유의하기 바란다.

매우 가벼운 다발성경화증의 증상사례의 경우는 개선이 지속될 가능성이 있다.

13.8 근육퇴행위축증의 물리치료 (Physical Therapy in Muscular Dystrophy)

13.8.1 서론 (Introduction)

근육퇴행위축증(muscular dystrophy)은 매우 다채로운 방법으로 나타나는 유전성 신경근 질환이다. 어떤 증상사례에서는 견갑대로부터 증상이 나타나고, 별개의 증상사례에서는 골반대로부터 증상이 발현한다. 예컨대, 뒤시엔느형 근육퇴행위축증은 일반적으로 잘 알려졌던 형태이지만, 진행성의 근력저하가 있고 최종적으로 전신의 마비가 일어난다. 병인학(etiology), 임상소견, 의학적 치료에 대해서는 Hallum(1995)이 상세하게 언급하였다.

물리치료의 주요 목표는 구축(contractures)을 방지하고, 잔존하는 근섬유를 효율적으로 사용시켜, 환자의 활동을 유지하도록 도우며, 휠체어 승차시간을 적게 하는 것이다. 신경학적 질환환자에 대한 치료원칙이 모든 근육퇴행위축증 환자에게도 적용된다, 따라서 여기서는 이것은 반복하지 않기로 한다. 그러나, 이 질환에서는 근육이 침해되는 것이므로 치료사는 아직 침해되지 않은 근섬유를 작동시키도록 노력해야 한다.

Teirich-Leube(1990)는 결합조직 마사지와 그 임상응용을 제창한 2명의 창시자 중의 한 사람이지만, 약 30년 전에 치료사에게 근육퇴행위축증 환자의 긴 근육에 pressure-tap 마사지(Druck-Kloph-Massage)를 하는 것을 가르쳤다. 그녀의 설명에 따르면 근육을 "계통을 세워 갖추는(organize)" 도움이 된다는 것이었다. 이 기법을 사용하려면, 치료사는 손을 컵 모양으로 하여 그 손으로 근육을 가볍게 두드리고, 이어서 근육에 압력을 가한다. 이것에 의해서 그 후 어떤 일정기간은 환자는 실제로 이전보다 더 잘 움직일 수 있게 된다. 물론 현재 우리들의 지식으로라면, 이 기술에 의해서 고유수용감각 입력이 가해지고, 이러한 것으로 잔존하는 근섬유가 보다 효율적으로 기능을 한다고 생각함으로써 설명이 가능해진다.

최근 명백해진 식견으로는, 스위스 볼에 앉아 튀어 오르게 함으로써 근육퇴행위축증 환자의 고유수용감각이 개선된다고 한다(Janda 1996 사신). 이 고유수용성 입력에 의해서 질환의 진행을 제지할 수는 없으나, 환자가 가급적 장기간에 걸쳐 기능을 유지하는 것에 도움이 되는 경우가 있다.

13.8.2 치료방법 (Treatments Approach)

치료목표

- 근육퇴행위축증 환자의 평가에 사용한다.
- 고유수용성감각을 입력한다.

- 볼에 사지를 올려놓음으로써 신체의 무게를 경감한다.
- 사지를 들어 올리지 않고 움직일 수 있게 함으로써 근육의 사용방법의 효율을 개선한다.
- 사지를 들어 올리지 않고 움직임으로써 근육을 보다 효율적으로 사용한다.
- 운동을 즐겁게 만든다.
- 환자가 가정에서 운동할 수 있도록 한다.

제7장에 성인의 근육퇴행위축증 환자의 예(견갑대형 ; 그림 7.2, 그림 7.12, 그림 7.15)와 골반대와 하지로부터 증상이 발현한 뒤시엔느형 근육퇴행위축증의 소아의 사례(그림 7.7b, 그림 7.9, 그림 7.18)를 소개하였다.

"카우보이"(9.1절), "그네"(9.10절), "도롱뇽"(9.9절), "게"(9.12절), "속보"(9.13절)와 같은 운동은, 고유수용감각이 입력되어 균형과 협동성의 개선이 된다. 대부분의 운동이 환자의 능력에 따라서 운동을 조정하고 즐길 수 있도록 하기 때문에, 환자의 동기부여가 된다.

운동에 스위스 볼을 사용해보면 치료사는 근육퇴행위축증 환자에게 적합한 운동이 수많이 있다는 것을 알게 될 것이다.

주의

> **!** 다른 많은 질환과 마찬가지로, 근육퇴행위축증 환자가 지나치게 피로하지 않도록 치료사는 주의한다.

13.9 뇌성마비아의 물리치료
(Physical Theraphy in Cerebral Palsy)

13.9.1 서론 (Introduction)

영아와 연령이 적은 소아를 치료하는 경우, 어린이의 정상발달과 비정상발달을 잘 이해하여 두는 것이 중요하다(Bobath 1965; Vojata 1981 : Flehmig 1990 : Csatillo-Morales 1995). 뇌성마비아의 예상되는 변화에 대해서는 Nelson(1995)이 개괄적으로 해설하였다. 실로 수많은 치료방법이 있다. 신경발달학적 치료는 Bobath 개념(Bobath 1967 : Bobath and Bobath 1967)으로부터 발전하였다. 한편, 보이타법(1981)은 정상발달의 기초인 반사성 포복(reflex crawling)과 반사성 몸 구르기(reflex turning)를 촉진하는 것을 기초에 두고 있다. 소아의 치료에 종사하는 물리치료사의 대부분은 신경발달학적 치료나 그 이외의 치료법에 대해서 특별한 교육을 받고 있다. 뇌성마비라 진단된 소아를 치료하는 미국의 치료사는 Hype가 제창한 치료에 대해서 대개는 잘 알고 있다. 이 치료에서는 스위스 볼을 운동에 사용한다. 대부분의 성인용 스위스 볼을 사용한 운동은 소아용으로 변경할 수 있다.

나는 B. Bobath와 K. Bobath로부터 1967년에 런던에서 지도를 받았다. 이것을 기초로 볼을 뇌성마비아의 치료에 도입하여, 발달지체의 우려가 있는 영아나 미세 뇌기능장애의 초기징후를 보이는 영아를 조기부터 치료하였다.

13.9.2 치료방법 (Treatments Approach)

치료목표

- 균형, 평형 그리고 바로잡기(정위)반응(righting reaction)을 개선한다.
- 사지의 보호폄을 촉진한다.
- 고유수용감각 개선과 조합하여 근력강화운동을 시행한다.
- 근 긴장을 조작한다.
- 기능(skill)과 기능(function)을 개선한다.
- 운동을 즐겁고 의욕을 북돋우는 것으로 만든다.
- 가정운동 프로그램을 제공한다.

주의사항

튜브에 주의하기 바란다. 경관영양을 시행하고 있는 경우가 있다. 이 경우는 엎드린 자세를 계속 취할 수 없으므로 운동을 변경할 필요가 있다.

VP 지름술(shunt)를 시행하고 있는 환자를 보통은 머리를 낮게 한 위치로 해서는 안된다. 볼 사용에 대한 상당히 많은 치료에 관한 정보를 용이하게 입수할 수 있으므로, 여기서는 소아 치료의 극히 몇 가지 예를 소개한다. 운동은 어머니가 스위스 볼에 앉고, 소아가 그 넙다리에 누워서 함께 시행할 수도 있다. 운동에 대한 사고방법은 앞의 단원을 참조하기 바란다.

13.9.3 운동 예 (Exercise Examples)

예

그림 13.22. a. 직경 55㎝나 65㎝의 볼을 사용해서 엎드린 자세나 앉은 자세를 취하게 하여 균형이나 바로잡기(정위) 반응을 끌어내고, 머리의 조절에 더해서 양팔꿈치에 의한 지지를 촉구한다. 이 운동은 좌우에 체중이동, 상지의 뻗침(reach), 몸 구르기 등을 조합하여, 정상발달을 촉진한다.

b. 선 자세를 취하여 볼(여기서는 직경 45㎝)에 기대고, 환자는 양손 양발로부터 고유수용감각 입력을 받아들인다. 약간 작은 볼이 사용되므로, 어린이는 볼 이외에도 여러 가지를 볼 수 있다.

c. 직경 45㎝의 볼에 엎드린 자세가 되어, 환자의 상지의 보호폄반응을 촉진할 수 있다. 정면에 장난감을 놓고 손을 벌리게 하는 것도 좋을 것이다. 대상물을 봄으로써 상지의 뻗침(reach)이 프로그래밍 되는 모양을 보여주고 있다. 운동이 목적을 가진 것이 된다.

그림 13.23. 매우 인내심이 강한 7세 어린이의 운동이다. 뇌손상을 갖고 태어난 이 소녀는 자신의 중증의 장애를 극복하기 위해 이제까지 분투하여왔다. 이러한 것이 오히려 욕구불만을 키우고 있었다. 놀기 위해 양팔을 안정화시키는 방법을 장기간에 걸쳐 학습하여왔다. 그리고, 실조증이 있음에도 불구하고 서서 돌아다니려고 하였다. 실조증 때문에 몸통도 역시 영향을 받아 자주 넘어졌다. 이 환자는 언제나 헬멧을 착용하고 있었다. 중증의 구음장애가 있었으나 노력하여 2개 국어를 이야기하고 있었다. 8세 때, 마침내 어떻게든 혼자 힘으로 몇 발자국 걸을

수 있었다.
a. 혼자서는 앉아 있을 수 없으므로 보조하여 볼(직경 45㎝)에 앉혀서 고유수용감각 입력을 준다. 환자는 혼자서 앉고 싶어 하였다. 양손을 볼의 옆에 두고 자기를 안정시키려고 하였다. 불안정성이 현저하므로, 이 앉은 자세는 보통 운동에는 사용할 수 없었다. 그러나, 이것은 환자의 변화를 평가하는 데에 도움이 되었다.
b, c. 환자를 보조하여 무릎을 꿇고 앉은 자세에서 네발로 기기로 움직인다. 이것은 고유수용감각 입력을 주고, 근육의 동시수축을 자극하는 데에 좋은 자세이다.

이제까지 소개한 운동을 통해서, 치료사는 신경학적인 문제를 가진 환자에게 스위스 볼을 사용하는 방법의 이해를 심화시키고, 생각을 발전시킬 수 있는 것은 아닐까?

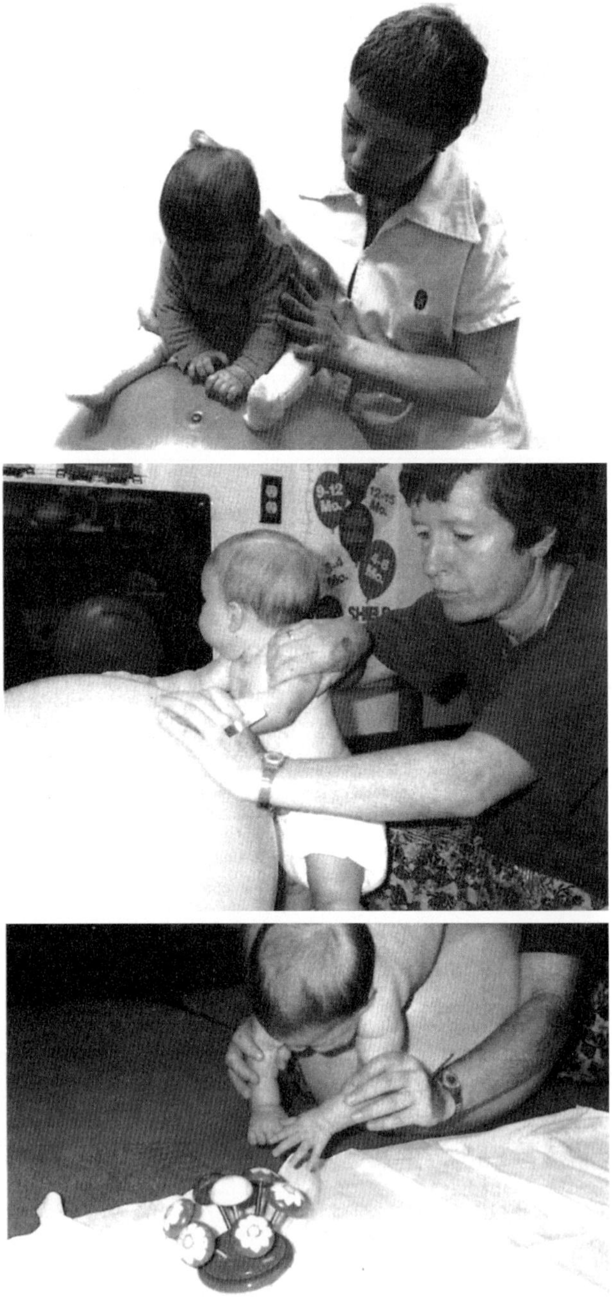

a

b

c

그림 13.22. **a.** 직경 55㎝나 65㎝의 볼을 사용해서 엎드린 자세나 앉은 자세가 되어 균형이나 바로잡기(정위)반응을 끌어낸다. **b.** 선 자세를 취하여 볼(여기서는 직경 45㎝)에 기대고, 환자는 양손에 체중을 걸어 고유수용감각을 입력 한다. **c.** 직경 45㎝의 볼에 엎드린 자세가 되어, 환자의 상지의 보호폄반응을 촉진할 수 있다.

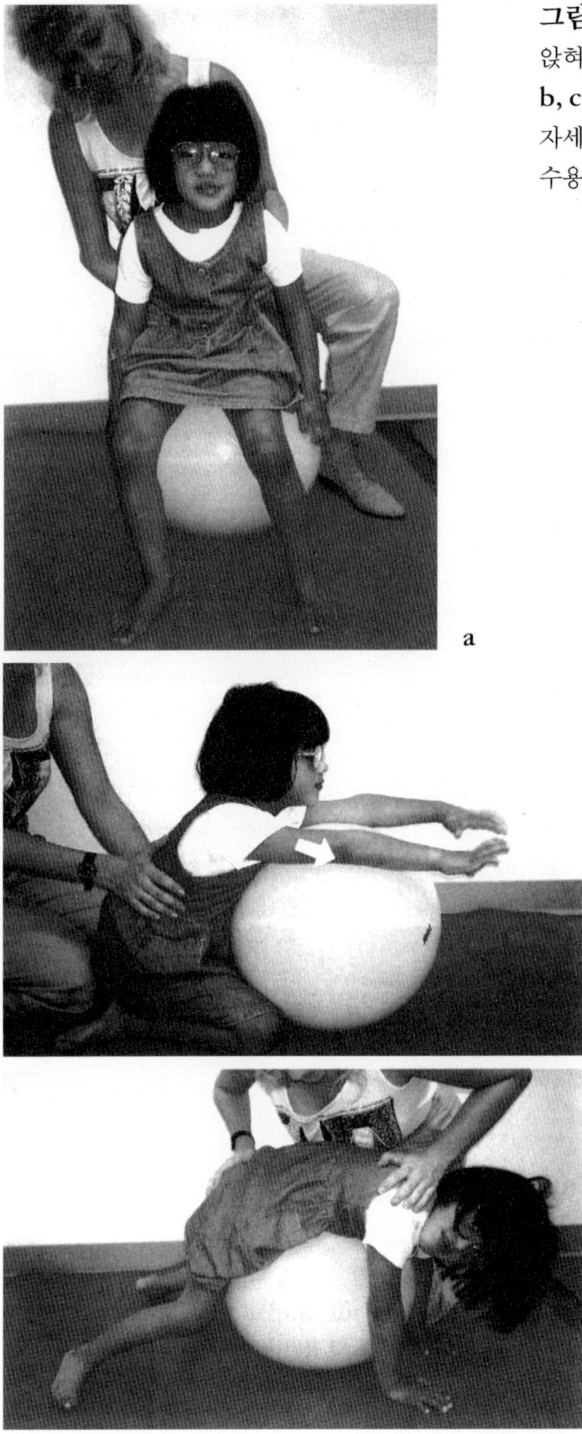

a

b

c

그림 13.23. **a.** 환자를 볼(직경 45㎝)에 앉혀서 고유수용감각 입력을 제공한다. **b, c.** 환자를 보조하여 무릎을 꿇고 앉은 자세에서 네발로 기기로 움직인다. 고유수용감각의 입력을 제공한다.

참고문헌 (References)

Abrams RA, Pratt J (1993) Rapid aimed limb movements: differential effects of practice on component submovements. J Motor Behav 25(4):288-298

Adler SS, Beckers D, Buck M (1993) PNF in practice. Springer, Berlin Heidelberg New York

Bach-Y-Rita P (1987) Process of recovery from stroke. In: Brandstater ME, Basmajian JV(eds) Stroke rehabilitation, Williams & Wilkins, Baltimore, pp 80-108

Bobath B (1965) Abnormal postural reflex activity caused by brain lesions. Heinemann, London

Bobath B (1967) The very early treatment of cerebral palsy. Dev Med Child Neurol 9(4):373-390

Bobath B (1983) Adult hemiiplegia, evaluation and treatment, 2nd edn. Heinemann, London

Bobath K, Bobath B (1967) The neuro-developmental treatment of CP. J Am Phys Therapists 47(11):1039-1041

Brodal A (1973) Self-observation and neuro-anatomical considerations after a stroke. Brain 96:675-694

Buck M, Beckers D (1993) Rehabilitation bei Querschnittlähmungen. Springer, Berlin Heidelberg New York

Castillo-Morales R (1995) Die neuromotorische Entwicklungstherapie. Vereinigung der Bobath-Therapeuten Deulschlands 28(7):15-26

Davies PM (1985) Steps to follow. Springer, Berlin Heidelberg New York

Davies PM (1990) Right in the middle. Springer, Berlin Heidelberg New York

Davies PM (1994) Starting again. Springer, Berlin Heidelberg New York

Dobkin BH (1993) Neuroplasticity - key to recovery after central nervous system injury. West J Med 159:56-60

Fisher B (1987) Effect of trunk control and alignment on limb function. Head Trauma Rehabil 2(2)72-79

Flehmig I (1990) Normale Entwicklung des Säuglings und ihre Abweichungen, 4th edn. Thieme, Stuttgart

Frankel D (1995) Multiple sclerosis. In: Umphred DA (ed) Neurological rehabilitation, 3rd edn. Mosby, St. Louis, pp 588-605

Grafton ST, Mazziotta JC, Woods RP, Phelps ME (1992) Human functional anatomy of visually guided finger movements. Brain 115:565-587

Hallum A (1995) Neuromuscular diseases. In: Umphred DA (ed) Neurological rehabilitation, 3rd edn. Mosby, St. Louis, pp 375-420

Hypes B (1992) Treatment with the ball. PDP, Hugo

Ito M (1970) Neurophysiological aspects of the cerebellar motor control system. Int J Neurol 1:162

Janda V (1996) assessment of movement patterns in musculoskeleta disorders. Presented at the Workshop "Key Link to Musculoskeletal Dysfunction" at Kaiser Permanente Hospital, Los Angeles, 13-14 August

Jones RD, Donaldson EM, Parkin PJ (1989) Impairment and recovery of ipsilateral sensorymotor function following unilateral cerebral infarction. Brain 11:113-132

Klein-Vogelbach S (1963) Die Stabilisation der Körpermitte und die aktive Widerlagerbildung als Ausgangspunkt einer Bewegungserziehung. Krankengymnastik 5:1-9

Klein-Vogelbach S (1990a) Ballgymnastik zur funkionellen Bewegungslehre, 3rd edn. Springer, Berlin Heidelberg New York

Klein-Vogelbach S (1990b) Functional kinetics: Swiss ball videotape. Springer, Berlin Heidelberg New York

Lang C (1996) Das Parkinson-Syndrom. Krankengymnastik 48(6):824-836

Melnick ME (1995) Basal ganglia disorder. In: Umphred DA (ed) Neurological rehabilitation, 3rd edn. Mosby, St. Louis, pp 606-640

Nelson (1995) Cerebral palsy. In: Umphred DA (ed) Neurological rehabilitation, 3rd edn. Mosby, St. Louis, pp 263-286

Oberleit S (1996) Kognitive therapeutische Übungen nach Prof. Perfetti. Krankengymnasik 48:533-548

Ryerson SD (1995) Hemiplegia. In: Umphred DA (ed) Neurological rehabilitation, 3rd edn. Mosby, St. Louis, pp 681-721

Smutok, Grafman J, Salazar AM, Sweeney JK, Jonas BS, DiRocco PJ (1989) Effect of unilateral brain damage on contralateral and ipsilateral upper extremity function in hemiplegia. Physical Therapy 69(3):195-203

Teirich-Leube H (1990) Grundriß der Bindegewebsmassage, 12th edn. Fischer, Stuttgart

Umphred DA (1995) Limbic complex. In: Neurological rehabilitation, 3rd edn. Mosby, St. Louis, pp 92-117

Urbscheit NL, Oremland BS (1995) Cerebellar dysfunction. In: Umphred DA (ed) Neurological Rehabilitatiion, 3rd edn. Mosby, St. Louis, pp 657-680

Vojta V (1981) Die zerebrale Bewegungsstörungen im Säuglingsalter, 3rd edn. Enke, Stuttgart

Winstein CJ (1995) Theoretical perspective and assumptions on motor learning and control. Presentation at the 12th International Meeting of the World Confederation for Physical Therapy Meeting Washington, 25-30 June

Ziégler M, Bleton JP (1992) Maladie de parkinson et vie quotidienne. Roche, Neuilly-sur-Seine et L'association France Parkinson, Paris

Ziégler M, Bleton JP (1993) La maladie de Parkinson et son traitement. Frison-Roche, Paris

14. 찔끔증

Incontinence*

이 단원의 목표	
	• 골반바닥을 기능적으로 치료하는 데에 있어서의 필수조건을 이해한다. • 임신기간 중의 골반바닥의 기능부전을 예방하기 위해 스위스 볼을 사용한다. • 임신 후의 골반바닥 기능부전환자의 재활을 시행한다. • 스위스 볼을 사용해서 긴장성 찔끔증의 남성과 여성의 환자를 치료한다. • 스위스 볼을 사용해서 항문조임근성 실금의 남성과 여성의 환자를 치료한다. • 골반바닥 기능부전환자의 치료에 관한 Tanzberger의 사고방법을 이해한다.

* 골반 바닥근육을 대상으로 스위스 볼을 사용한 운동을 시행하여 찔끔증의 치료를 한다는 발상은 원래 독일의 뮌헨에 있는 물리치료사 Renate Tanzberger가 고안하여 발표한 것이다. 이 단원에서는 그녀에게 기고를 부탁한 것을 Carrière B.가 번역하여 편집하였다.

14.1 서론 (Introduction)

> **!** Adams와 Frahm(1995)에 따르면, 미국에서는 적어도 1천만명의 성인이 실금에 의해서 무언가의 영향을 받고, 매년 수백억 달러가 이 때문에 소비되고 있다. 여성에서는 4명에 1명, 남성에서는 10명에 1명의 비율로 찔끔증이 있고, 중증인 경우는 사회적 동시에 위생상의 문제로 되어 있다. 그러나 원조를 요청하러 오는 것은 그 3분의 1의 사람뿐이다.

의사가 환자에게 "누출(leakage)" 문제의 유무를 묻는 일은 드물지 않다. 이 때문에 많은 경우, 환자는 침묵하고 자신의 문제를 견딜 수밖에 없는 상황에 놓인다. 그러나 실금은 사회적이고 동시에 위생상의 문제에 그치지 않고 우울(depression)이나 불면의 원인으로도 된다(Rosenzweig et al. 1991). 실금치료를 위해 시행된 수술이 성공하지 못한 경우, 유감스럽게도 증상은 악화하고, 한편 성공하면 수면의 문제가 통계적 의미 있는 차이를 갖고 개선된다(Rosenzweig et al. 1991). 따라서, 실금의 치료에 의해서 그것에 부수하여 발생하는 심리적 상태가 개선되는 일이 있다.

미국에서 최초로 이 문제를 조사하고, 그 심각성을 인식한 것은 Kegel(1948, 1951 ; Kegel and Powell 1950)이었다. 그는 골반바닥 근육의 운동을 특히 치료에 도입하였다. Kegel은 또한 공기압을 이용한 기구, 눈금이 있는 압력계가 부착된 샅압 측정기(perineometer)를 적극적으로 사용하도록 권장하고 있다. 이것에 의한 시각적 되먹임을 이용하여 보존적 요법인 골반바닥 운동이 강화된다. 여성은 샅근육(perineal muscles)을 당겨 올리고(draw up), 끌어당기고(draw in) 다시 끌어들이도록(retract) 지도를 받는다. 이 운동을 매일 1일에 3회 20분간(또는 1일 300회의 근 수축) 시행하도록 한다. Kegel(1951)은 실금이 있는 500명의 여성 중, 그 84%가 회복하였다고 보고를 하였다. 그러나 이 "치유된" 여성의 70%는 단순형의 긴장성 찔끔증(USI)이었다. 나머지는 기타의 다양한 요소가 얽힌 복잡한 증상사례이었다. 긴장성 찔끔증의 여성도 남성도 오늘날 미국에서는 "Kegel" 운동을 시행하고 있으나, 실금의 발생률은 여전히 높은 상태가 지속되고 있다.

> 아프리카의 카메룬에서는 실금은 유럽과 북미와는 달리 그다지 일반적인 문제로 되어있지 않다. 즉, 카메룬의 여성은 춤을 추거나 일상생활에서 골반을 움직이고 있으므로 실금발생이 적고, 이러한 이유로부터 실금은 사회문화적 질환이라 생각된다.

또한, 카메룬의 여성은 일할 때에 앉거나 전경자세를 취하고 있는 일이 많은 것에 반해서, 서양에서는 신체를 직립한 자세로 일하고 있다. 서양에서는 또한 배부위나 골반 부근은 아프리카 등보다 금기시 되고 있다.

Tanzberger(1991b)는 아프리카나 중국에서는 출산이 웅크리고 앉은 자세, 또는 네발로 기기 자세에서, 또는 지지를 받고 선 자세에서 이루어지고 있는 것에 주목하였다. 이것은 출산하는 자세가 바로 누운 자세의 경우보다 기능적이다. 바로 누운 자세에서는 골반바닥의 비기능적인 신장이 일어나고 있다. 어떤 나라에서는 사람들은 웅크리고 앉아 배뇨를 하고, 일반적으로는 의자에 앉아 있는 시간은 그다지 많지 않다. 이슬람권의 나라들의 신앙이 깊은 사람들은 1일에 5회 팔꿈치로 짚고 무릎서기 자세에서 예배를 한다(이것은 1년간에 1,825회의 골반바닥에 대한 하중면제가 된다). 이 자세는 골반바닥에 대한 스트레스를 대폭적으로 경감한다.

최근에는 다양한 사람이 긴장성 찔끔증의 치료에서의 골반바닥 근육운동의 효과와 충분히 실시되지 않는 상황에 대해서 조사하고 있다. 이러한 문헌 총설에 기초하여, Wall과 Davidson(1992)은 골반바닥 근육의 재교육과 재활을 위한 운동 프로그램은, 진성(genuine) 긴장성 찔끔증의 치료에 일정한 역할을 수행한다고 결론을 내리고 있다.

Bump 등(1991)은 간결한 구두지시를 주어 Kegel의 운동을 시행시키고 그것을 평가하였더니, 몇 사람의 여성은 근육을 적절하게 수축할 수 없어, [흉강 내압을 높이는] 발살바법(Valsalva maneuver)을 시행하는 일이 많거나, 오로지 볼기의 근육과 넙다리의 근육을 수축시키거나, 올림근과 함께 이들을 수축시키고 있었다. 단순히 구두지시나 문서를 건네는 것만으로는, 환자는 Kegel의 운동을 충분히 시행할 수 없다고 결론을 내리고 있다.

Elia와 Bergman(1993)은 Kegel의 운동은 경증 찔끔증의 여성보다 진성 긴장성 찔끔증의 여성에 보다 좋은 효과를 초래한다고 보고하였다. Holley 등(1995)은 골반바닥 근육의 운동을 사용하여 진성 긴장성 찔끔증의 증상사례를 치료하였을 때에 장기간 계속할 수 없었던 탈락자에 대해서 연구하였다. 4주일 코스의 Kegel운동의 지도를 받고 처음에는 잘 되었던 14명의 환자의 5년 후의 결과는

> 놀랍게도 (운동에 의한) 10명의 환자 중 운동을 계속할 수 있었던 것은 1명이었다. 다른 환자는 시간이 없거나 의욕이 없어져 운동을 중단하였다.

실망스러운 내용이었다.

별개의 연구자에 따르면, Kegel 운동과 아울러서 바이오되먹임이나 전기 자극 또는 질 콘(vaginal cones)을 이용하면, 경우에 따라서는 진성 긴장성 찔끔증이나, 불안정 방광의 환자의 치료효과를 높일 수 있다고 언급하고 있다(McCandless and Mason 1995, McIntosh et al. 1993). 그러나, 골반바닥의 운동에 전기 자극이나 질 콘과 같은 인공적 보조구를 사용하는 것은 기능적이라고는 할 수 없다.

> 동기부여와 열성적인 지도는 운동효과를 올리는 데에 중요한 요소가 된다고 생각된다(Bø et al 1991, Henalla et al. 1998).

Tibæk(1994)는 긴장성 찔끔증 그리고 절박찔끔증(urge incontinence)과 긴장성 찔끔증이 혼합된 환자에게 골반바닥 근육운동을 시행시켜 개선이 인지되었으나, 치료의 양 또는 강도와 지도의 수완과 결과와의 사이에 관계가 있다는 것을 알게 되었다. 놀랍게도 경증 긴장성 찔끔증 환자보다 중등도와 중증의 환자에서 보다 좋은 결과를 얻었다. 이것은 일면에서는 중등도나 중증의 환자는 매우 열심히 매일 운동을 시행한 것에 따른 것이라 생각된다.

> 치료에서는 운동을 설명하고, 환자에게 샅근육의 위치를 나타내는 그림을 사용해서 지도하는 것이 중요하다.

그러나, 이러한 정보만으로는 불충분하다. 치료사는 골반바닥을 어떻게 활성화 하는가? 또한 그것이 갖은 기능은 어떠한 것인가를 환자에게 깊이 이해시킨다.

이제까지 논의해온 연구에서는 대체로 어느 것도 아래와 같은 것을 지적하고 있다.

- Kegel의 운동은 미국에서는 가장 널리 시행되고 있는 골반바닥 근육의 운동이다.
- 미국에서는 물리치료사는 긴장성 찔끔증의 치료에 거의 관여하지 않는다. 간호사가 전기 자극을 사용하여 환자를 치료하는 것이 일반적이다.
- 환자가 운동을 일상적으로 계속하여 근력강화를 도모함에 있어 동기부여는 중요한 요소가 된다.
- 치료만을 시행하는, 또는 설명서가 첨부된 운동 프로그램 표를 배포하는 것만으로는 환자의 문제를 충분히 해결할 수 없다.
- 수주일 또는 수개월간 환자의 운동을 지켜봄으로써 치료가 한층 더 잘 된다.
- 집단치료는 환자에게 도움이 된다.

> 물리치료사는 골반바닥 근육의 운동을 재고하여, 환자를 동기부여와 동시에 기능적인 운동을 그 치료에 도입해야 한다.

최근 Byl 등(1997)은 영장류(primates)를 사용해서 단독운동과 조합된 운동의 역할을 대비하여 연구하고 있다. 이 연구는 손의 반복성 좌상(strain injury)을 잘 이해하는 것이 목적이었으나, 그 연구결과는 아마도 골반바닥 근육의 문제와도 관계된다. 연구에서는 단독의 반복운동에 의해서 앞마루엽 겉질(anterior parietal cortex)의 손이 복원되는 영역이 실제로 기능이 저하하여 운동의 악화가 일어난 것에 반해서, 보다 다양성이 있는 운동방법에서는 앞마루엽 겉질의 손이 복원되는 영역의 악화는 약간에 머물고 운동이 계속 제어되었다고 한다.

이 연구는 1일에 300회 골반바닥 근육에 꽉 힘을 넣는 것 같은, 그만큼의 단독으로 반복하는 운동이 왜 실제로는 그 기능의 개선에 도움이 되지 않는지를 설명해주고 있는 것은 아닐까? 이뿐 아니라 단독근육의 치료를 시행해도, 많은 다양한 골반바닥 근육의 기능부전으로부터 발생하는 통증과 불쾌감을 완화하는 도움이 되지 않는 이유를 이 연구로부터 알 수 있다. 한편, 이 논문에 의해서 이 단원에서 언급한 것 같은 기능적 활동을 골반바닥 근육강화운동과 결부시켜 시행하는 발상이 지지되는 것은 아닐까. 이러한 운동은 유연성이 부족한 획일화된 운동보다 체성감각영역에 유익한 입력을 더 준다고 생각되는 다양성을 가진 방법에 가까운 것이다.

스위스 볼은 근력이 저하한 골반바닥 근육을 치료하는 도구로서 사용된다. 이것을 사용한 운동은 골반바닥의 회복과 아울러서 가로막, 배부위의 근육, 등부위의 근육을 일체가 되어 활동시키는 기능적인 것이다. 게다가 이러한 운동은 TV를 보면서도 아기를 안고 있으면서도 시행할 수 있다. Tanzberger의 사고방법에 기초한 운동은 종전부터의 Kegel의 운동과 비교하여 시행을 해서 즐거운 것이다. 그러나, 무엇보다도 중요한 것은 최초에 환자가 운동을 학습하여 깊이 이해하고, 혼자서 운동을 시행시키기 전에 바르게 시행하는 방법을 알게 하고 동시에 느끼게 하는 일이다.

14.2 Tanzberger의 사고방법에 기초한 골반바닥의 기능적 운동

(Tanzberger Concept of rfunctional Exercises of the Pelvic Floor)

스위스 볼은 골반바닥 근육의 치료를 위해 반드시 필요한 도구이고 이상적인 운동수단으로 되어있다. Kegel의 운동, 전기 자극요법, 콘(cones)의 이용은 어느 것이나 모두 주로 두덩꼬리근(pubococcygeus muscle)만을 단독으로 수축시키도록 지도하고 있다. Tanzberger(1991 a, b, 1992, 1994)의 사고방법은 이들의 방법과 다르다.

> Tanzberger의 사고방법이 지향하는 것은 골반바닥 또는 조임근계통의 생리학적 근육활동을 회복시키는 일이다.

이것을 실현하기 위해서는, 요도와 항문을 닫는 근육을 개선하는, 질 커프(vaginal cuff)의 근력을 개선하는, 그리고 골반가로막을 당겨 올리는 근력(거상

작용)을 강화하여 활성화 하는 등의 각각의 목적에 따라 확실하게 구별된 자극을 주어야 한다.

> 골반바닥은 가로막, 배부위의 근육, 등부위의 근육과 함께 [배안의] 격실의 일부를 구성하고 있기 때문에, 치료운동은(스위스 볼을 사용하든 사용 안하든 관계없이) 가로막, 배부위와 등부위의 근육과 골반바닥을 기능적으로 결부시키는 것이 기본이 된다.

이 단원에서는 골반의 출구를 구성하는 구조체의 회복을 위한 기본적 사고방법을 소개한다. 또한 이들 구성체의 기능적 결부를 기초로 한 치료운동의 선택에도 언급한다.

14.3 골반바닥의 해부학 (Anatomy of the Pelvic Floor)

14.3.1 골반바닥의 3개 층 (The Three Layers of the Pelvic Floor)

골반바닥의 조직은 골반의 개구부(opening)에 빈틈없이 깔리고, 배부위 내장과 골반 내장을 지지하고 있다(Wall 1994). 골반바닥은 3개의 주요 지지층으로 구성되어 있다.

제1층은 벽쪽골반근막(endopelvic fascia)과 콜라겐, 엘라스틴, 평활근으로 구성되는 섬유성 근육성(fibromuscular)의 결합조직과 내장의 인대와 근막으로 구성되어 있다. 이것은 골반벽에서 기시하여 골반기관(자궁, 자궁경)에 정지한다. 벽쪽골반근막도 역시 방광경(bladder neck)과 요도를 지지하고, 그리고 질(vagina) 뒤의 결합은 곧창자(rectum)이 앞으로 탈출하는 것을 방지하고 있다.

주인대(cardinal ligament)와 자궁엉치뼈" 인대" 를 수직방향으로 매다는 작용

> 벽쪽골반근막에는 자궁과 방광으로 가는 자율신경이 지나고 있다. 골반 내 인대는 수직으로 뻗어있고 골반기관을 매달고 있다. 이 골반기관은 또한 제2층인 골반가로막에 의해서도 지지되어 있다.

은 분만 수술대에 마취되어 누워있는 환자보다, 오히려 신체를 똑바로 일으킨 상태의 여성에게 걸리는 힘을 고려할 때에 의미를 갖고 있다(Wall 1994).

골반바닥의 제2층은 항문올림근(두덩내장근으로서도 알려져 있으나), 꼬리

> 제1층이 손상되면 골반기관의 지지가 잘 되지 않는다.

근, 그리고 이들을 덮고 있는 근막으로 구성된다. 조낭대(sling)와 같은 폭이 넓은 근육은 두덩상지의 후면, 궁둥뼈가시 내면, 폐쇄근막으로부터 기시한다. 근섬유는 질과 곧창자 주위에 정지하고, 기능적으로는 각각의 조임근의 역할을 수행하며, 질과 곧창자 사이의 정중선상에서 봉선(raphe)을 만들고, 곧창자 아래와 꼬리뼈에 정지한다.(Cunningham et al 1993). 두덩꼬리근, 두덩곧창자근, 엉덩뼈꼬리근(이것은 골반내장을 지지한다) 그리고 꼬리근은 항문올림근의 일부를 형성하고 있다(그림 14.1).

제3층은 요생식가로막으로서 알려져 있고 골반가로막의 바깥쪽에 있다. 이

> 두덩꼬리근과 두덩곧창자근의 근섬유는 일반적으로 앞뒤방향으로 뻗고, 근육이 만드는 조대(sling)와 같은 것의 일부를 구성한다. 엉덩뼈꼬리근과 꼬리근의 근섬유는 비스듬한 방향으로 뻗어있다. 질을 경유한 출산 동안에 이 층의 근육과 신경이 손상된다. 이것에 의해서 안정시 근 긴장의 저하와 근력저하가 일어날 가능성이 있다.

샅막은 궁둥뼈결절에서 두덩결합으로 퍼지고, 깊은샅가로근과 얕은샅가로근으로 구성된다. 이 근섬유는 앞으로 뻗는다. 요도조임근과 바깥항문조임근은 여성의 구해면체근과 마찬가지로 근육으로 만들어진 조대(sling)를 형성한다. 남성에서는 이것은 비스듬히 대각선으로 뻗는다. 내외의 근막의 외피도 역시 요생식가로막의 일부가 된다.

질과 항문 사이에 있는 샅소체는 섬유조직으로 구성되고, 구해면체근, 얕은샅가로근, 바깥항문조임근 그리고 샅막으로부터의 섬유를 받는다(그림 14.2). 이들 구성체가 샅(골반가로막과 요생식가로막)을 지지한다.

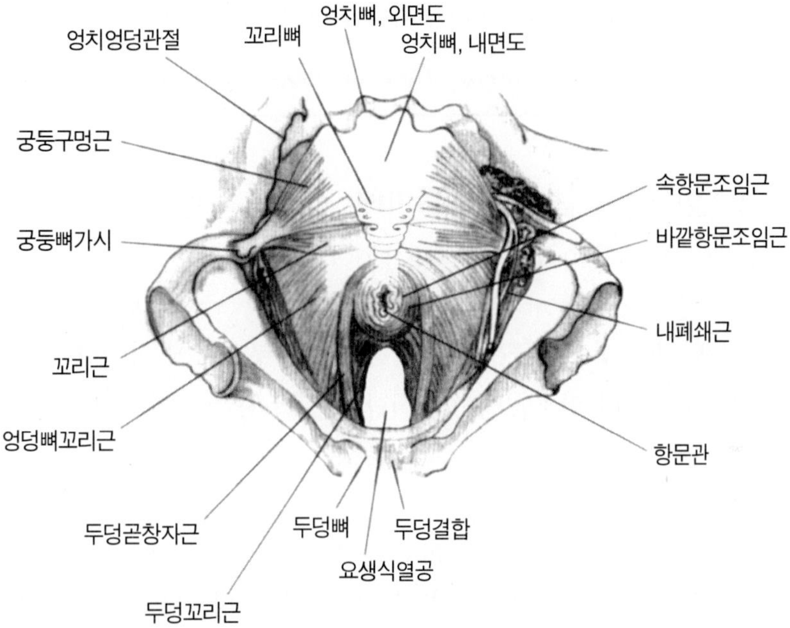

그림 14.1 골반가로막(Testut 1948에서 변경)

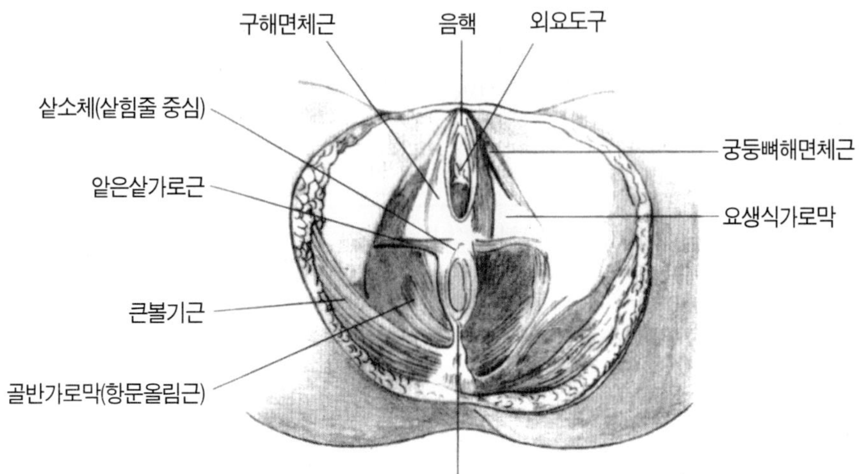

그림 14. 2 여성의 요생식가로막. (Testut 1948에서 변경)

> 샅소체는 이따금 질 경유 출산 시에 찢어지거나 절개술에 의해서 손상된다(Wall 1994; Cunningham et al. 1993; Adams and Frahm 1995).

14.3.2 골반바닥 근육의 신경지배 (Innervation of the Pelvic Floor Muscles)

양 가로막과 바깥조임근은 체성신경계의 음부신경에 의해서 지배되고, 척수의 S2~S4의 신경학적 수준에서 기시한다. 내조임근은 자율신경의 제어를 받는다.

> 교감신경(척수의 T11~L2의 수준에서 기시하지만)은 방광의 축뇨와 폐쇄의 상(phase)에 관여한다. 부교감신경은 방광을 열고 비우는 작용에 관여한다(Jäning 1995). 신경 지배를 기억하기 위해, Tanzberger는 다음과 같이 하여 기억시키고 있다 : *"교감신경은 참고(continent), 부교감신경은 쉬한다(pee)"*.

배뇨억제에는 (방광) 배출근(detrusor muscle)을 이완시키고 조임근을 수축시킬 필요가 있다. 한편, 배뇨(방광을 비운다) 시에는 조임근이 이완하고 배출근이 수축해야 한다. 배뇨를 조정하기 위해 복수의 신경기전이 그 역할을 담당한다.

> 배뇨는 이러한 신경이 조절할 뿐만 아니라, 다리뇌(pons)가 방광기능을 제어한다. 또한, 뇌줄기, 시상하부 그리고 대뇌겉질이 배뇨와 그 억제를 조정하므로, 사람은 방광을 비우려는 충동을 "참거나" 의도적으로 그것을 비울 수 있다(Jäning 1995).

> 배변이나 그것을 참는 것은 부교감신경 엉치뼈부, 교감신경 흉요부 그리고 체성운동기전이 조정한다.

배변은 수의적 제어와 배안 내압 즉, 배부위 근육의 긴장과 가로막의 활동에 의해서 이루어진다. 곧창자 벽의 신장에 의해서 속항문조임근은 반사성으로 이완한다(Jäning 1995).

14.3.3 골반바닥의 근육생리학 (Muscle Physiology of the Pelvic Floor)

양 가로막(꼬리측에 있는 요생식가로막과 안쪽에 있는 골반 가로막), 바깥요도조임근 그리고 곧창자는 하나의 기능적 단위를 구성하고 있다.

> 항문올림근(골반 가로막)은 가로무늬근이며 지근섬유(slow-twitch fiber)와 속근섬유(fast-twitch fiber)로 구성되어 있고, 한편 바깥항문조임근은 주로 지근섬유로 구성되어 있다는 것을 잘 이해하여 두는 것이 중요하다(Bump et al. 1991). 항문올림근 중 70%가 지근형태의 근섬유이고 나머지 30%가 속근이다(Wall et al. 1993).

항문올림근의 지근섬유는 불수의적 근 긴장을 어느 정도 유지한다. 이 긴장은 자세와 그 사람의 각성에 따라서 변화한다. 속항문조임근(이 근육은 자율적으로 제어되지만)은 수면 시에는 곧창자를 닫힌 상태로 유지한다.

> 바깥항문조임근은 단독으로 수축할 수 없으며, 샅근육 특히, 요도조임근의 전체적 수축을 수반한다.

기침을 하거나 숨을 몰아쉬어 배에 힘을 주는 것 같은 스트레스가 걸린 상태에서는 바깥요도조임근(가로무늬근)의 근육활동이 매우 높아지고, 보통의 상태에서는 내방광조임근(평활근)도 억제를 유지한다(Basmajian and Luca 1985).

> 근육을 자극하는 운동을 선택하는 경우, 이 지식을 응용해서 언제나 근육을 기능시키도록 가져가야 한다.

Bump 등(1991)은 관찰로부터 "일반적으로 골반증의 치료가 필요한 환자의 경우 올림근군 중, 이러한 지근섬유가 안정 시의 근 긴장이 올림근열공(lavator hiatus)을 어떠한 일이 있어도 닫힌 상태로 유지하는 데에 중요하다고" 하였다.

> 눈에 보이지 않는 골반바닥의 해부와 생리를 환자에게 이해시킴에 있어, 지도나 설명을 구두와 시각적으로 하는 것이 중요하다.

14.4 골반바닥과 그 기능적 연결
(The Pelvic Floor and its Functional Connections)

14.4.1 기능 (Functions)

기본적 기능

골반바닥의 기본적 기능은 배뇨와 배변을 억제하는 것이지만, 또한 이완하여 소변과 대변을 배출해야 한다. 요로(urinary tract)와 곧창자 하부의 내재 구성체(intrinsic structures)가 억제를 시행한다.

아래의 근육이 관여한다.

- 요로와 곧창자 하부의 내재 구성체(평활근)
  - 벽쪽골반근막을 가진 내요도조임근
  - 속항문조임근과 항문 주위의 결합조직(샅소체)
- 외래성 줄무늬가로막(extrinsic striated diaphragm)과 매몰바깥조임근(imbedded external sphincter muscle)
  - 항문올림근
  - 샅근육
  - 바깥요도조임근과 바깥항문조임근

> 이들 내재·외래근은 모두 소변, 방귀 그리고 대변을 자제하는 역할을 담당하고 있다. 이것에 의해서 방광이나 곧창자(저장기관)의 내용물을 축적하거나 비울 수 있다.

2차적 기능

2차적인 기능은 바로 골반"바닥"으로서의 기능이다. 골반바닥은 배안격실(abdominal compartment)을 구성하는 다른 근육과 공동으로, 그 내용을 지지하거나 유지하는 기능을 담당하고 있다(Richter 1985).

직립자세에서는 아래의 근육이 배안격실의 일부를 구성하고 있다 :

- 배측(ventral) : 배부위의 근육
- 문측(rostral) : 가로막
- 등측(dorsal) : 등부위의 근육
- 꼬리측(caudal) : 골반바닥

이들의 다양한 근군은 상호의 기능적 연결을 이용해서 항문올림근과 조임근의 기능을 돕는다.

> 기침을 하는, 숨을 몰아쉬어 배에 힘을 주는, 튀어 오르는, 달리는 동안, 이러한 근육은 공동으로 작용해서 골반바닥 근육을 돕고 있다.

14.4.2 골반바닥과 가슴우리와 다리를 기능적으로 결부시키는 치료

(Training Functional Connections of the Pelvic Floor to Thorax and Legs)

스위스 볼을 사용한 운동(특히 앉은 자세에서)의 경우, 하나의 기능단위로서의 위에서 언급한 다양한 근육 구성체를 골반바닥 근육과 함께 동시에 운동시킬 수 있다. 신체 분절인 골반과 다리, 골반과 가슴우리 사이에는 운동 상의 기능적 상호관계가 있다(Klein-Vogelbach 1990, 1991). 호흡할 때는 가로막이 골반가로막에 중심성으로 (신체 내부에서) 영향을 주므로, 생리학적 기능을 자극하고 있는 별개의 어떤 기전이 있을지도 모른다. 호흡의 율동적인 운동은 배부위와 골반바닥 근육의 근육활동을 상호 공동하여 돕고 있다.

> 흡기 시에는 배부위의 근육과 골반바닥 근육은 함께 가로막의 하방으로의 움직임을 돕고 있다. 한편, 호기 시에는 골반바닥 근육은 상방으로 움직임의 방향을 바꾼다.

갈비뼈가로막기전(costodiaphramtic mechanism)이 작동하고 있는 동안 어떠한 압력의 변화도 배벽의 근육만이 아니라, 골반바닥 근육에 반응성으로 영향을 준다(Schmitt 1981).

> 호기 협착을 유도한 (또는 숨을 몰아쉬어 배에 힘을 주다) 경우, 가로막의 근육활동을 높일 뿐만 아니라, 내외복사근의 근육활동도 높인다(Basmajian and De Luca 1985).

이것에 의해서 기능적 단위인 골반바닥 근육 또는 조임근에서 장력이 단숨에 증가한다(이 반응을 느낄 수 있다). 치료운동의 흐름이 자연스럽고 도리에 맞아 시행하는 것이 즐거운 것이라면, 환자의 동기부여를 높여 한 사람이라도 운동을 계속하게 된다. 이것이 중요하다.

> 환자의 증상이 변화하면 운동은 성공이라 할 수 있다.

스위스 볼의 운동에 의해서 각 운동에 입각한 골반바닥 근육을 동시에 잘 감지할 수 있게 된다. 이것에 의해서 새로운 운동을 환자가 자연스럽게 받아들이게 된다. 이것이 또한 자신의 동기부여를 매우 높여준다. 환자가 가정에서 매일 운동을 하도록 격려한다.

골반바닥의 치료는 구상의 형태(spherical shape)를 갖고 탄력성이 있는 볼에 이외에는 없는 특성을 이용하여 시행한다. 이 탄력성이 있기 때문에 궁둥뼈결절에 맞도록 그 구상의 형태를 갖출 수 있다. 볼 위에서 앉은 자세를 취했을 때 볼이 구르면 골반과 볼과의 접점이 끊임없이 변화한다. 쌍방 모두 둥근 형상이 접함으로써, 구르기 운동을 할 때에 특유의 힘이 상호전달과 병진운동이 가능해진다. 이것에 의해서 지각을 높이고, 골반바닥 근육의 근력을 강화한다. 스위스 볼을 사용해서 골반바닥의 기본적 기능과 2차적 기능을 재획득할 수 있다. 예방과 회복을 위한 골반바닥의 운동과 조임근군의 치료에 볼을 사용할 수 있다.

14.5 골반바닥 운동을 필요로 하는 경우가 있는 병상 (Medical Conditions Which May Require Pelvic Floor Exercises)

14.5.1 부인과 질환의 적응 (Gynecological Application)

여성은 임신기간 중과 분만준비의 단계에서 골반바닥 운동의 지도를 받으면 좋을 것이다. 이것에 의해서 골반바닥 근육의 근력저하를 예방하고, 분만을 준비할 때에 긴장을 높이는 것과 이완하는 것을 자기 자신이 알게 된다. 분만이 시작되는 수축까지의 동안은 운동에 의해서 긴장을 높이지 않는 것이 목표가 된다. 이것에 의해서 분만 시에 긴장이 높아지는 것을 방지한다.

> ! 분만 후 약 12일째(회복기)에는 골반바닥 운동을 시작하면 좋을 것이다.

산욕기간(분만 후의 최초의 6주간)에 생식로(reproductive tract)는 원래의 정상적인 비임신 시의 상태로 되돌아가기 시작하고, 모유영양을 시행하지 않는 대부분의 여성은 배란이 재개된다.

> 부드럽고 느즈러져 있던 배벽은 이 기간에 운동을 하면, 수 주일에서 정상으로 회복된다(Cunningham et al 1993).

근육이 이완하여 배벽이 느즈러진 상태가 지속되는 일이 있다. 분만시간, 영아의 머리 둘레, 출생시 체중, 샅 절개 등의 산과적 요인이 분만 후의 긴장성 찔끔증에 관계한다.

> 출산 시에 입은 골반의 신경손상에 의해서 부분적 탈신경근(denervated muscles)이 일어나면, 골반내 근 긴장이 차츰 상실된다(Wall 1994; Wall and Davidson 1992).

> 따라서, 분만 시의 물리치료의 치료목표는 여성의 신체가 출산 전의 원래의 상태로 되돌아가는 과정을 지원하고, 골반바닥과 배부위의 근 긴장을 높이는 것이다.

부인과 환자의 운동은 개별 또는 소집단으로 시행한다. 골반바닥에 과도한 긴장을 걸지 않도록 교육하면, 운동에 의해서 손상을 예방할 수 있다. 병상이 심하지 않으면 운동에 의해서 수술을 취소하거나 지연시킬 수 있는 경우도 흔히 있다. 그리고 수술결과가 개선되는 일도 있다.

하행성 요생식기(descending urogenitals)와 긴장성 요(urine) · 방귀(gas) · 변(stool) 실금을 수반하는 골반바닥과 조임근 부전 환자의 치료목표는 국소해부학적 개선과 실금(incontinence)을 억제하는 일이다.

14.5.2 비뇨기과와 항문과질환의 적응 (Urological and Proctological Applications)

> 실금과 조임근 부전은 가끔 전립샘 절제술 후의 합병증으로서 일어난다(그림 14.3).

이러한 증상사례의 치료목표는 억제를 가능케 하고, 조임근이 충분히 작용하도록 하는 일이다. 항문조임근 부전(그림 14.4)은 보통 방귀와 변의 실금을 야기한다.

> 물리치료의 목적은 탄성이 있는 근력을 만들어 억제를 가능케 하여 조임근을 충분히 기능하게 하는 것이다.

곧창자 경련으로 찔끔증이 된 환자는 보통 골반바닥과 조임근을 수의적으로 이완시키는 것이 곤란해진다.

물리치료의 목표는 순환을 개선하여 긴장의 균형을 잡는 것이다. 이것에 의해서 환자는 긴장하고 있는 구성체를 이완시키는 것을 학습할 수 있다.

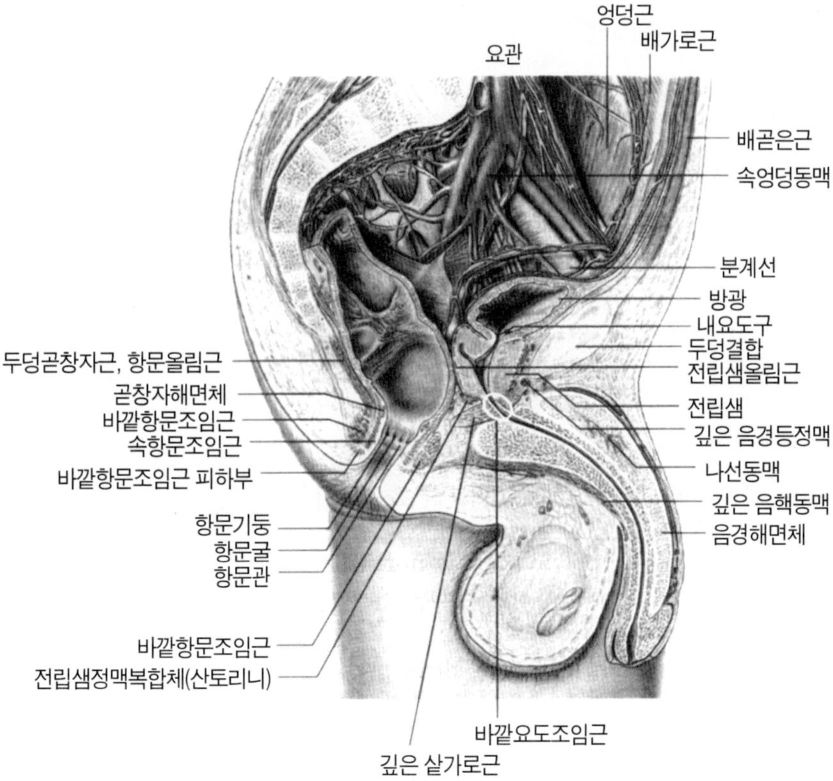

그림 14.3 곧창자와 항문관

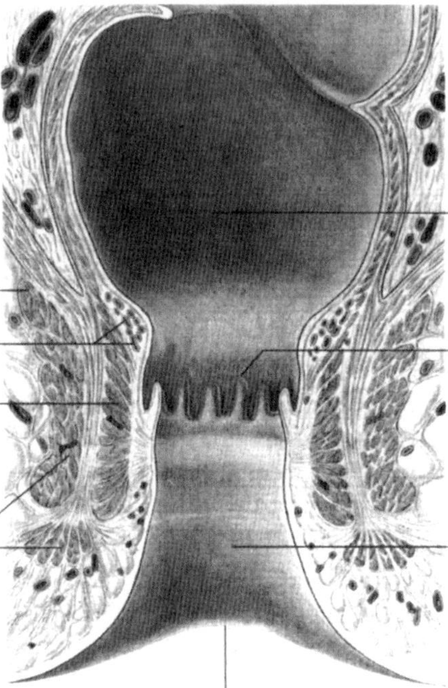

그림 14.4 남성의 골반(항문)

14.6 골반바닥 근육의 재학습 (Retraining the Pelvic Floor Muscles)

14.6.1 눈으로 볼 수 없는 골반바닥 근육을 기능적으로 운동시키기 위한 전제조건 (Preconditions for Functional Exercise of the Invisible Pelvic Floor Muscles)

> 골반바닥 근육활동은 정상에서는 자율적이고 잠재의식적이며 절차적인 공동운동 프로그램(procedural synergetic programming)에 기초하여 작동한다.

환자가 운동을 시행함으로써 근력을 만들어내고 골반바닥을 의식할 수 있도록 하려면, 치료사는 환자가 아래에 보여주는 세 가지 항목을 시행할 수 있도록 해야 한다.

- 골반바닥 근육이 있는 장소와 그 범위를 알고, 주위와 어떠한 위치관계에 있는지를 시각화한다.
- 골반바닥 근육의 기능을 이해한다.
- 골반바닥 근육기능의 변화를 구체적 심상도(inner picture)를 그릴 수 있다.

14.6.2 조임근의 근력저하에 대한 치료에서 고려할 점 (Treatment Considerations for Shpincter Muscle Weakness)

예	주로 조임근의 근력저하가 문제가 되는 환자이다. 이 환자에게는 지근섬유에 의해서 바깥조임근을 제어할 수 있는 것 같은 운동을 시켜야 한다. 운동은 천천히 율동적으로 시행한다. 운동에는 긴장의 변화의 흐름이 있고, 긴장을 높여서 팽팽해진 상태로 가져가면 거기서부터 다시 이완되도록 조금씩 변화시킨다.

이 생리학적 변화를 가급적 호흡의 리듬과 동기(synchronization)시킨다. 즉, 긴장이 고조되었을 때는 호기(expiration), 그것을 이완시킬 때는 흡기(inspiration)로 시행하여, 이 호기/ 흡기를 반복한다.

예	그림 14.5 "앉아서 굴리다" 운동에서 앞뒤방향으로 뻗는 지근섬유의 근육활동을 끌어내는 방법을 그림으로 나타냈다. "우로 가서 멈추고, 좌로 가서 멈추다" 운동은 이마면 방향으로 뻗어있는 근섬유의 근력강화를 돕는다.

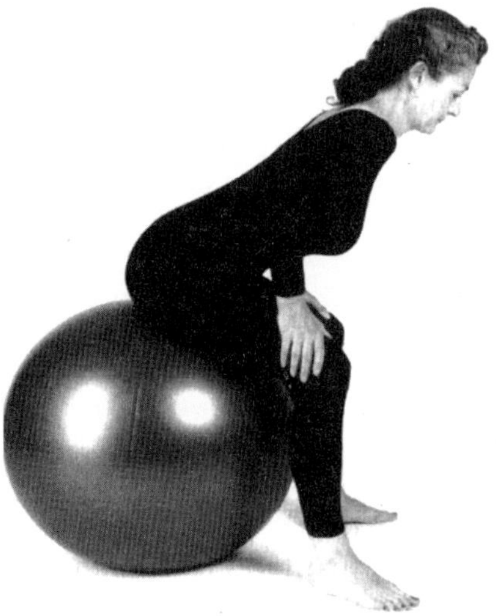
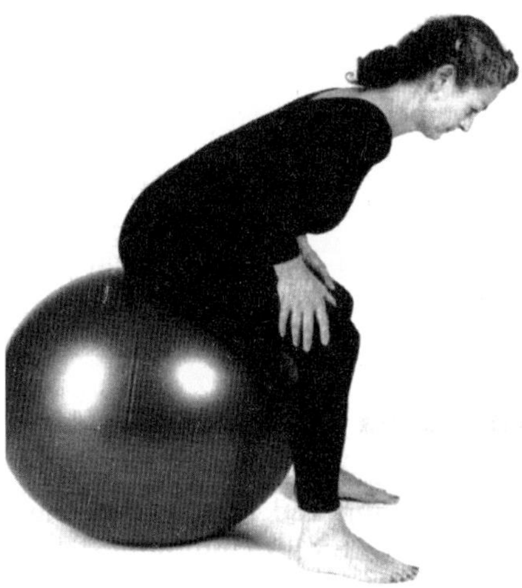

a b

그림 14.5 a, b. "앉아서 굴리다"의 시작자세와 종료자세. 운동은 요생식가로막과 요도조임근을 치료한다(R. Tanzberger가 제공한 사진).

14.6.3 요생식열공의 열상 (분만 후)을 수반하는 하행성 골반가로막의 치료 (Treatment of Descending Diaphragm Pelvis with Gaping Urogenital Hiatus (Postpartum))

출산 후의 요생식열공의 열상을 수반하는 하행성 골반가로막 손상의 환자에서는, 속근섬유가 신속하게 반응하는 것 같은 기능적 자극을 줌으로써(스위스 볼에 앉아 전후로 볼을 흔들어 움직이면서) 위에서 언급한 것 같은 긴장의 율동적 변화를 돕는다.

> 볼을 튀어 오르게 하는 운동으로 치료할 수 있다. 운동은 "걷어차고, 걷어차고(kick and kick)"나 "깡충 깡충(hop and hop)"과 같은 짧은 파열음을 가진 말을 하면서 시행한다. 이것에 의해서 운동의 율동성이 강조되어 좋은 자극이 된다. "걷어차고, 걷어차고"의 운동(그림 14.11)은 골반가로막의 근육 중 속근섬유를 주로 자극한다.

14.6.4 찔끔증 치료를 위한 운동수행과 그 흐름 (Performance and Sequence of Exercises for Treatment on Incontinence)

주된 운동은 골반과 볼이 접하여 있는 부분에서 일어나는 구르기 운동이다. 이 주요 운동은 어떤 일정한 조건하에서 골반바닥 근육의 근육활동을 강화한다.

볼에는 단단하게 공기를 넣어, 궁둥뼈결절과 볼이 잘 접하도록 한다.

이 운동을 능란하게 시행하기 위한 필요조건은,

- 연결되어 있는 신체의 다른 부분(다리와 발목관절 그리고 등뼈)에 운동이 파급되는 것을 방지하기 위해 볼의 운동을 제한한다.
- 호흡의 상(phase)에 맞춰서 번갈아 율동적으로 운동을 시행한다.
- 혀를 상방이나 후상방으로 움직여서 입천장(palate)가 만드는 지붕이나 입술의 저항에 대항해서 숨을 내뱉는다.
- 근육활동을 시각으로 알 수 있게 한다.

14.6.5 볼을 튀어 오르게 하는 운동의 영향 (Effect of the Bouncing Movement)

볼 위에서 신체가 튀어 올라 뛰어오르게 함(bouncing and hopping)으로써 가로막과 구성체에 의해서 닫혀 있는 안에 있는 근육의 반응성의 활동을 끌어낸다(조임근, 골반이 볼에서 튀어 오를 때).

튀어 오르게 하는 운동은 내장의 내용물을 움직이므로 배뇨억제의 검사로서 사용할 수 있다. 즉, 운동에 의해서 내장의 무게로 항문올림근이 자극을 받아 밀어내려진다. 한편 조임근은 동시에 압박된다. 긴장성 찔끔증(긴장이 고조되었을 때, 예컨대 기침을 하다, 재채기를 하다, 계단을 내려갈 때 등에 소변이 샌다)의 환자는 무의식중에 오줌을 지리는 일이 있다. 환자의 상태가 개선되면 이 운동으로 오줌을 지리지 않게 된다.

스위스 볼이 굴러가지 않게 하려면 얕은 접시모양의 물건(예컨대, Sissel사가 제공하는 안정기)을 사용한다. 이것을 사용하면 경험이 적은 사람이나 노인에서도 안전하게 시행할 수 있다. 이러한 접시에 볼을 넣어두면, 튀어 올라 엉덩이가 볼에서 떨어졌을 때에도 그것이 굴러가버리지 않기 때문에 안심하고 볼을 튀어 오르게 하거나 흔들어 움직이거나 할 수 있다.

14.6.6 골반바닥 운동의 관찰
(Observation of Movements During Pelvic Floor Exercises)

신체와 볼 사이의 운동. 운동을 시행하기 위해 운동을 일으키는 최초의 힘(primary impulse)을 최초로 시행하는 의도적 운동(actio)이라 부른다. 앞, 뒤, 옆, 대각선 방향의 구르기 운동은 구 모양의 궁둥뼈결절과 볼의 구면 사이에 일어난다.

> 골반가로막과 요생식가로막의 근육은 골반바닥의 골성 부분에서 일어나므로, 궁둥뼈결절로 볼을 "꽉 잡고" 그것을 앞으로 굴림으로써 제2, 제3층의 근육활동을 일으킨다. 이것이 최초로 시행하는 의도적 운동이 된다.

신체 내의 운동. 운동은 엉덩관절과 허리뼈에 파급되어 볼이 앞으로 구르는 것에 따라 엉덩관절의 폄과 허리뼈의 굽힘을 일으킨다(볼이 뒤로 구르면 엉덩관절의 굽힘과 허리뼈의 폄이 일어나고, 옆으로 구르면 몸통의 옆굽힘과 넙다리를 축으로 한 골반의 돌림이 일어난다).

> 근육활동을 강화하기 위해서는 발, 무릎 그리고 가슴부위를 움직이지 않는 것이 중요하다. 이것에 의해서 근육활동이 골반바닥, 아래배부위의 근육 그리고 요부의 근육에 한정된다.

운동의 연속. 볼과 궁둥뼈결절의 운동에 의해서 바닥과 볼이 접하는 부분도 동시에 점점 변화하고, 볼은 앞, 뒤, 옆 그리고 대각선 방향으로 구른다.

운동의 제한. 무릎과 발의 위치가 공간적으로 고정되어 등뼈가 중간위치에 유지되면, 이 등뼈에 의해서 운동 전체의 범위가 제한된다.

> 등뼈와 무릎의 위치가 공간에서 움직이지 않고, 발이 바닥에서 움직이지 않도록 확고하게 댄다. 운동은 마루면, 이마면 또는 대각선 방향으로 일어난다.

14.6.7 최종적인 관찰과 연습의 결과
(Final Observation and Practical Results)

운동이 바르게 시행되도록 물리치료사가 환자를 지도하고, 환자가 그것을 학습하면, 대부분의 환자는 가정에서 운동을 시행하기 위해 자기 전용의 스위스 볼을 갖고 싶어 한다. 정기적으로 물리치료실을 방문하여, 습득한 것을 확인하는 일은 중요하다. 이것에 의해서 운동과 환자의 프로그램의 진행을 상황에 맞도록 조정하고, 변경하며, 진행상황을 확인한다.

> 환자는 실금의 염려 때문에 할 수 없었던 운동을 시행할 수 있게 되고 즐길 수 있게 된 자기 자신을 재발견한다. 이것은 매우 좋은 동기부여가 된다.

스위스 볼을 사용한 운동은 놀이의 요소가 많이 포함되어 있고, 또한 다양한 가능성을 아울러 갖고 있으므로, 일상생활 속에서 볼에 앉으면서 목표지향형 운동을 시행할 수 있다. 환자는 긍정적 되먹임을 얻을 수 있다. 결과적으로 스위스 볼은 골반바닥 근육 회복의 과정에서의 신뢰할 수 있는 동반자가 된다. 이미 많은 성인이 등부위(back) 문제의 치료를 위해 가정에서 스위스 볼을 사용하고 있다. 그러므로, "약해져 있는 방광"의 치료에 그 사용방법을 가르치는 것은 어려운 일이 아니다.

Tanzberger가 내놓은 과거 10년간의 결과로부터, 신경손상이 없는 골반바닥

부전과 긴장성 찔끔증 환자라면, 또한 환자가 기꺼이 운동에 몰두하면, 운동을 시작해서 3개월 이내에 현저한 개선이 관찰된다.

> 환자가 골반바닥과 조임근의 재학습을 이미 시행하고 있고, 획득한 기능을 유지할 수 있다면, 운동을 계속해서 시행할 필요는 없다.

14.7 스위스 볼을 사용한 운동의 종류 (Description of Swiss Ball Exercises)

위에서 언급한 다양한 의학적 상태에 대해서 어떤 운동도 적용할 수 있으나, 어떠한 운동이라도 치료사는 그것을 환자 개인 개인의 필요성과 회복단계에 맞춰서, 개별맞춤형 운동으로 해야 한다. 예컨대, 치료사가 항문올림근의 안정 시 근 긴장을 높여, 요도와 항문의 조임근의 제어를 강화시키고 싶은 경우, 운동의 방법을 이에 맞춘다.

> "앉아서 굴리다"와 같은 운동은 근력강화를 도모하는 경우의 도움이 된다. 특히 이것은 볼을 앞으로 당겼을 때이다(마루면 방향으로 뻗는 섬유의 근력강화). 흡기에 맞춰 뒤로 굴림으로써, 환자에게 골반바닥이 팽팽하게 긴장한 근육구조를 이완시키는 것을 가르치는 경우도 있다.
> "걷어차고, 걷어차고(kick and kick)"와 같은 운동에서는 속근섬유의 운동이 강조된다. 이에 반해서 "우로 가서 멈추고, 좌로 가서 멈추다"와 같은 운동에서는 이마면 방향으로 뻗는 골반바닥의 근섬유의 근육활동이 활성화된다.
> 이들 이외의 "요도를 끌어내다(draw a urethra)"와 같은 운동에서는 골반바닥 근육의 근력강화를 도모하면서, 마음에 이미지를 그리는 치료를 시행하고, 동시에 몸통의 안전성을 높인다.

최종적으로는, 환자의 원래의 문제의 성질이 어떠한 것이든, 환자 자신이 골반바닥을 잘 자각할 수 있게 되어, 어떠한 운동도 시행할 수 있도록 해야 한다.

14.7.1 마루면에서의 운동
(Exercises in the Sagittal Plane)

운동사례 :

- 척주를 수직위치로 하여 : 세라밴드와 아울러서 사용하는 변화형(그림 14.10).
- 안정화된 척주를 앞으로 기울게 하여 : "몸통을 앞으로 기울게 하여 볼을 벽 쪽으로 굴리다" (그림 14.8 또는 그림 14.9b "요도를 끌어내다").
- 안정화된 척주를 뒤로 기울게 하여 : "요도를 끌어내다" (그림 14.9).

시작자세. 볼에 앉아 엉덩관절과 무릎관절을 대략 90° 굽혀 몸통을 직립 또는 앞으로 기울게 한 자세. 양 다리는 엉덩관절에서 벌리고 양발은 바닥에 댄 채로로 한다.

볼의 크기. 환자의 종아리의 길이와 가동성에 따르지만, 대략 직경 65㎝, 공기는 단단하게 넣는다.

조건지시. 환자가 운동할 때의 지시를 제6장에 기재하였다. 양 무릎의 위치를 공간적으로 고정하여 움직이지 않도록 하면 등뼈의 굽힘과 발의 발등굽힘이 제한되고, 그 결과 등뼈는 폄위치에서 동적으로 안정된 상태가 된다.

리듬과 긴장을 만들다. 골반바닥과 배부위의 근육은 호기(expiration)를 지원한다. 따라서 볼과 골반의 운동은 호흡의 리듬을 바꾸면 그것에 따라 변화한다.

호기 (expiration)

> 환자가 입술을 좁혀 호기에 저항을 준다. 예컨대 "푸 푸 푸"라 숨을 내뱉는다, 또는 혀를 입천장(palate)에 반전시켜 "치 치 치"와 같은 마찰음을 내게 하면, 가로막의 가로무늬근의 부분과 조임근의 긴장이 높아진다.

첫 번째 최초로 시행하는 의도적 운동. 호기 시에 볼을 앞으로 굴린다.

첫 번째의 반응. 가로막의 가로무늬근의 부분과 조임근의 긴장이 높아지고, 한편, 엉덩관절이 펴져 허리뼈가 굽힘 그리고 등뼈가 폄위치로 유지된다.

흡기, 두 번째로 시행하는 의도적 운동. 흡기를 코를 통해서 시행하는 동안에 볼은 뒤로 구르고, 엉덩관절은 굽힘하고 허리뼈는 폄 그리고 등뼈는 폄위치를 유지한다("전후에의 훌라춤" 9.7절 참조).

두 번째 반응. 골반바닥의 이완.

주의사항

> 운동은 구두시지에 따라서 종료하지만, 이 때 환자에게 약 1초간 그 자세를 유지시킨다.

지근섬유의 근육활동으로 지속적 지지를 제공하는 운동에서는, 환자에게 5~6초간 근 수축을 유지시키고, 그 후 10~15초간 안정 상태를 유지시킨다(Wall et al. 1993).

> 호기 시에는 조임근이 긴장한 상태를, 그리고 흡기 시에는 그것이 이완된 상태를 마음에 떠올리도록 조언한다.

골반바닥과 조임근의 운동을 표현하는 데에 손을 사용하여 몸짓으로 전달함으로써, 신체에 대한 알아차림이 강화되는 경우가 있다. 지팡이나 세라밴드를 사용해서, 동시에 몸통의 안정성을 높이는 운동을 시행할 수도 있다.

14.7.2 이마면에서의 운동 (Exercises in the Frontal Plane)

• 운동 예 : "우로 가서 멈추고, 좌로 가서 멈추다" (그림 14.6)

시작자세와 볼의 공기압. 앞의 운동에서도 언급한 것과 마찬가지다. 몸통의 옆굽힘을 제한하기 위해, 환자는 양팔을 가로면상에서 견갑대와 턱의 높이까지 거상하여 손바닥을 딱 맞춰서 밀어붙인다.

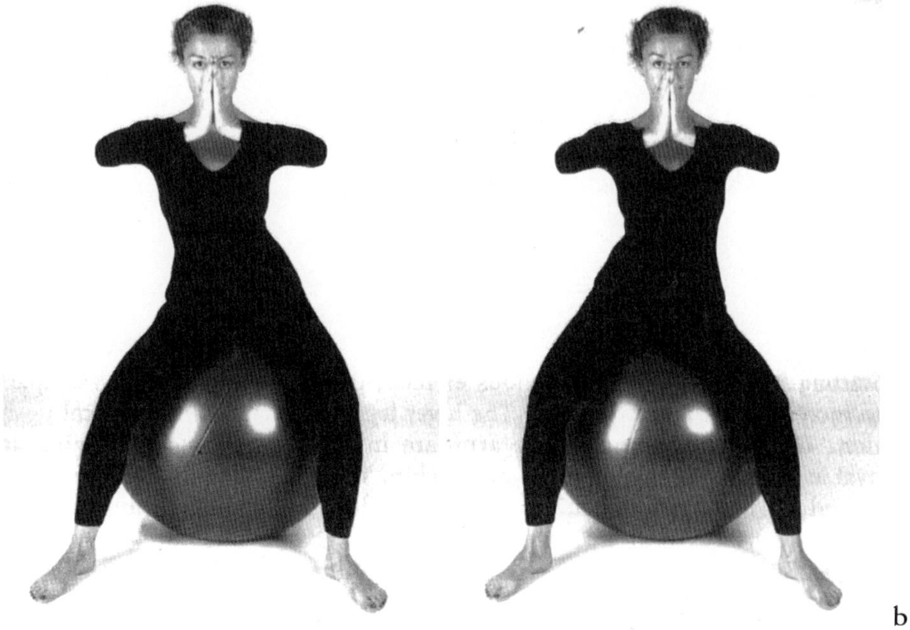

a b

그림 14.6 a, b. "우로 가서 멈추고, 좌로 가서 멈추기". 골반바닥과 몸통 옆쪽의 근육을 단련하는 운동의 시작자세와 최종자세(R. Tanzberger가 제공한 사진).

볼의 크기. 앞의 운동에서 언급한 것과 마찬가지이다. 공기는 단단하게 넣는다.

구두지시. 운동을 하는 동안에 손바닥은 꽉 밀어붙인 채로의 상태로 유지한다. 척주는 직립자세(수직)를 유지하고, 환자는 보통으로 호흡을 계속한다. 발살바법(Valsalva maneuver)을 사용하지 않도록 잘 지도한다.

첫 번째 최초로 시행하는 의도적 운동. 한쪽의 궁둥뼈결절에서 반대 측으로 볼을 굴림으로써 운동을 시동한다. 오른쪽에서 왼쪽으로, 이어서 왼쪽의 궁둥뼈결절에서 오른쪽으로의 운동을 반복하여 시행한다(9.8절 "좌우에의 훌라춤"도 참조).

반응. 골반바닥과 조임근이 긴장한다.

주의사항. 운동의 마지막에 근육의 긴장은 정점에 도달한다. 이 긴장을 약 1초간 유지시킨다. 그 동안에 양 무릎의 위치를 움직이지 않도록 시킨다(구두지시).

14.7.3 흔들어 움직이는, 또는 튀어 오르게 하는 운동 (Rocking/Bouncing Movement)

- 운동 예 : "걷어차고, 걷어차고" (그림 14.11)

튀어 오르게 하는 운동(bouncing exercise)에 의해서 골반바닥은 반사적으로 틀림없이 상방으로 움직인다. 내장의 무게와 폭발적인 호기가 운동자극이 되어, 속근섬유의 근육활동이 야기된다.

시작자세. 앞에서 언급한 운동과 마찬가지로, 양 다리와 양발을 벌려서, 지지바닥면을 넓힌다. 양 종아리는 발의 위에 수직으로 유지한다. 척주는 직립으로 한다. 양팔은 견갑대와 턱의 높이의 가로면상에서 타원을 그린다. 이 자세의 확보를 위해 볼은 벽으로부터 10㎝ 정도 뗀 위치, 또는 스위스 볼을 안정기 안에 놓는다. 환자는 등을 벽으로 향하게 한다.

볼의 크기. 앞의 운동과 마찬가지이다. 공기는 단단하게 넣는다.

첫 번째 최초로 시행하는 의도적 운동. 양발로 바닥을 꽉 밀고, 골반을 수직방향으로 튀어 오르게 하여 볼로부터 떠오르게 한다. 이 때 양팔을 신체 바깥층으로부터 전상방으로 움직인다. 골반과 골반바닥을 볼에서 떠오르게 할 때, 환자는 "kick(걷어차)" 이라고 파열음을 낸다(호기 시). 이어서 두 번째 단어 "and(하나. 둘)" 를 말하는 동안에 환자는 골반을 두 번 튀어 오르게 하고, 이것으로 다시 한 번 "kick(걷어차)" 을 발음하면서 신체를 들어 올려 뜨게 한다. 이때의 발성은, "kick(걷어차), aaaaand(하나 둘), kick(걷어차), aaaaand(하나 둘), kick(걷어차), aaaaand(하나 둘), kick(걷어차)" 이 된다.

반응. 튀어 오르게 하는 운동, 폭발적 호기, 내장의 무게를 자극에 의해서 골반바닥의 활동성이 반응하여 높아진다.

주의사항. 환자가 이 운동을 안전하게 시행할 수 있다고 느낄 때까지는, 피지오롤로 연습하면 좋을 것이다. 근육이 조여지는 모양을 시각적으로 상상할 있도록, 요생식열공(urogenital hiatus)이 닫히는 것 같은 손짓을 양팔로 만들어보는 것도 좋다.

> **!** 골반이 볼로부터 뜰 때에 주의하기 바란다!

환자의 안전을 항상 최우선한다. 볼을 튀어 오르게 하였을 때 무릎관절은 약 30° 굽힘위치가 되지만, 폄까지 가져가서는 안된다. "카우보이" 의 운동(9.1절)은 이 운동의 일부를 연습하기 위해 사용할 수 있다.

위에서 언급한 운동을 모델로 하여 더 많은 운동을 고안할 있다. "부활절의 토끼" (9.26절)나 "아름다운 모습" (9.27절)과 같은 다른 운동을 골반바닥 운동에 사용하기 위해 변경할 수 있다.

14.8 운동 예 (Exercise Examples)

아래의 운동은 다양한 운동 평면상에서 시행한다.

14.8.1 "앉아서 굴리기" ("Roll-On")

이 운동은 마루면상에서 시행한다(그림 14.5).

목적. 요생식가로막과 요도조임근의 근 긴장을 높인다.

볼의 크기. 볼의 직경은, 환자의 발과 무릎과 엉덩관절이 90° 로 되어 볼에 직립자세로 앉을 수 있는 크기이어야 한다(보통 볼의 크기는 최저한 65cm가 되지만, 이것은 종아리의 길이와 엉덩관절의 가동성에 따라서 결정된다). 볼이 용이하게 구르도록 공기는 단단하게 넣어야 한다.

시작자세. 환자는 볼에 직립자세로 앉는다. 양 다리를 벌리고 발로 지면을 확고하게 누른다. 그리고 종아리를 공간에서 수직으로 한다. 허리뼈는 펌한다. 안정화시키고 몸통을 앞으로 기울게 하고(엉덩관절에서 굽힘), 양 손을 넙다리에 놓고 몸통의 무게를 지지하여, 다시 전체 운동을 통해서 팔꿈치를 굽힘위치로 유지한다.

첫 번째 최초로 시행하는 의도적 운동. 궁둥뼈결절로부터 운동을 시작하고, 볼이 앞(배측)으로 구른다. 이 때 허리뼈는 굽힌다. 동시에 환자는 숨을 내뱉고 성문을 좁혀 "치 치 치(chchchch)…" 와 같이 마찰음을 만든다(모음은 들어가지 않는다).

첫 번째 반응. 아래배부위 근육의 감각갈래 활동과 골반바닥의 근육활동, 특히 마루면 방향으로 뻗는 근섬유의 근 긴장이 높아진다. (예컨대, 두덩꼬리근).

두 번째 최초로 시행하는 의도적 운동. 궁둥뼈결절로 볼을 똑바로 뒤로 굴린다. 이 때 양 무릎은 움직이지 않는다(무릎의 위치는 공간적으로 움직이지 않는다). 환자는 코를 통해서 숨들 들이마신다.

두 번째 반응. 골반바닥의 근 긴장을 유지하면서 허리뼈의 감각갈래 폄이 일어난다.

주의사항

이 운동은 전립샘 제거술을 받은 남성에게 특히 도움이 된다.

14.8.2 "우로 가서 멈추고, 좌로 가서 멈추기" ("Right Stop - Left Stop")

이 운동은 이마면상에서 시행된다(그림 14.6).

목적. 골반바닥과 몸통 바깥쪽의 근육의 근 긴장을 개선한다.

볼의 크기. 앞에서 언급한 운동과 마찬가지이다.

시작자세. 앞의 운동에서 언급한 것과 마찬가지로, 환자는 직립자세로 볼에 앉는다. 양 다리는 대략 골반의 폭으로 벌리고, 종아리는 공간에서 수직으로 하며, 양발은 바닥에 꽉 붙인다. 양 손바닥을 턱 앞에서 합쳐서 서로 밀어붙이고, 양팔은 어깨 높이의 수평면 상에 유지한다.

최초로 시행하는 의도적 운동. 운동은 궁둥뼈결절로부터 시작되고, 볼을 이마면상을 오른쪽 또는 왼쪽으로 굴린다. 양 무릎의 위치는 움직이지 않도록 한다. 운동이 오른쪽 또는 왼쪽의 "멈추는" 곳까지 가면, 환자는 "정지"라 말하고 근육활동을 강화한다. 또한 볼이 매우 무겁고, 움직이는 데에 양측의 궁둥뼈결절로 상당히 힘을 써야 한다는 것 같은 이미지를 환자는 마음속에 떠올리면서 굴린다.

반응. 골반바닥과 몸통 옆굽힘근(예컨대, 허리네모근, 배가로근, 복사근군)의 긴장이 증가한다.

주의사항. 이 운동의 준비로서 "좌우에의 훌라춤"(9.8절)을 연습하는 것도 좋을 것이다. 참조하기 바란다.

14.8.3 "직립자세로 앉아 볼을 벽 쪽으로 굴리기"
("Sit Upright and Roll Toward the Wall")

이 운동은 마루면상에서 시행된다(그림 14.7).

목적. 조임근의 개선. 마루면 방향으로 뻗는 골반바닥 근섬유의 감각갈래 수축의 치료와 아래배부위 근육의 근력강화.

볼의 크기. "앉아서 굴리다"의 운동에서 언급한 것과 같다.

시작자세. 환자는 볼의 중심을 벗어나서 그 전부에 앉고, 얼굴을 평탄하고 넓은 벽으로 향한다. 볼을 벽에서 약 15㎝정도 떼고, 그리고 발과 무릎의 안쪽을 벽에 붙인다. 양 손은 엉덩관절의 바로 가까이의 넙다리에 붙인다. 양 팔굽관절은 굽혀 뒤를 가리킨다. 등뼈는 펴져 있다.

최초로 시행하는 의도적 운동. 궁둥뼈결절로부터 운동이 시작되고, 볼을 벽 쪽으로 굴린다. 동시에 환자는 길게 "치 치 치(chchchch)…"라고 말하면서 숨을 내뱉는다.

또한, 환자는 최초에 항문근 이어서 질근(vaginal muscles), 마지막으로 요도근(urethral muscles)이 혈압계의 완대(cuff)와 같이 꽉 조여지는 것을 마음속에 그린다.

반응. 허리뼈의 굽힘과 골반과 엉덩관절에서 약간의 폄. (꽉 조임으로써) 항문, 질, 요도의 조임근의 감각갈래 근력강화.

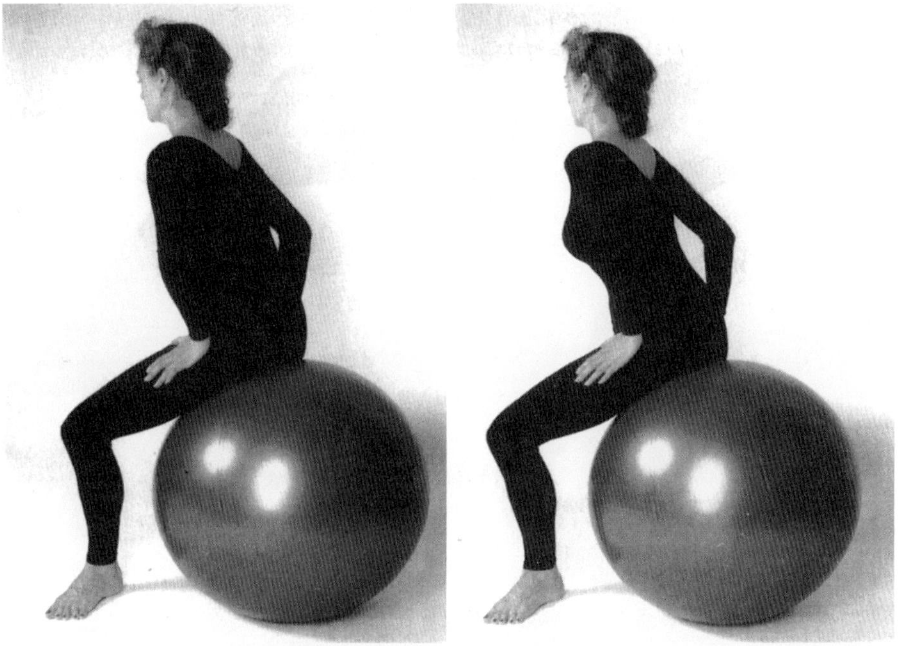
a b

그림 14.7 a, b. '직립자세로 앉아 볼을 벽 쪽으로 굴리기' 운동의 시작자세와 종료자세. 운동은 특히, 조임근을 단련한다(R. Tanzberger가 제공한 사진).

되돌아오는 운동의 최초에 시행하는 의도적 운동. 시작자세로 되돌아갈 때, 양 무릎은 벽에 붙인 채로이고, 궁둥뼈결절은 볼을 똑바로 뒤로 움직인다.

되돌아오는 운동의 반응. 등부위폄근의 감각갈래 근육활동과 골반바닥 근육의 이완.

주의사항. 앞과 뒤로 움직이는 동안, 양 무릎을 벽에 꽉 붙인 채로 한다.

14.8.4 "신체를 앞으로 기울게 하고 볼을 벽을 향해서 굴리기" ("Lean Forward and Roll Toward the Wall")

이 운동은 마루면상에서 시행된다(그림 14.8).

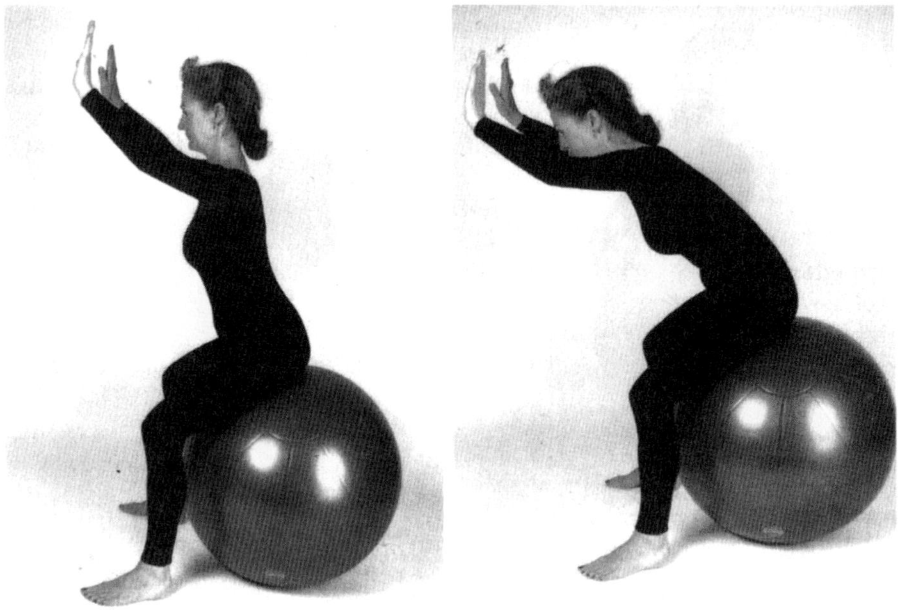

a b

그림 14.8 a., b. "신체를 앞으로 기울여 볼을 벽을 향해서 굴리기". 시작자세와 종료자세. 이 운동은 특히 조임근의 근력강화를 도모한다(R. Tanzberger가 제공한 사진).

목적. 조임근의 치료. 마루면 방향으로 뻗는 골반바닥 근섬유의 감각갈래 수축의 개선과 아래배부위 근육의 근력강화.

볼의 크기. "앉아서 굴리다"의 운동에서 언급한 것과 같다.

시작자세. 환자는 볼의 중심을 벗어나 그 전부에 앉고, 얼굴을 벽 쪽으로 돌린다. 볼을 벽에서 약 40㎝ 뗀다. 양 다리를 벌린 채로, 몸통을 앞으로 기울게 하고, 양 손을 대략 머리 높이의 벽에 대어 양 손으로 지지한다. 팔꿈치는 약간 굽힌다. 양 무릎과 벽의 거리는 운동을 통해서 일정하게 유지한다.

최초로 시행하는 의도적 운동. 궁둥뼈결절로부터 운동이 시작되고, 볼을 벽을 향해서 굴린다. 동시에 환자는 "치 치 치(chchchch)…"를 길게 말하면서 숨을 내뱉는다. 또한, 환자는 최초에 요도근을 혈압계의 완대처럼 수의적으로 꽉 조이고, 이어서 질근을 긴장시켜 닫고, 마지막으로 항문근을 동적으로 꽉 조이는 것을 마음속으로 그린다.

환자는 이러한 활동을 "심상도(inner picture)" 처럼 마음속에 확실히 그린다.

최초로 시행하는 의도적 운동을 하는 동안, 등뼈의 동적인 안정성(dynamic stability)은 변화가 없다. [조건지시 : 배꼽과 복장빗장절흔(sternal notch)의 거리는 변화가 없다].

반응. 조임근의 수축

되돌아오는 운동의 최초로 시행하는 의도적 운동. 볼을 뒤로 굴려 시작자세로 되돌아갈 때, 환자는 숨을 들이마신다.

되돌아오는 운동의 반응. 근 긴장이 이완된다. 허리뼈는 펌하고 등뼈는 동적 안정성을 유지한다.

주의사항. 양 무릎을 같은 위치로 유지하고 움직이지 않는다.

14.8.5 **"요도를 끌어내기"** ("Draw a Urethra")

이 운동은 마루면상에서 시행된다(그림 14.9).

목적. 시각화(visualization)를 도모하면서 조임근을 치료. 율동적으로 긴장시키거나 이완시킴으로써 반응성으로 배부위와 골반바닥 근육의 근력강화를 도모한다.
볼의 크기. "앉아서 굴리다(roll-on)" 의 운동에서 언급한 것과 같다.

시작자세. 앞의 운동과 마찬가지로 환자는 직립자세로 앉는다. 양 다리를 넓게 벌리고, 양발을 지면에 꽉 밀어붙이며, 그리고 종아리는 수직으로 한다. 허리뼈는 편다.

첫 번째 최초로 시행하는 의도적 운동. 스위스 볼을 앞으로 굴리면서 동적으로 안정화한 몸통을 후경(posterior tilt)시킨다. 환자는 양손으로 요도의 그림을 공간에 그리고, 그 가늘고 직립한 요도를 시각화한다. 환자는 "치 치 치(chchchch)…"라는 마찰음과 함께 숨을 내뱉는다.

조건지시. 양발 아래의 압력이 증가하지 않도록 한다.

첫 번째 반응. 골반바닥과 배부위 근육의 긴장이 높아진다.

두 번째의 최초로 시행하는 의도적 운동. 코로부터 숨을 내뱉는 것에 맞춰서, 동적으로 안정화된 척주를 전경(anterior tilt)시켜 볼을 뒤로 굴린다. 양팔과 손을 벌려서 옆으로 움직여 어깨 높이의 가로면상으로 가져간다.

두 번째 반응. 등부위폄근을 안정화시키기 위해 작용시키고 있는 동안 골반바닥 근육이 이완한다.

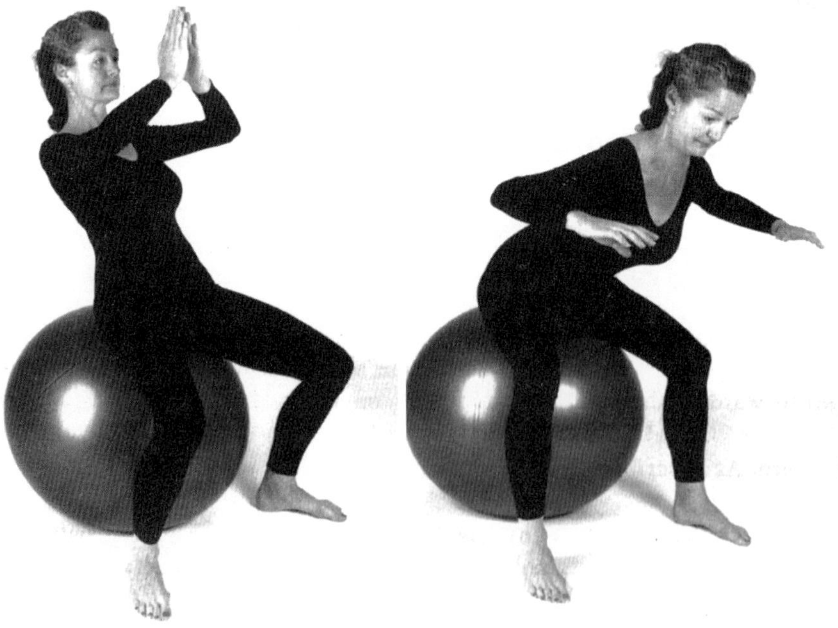

a b

그림 14.9 a, b. "요도를 끌어내기". 시작자세와 종료자세. 운동은 배부위와 골반바닥 근육을 반응성으로 개선한다(R. Tanzberger가 제공한 사진).

주의사항. 이 운동의 준비로서 "저울"의 운동(9.2절)을 사용할 수 있다.

14.8.6 세라밴드를 사용한 수정법 (Variation with the Thera-Band)

이것은 마루면상에서 극히 약간 움직이는 운동이다(그림 14.10).

목표. 시각화를 도모하면서 하는 조임근의 치료. 몸통을 전후로 기울이면서 율동적으로 긴장을 높은 상태에서 이완된 상태로 변화시켜, 배부위, 등부위 폄근 그리고 골반바닥 근육의 근력강화를 반응성으로 시행한다.

볼의 크기. "앉아서 굴리다"의 운동에서 언급한 것과 같다.

시작자세. "앉아서 굴리다"의 운동에서 언급한 것과 같이 환자는 볼의 중심에 직립자세로 앉는다. 양 다리는 허리폭으로 벌리고 양발 아래에 놓은 세라밴

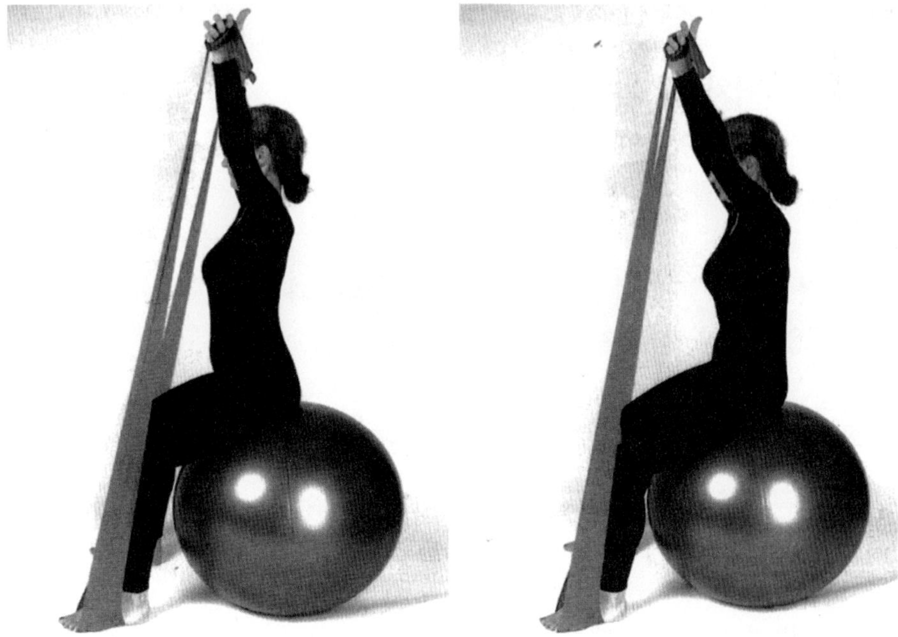

a b

그림 14.10 a, b. "세라밴드를 사용한 수정법". 시작자세와 종류자세. 운동은 몸통의 안정성을 유지한 채로 골반바닥 근육의 근력강화를 도모한다(R. Tanzberger가 제공한 사진).

드를 꽉 누른다. 양팔을 머리 위로 올려 세라밴드를 상후방의 천정 쪽으로 당겨서 신장시킨다. 허리뼈는 펴져 있다. 등뼈는 중간위치에서 동적으로 안정화되어 있다. 종아리는 수직이다. 즉, 무릎의 위치는 공간에서 움직이지 않는다.

최초로 시행하는 의도적 운동. 등뼈를 중간위치로 유지한 채로, 궁둥뼈결절로 볼을 앞으로 당겨 발꿈치에 접근시킨다. 허리뼈는 굽힌다.

반응. 아래배부위의 근육은 감각갈래으로 활동한다. 골반바닥 근육과 조임근은 긴장하여 운동을 지지한다.

주의사항. 앞의 운동과 마찬가지로, 이 운동도 호흡과 시각화를 조합시켜 시행한다. 세라밴드의 세기는 환자의 근력에 따라서 조정한다. 세라밴드 2개를 각각의 발아래에 놓을 수도 있다. 양 무릎 사이를 지나는 상상의 이마면(imaginary frontal plane)을 그 어깨 높이에서 세라밴드를 대각선이나 수평방향으로 신장시킬 수도 있다.

14.8.7 **"걷어차고, 걷어차고"** ("Kick and Kick")

이 운동은 환자를 수직방향으로 움직인다(그림 14.11).

목표. 볼을 상하로 튀어 오르게 하면서 골반바닥과 조임근을 반응성으로 긴장과 이완을 시킨다. 항문올림근 속근섬유의 활동을 높인다.

볼의 크기. "앉아서 굴리다"의 운동에서 언급한 것과 같다.

시작자세. 볼에 직립자세로 앉는다. 볼은 Sissel사에서 만든 안정기(stabilizer) 위에 놓아 구르지 않도록 한다. 환자는 양팔을 벌려 어깨의 높이까지 올린다. 양 다리는 벌리고, 양 종아리는 공간에서 수직이 된다(양 무릎의 위치는 공간에서 움직이지 않는다). 양발로 바닥을 꽉 누른다.

최초로 시행하는 의도적 운동. 환자는 양발로 바닥을 미는 것처럼 하여 볼이 튀어 오르기 시작하면, 양 손을 수평모음하여 정중마루면상에서 순간적으로 상방으로 움직여 신체의 상방으로의 운동을 자극한다. 환자는 골반바닥이 긴장하여 볼기가 떠오르는 것을 마음속에서 상상한다. 상방으로 튀어 오를 때, 단숨에 폭발성으로 "킥(kick)" 이라 소리를 낸다. 아래로 되돌아올 때, 환자는 "그리고 (and)" 라 말하고, 또 한 번 위로 튀어 오를 때 "킥(kick)" 이라 다시 말한다.

반응. 골반바닥과 조임근은 내장의 무게를 지지하고 있으므로 반응성으로 긴장한다. 골반바닥의 조임근은 브리지 활동(bridge activity)으로도 되어있다(그림 14.11 b 참조). 폭발성으로 "킥(kick)" 이라 소리를 내면 반응으로서 골반바닥에 압력이 걸리고, 이들의 근육이 반응성으로 자극되어 긴장한다.

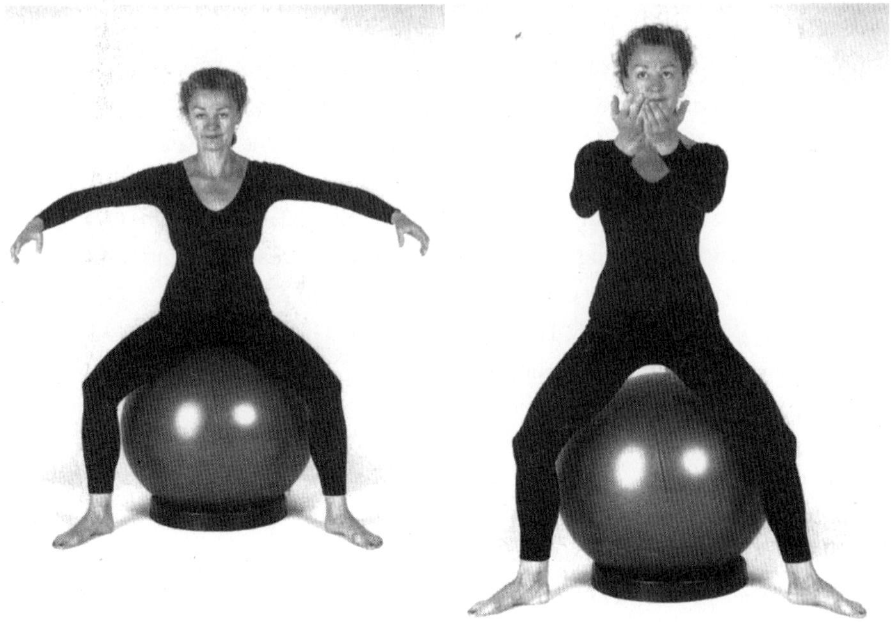

a b

그림 14.11 a, b. "걷어차고, 걷어차고". 시작자세와 종료자세. 운동은 볼을 상하로 튀어 오르게 하면서, 골반바닥과 조임근의 근력강화를 도모한다(R. Tanzberger가 제공한 사진).

주의사항. 볼이 다른 곳으로 굴러가지 않도록 하는 것이 중요하다. 운동을 방의 모퉁이에서 시행하거나, 치료사가 둥글게 만든 담요나 타월을 볼의 바닥면 주위에 놓아 안정을 도모하거나, 누군가가 환자 곁에 서는 등으로 하여 시행하면 좋을 것이다. 환자가 볼이 튀어 오르는 세기를 변화시켜보는 것도 좋을 것이다. 운동은 요금제(continence)나 찔끔증(incontinence)의 개선을 검토하기 위한 테스트로서 사용할 수도 있다. "카우보이"의 운동(9.1절)을 이 "걷어차고, 걷어차고"의 운동의 준비로서 시행한다.

치료사는 이들의 운동을 개개의 환자의 필요에 따른 운동으로 바꿀 수 있다.

참고문헌 (References)

Adams C, Frahm J (1995) Genitourinary System. In: Myers RS (ed) Manual of physical therapy practice. Saunders, Philadelphia, pp 459-504

Basmajian JV, De Luca CJ (1985) Anterior abdominal wall and peritoneum. In: Muscles alive. Williams & Wilkins, Baltimore, pp 389-407

Bø K, hagen RH, Kvarstein B, Jørgensen J, Larsen S (1990) Pelvic floor muscle exercise for the treatment of female stress urinary incontinence. III. Effects of two different degress of pelvic floor muscle exercises. Neurouro Urodynam 9:489

Bump RC, Hurt GW, Fantl A, Wyman JF (1991) Assessment of Kegel pelvic muscle exercise performance after brief verbal instruction. Am J Obstet Gynecol 165:322-329

Byl NN, Merzenich MM, Cheung S, Bedenbaugh P, Nagarajan SS, Jenkins WM (1997) A primate model for studying focal dystonia and repetitive strain injury: effects on the the primary somatosensory cortex. Physical Ther 77(3):269-284

Cunningham FG, MacDonald PC, Leveno KJ, Gant NF, Gilstrap III LC (1993) Anatomy of the reproductive tract in women. In: Williams; obsterics, 19th den. Appleton & Lange, Norwalk, pp 57-79

Elia G, Bergman A (1993) Pelvic muscle exercises: when do they work: Obstet Gynecol 81:283-286

Henalla SM, Kirwan P, Castleden CM, Hutchins CJ, Breeson AJ (1988) The effect of pelvic floor exercises in the treatment of genuine urinary stress incontinence in women at two hospitals. Br J Obstet Gynaecol 95:602-606

Holley RL, Varner ER, Kerns DJ, Mestecky PJ (1995) Long-term failure of pelvic floor musculature exercises in treatment of genuine stress incontinence. South Med J 88(5)547-549

Jäning W (1995) Vegetatives Nervensystem. In: Schmidt RF, Thews G (des) Physiologie des Menschen, 26th edn. Springer, Berlin Heidelberg New York, pp 357-363

Kegel AH (1948) Progressive resistance exercises in the functional restoration of the perineal muscles. Am J Obstet Gynecol 8:238-348

Kegel AH (1951) Physiologic therapy for urinary stress incontinence. JAMA 163(10):915-917

Kegel AH, Powell TO (1950) The physiological treatment of urinary stress incontinence. J Urolog 63(5):808-813

Klein-Vogelbach S (1990) Functional kinetics. Springer, Berlin Heidelberg New York

Klein-Vogelbach S (1991) Therapeutic exercises in functional kinetics. Springer, Berlin Heidelberg New York

Krüger H-J, Krüger G (1991) Harninkontinenz - eine soziokulturelle Erkrankung? Krankengymnastik 43(12):1345-1348

McCandless S, Mason G (1995) Physical therapy as an effective change agent in the treatment of patients with urinary incontienence. J Mississippi Med Assoc 9:271-274

McIntosh LJ, Frahm JD, Mallett VT, Richardson DA (1993) Pelvic floor rehabilitation in the treatment of incontinence. J Repr Med 38(9):662-665

Richter K (1985) In: Käser O, Friedberg V, Ober KG, Thomsen K, Zander J (eds) Gynäkologie und Geburtshilfe. Thieme, Stuttgart

Rosenzweig BA, Hischke D, Thomas S, Nelson A L, Bhatioa NN (1991) Stress incontinence in women. J Reprod Med 39(12)835-838

Schmitt JL (1981) Atemheilkunst, 6th edn. Beckenboden und Zwerchfell. Humata, Bern

Tanzberger R (1991a) Krankengymnastik nach der Geburt. Krankengymnastik 43(9):967-970

Tanzberger R (1991b) Krankengymnastische Therapie bei Inkontinenz. Krankengymnastik 43(12):1364-1371

Tanzberger R (1992) Krankengymnastische Therapie bei Inkontinenz. Deutsche Dermatologe 2:1-4

Tanzberger R (1994) Der weibliche Beckenboden - Krankengymnastik bei Incontinenzbeschwerden. Krankengymnastik 46(3):322-324

Testut L (1948) Traité de anatomie. Douit, Paris

Tibæk S (1994) Effect of bækkenbundttræning hos stress og blandet stress/urge inkontinente kvinder. Danske Fysioterapeuter 2:10-13

von Lanz-Wachsmuth (1984) Praktische Anatomie. Band 2, Teil 8A, Becken. Springer, Berlin Heidelberg

Wall LL (1994) Anatomy and physiology of the pelvic floor. In: Laycock J, Wyndaele JJ (eds) Understanding the pelvic floor. NEEN Health Books, pp 8-21

Wall LL, Davidson TG (1992) The role of muscular re-education by physical therapy in the treatment of genuine stress urinary incontinence. Obstet Gynecol Surv 47(5):322-

331
Wall LL, Norton PA, Delancey JOL (1993) Stress incontinence management. In: Practical urogynecology. Williams & Wilkins, pp 143-151

15. 예방에 사용하기
Prevention Application

이 단원의 목표	
이 단원의 목표	• 건강한 사람의 예방적 치료에 필요한 것을 판별한다. • 충분한 지지가 없는 상태에서 장시간 앉은 자세를 취하는 다양한 직업의 사람에 대해서 적절한 볼의 사용방법을 처방한다. • 일상생활에서 일어나는 지속적인 둔통이나 예리한 통증을 경감한다. • 자세와 가동성을 개선하는 방법을 안다. • 스위스 볼을 아동에게 사용하는 이점을 이해한다.

15.1 서론 (Introduction)

이제까지의 단원에서는 오로지 병이 있는 환자를 상정해서 스위스 볼을 사용하는 방법과 그 적응에 대해서 이해시키려고 노력하였다. 그러나, 다양한 문제를 가지는 환자의 치료만이 아니라, 근골격계의 문제가 커지는 것을 예방하기 위해서도 스위스 볼을 사용할 수 있다.

> 하루가 끝날 무렵에 지속적 둔통이나 예리한 통증은 근골격계의 부적절한 사용에 의해서 자주 일어난다. Klein-Vogelbach가 학생에게 지도한 것처럼 "운동 중에 일어나는 통증은 악화를 예방하는 데에 유익한 경고가 된다"

> 지속적인 활동을 하도록 설계된 근육 이외의 근육이 지속적인 활동을 하도록 요구되면 반응성으로 과긴장이 일어난다. 머리가 앞쪽으로 전위한 불량자세가 지속되면 등세모근 상부섬유에 허혈성 통증이 발생한다. 반응성의 낮은 긴장은, 보통자세를 유지하기 위해 활동해야 하는 근육이 그 기능을 발휘하지 않아도 되는 상태에 놓이면 일어난다 (Klein-Vogelbach 1990).

예컨대, 직립자세를 유지하는 대신에 몸통을 후경시킨 자세를 취하면(보통은 머리의 앞쪽 전위를 수반하지만), 등뼈부 폄근의 근 긴장이 반응성으로 저하하여, 윗배부위의 근육과 아마도 목갈비근(scalene muscles)(이것이 가슴부위의 무게를 지지해야 하게 된다)이 반응성으로 과긴장이 된다. 등세모근 상부섬유는 앞쪽으로 전위한 머리의 무게를 지지해야 하므로 반응성으로 과긴장이 된다.

불필요한 기계적 과로를 야기함이 없이 선 자세를 취하거나, 등부위근을 펴고 걷거나, 또한 팔이나 다리를 사용하기 위해 자세정렬 그리고 몸통과 사지의 양호한 근력과 가동성이 중요하다. 신체를 전경시키거나 후경시킬 때 몸통의 동적 안정화는 척주의 과도한 긴장(strain)을 방지하는 데에 매우 중요하다. 이것은 앉은 자세이건 선 자세이건, 나아가서는 조용히 수직으로 되어 있건 동적으로 체중을 이동시키고 있건 마찬가지이다. 신체운동은 인간의 발달 면과 신체기능면 전체에 영향을 미친다. 그러므로 자세와 구강안면운동은 턱의 형성과 발성에 영향을 미친다(Broich 1996). 이것은 그림 11.18의 소년의 자세로부터도 생각할 수 있다. 이 소년의 치료에서는 재활만이 아니라, 예방도 고려해야 할 것이다.

알렉산더 기법(Blum 1995, Rosenthal 1987)은 오스트레일리아의 배우이고 가수에 의해서 20세기 초에 고안되었다. 그는 자세와 신체에 대한 알아차림의 결여가 자기 목소리에 어떻게 영향을 주고 있는지를 알고, 이 기법을 만들어냈다. 알렉산더 기법에서는 의식적 및 무의식적 학습에 의한 바른 자세의 회복이 강조되어 있다. 마찬가지 관찰은 Feklenkrais(Nelson 1989)나 Klein-Vogelbach (1990, 1991)도 시행하고 있다.

> 잘못된 운동패턴은 잠재의식 하에서 자동적으로 이루어지지만, 효율성이 결여되고 통증의 원인이 되는 경우가 있다. 이러한 습관은 그것을 알아차림으로써 고칠 수 있다.

> 대개의 사람은 직업을 선택할 때 그 일이 육체적으로 가능한지, 또는 그 직업을 시행하는 데에 충분한 근력과 가동성이 자기에게 있는지는 생각하지 않는다.

예컨대, 바이올리니스트는 선 자세를 취하여 신체를 앞으로 기울이고 신체의 정면에 양팔을 올린다. 이러한 자세에서는 몸통의 안정성을 충분히 보증할 만큼의 강한 등부위 근육의 근력이 요구된다. 연주 중에는 양팔을 들어 올리는 것만이 아니라 이것에 악기의 무게가 추가된다. 몸통근육이 약하면 견갑대의 근육이 그 대상(compensation)으로 작용해야 하는 일도 있다. 그리고, 골반, 가슴부위, 머리의 정렬에 문제가 있는 경우, 필연적으로 통증이 발생한다.

급성기 치료의 현장에서 일하는 간호사나 물리치료사는 우수한 전신 근력을 갖고 신체역학을 잘 응용할 수 있어야 하며, 이것에 의해서 체중이 무거운 환자를 능란하게 잘 들어 올리거나, 방향을 바꾸거나, 끌어당기거나, 옮겨타기(transfer) 동작을 보조해야 한다. 이러한 직업에서는 요통에 의한 근골격계 장애의 발생빈도도 높아진다.(Bork et al. 1996). 이러한 작업에 요구되는 신체적 건강을 충분히 겸비하고 있는지를 간호사나 물리치료사가 재학 중에 검사를 받는 일은 없다. 따라서 양호한 가동성, 근력, 기능(skill)이 획득하지 못하여 신체역학을 적절하게 응용할 수 없게 되면 작업의 흐름 속에서 등부위(back)를 손상시킬 가능성이 높아진다.

등부위와 목부위의 통증은 다른 직업에서도, 예컨대 버스 운전기사나 공장 근로자와 같은 일에도 공통적으로 관찰된다. 그 유병률은 높고 공업사회와 전공업사회(preindustrial societies)의 쌍방에서 주요 건강상의 문제로 되어 있다(Anderson 1992).

스포츠 센터에서 땀을 흘리는 것은 성인에게 매우 인기가 있다. 그러나, 유감스럽게도 근력강화가 그러한 사람에게 자주 주요 관심사로 되어있다.

> 근력강화의 운동을 할 때에 특히 불량자세로 연습하고 있으면, 가동성의 결여가 신체에 나쁜 영향을 미친다. 그러나 건강한 사람은 이러한 것을 알아차리지 못한다. 반복해서 잘못된 운동패턴이 강요되는 이러한 운동에서는, 가동성과 정교성이 상실된 상태가 몇 번이나 반복되고, 결과적으로 손상을 야기하는 경우가 있다.

통증을 일으키는 주요 인자의 하나에 가동성의 결여가 있다. 예컨대, 가동성의 저하에 의해서 척주의 어느 분절의 운동은 제한되지만, 이것 때문에 다른 분절에 보다 큰 운동이 일어난다.

> 통증은 과도한 가동성을 가진 분절에 자주 일어난다. 운동은 생리학적 시스템이므로, 이 기능부전을 완화할 필요가 있다. 그렇지 않으면 잘못된 운동에 의해서 병적 상태가 발생한다(Sahrman 1993).

근육의 경축(spasm)이 근막과 관절에 변형(strain)을 주고, 그것이 관절의 위치에 영향을 미치는 경우가 있다. 연부조직에 변형(strain)을 초래하고, 이들에 의해서 중추신경의 운동 프로그래밍도 장애를 받는다(Janda 1991). 이 근골격계 구성체에 대한 과도한 스트레스 모두가 만성통증후군(chronic pain syndromes)으로 발전하는 전제조건이다.

> 이제까지의 논의로부터 유도된 결론은
> - 건강한 성인의 근골격계 손상을 예방하려면, 적절한 정렬로 동작이나 운동을 할 수 있도록 관절과 연부조직 그리고 신경 구성체의 정상적인 가동성(mobility)을 유지하는 것이 매우 중요하다.
> - 앉은 자세, 선 자세 그리고 운동 시의 양호한 자세가 근골격계의 손상을 예방하는 도움이 된다.
> - 반드시 적절한 정렬로(잘못된 운동패턴이 아니라) 사지와 몸통의 근력강화를 시행해야 한다.
> - 몸통 표층의 근육만이 아니라 내재근(intrinsic muscles)도 근력강화의 대상으로 하는 것이 중요하다. 내재근은 안정기(stabilizer)로서

> 작용하고 견갑대에 부착하는 근육의 과도한 사용을 방지하는 도움이 된다.

15.2 건강한 사람의 자세정렬의 평가 (Evaluating Postural Alignment in Healthy Persons)

표준적인 자세는 건강한 과학적 원리에 일치하며, 응력(stress)과 변형(strain)은 최소한이 되고, 신체의 효율을 최대한 발휘할 수 있다. 사람의 선 자세를 뒤에서 보면 수직선(plumb line)은 가시돌기(spinous processes)와 머리 중앙 마루면과 일치한다. 측면에서 보면 수직선은 대략 목뼈와 허리뼈의 척추뼈고리몸통, 어깨관절을 지나고, 엉덩관절의 이마가로면의 약간 후방을 지나, 외과(lateral malleolus)의 약간 앞쪽에서 끝난다(Kendall et al. 1993).

자세에 영향을 주는 인자는 수많이 있다. 환자를 평가할 때 이들을 고려한다. 그 인자에는 신체의 모양(신체 각 분절의 길이, 폭, 안 깊이 그리고 무게), 체격 그리고 몸에 붙은 체중(예컨대, 비만 : Klein-Vogelbach 1990) 등이 있다. 관절의 과도한 가동성과 가동성의 저하도 근골격계의 기능장애로 발전하므로, 치료사는 이들도 평가해야 한다. 이렇게 함으로써 치료사는 문제를 일으킬지도 모르는 운동제한인자를 특정할 수 있다. Kendall 등(1991)이나 Klein-Vogelbach(1990) 그리고 Janda(1994)는 치료사가 운동과 근력의 장애를 인지할 수 있도록 평가와 치료 상의 요점을 시사해 주었다. 환자가 평소 작업장에서 취하고 있는 자세를 확인함으로써 경우에 따라서는 운동과 근력의 장애에 대해서 더 상세한 정보를 얻을 수 있다.

호흡패턴

> 정상적인 호흡에서는 흡기에 수반하여 허리가 잘록해진 위치에서 배부위가 불룩해진다. 이어서 운동은 하부갈비뼈로 확대된다. 하부갈비뼈은 흡기에서 넓어지고 호기에서 좁아진다.

잘못된 호흡패턴에서는, 최초에 가슴부위가 올라가고 목부위의 근육, 특히 목갈비근의 긴장과 기계적 과로가 증가한다. 이 잘못된 패턴에 목부위의 통증이나 가슴우리출구증후군(thoracic outlet syndrome)을 수반하는 일이 자주 있다.

자세와 운동의 평가를 시행한 후, 환자에게 필요한 것은 스트레칭과 mobilization 인지, 근력강화와 안정성의 향상인지를 치료사는 판단하여, 특정된 자세장애에 적합한 운동을 선택한다.

> 사람에 따라서는 자기가 자신의 자세와 운동을 용이하게 알아차려 도움을 받지 않고 문제를 수정할 수 있으나, 많은 경우 치료사의 지원이 필요하다.

아래에 열거하는 좋은 자세의 요소를 그 사람 그 사람에 따라서 지적하면 좋을 것이다.

체중의 배분

체중은 양발에 균등하게 실려, 발꿈치에 많이 실리는 일도, 발의 앞쪽에 많이 실리는 일도 없다. 또한, 어느 한쪽의 다리에 많이 실리는 일도 없다. 어떻게 체중을 발꿈치에 옮기거나 발가락에 옮기고 있는가, 또한 한쪽의 발에서 다른 쪽으로 옮기고 있는가를 감지해야 한다. 각각의 발에 체중을 이동시켰을 때의 몸통의 각 부분사이의 거리가 변화하지 않는다는 것을 손으로 감지할 수 있다(5.6절 참조). 환자가 자력으로 할 수 있을 때까지, 치료사의 감시 하에 단서를 받아 자기 자신이 수정하면 좋을 것이다. 소뇌의 공동운동 프로그래밍과 인지(cognition)를 일치시킴으로써, 대개는 학습을 보다 신속하게 시행할 수 있게 된다. 이를 위해서 눈을 감고 신체를 감지하는 것도 시도해야 한다.

지지 바닥면

이상적인 선 자세에서는 발꿈치는 대략 3인치(7~8㎝) 떨어진다(Kendall 1993). 지지 바닥면이 좁으면 정상에서는 등부위에 대한 기계적 과로가 증가한다. 서서 하는 일(예컨대 진공청소기로 청소를 하다)을 하는 경우는 지지 바닥면이 넓은 쪽이 편리한 경우가 있다. 선 자세에서는 근 긴장의 변화를, 등부위 폄근에서는 등부위의 허리가 잘록한 부분에, 목부위 굽힘근에서는 복장빗장절흔의 바로 근방에서 촉진(palpation)할 수 있다. 발끝서기를 하였을 때, 특히 그 자세에서 신체를 약간 흔든 경우, 양발을 떼어서 바닥에 견고하게 붙이고 있는 경우보다 이들의 근육이 단단해지는 것을 감지할 수 있다.

근육의 길이와 근력저하

무릎관절굽힘근(hamstrings)이 뻣뻣해지는 것은 바로 누운 자세에서 알 수 있다. 한쪽의 다리를 무릎 폄위치에서 대략 80° 까지 올릴 수 있도록 해야 한다. 엉덩관절 굽힘근이 뻣뻣해지는 것은, 선 자세에서 허리뼈 척주앞굽이(lordosis)가 현저한 경우 잘 일어난다. 무릎서기 자세에서 그 척주앞굽이가 증강된다면 대체로 넙다리곧은근에 단축이 있다. 바른 자세와 잘못된 자세의 차이를 잘 알려면, 그것을 이해하고 감지하는 것이 중요하다.

	척주의 앞굽이는 배부위 근육의 근력저하와 과도한 신장, 그리고 등부위 근육의 뻣뻣해짐을 수반하는 일이 흔히 있다.

대개의 사람은 배부근군이 강해지는 것을 바람직하게 생각하고 있으므로, 보통은 그것에 적합한 운동을 기꺼이 학습하려고 한다.

예	엉덩관절 굽힘근군을 바르게 신장하면 허리부위가 아니라, 넙다리 전면에 그것을 느낄 수 있을 것이다. 넙다리곧은근을 신장하고 있을 때 발꿈치를 볼기 쪽으로 접근시키면, 사람에 따라서는 대상운동(evasive movement)으로 골반을 전경시키는 일이 있다. 이것에 의해서 허리부위의 전경(anterior tilt)이 강화되어 그 곳에 통증이 발생하는 일이 있다. 바르게 신장하면 골반은 후경(posterior tilt)위치에 있든지 경사가 일어나지 않는다. 볼기를 발꿈치에서 떨어지도록, (또는 엉덩관절을 앞쪽으로) 움직이시오 라고 지시하면 더 좋을 것이다. 이렇게 하면 이것에 의해서 아랫배부위 근육이 활성화된다. 이 움직임에 의해서 넙다리 전면의 넙다리곧은근이 신장된 것처럼 느껴진다. 건강한 사람은 방법이 올바르건 잘못되었건 우선 시도해보려고 한다. 이리하여 자기 자신에 대한 알아차림과 자기수정을 위해 능력을 높이려고 한다.

일반적으로 건강한 사람에서 어깨가 앞으로 나와 있는 사람은 가슴근육의 단축이 있고, 이것에 의해서 등세모근 중부섬유의 근력저하가 일어난다. 이러한 사람에게는 하루를 통해서 몇 번이나 어깨를 신체의 정중이마면 방향으로 움직이도록 가르치면, 등세모근 중부섬유의 근력이 강화되어 자세가 개선된다. 이 밖에 가슴근육의 신장도 시행하면 좋을 것이다.

> 머리가 앞쪽에 있는 자세에서는, 등세모근 상부섬유가 팽팽하게 긴장하여, 뻣뻣해진 상태에 있고, 어깨가 앞으로 나와 있어, 몸통이 후경하여 있는 것처럼 보이는 경우가 흔히 있다. 한편 환자에게 문제가 있는 자세와 그것을 바르게 교정한 자세의 목부위나 등부위의 근 긴장의 차이를 촉진(palpation)시키는 것도, 자기 신체에 대한 알아차림을 풍부하게 하는 데에 도움이 되는 경우가 있다.

개인 전속 훈련사(trainer)의 수가 증가하여, 그 사람들이 자기 고객용으로 스위스 볼을 사용하고 있다. 건강한 사람을 대상으로 한 낮은 부하의 유산소운동, 스트레칭 그리고 근력강화운동을 목적으로 한 스위스 볼의 사용방법을 보여주는 비디오테이프를 입수할 수 있다(Posner-Mayer and Zappala 1993).

이와 같이 스위스 볼은 연습을 즐겁게 하는 데에 도움이 되고 있으며, 예방과 동시에 교정을 위한 치료적 개입에 사용하는 가정용 기구로서 유용하다.

15.3 근골격계의 손상을 예방하기 위한 사용방법 (Applications to Prevent Injury of the Musculoskeletal System)

치료계획

- 연부조직, 신경조직 그리고 관절의 단단하고 긴장한 구성체를 신장하고 움직인다.
- 좋은 운동패턴이 자율적으로 일어나도록 기능적 운동을 사용하여 반응성으로 근력강화를 도모한다.
- 좋은 자세 정렬(alignment)의 경우의 고유수용감각으로부터의 입력이 어

떠한지를 알아차림을 강화한다.

- 균형, 협동성 그리고 정교성의 개선

선 자세, 앉은 자세 그리고 작업에서 취하는 자세를 평가하고, 이어서 치료사는 스위스 볼을 사용한다.

치료목표

- 단단하게 긴장한 구성체(연부조직, 신경조직, 근육 그리고 관절)의 가동성을 정상화한다.
- 특히 작업에 관계된 자세에서, 항중력자세에서 안정화하기 위해 작용하는 근육의 정상적인 근력을 획득한다.
- 앉은 자세나 선 자세에서 양호한 정렬을 취하였을 때의 고유수용감각으로부터의 입력에 대한 알아차림을 개선한다.
- 건강한 사람이 신체에 긴장을 가하지 않고 신속하게 반응할 수 있기 위한 양호한 균형, 협동성 그리고 정교성을 획득한다.

15.4 치료 사례 (Treatment Examples)

!	*주의* : 아래팔, 손목관절, 손 등에 증상이 있는 경우는, 손에 체중을 부하하는 운동은 주의해서 시행한다.

15.4.1 치과위생기사 (A Dental Hygienist)

약간 뚱뚱한 여성 치과위생기사(dental hygienist)의 예이다. 흔히 몸통을 왼쪽 돌림하여 작업을 하고 있었다. 하루가 끝날 무렵에는 등부위와 목부위에 지속적인 둔통이나 예리한 통증이 있다고 호소하였으나, 그 통증의 치료를 받은 일은 없었다. 그녀의 근력은 정상범위 내라고 생각되었다.

등부위와 목부위에 지속적인 둔통이나 예리한 통증을 호소하는 치과의사나 치과위생기사가 많은 것은 작업에서 비대칭성의 자세가 요구되기 때문이고, 그 자체가 별로 놀라운 일은 아니다. 이러한 사람에서도 자세의 유연성과 좌우 대칭성을 회복시켜 그것을 유지할 수 있다면, 아마도 굽힘하기 쉬운 자세를 예방하고, 지속적인 둔통이나 예리한 통증을 경감할 수 있다.

예	그림 15.1 치과위생기사가 언제나 작업에서 취하고 있는 자세이다. 옆굽이하고, 왼쪽 돌림하여 척주의 폄이 없다. 이 굽힘자세는 또한 폐의 확대를 손상시켜 피로를 일으킨다. 때로는 이 굽힘자세가 위장(stomach)을 자극한다. 그림 15.2. a. 앉은 자세에서 몸통과 목부위를 옆굽이하고 있다. 왼쪽으로의 가동성은 양호하다(작업 중의 자세). b. 오른쪽으로의 몸통과 목부위의 옆굽이는 제한되고, 오른쪽 팔꿈치와 바닥과의 거리는 왼쪽 팔꿈치와 바닥과의 거리와 비교하면 상당이 커져 있다(그림 a.와의 비교). 목부위의 옆굽이도 감소하여 있다. 양쪽의 그림 모두 위팔은 거의 수직으로 되어있다. 또한 그림 a에서는 머리는 거의 수평에 가깝게 기울어 있으나, 그림 b에서는 대략 45° 기울어 있을 뿐이다. 그림 15.3 a. 환자가 왼쪽으로 옆굽이하면, 균형이 잡힌 원호(arc)를 관찰할 수 있고, 몸통이 지속적으로 신장되면 팔이 머리 위로 올라간다. b. 오른쪽으로의 옆굽이는 상당히 제한되어 있으며, 아마도 연부조직과 근육, 그리고 2차적으로 신경구성체도 팽팽하게 긴장한 상태로 되어 있는 것이 원인이라 생각된다. 이 사람의 경우는 팽팽해진 몸통 왼・오른측의 연부조직과 근육을 움직이는 데에 오른쪽으로의 옆굽이가 적합하다.

이러한 신체 좌우에서의 운동능력의 차이가 하루의 작업이 끝날 무렵의 지속적 둔통이나 예리한 통증의 원인이 되기도 한다. 그리고 운동성이 원래대로 회복되지 않으면, 만성통증을 일으키는 일도 있다. 물리치료사는 반복성 좌상이나 과도한 사용이 가져오는 위험성에 대해서 주의를 게을리 하지 말아야 한다.

그림 15.1 치과위생기사가 언제나 작업에서 취하고 있는 자세. 옆굽이하고, 왼쪽 돌림하여 척주의 폄이 없다.

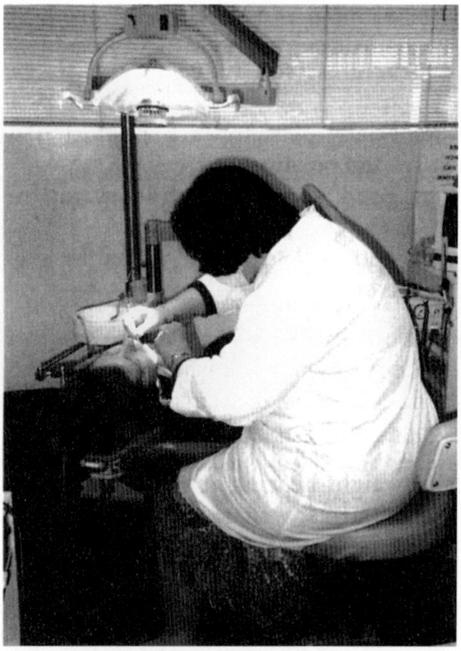

요통은, 예컨대, 허리네모근(quadratus lumborum muscle)과 넓은등근(latissimus muscle)의 팽팽한 긴장이 원인인 경우도 있다. 가동성이 원래대로 회복되지 않으면, 목부위의 통증이나 오른쪽 팔에 신경의 문제가 일어날 가능성도 있다.

예	그림 15.4. a. 스위스 볼(직경 65㎝)을 사용해서, 배부위 근육의 근력강화를 도모하면서 척주를 오른쪽 돌림하고 있다. b. 양 엉덩관절을 공간에 고정하여 움직이지 않고, 몸통을 펴하여, 왼쪽 팔로 볼을 앞쪽으로 밀고 있다. 그리고 환자가 자기의 왼쪽 팔 아래를 들여다보도록 하면 돌림의 요소가 가해진다. 오른손은 어깨 아래에서 바닥 위를 짚는다. c. 양팔과 머리를 볼에 맡기고, 엉덩관절은 여전히 공간에서 움직이지 않도록 하면서 중력의 도움을 받아 척주 폄의 연습을 하고 있다.

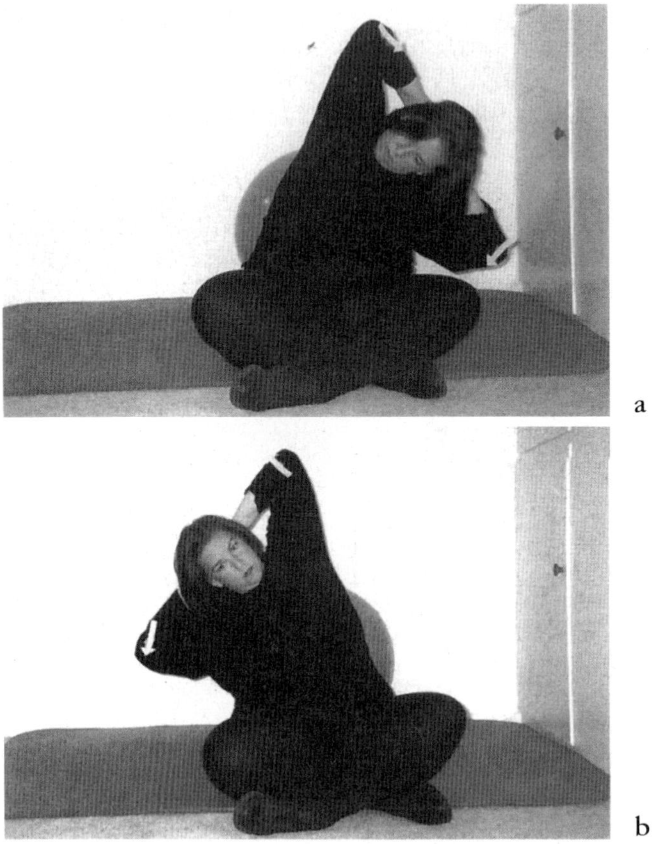

그림 15.2 a. 앉은 자세에서의 몸통과 목부위의 옆굽이. 왼쪽으로의 가동성은 양호하다(작업 중의 자세). b. 오른쪽으로의 몸통과 목부위의 옆굽이는 제한되어 있다. 오른쪽 팔꿈치와 바닥과의 거리는 앞 그림의 왼쪽 팔꿈치와 바닥의 거리를 비교하면 상당히 커져 있다.

이 치과위생사의 경우는 또한 고유배근(intrinsic back muscles)의 근력강화에 의해서도 얻는 일이 있었는지도 모른다(제11, 12장 참조). 제9장에서 언급한 운동의 대부분이 이 사람을 위해 사용할 수 있다 [예컨대, "도롱뇽"(9.9절), "가위"(9.19절), "회전목마"(9.21절), "인어"(9.20절), "카우보이"(9.1절), "금붕어"(9.15절), "자기 자신이 시행하는 당나귀의 스트레칭"(9.4절)]. 그 이유는 이들의 운동은 척주의 가동성을 증가시키고, 몸통근의 근력을 강화하며, 한편에서는 좋은 자세를 취하기 위한 고유수용감각 입력을 제공하기 때문이다.

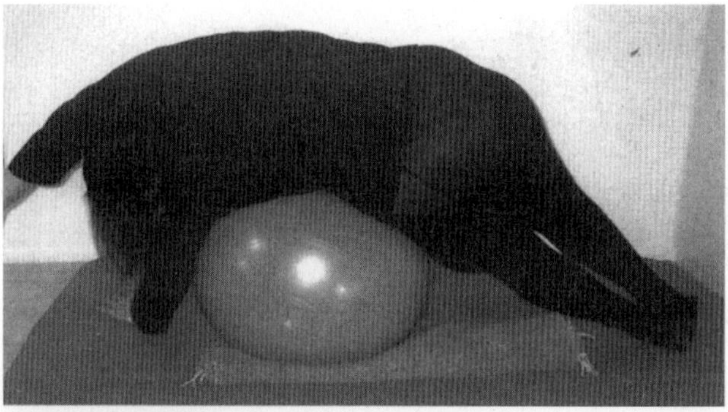

a

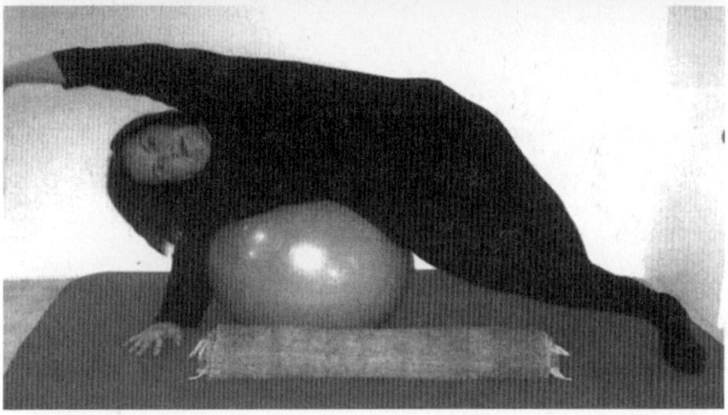

b

그림 15.3 **a.** 환자가 왼쪽으로 옆굽이하면, 균형이 잡힌 원호(arc)를 관찰할 수 있다. 몸통이 지속적으로 신장되고, 팔을 펴서 머리의 위까지 도달하여 귀에 닿는다. **b.** 오른쪽으로의 옆굽이는 상당히 제한되어 있다. 아마도 연부조직과 근육, 그리고 2차적으로 신경구성체도 팽팽하게 긴장된 상태로 되어버린 것이 원인이라 생각된다.

15.4.2 **악기연주가** (Musicians)

악기연주가(musicians)는 근골격계나 신경근의 상태가 좋지 않은 것 때문에 고생하는 일은 흔히 있다(Bejjani et al. 1996). 악기 연주가의 가슴우리출구증후군은 상지증상의 원인의 하나이고, 비교적 자주 관찰된다(Lederman 1987). 오케스트라의 연주자는 리허설이나 콘서트에서 보통 1주일에 30시간, 1회에 3시간을 연주에 소비하고, 대부분의 사람은 이에 수반해서 통증은 당연한 것으로서 받아들이고 있다.

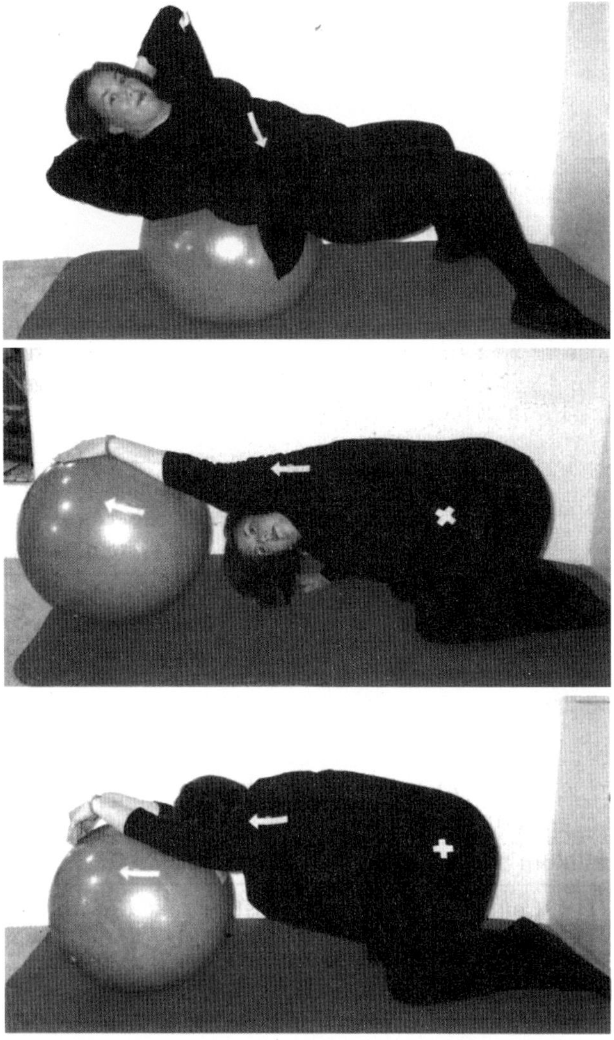

a

b

c

그림 15.4 a. 스위스 볼(직경 65㎝)을 사용해서, 배부위 근육을 단련시키면서 척주를 오른쪽 돌림으로 움직이고 있다. b. 양 엉덩관절을 공간에서 움직이지 않고, 몸통을 펴서, 왼쪽 팔로 볼을 앞쪽으로 굴리고 있다. c. 양팔과 머리를 볼에 맡기고, 척주 폄의 연습을 하고 있다.

과사용증후군(overuse syndromes)은 오케스트라 연주자의 50% 이상에서 관찰된다(Fry 1986). 그러나, 악기 연주자의 신경근골격계의 문제의 대부분은 예방 가능하며, 기술이나 환경을 약간 변경시킴으로써 대처할 수 있다(Sandin 1989).

급성 염증이나 과도한 사용에 의한 손상인 경우, 치료의 열쇠는 최저 2~3일간의 안정이다. 비스테로이드 소염제에 더해서, "연주 사정을 잘 알고 있는 치료사가 매우 도움이 된다. 이러한 치료사라면 운동을 실제의 연주장면으로 옮기고, 또한 환자 자신이 알아차리지 못하였던 자세의 문제를 지적하며, 나아가서는 환자의 동기부여를 높여, 그것에 의해서 체계적으로 문제의 개선을 추진할 수 있다" (Sandin 1989).

Byl과 Arriaga(1993)는 연주가가 직면하는 고유문제에 대해서 검토하고, 평가, 치료, 다양한 악기에 상응하는 연주기술의 수정, 부적절한 앉은 방법, 식사 그리고 수면습관까지 논의하고 있다. 별로 주의를 기울이지 않지만, 불량한 앉은 방법에 의해서도 문제가 악화하는 경우가 있다. 콘서트 연주가에게는 자기의 신체에 적합한 크기와 균형을 가진 의자를 선정하는 기회는 거의 주어지지 않고 있다. 선 자세를 취한 경우에서도 연주자는 양발을 매우 근접시켜 두고 있으며, 이 때문에 자기 자신의 지지 바닥면을 너무나도 좁게 해버리고 있다.

> 그러나, 등부위 통증(back pain)이 있는 연주자의 대부분은 자기 근골격계의 유연성과 근력이 상실되어 있기 때문에, 일정시간을 초과하여 좋은 자세를 유지할 수 없다.

예방적으로 스위스 볼을 사용해서 유연성, 근력, 균형 그리고 협동성의 연습을 할 수 있다.

> 연주가가 악기를 연주하거나 연습하거나 하는 것을 관찰함으로써, 만일 장기간 추구하는 것이 허용된다면, 치료사는 간과되어 있던 환자의 무제와 기능적 장애의 원인이 있는 영역을 발견할 수 있다.

> **!** *주의 :* 손과 손목관절에 스트레스가 걸리는 것을 피하기 위해 특별한 치료를 시행해야 한다. 그러나, 손에 체중부하를 하는 것을 강조하는 운동은 피해야 한다. 운동에 의해서 통증을 일으켜서는 안된다.

최초의 치료사례(그림 15.5, 15.6)는 여성의 바이올린 연주자이다. "어깨나 목부위가 심하게 아프다"라고 호소하고 있었다. 리허설이나 콘서트에서 연주할 때마다, 몇 번이나 지속적 통증에 고통을 받고 있었다. 스위스 볼을 사용함으로써 연습이나 리허설을 하는 동안 또한 그 후의 통증이 완화되었다.

예	그림 15.5 이 바이올리니스트가 콘서트를 위해 연습하고 있는 자세이다. 양팔을 올리고 있으므로, 그 무게와 악기의 무게를 주로 등부위의 근육으로 안정시켜야 한다. 머리는 약간 앞쪽으로 위치하고, 양 어깨가 올려져 있다. 이 바이올리니스트의 지지 바닥면은 양호하고, 엉덩관절은 적어도 90° 굽히고 있으므로 적절하다고 판단할 수 있다.

	능동적 엉덩관절 굽힘이 부족한(정상은 120° 에서 130°) 연주자는 의자의 끝에 쐐기(wedge)를 놓고, 그것에 앉음으로써 이 불충분한 것을 보완하려고 하는 경우가 있다. 이렇게 하면 신체를 전경시켰을 때, 엉덩관절을 보다 굽힐 수 있기 때문이다.

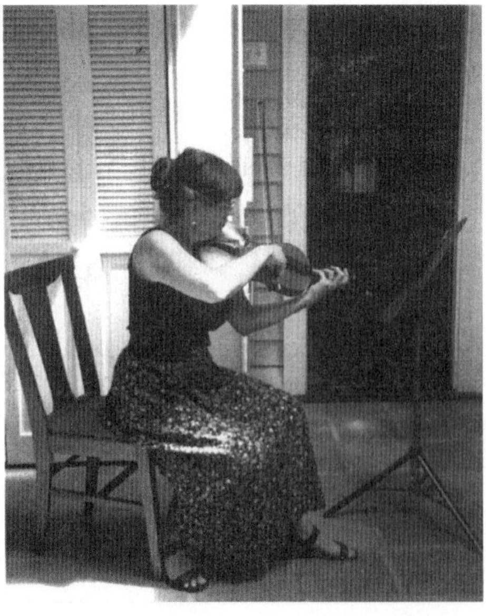

그림 15.5 바이올리니스트가 콘서트를 위해 연습하고 있는 자세. 양팔을 올리고 있으므로, 그 무게와 악기의 무게를 주로 등부위의 근육으로 안정시켜야 한다.

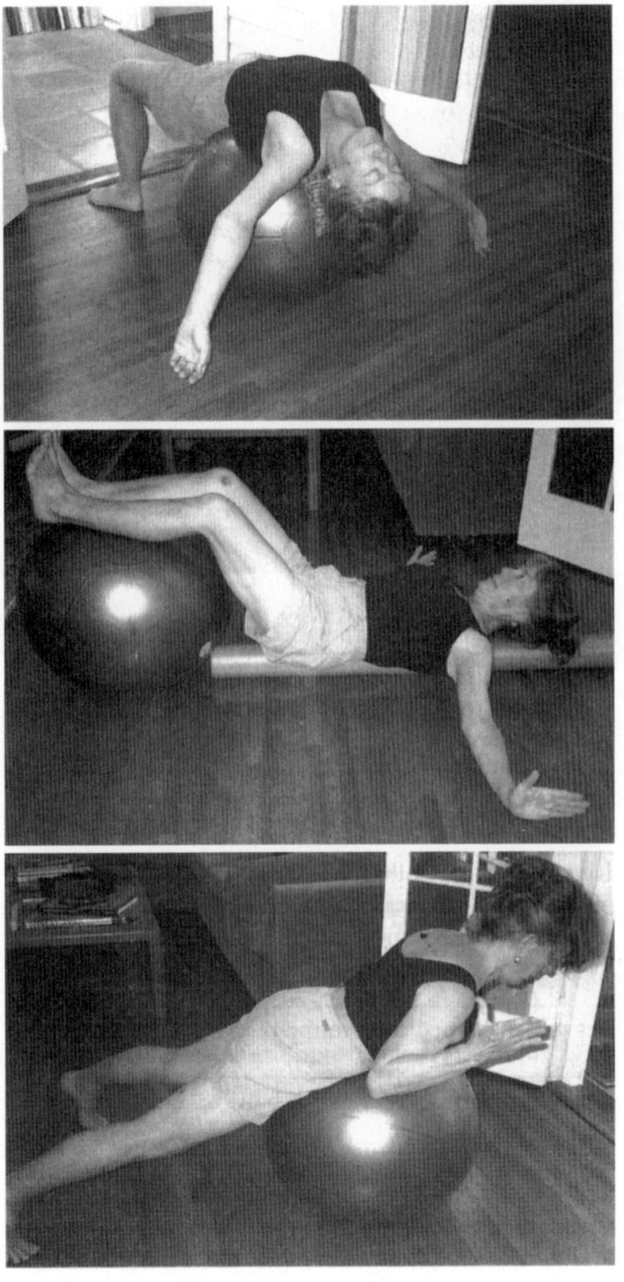

a

b

c

그림 15.6. **a.** 스위스 볼(직경 65㎝) 위에서 바로 누운 자세가 되고, 환자는 가슴근육을 신장하고, 척주를 폄위치로 움직여, 몸통의 균형을 잡고 있다. **b.** 스펀지 롤 위에서 바로 누운 자세가 되고 양 다리는 볼에 올려놓고, 양팔은 약 90° 벌리고 있다. **c.** 스위스 볼 위에 엎드린 자세가 되고, 중력에 저항하여 몸통 폄근의 근력강화와 안정화를 도모하고 있다.

이 바이올리니스트에게 추천하였던 것은 연습을 할 때에 자주 휴식을 취하고, 연습시간 후에 스위스 볼과 스펀지 롤을 사용해서 예방적 운동을 시행하는 것이었다. 이것에 의해서 몸통을 중간위치로 안정화시키고, 다시 폄으로 움직여(목부위의 과폄을 피하기 위해 머리 아래에 베개를 놓고), 좌우 대칭인 신체에 대한 알아차림을 촉진한다. 이 밖의 운동에서는 가슴근육의 온화한 신장을 시행하여 양호한 자세 정렬을 위해 고유수용감각을 개선한다.

아래에 이 바이올리니스트에게 도움이 되었던 운동을 소개한다.

예	그림 15.6. a. 스위스 볼(직경 65㎝) 위에서 바로 누운 자세가 되고, 환자는 가슴근육을 신장하고, 척주를 폄위치로 움직여 몸통의 균형을 잡고 있다. 지지 바닥면을 넓게 잡고 있다. 즉, 양 다리를 떼어서 놓고 있다. 균형이 향상되어 좌우 대칭이 되는 자세를 취할 수 있게 되면(진보와 더불어), 양 다리를 접근시키도록 하면 좋을 것이다. b. 스펀지 롤 위에서 바로 누운 자세가 되고 양 다리는 볼에 올려놓고 양팔을 약 90° 벌리게 함으로써 환자가 좌우 대칭을 알아차리도록 한다. 가슴근육도 신장하고, 다시 양 손과 양발꿈치로 가상의 벽을 민다(Brunkow의 개념으로부터 응용, Bold and Grossman 1989). 이것에 의해서 몸통과 사지의 동시수축을 실현시킨다. c. 스위스 볼 위에 엎드린 자세가 되고, 중력에 저항하여 몸통 폄근의 근력강화와 안정화를 도모한다. 이 운동으로 균형, 자세정렬, 좌우 대칭성 그리고 어깨의 내림(depression)을 연습하고 있다. 이것은 "선수상"(9.18절)을 변경한 것이다. 양발을 넓게 떼어놓아 지지 바닥면을 증가시킨다. 숙달되면 이 지지 바닥면을 좁게 해간다.

연주가 치료의 두 번째 증상사례는 여성 피아니스트이다.

예	그림 15.7. 이 여성은 불안정한 지지 바닥면을 가진 것(스위스 볼)에 앉아 자세정렬을 학습하고 있다. 이 운동에 의해서 연주를 할 때의 자세에 대한 알아차림이 촉진되고 개선된다. 숙달되면, 양호한 정렬을 유지한 채로 볼을 튀어 오르게 하고, 양발을 더 가깝게 놓도록 하면 좋을 것이다. 이 피아니스트는 또한 스위스 볼에 앉은 채로 피아노를 치는 "시늉을 하도록" 지도하였다. 다음으로 유연성이 있는 볼의 좌석 면에서 실제로 사용하는 피아노용의 딱딱한 좌석 면의 의자로 바꿔서 연습을 시행할 필요가 있다. 그리고 획득한 기능을 과제가 특정된 활동으로 옮기기 위하여 실제로 피아노를 쳐서 연습할 필요가 있었다.

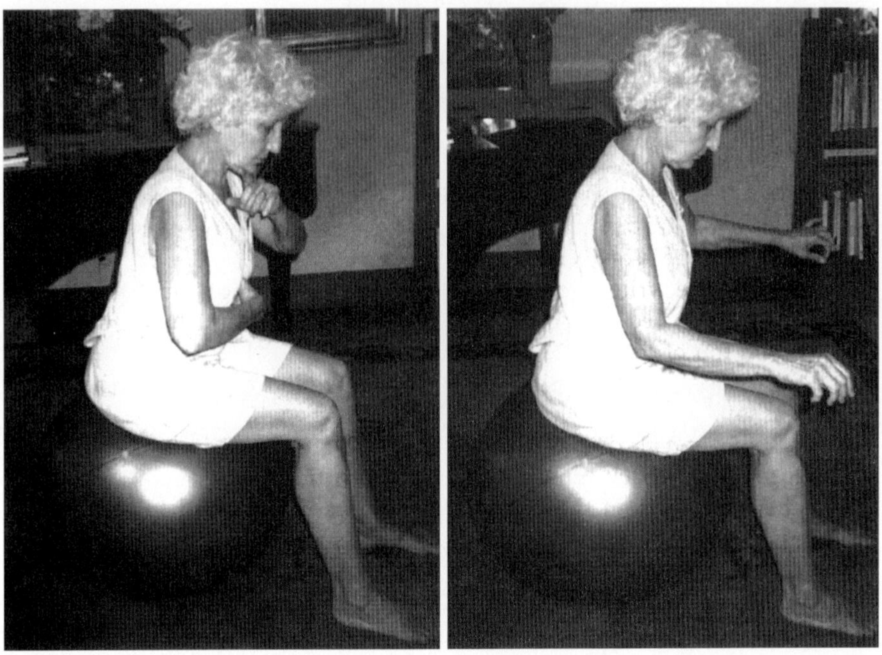

a b

그림 15.7 여성 피아니스트가 견고한 좌석 면에 앉아서 피아노를 연습하기 전에, 불안정한 지지 바닥면의 것(스위스 볼)에 앉아 자세 정렬을 학습하고 있다.

연주가에게 중요한 균형이나 근력 그리고 고유수용감각을 치료하기 위한 운동은 아직도 수많이 있다. 음악을 연주하기 전에 볼에 앉아 직립자세로 볼이 튀어 오르게 함으로써 자세 정렬을 위한 고유수용감각의 입력을 넣을 수 있으며, 몸통을 안정시켜 전후로 기울게 함으로써 척주의 동적 안정화(dynamic stabilization)의 개선이 된다.[예컨대, "카우보이" (9.1절)와 "저울" (9.2절)].

15.4.3 사무직이나 컴퓨터 근로자 (Desk/Computer Warkers)

업무에서 스트레스가 많은 낮 동안이나 업무가 끝난 후에 지속적인 둔통이나 예리한 통증을 호소하는 사람이 있다. 직업에 따라서는 스위스 볼을 사용한 운동이 그러한 통증의 경감에 도움이 된다. 이러한 직업은 수많이 있다. 앉아서 하는 작업은 물건을 들어 올리거나 하는 작업과 마찬가지로 실제로 통증이나 기능장애의 원인이 된다(Lear and Pomeroy 1994). 아래는 하루의 대부분을 컴퓨터 앞에 앉아 작업을 하고 있는 사람의 예이다.

예	그림 15.8. a. 젊은 작가이다. 근력강화를 위해 1주일에 몇 회는 스포츠센터에 다니고 있으나, 작업시간의 대부분을 컴퓨터 앞에 앉아 지내고 있다. 앉은 자세의 정렬은 불량하고 가동성이 결여되어 있었다. 이것에 의해서 지속적 둔통이나 예리한 통증이 야기될 가능성이 있다. 의자에 기대서 후방으로 신체를 넘어뜨리고 있기 때문에, 대상(compensation)으로서 머리가 앞으로 나오는 자세가 되었다. 가동성(특히, 엉덩관절의 굽힘과 상부몸통의 폄으로의 움직임)과 자세 정렬이 개선되지 않으면, 이것에 의해서 목부위와 등부위의 통증이 일어날 가능성이 있다. 골반을 앞쪽으로 움직여 몸통을 동적으로 안정화하는 대신에 머리를 앞으로 끌어내고 있다. 이 작업은 아마도 무릎관절굽힘근(hamstrings)과 목부위 폄근의 단축이 있고, 몸통의 동적 안정성과 척주의 폄과 돌림(굽힌 척주는 돌림이 용이하지 않다)의 가동성이 감소하여 있다. 이 젊은 작가는 등부위통증이 심해질 가능성이 있다는 것을, 전혀 느끼고

있지 않으며 이해하지도 않았다. 이것은 신체에 대한 알아차림(awareness)이 저하하여 있기 때문이다.
b. 좁은 사무실에서도 사무용 책상 위에 스위스 볼을 놓고 척주를 폄으로 움직이는 모양이 보인다.
c. 아래팔을 책상에 올려놓고 기대서 스위스 볼을 후방으로 굴림으로써 엉덩관절을 굽힘하면서 등부위를 펌하고 있다. 등허리부위가 굽힘자세이므로, 엉덩관절에서 골반이 충분히 굽혀 있지 않은 것이 눈에 띈다.
d. 스위스 볼에 앉으면 머리가 앞으로 나온 자세는 극히 약간이지만 개선된다. 이것은 가동성의 결여와 근육의 수축이 직립자세를 방해하고 있었기 때문이다. 척주, 근육, 그리고 연부조직의 가동성이 회복할 때까지, 이 작가는 약간 큰 볼을 사용하는 편이 좋을 것이다(직경 55㎝ 대신에 65㎝). 이것에 의해서 엉덩관절의 능동적 굽힘의 결여를 조정할 수 있고, 화면을 보았을 때에 머리를 약간 아래쪽으로 돌릴 수 있다. 이 그림은 또한 볼에 앉았을 때, 그 사람의 신체의 비율에 맞춰서 볼을 조정하는 것이 얼마나 중요한지를 보여주고 있다.

!

언제나 사용하는 의자로서 스위스 볼을 사용하는 것은 권장할 수 없다. 척주를 신장하여 움직이고 적절한 정렬을 취하기 위한 고유수용감각 입력을 주기 위해서 단시간의 사용에 그쳐야 한다. 장시간 앉기 위해서는, 이를 위한 좋은 의자를 준비해야 한다. 자신의 신체에 대한 알아차림이 결여되어 있으면, 스위스 볼에 앉았다고 해서 좋은 자세를 유지할 수 있는 것은 아니다.

시트피트(Sitfit)(제8장 참조)나 마찬가지의 앉은 자세용 기구는 작업에서 장시간 앉은 자세를 취하는 사람에게는 등부위의 기계적 과로를 경감하는 데에 도움이 된다. 이러한 도구 중에는 앉은 자세 자체를 보다 움직임이 있는 것으로 하는 것이 있으나, 사무작업에서는 환자의 신체에 맞는 팔걸이와 등받이가 있는 좋은 의자는 반드시 필요한 것이다(Lear and Pomeroy 1994 a, b).

등받이의 움직임과 연동하지 않고 좌석 면을 경사시킬 수 있는 의자가 매우 도움이 되는 경우가 있다.

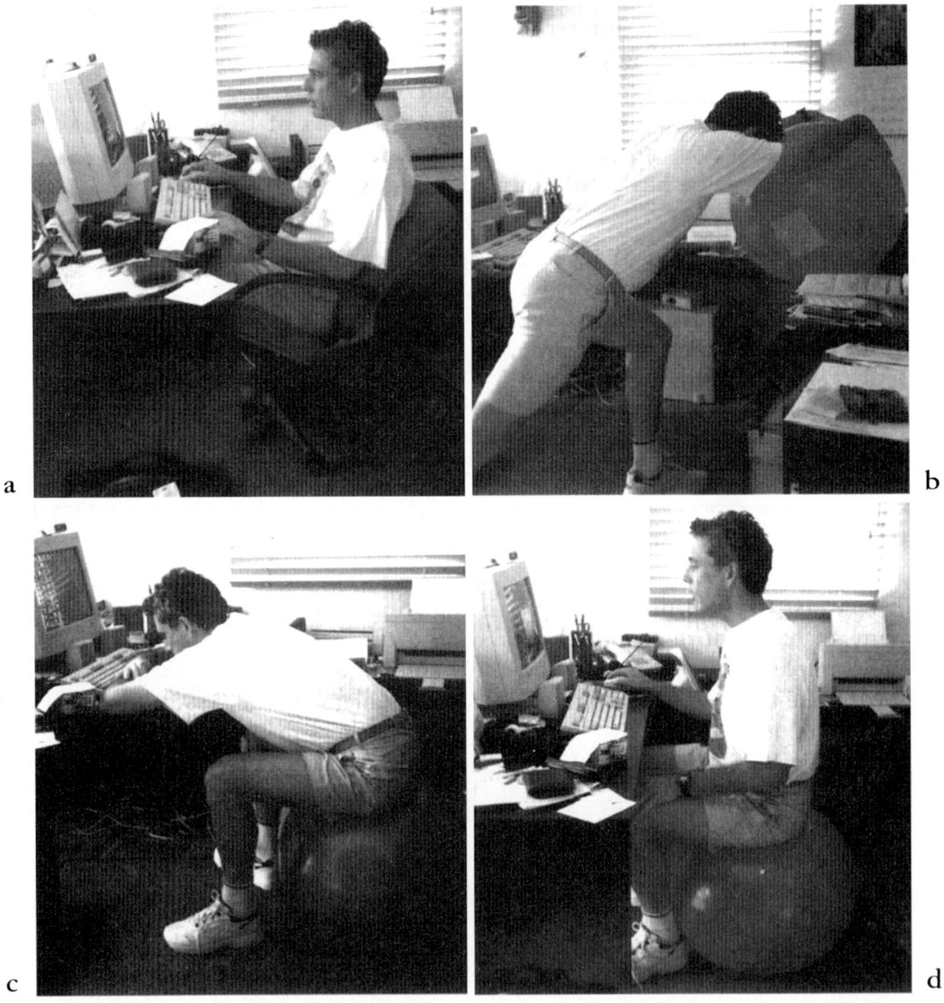

그림 15.8 a. 하루의 대부분을 컴퓨터 앞에 앉아서 지내는 작가의 앉은 자세. **b.** 좁은 사무실에서도 사무용 책상 위에 스위스 볼을 놓고 척주를 펴서 움직인다. **c.** 아래팔을 책상 위에 올려놓고 기대어 스위스 볼을 후방으로 굴림으로써 엉덩관절을 굽히면서 등부위를 펴고 있다. **d.** 스위스 볼에 앉으면 머리가 앞으로 나온 자세는 극히 약간이나마 개선된다. 이 작가는 엉덩관절의 능동적 굽힘이 감소하여 있으므로 약간 큰 볼을 사용하는 편이 좋다.

15.4.4 학교에서 스위스 볼을 사용하다 (The Swiss Ball in Schools)

미국과 달리 스위스나 독일에서는 스위스 볼에 앉아서 전체 수업을 받고 있는 일이 드물지 않다. 예컨대, 1991년 이래 스위스의 바젤(Basel)에서는 교사는 교실에서의 스위스 볼의 사용방법에 대한 강좌를 청강할 수 있게 되었다(Mühleman et al 1995). 바젤의 초등학교 교사 26명 중 14명이 수업 중 아동 전원이 스위스 볼에 앉아 있을 수 있도록 하였다고 언급하였다. (12학급에서는 아동의 50%나 그 이하의 어린이들이 의자 대신에 스위스 볼을 선택하였다. 인터뷰를 받은 10명의 어린이들은 교실에서는 이제까지 사용하던 보통의 의자가 마음에 들었다고 말하였다).

대부분의 교사가 교실에서의 볼의 사용에 관한 입문과정을 수강하고, 그 후 이 교사들은 1년에 2회에서 6회 볼의 크기와 책상의 높이를 감시한다. 이것은 아동의 성장이 급격하므로 중요한 일이다. 교사 사이에서 이루어진 조사에 따르면, 스위스 볼 도입에 의한 긴장과 침착성이 없는 것에 대한 효과는 33%에서 감소, 25%에 증가가 관찰되고, 9%에서 변화가 없었다고(33%의 무응답) 보고하였다. 교실에서 볼을 사용하는 것의 이점을 질문하였더니, 몇몇 교사는 등부위를 용이하게 움직일 수 있어 앉은 자세에 대한 알아차림이 좋아지고, 볼을 사용하는 또 별개의 가능성이 커졌다고 답하였다. 다른 교사들은 볼에 앉음으로써 학생의 감정을 보다 관찰하기 쉬워졌다고 보고하였다. 놀랍게도 볼에서 떨어지는 아동은 의자에서 떨어지는 아동보다 적었다 한다.

보고가 된 중에서 문제가 된 것으로는 볼에서 공기가 빠지다, 간단히 손상되기 쉽다, 보다 넓은 공간이 필요하다, 위생상의 문제 그리고 볼에서 나오는 소리였다.

학교나 회사에서 의자를 대신해서 스위스 볼을 사용하는 것에 대한 비평이 독일의 신문에 실렸다(예컨대, Anonymous 1996). 주된 반대의견은 볼에 앉는 것은 항상 실용적이라고는 할 수 없다는 것이었다(예컨대, 볼에 앉아 있으면 캐스터가 부착된 의자에 앉아 있는 것보다 개인용 컴퓨터 앞에서 별개의 책상에 있는 도구 앞으로 이동하는 것이 훨씬 더 어렵다). 등받이가 없는 의자에서는 대개의 사람은 앞으로 구부정하게 되는 경향이 있다. 이것은 볼에 앉아 있어도 마찬가지이다. 그러므로, 인간공학적으로 보아 상응하는 의자에 앉고, 그보다 짧은 시간만 잠깐 스위스 볼에 옮겨 타는 것을 권장한다.

> 건강한 사람에게 권장한 것과 마찬가지로, 어린이에 따라서는 스위스 볼에 때때로 앉는 편이 좋은 경우가 있다. 어느 학급에도 몇 개의 스위스 볼을 비치해 두고 번갈아 일시적으로 그것에 앉는다는 것은 이점이 있을 것이다.

적절한 지도가 이루어지고, 위에서 언급한 것처럼 볼이 실제로 사용된다면, 건강한 아동이나 건강한 사람이 운동하기 위한 도구로서 스위스 볼은 매우 도움이 된다.

15.4.5 보건전문직에 관찰되는 통증의 경감
(Relief of Aches and Pains in Health Professionals)

체중이 무겁고 마비가 있는 환자를 들어 올리거나 치료하는 병원에서의 1일의 작업이 끝났을 때, 스위스 볼을 잘 사용하고 있는 물리치료사라면 그것이 얼마나 도움이 되었는지를 증언할 수 있다. 등부위를 신장하고, 또한 등부위를 전체 운동면상에서 움직이고, 그리고 등부위 전체를 굽힘이나 폄으로 움직임으로써, 또는 환자를 조작할 때에 볼을 사용하여 지지함으로써, 물리치료사에게 걸리는 스트레스가 경감되어 등부위의 통증과 피로가 완화된다.

> 스위스 볼을 사용할 때는 언제라도 양식에 따라 적절한 판단을 내린다. 충분한 관찰력과 사람의 이야기를 청취하는 기능(skill)은 치료사가 볼의 적응과 그것이 가져오는 효과를 분석하여 이해하는 데에 도움이 된다. 가동성, 근력, 균형, 협동성 그리고 정교성의 유지, 회복에 스위스 볼은 도움이 된다. 스위스 볼을 사용한 운동에 의해서 통증을 일어나서는 안된다.

참고문헌 (References)

Anderson R (1992) The back pain of bus drivers. Spine 17(12)):14881-1487

Anonymous (1996) Eigentor mit dem Sitzball. Westfälische Nachrichten. 27 September

Bejjani FJ, kaye GM, Benham M (1996) Musculoskeletal and neuromuscular conditions of instrumental musicians. Arch Phys Med Rehabil 77:406-413

Blum J (1995) Der Musiker als physiotherapeutischer Patient - Prävention und Rehabilitation. Krankengymnastik 47(10):1391-1408

Bold RM, Grossmann A (1989) Stemmführung nach R. Brunkow, 5th edn. Enke, Stuttgart

Bork BE, Cook TM, Rosecrance JC, Engelhardt KA, Thomason MEJ, Wauford II, Worley RK (1996) Work-related musculoskeletal disorders among physical therapists. Phys Ther 76(8):827-835

Broich I (1996) Aspekte der Bewegungsentwicklung und des Bewegungsverhalten in der Kieferorthopädie. Krankengymnastik 48(10):1512-1530

Byl NN, Arriaga R (1993) Treating the injured musician. PT Magazine Phys Ther 10:62-68

Fry HJ (1986) Incidence of overuse syndrome in the symphony orchestra. Med Probl Performing Artists 1:51-55

Janda V (1991) Muscle spasm - a proposed procedure for differential diagnosis. Manual Med 6:136-139

Janda V (1994) Manuelle Muskelfunktionsdiagnostik, 3rd edn. Ullstein Mosby, Berlin

Kendall FP, McCreary EK, Provance PG (1993) Muscles: testing and function, 4th edn. Williams & Wilikins, Baltimore

Klein-Vogelbach S (1990) Functional kiinetics. Springer, Berlin Heidelberg New York

Klein-Vogelbach S (1991) Therapeutic exercises in functional kinetics. Springer Berlin Heidelberg New York

Lear CA, Pomeroy SJ (1994a) Office ergonomics. I. The anatomy of seated work. PT Forum 13(24):3-5

Lear CA, Pomeroy SJ (1994b) Office ergonomics. II. General considerations. PT Forum 14(25):3-4

Lederman RJ (1987) Thoracic outlet syndromes. Review of the controversies and a report of 17 instrumental musicians. Med Probl Performing Artists 2:87-91

Mühlemann R, Rühl W, Feierabend A, Amstad H (1995) Basler Primarklassen auf dem Sitzball - eine Bestandesaufnahme 1990-1995. Basler Schulblatt, pp 8-10

Nelson SH (1989) Playing with the entire self : the Feldenkrais method and musicians. Semin Neurol 9(2):97-104

Posner-Mayer, J, Zappala L (1993) FitBall. Ball Dynamics International, Denver

Rosenthal E (1987) The Alexander technique - what it is and how it works. Med Probl Performing Artists 2:52-57

Sahrman SA (1993) Movement as a cause of musculoskeletal pain. In : Singer KP (ed)

Integrating approach. Proceedings of the Eighth Biennial Conference of the Manipulative Physical Therapists Association of Australia, pp 69-74

Sandin KJ (1989) The neuromuusculoskeletal problems of instrumental musicians: a review. Curr Concepts Rehabil Med 5(1):22-29

색인
Subject Index

(기타)